Malunions | Diagnosis, Evaluation and Management

骨折畸形愈合

诊治策略

原著　[美] Animesh Agarwal

主译　杨运发　王建炜

中国科学技术出版社

·北　京·

图书在版编目（CIP）数据

骨折畸形愈合：诊治策略 / (美) 阿尼梅什·阿加瓦尔 (Animesh Agarwal) 原著；杨运发，王建炜主译.
— 北京：中国科学技术出版社，2023.6

书名原文：Malunions：Diagnosis, Evaluation and Management

ISBN 978-7-5236-0009-2

Ⅰ.①骨… Ⅱ.①阿… ②杨… ③王… Ⅲ.①骨折—诊疗 Ⅳ.① R683

中国国家版本馆 CIP 数据核字 (2023) 第 035994 号

著作权合同登记号：01-2022-6313

策划编辑	丁亚红　焦健姿
责任编辑	丁亚红
文字编辑	张　龙
装帧设计	佳木水轩
责任印制	徐　飞

出　　版	中国科学技术出版社
发　　行	中国科学技术出版社有限公司发行部
地　　址	北京市海淀区中关村南大街 16 号
邮　　编	100081
发行电话	010-62173865
传　　真	010-62179148
网　　址	http://www.cspbooks.com.cn

开　　本	889mm×1194mm　1/16
字　　数	456 千字
印　　张	20.5
版　　次	2023 年 6 月第 1 版
印　　次	2023 年 6 月第 1 次印刷
印　　刷	北京盛通印刷股份有限公司
书　　号	ISBN 978-7-5236-0009-2/R·2996
定　　价	298.00 元

译者名单

主 审　余　斌　南方医科大学南方医院

主 译　杨运发　王建炜

译 者（以姓氏笔画为序）

　　　王建炜　广州市第一人民医院 / 华南理工大学附属第二医院

　　　史德海　中山大学附属第三医院

　　　朱庆棠　中山大学附属第一医院

　　　任高宏　南方医科大学南方医院

　　　李松建　南方医科大学珠江医院

　　　李爱国　广州市红十字会医院

　　　杨运发　广州市第一人民医院 / 华南理工大学附属第二医院

　　　肖学军　广州市第一人民医院 / 华南理工大学附属第二医院

　　　周琦石　广州中医药大学第一附属医院

　　　徐房添　赣南医学院第一附属医院

　　　黄建荣　广州医科大学附属第五医院

　　　章　莹　中国人民解放军南部战区总医院

　　　葛鸿庆　广州市红十字会医院

　　　樊仕才　南方医科大学第三附属医院

内容提要

　　本书引进自 Springer 出版社，由骨折畸形愈合诊治经验丰富的专家领衔编写，是一部有关骨折畸形愈合方面的经典著作。本书全面介绍了畸形愈合的诊断、评估和管理；详细介绍了当前的治疗原则、手术技术和应对具有挑战性临床情况的方法；针对不同骨折畸形愈合给出了不同的治疗方案，为有效解决此类问题提供了参考。本书的特色在于先概述了畸形愈合的原理，然后按解剖区域划分，提供了基于证据的建议、病例及首选治疗方法，其中包括锁骨、近端和肱骨远端、手和腕部、股骨近端和远端、胫骨和脚踝、骨盆和髋臼，还讨论了假体周围和关节置换等特殊情况。本书配图丰富，阐释简洁，专业性强，有助于国内相关专业医师开阔视野、拓展思路，全面掌握骨折畸形愈合的诊治理念和关键技术，适合创伤骨科、矫形外科各级医师阅读参考。

原 书 序

　　Agarwal 博士及其专家团队共同编写了这部全面且非常实用的参考书，可用于评估和治疗所有类型的骨折不愈合。Agarwal 博士在 Rockwood 和 Green 建立的 San Antonio 经典诊治策略基础上，进一步明确了骨折相关问题（骨折畸形愈合），并以简洁明了的方式介绍了治疗策略。

　　本书涵盖了所有解剖部位的骨折畸形愈合。各部位畸形愈合都是由该领域的专家撰写的。在全面文献回顾的基础上，各章的著者或著者团队都分享了丰富的个人诊治经验，并结合临床实例列出了"著者首选治疗方法"。此外，每章都对典型难治病例进行了重点描述，并给出了最佳治疗方案。每章所述的治疗方案都极具临床实用性，并被专家实践证实有效。在处理骨折畸形愈合时，读者可以借鉴书中提供的最佳方案。

James D. Heckman, MD

Manchester, VT, USA

译者前言

　　预防和治疗骨折畸形愈合是骨科古老且永恒的话题。尽管有现代骨折治疗技术和现代植入物，但骨折畸形愈合仍时有发生，而且骨折畸形愈合一旦发生，就可能导致患者残疾。因此，坚持骨折固定原则进行预防是"治疗"骨折畸形愈合的最佳方案。骨折畸形愈合的治疗原则因解剖部位、畸形数量、功能限制和疼痛程度而异。正如原著者所说，迄今为止，骨折畸形愈合的诊治仍极具挑战性，并富有成就感。

　　本书英文原版于 2021 年出版。书中所述全面涵盖了骨折畸形愈合的基本知识、治疗原则、常见骨折畸形愈合的术前评估、手术治疗及预防措施、经典病例讨论、著者经验及最佳术式推荐。我们立刻意识到本书正是当前国内相关专业医师迫切需要的工具书，遂在业内前辈的大力支持和帮助下，邀请国内从事骨折畸形愈合诊治工作多年的临床专家共同翻译，希望能对国内骨折畸形愈合临床诊治水平的提高和科研能力的提升有所助力。

　　尽管各位译者在翻译工作中竭尽全力，以期将原著所述原汁原味地呈现给广大读者，但由于中外术语规范及语言表述习惯有所差异，中译本中可能存在一些疏漏和欠妥之处，敬请读者不吝赐教。

广州市第一人民医院 /
华南理工大学附属第二医院

原书前言

实践出真知。

——Albert Einstein

尽管有现代的骨折治疗技术和现代植入物，骨折畸形愈合仍时有发生。骨折畸形愈合一旦发生，患者极有可能会致残，骨折畸形愈合的处理也极具挑战性。因此，坚持骨折固定原则进行预防是"治疗"骨折畸形愈合的最佳方法。骨折畸形愈合的原则因解剖部位、畸形数量、功能限制和疼痛程度而异。医源性骨折畸形愈合非常常见，但在一定程度上是可以避免的；患者因素结合损伤因素可能导致长度丢失、对位不良和旋转移位等解剖参数丢失。在初次手术中，解剖结构的恢复有助于避免原发性对线对位不良的发生。

在笔者 20 余年的实践中，骨折畸形愈合的诊治不仅极具挑战，而且成就感很强。患者多年的骨折畸形愈合经矫治后能够行走得更好、疼痛消失、整体功能得到改善，这些都令人备感欣慰。书中各章按解剖区域划分，其中包括常见的畸形愈合情况，但畸形分析和治疗决策同样适用于所有类型的畸形愈合。不同类型的骨折畸形愈合并非采取一种既定的解决方案，而须制订个体化治疗方案。本书旨在为骨折畸形愈合诊断、评估和管理的基本原则提供参考。

本书各章的编者都是相应领域的专家。骨折畸形愈合的处理是各位编者长期大量实践、学习和总结的结果。书中汇集了众多专家的宝贵经验，希望能为读者解决骨折畸形愈合提供借鉴及参考。

Animesh Agarwal, MD

Boerne, TX, USA

致 谢

有时我们的内心是别人照亮的。我们每个人都必然深深感激那些将我们内心引入光明的人。有时我们的内心是沮丧的，是别人帮我们重燃内心的火光。我们每个人都有理由怀着深深的感激之情去感谢那些照亮我们内心的人。

——Albert Schweitzer

本书构思于几年前，在 2020 年的 COVID-19 大流行期间完稿。感谢能坚持完成本书的各位编者。尽管过程很艰难，任务看起来似乎无法完成，但我们真的完成了。感谢 Springer 出版社的 Kristopher 和 Katherine，感谢你们一直支持我，并坚持到底，我知道整个过程有时很令人沮丧，有时也很痛苦。

感谢我伟大的父母 Jagdish 和 Kusum，他们是最好的父母，也是我 3 个孩子最好的祖父母。他们始终在专业上和生活上给予我支持。

感谢我的孩子们（Priya、Deven 和 Trevor），他们非常了不起，尤其是在此次 COVID-19 大流行期间，在我长时间出差的职业生涯中，他们一直理解和支持我。Priya、Deven 和 Trevor 是我继续前行的动力，他们都是我学习的榜样。尽管我不免关心，但我从未担心过他们。

我还要感谢所有支持我的专业领域朋友。在得克萨斯大学休斯敦健康科学中心（UT Health）20 多年的经历令我至今难忘。能与 Charles A.Rockwood,Jr.、James D.Heckman、Fred Corley、Kyriacos Athanasiou 和 Mauli Agrawal 博士一起工作是我一生的荣幸。正是因为他们对我无比信任，才让我有机会成为一名医学生。如果当初没有他们的鼓励，就没有今天的我。与 Attila Poka、Robert Ostrum 和 Brian Davison 博士一起的奖学金培训时光，是我最难忘的岁月，我永远感谢他们对我的建议、培训和支持。

我对骨折畸形愈合的兴趣是由 Charlie Taylor 博士"激发"的，他开发了 Taylor 空间框架（Taylor spatial fram，TSF）。正是 TSF 的引入和过去 20 年来参与 TSF 课程的培训经历，才使我对治疗骨折畸形愈合充满兴趣。所以，我衷心感谢 Charlie Taylor 博士，感谢你神奇的设计，以及你为众多对骨折畸形愈合手术感兴趣的人所提供的知识和培训。

最为重要的是，我要感谢我的行政助理 Anna Conti，她和我一起工作了 15 年。15 年里，她一直都是理解我、支持我的知己。

Animesh Agarwal, MD

Boerne,TX,USA

目　录

第1章 骨折畸形愈合概述
Malunions: Introduction and Brief Overview

Animesh Agarwal　著

一、概述

骨折畸形愈合多发生于骨折的非手术治疗或闭合复位治疗后。随着现代固定技术水平的提高、植入物特别是锁定钢板的改进，出现骨畸形愈合的可能性较小。但尽管如此，骨畸形愈合仍然时有发生。在许多不发达国家，骨畸形愈合可能是保守治疗的结果，也可能是闭合复位固定的结果。骨折畸形愈合可能需要手术，也可能不需要手术，这在很大程度上取决于患者及患者的期望值。当骨折畸形愈合导致肢体功能受限或不良时，可能需要手术矫正。上肢骨折畸形愈合常导致功能受限。而在下肢，功能受限、肢体不等长和创伤后关节炎都是下肢骨折畸形愈合的后遗症。骨折对线不良可能发生在长度、旋转、成角、侧方移位等畸形或上述任何畸形的组合。每个解剖区域的骨折畸形愈合都有特定的解剖参数[1]。必须在手术矫正前对畸形进行完整的分析和个体化评估[2]。"预防胜过治疗"是本书的基本观点。

二、病史和体检

首次评估骨折畸形愈合时，我们需要患者详尽的病史，其中包括共病的病史，特别是患肢手术/非手术的病史。询问受伤机制、特定骨折的处理、治疗方式（手术治疗还是保守治疗）的选择等均特别重要，如有手术并发症，还需详细记录所有的并发症。显然，关于骨折畸形愈合，可能存在以下问题：闭合复位不满意；对于手术患者，最初的复位和固定可以接受，但术后复位丢失和（或）固定失效；如果出现内固定失效、松动或断裂，出现失效用了多长时间；在下肢，何时负重；以及有否第二次创伤；在上肢，有否特定的事件导致了固定失效。此外，还要确定是否有感染史，其中包括之前的培养结果，骨折是闭合还是开放，以及肢体接受的手术次数。虽然可能存在影像学"畸形愈合"，但可能没有任何功能障碍；因此，对患者来说，确定其是否有疼痛和功能障碍，或者疼痛和功能障碍同时存在是非常重要的。一般来说，上肢骨折畸形愈合可能没有功能障碍或不伴疼痛。但下肢骨折畸形愈合可导致下肢不等长、长期的步态异常、可发生创伤后关节炎（post-traumatic arthritis，PTOA），甚至可发展为不同程度的疼痛。

当检查患肢时，需重点评估皮肤所有已愈合或未愈合的伤口，涉及以下方面：手术切口、创伤性伤口、任何开放性伤口或窦道，以及是否引流。应尽可能检查患肢关节的活动范围，并与对侧正常肢体进行比较。除了骨折畸形愈合，发生在相邻关节的代偿性畸形，也可能需要治疗。解决畸形和疼痛是术前计划的重要部分，以确保尽可能矫正功能障碍。临床体检非常重要，因为对下肢来说，肢体不等长特别重要，并且肢体不等长能通过单纯临床体检发现。在下肢，可以使用不同尺寸的垫块来平衡下肢的长度，用不同尺寸的垫块垫高患肢，直到患者觉得双下肢等长。请牢记，部分下肢肢体不等长可能单纯由于成角畸形所致。测量下肢全长时，X 线也有助于准确判定下肢不等长，但必须注意，许多患者并不知道他们本来就有下肢不等长。临床检查和患者对个体化垫块平衡肢体长度主观判断都是非常准确可靠。触诊不愈合部位以评估任何疼痛或异常活动也同样非常重要。如果发现疼痛或异常活动，患者可能存在骨不连。显然，骨不连的治疗方法是不一样的。而且，评估任何肢体都应该包含完整的神经血管检查。

三、骨折畸形愈合的危险因素

骨折畸形愈合的原因多种多样。然而，总的来说，骨折畸形愈合的主要原因是未能通过非手术或手术方法维持骨折复位。显然，在使用任何一种方法之前，必须得到骨折复位石膏、外固定或内固定。导致复位丢失的因素包括年龄[3]、骨质疏松症、不适当的负重、糖尿病和 Charcot 关节病，以及医源性原因，如手术技术失误（包括石膏技术或固定技术不满意）。未能维持复位显然与复位和固定技术有关。Anneberg 和 Brink 将仅开放内固定（open internal fixation，OIF）[未复位或无 "R"（reduction）] 描述为 "原发性骨折畸形愈合"[1]。"原发性骨折畸形愈合" 在治疗初期就很明显，这是由外科医生的能力和医疗机构的水平决定

的。Anneberg 和 Brink 还描述了在术后期间出现复位丢失而发生的 "继发性骨折畸形愈合"[1]。继发性骨折畸形愈合是上述多因素综合作用的结果。节段骨缺损或粉碎性骨折可导致骨折畸形愈合，特别是骨质缺损、骨折块旋转和肢体不等长，使得骨折复位更加困难。每个特定的解剖区域骨折畸形愈合都有其独特的危险因素，将在相应章节分别讨论。

四、基本原则

（一）诊断

骨折畸形愈合主要是通过影像学评估进行诊断。然而，因为骨折畸形愈合不一定有症状，骨折畸形愈合可能是美容问题，并且这也可能是患者最初的主诉。在肥胖患者中，丰厚的软组织可能掩盖任何临床畸形。如果骨折畸形愈合长期存在，患者可能进展为 PTOA 而出现关节疼痛（图 1-1）。

（二）影像学评估

影像学评估应总是包括患肢的前后（anteroposterior，AP）位片和侧位片，同时还应该包括近端和远端关节。如有可能，刚受伤 X 线（术前片）和术后片均有助于分析骨折畸形愈合的病因。在初始骨折固定后，随访的 X 线可以显示骨折畸形愈合的发展过程，甚至可发现固定的失效和逐渐畸形的过程。双侧全下肢站立 AP 位片（图 1-2A）和侧位片（图 1-2B 和 C）有助于对肢体机械轴的评估。此外，对侧肢体通常用作正常对照。在上肢，对侧肢体 AP 位片和侧位片也有助于术前计划。目前，通过与对侧肢体比较，X 线可明确肢体对线、解剖和机械轴、旋转和成角中心（center of rotation and angulation，CORA）及关

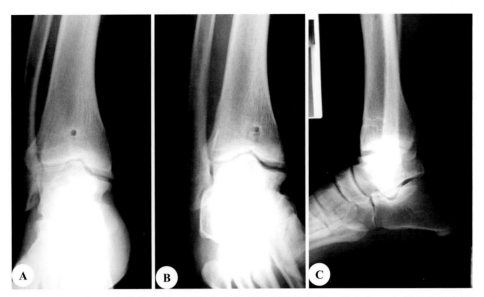

▲ 图 1-1　一名 35 岁的拉丁美洲男性患者表现为右踝关节炎。患者在 20 年前发生了右踝关节骨折。他有踝关节内翻畸形，并继发为右踝创伤后关节炎。他被推荐进行踝关节融合。右踝 X 线表现

A. 前后位片；B. Mortise 位片；C. 侧位片。注意 PTOA 和内翻畸形

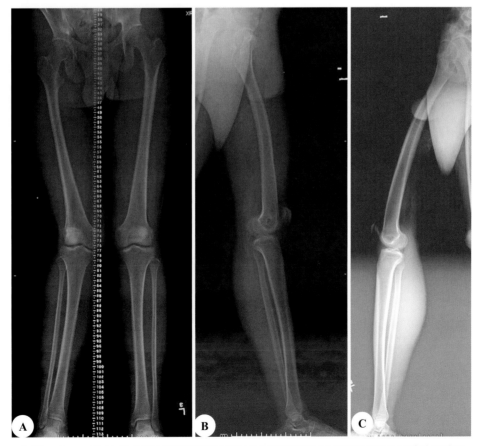

▲ 图 1-2　一名 18 岁的拉丁美洲男性患者在几年前持续骨折后出现右股骨远端外翻畸形

A. 前后站立双侧下肢与标尺；B. 站立全长右侧（受影响）腿矢状图；C. 站立左侧（正常）腿矢状图

节方向。这可以手动完成，也可以通过专门软件［如 TraumaCAD™（BrainlabAG, Munich, Germany）］（图 1-3）来完成。CORA 是正位和侧位片上近端中心线和远端中心线的交点。在靠近关节的骨折畸形愈合，可以使用关节线代替 CORA（图 1-4）。这可以估计矢状面和冠状面的畸形参数。然而，通常真正的最大畸形和畸形平面都可能不在矢状面和冠状面。几何运算可以定义真实的畸形平面和畸形程度。此外，可通过透视来寻找无成角的平面，而与这个无成角平面垂直的平面便是最大成角畸形平面。

如果有旋转畸形，尽管临床评估是必需的，但 CT 扫描是判断旋转畸形程度的金标准[4-7]。在叩诊或触诊的"骨折畸形愈合"部位出现反常活动和（或）疼痛，CT 扫描也可以鉴别骨折畸形愈合和骨不连，因为骨折的外骨痂可能被误诊为骨折畸形愈合，而实际上是连续性桥接骨痂不完整或根本就是骨不连。此外，矢状面和冠状面重建和三维重建也可以用于术前规划。如果有金属内固定装置，使用金属伪影消除软件的 CT 扫描可能更有帮助。

如果担心是感染性骨折畸形愈合，可用磁共振成像。然而，如果有金属固定装置的存在，MRI 也可能面临问题，同样可用新的金属伪影消除软件。否则，通常不需要磁共振成像来评估骨折畸形愈合。

通常也不需要核医学检查，但核医学检查可能有利于有感染史的情况。例如，目前引流伤口，或者实验室检查感染相关指标［全血计数（complete blood count，CBC）、红细胞沉降率（erythrocyte sedimentation rate，ESR）和 C 反应蛋白（C-reative protein，CRP）］升高。如果需要，应首先进行同位素骨扫描，如果同位素骨扫描呈阳性，则进行铟扫描。如果铟扫描呈阳性，则应进行胶体扫描，以鉴别单纯髓腔信号改变和真正感染。后两项检查中任何不均

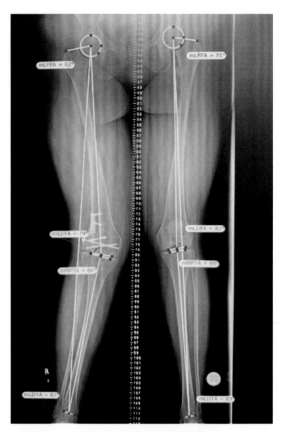

▲ 图 1-3　双侧下肢站立 AP 位显示 TraumaCAD™ 畸形分析

右侧为异常侧（患侧），与左侧（正常侧）对比。关节角度是通过程序确定的，并显示出允许比较

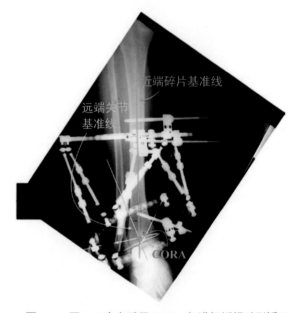

▲ 图 1-4　图 1-1 患者采用 Taylor 架进行缓慢畸形矫正

畸形分析采用极短远端关节基准线（黄线），骨干的标准中心线（绿线），这两条线的交叉点表示旋转和成角中心（CORA, 橙色点）

匀同位素浓聚都表明可能存在感染。

（三）实验室评估

实验室评估应始终包括全血计数、红细胞沉降率和 C 反应蛋白，以及包括维生素 D 的代谢相关检测。在某些情况下，最初的固定被认为是足够的，但患者在长时间后出现固定失效并出现复位丢失，代谢相关检测可能提示骨折延迟愈合的原因。任何骨折固定都是骨折愈合和内固定失效之间的一场竞赛。如果治疗时间已过，骨折本应愈合，但没有愈合，伴随内固定失效，导致愈合延迟和（或）不愈合，那么现有的实验室检查可能会发现一些代谢原因。应该检查糖尿病患者的糖化血红蛋白。代谢相关研究，如甲状腺功能测试、甲状旁腺激素水平和维生素 D 水平可能是有用的。我们的许多创伤患者都有维生素 D 缺乏，可能有甲状旁腺激素（parathyroid hormone，PTH）升高，提示继发性甲状旁腺功能亢进，通常可通过维生素 D 替代治疗而治愈。

五、定义和分型

一般来说，骨折畸形愈合是指骨折在非解剖位置的愈合。骨折畸形愈合可以是关节内的，也可以是关节外的，或者两者兼有。骨折畸形愈合可以发生在任何单一平面或多平面、合并旋转畸形、有或无肢体不等长。有关各解剖区域的骨折畸形愈合的分类、参数将在相应章节描述。

六、骨折畸形愈合的结局

单纯骨折畸形愈合可能没有任何临床意义。如果没有与骨折畸形愈合相关的功能障碍或疼痛，可能根本不需要治疗。下肢长期的对线不良可引起机械轴的改变，从而导致退行性的改变。在上肢，根据受累的骨骼，由于骨折畸形愈合，可能会发生功能受限。畸形的外形（美学缺陷）可能伴随着功能受限，但单纯畸形不是矫正的指征。值得注意的是，成角畸形不仅会导致机械轴的变化，而且还会导致长度的变化。外翻畸形会缩短肢体，相反，内翻畸形会延长肢体。任何缩短或延长都会明显会导致肢体不等长，并逐渐导致继发性背痛和步态异常[8]。

（一）下肢生物力学

为了全面评估下肢骨折畸形愈合，理解正常力学是很重要的。在冠状位，影像学检查显示，下肢机械轴从股骨头中心延伸到踝关节中心。通常冠状位下肢机械轴在膝关节中心内侧约 10mm 穿过膝关节。矢状位股骨头的中心和踝关节是相同的，但下肢机械轴恰好在膝关节旋转中心的前方穿过膝关节。当分别观察股骨和胫骨时，股骨的机械轴相较于解剖轴有 6° 的外翻，而胫骨机械轴和解剖轴是重合的。

此外，还需评估冠状位和矢状位的关节位置。对于股骨近端，从股骨头中心到股骨大转子尖的连线与股骨机械轴相交的线是股骨近端定位角，约为 90°。膝关节股骨远端关节线相对于机械轴约为 3° 外翻，胫骨近端相对于机械轴有轻微的内翻（图 1-5）。

不同解剖部位骨折畸形愈合的发生率不同，但任何部位的骨折均可发生。关键是临床上哪些需要手术干预。接下来的每一章都将深入介绍。

（二）骨折畸形愈合的结果

尽管许多研究支持但并未完全确定骨折畸形愈合会直接导致机械负荷改变并导致创伤后关节炎。创伤后关节炎的病因是多因素的，在不同的解剖部位，骨折后的对线不良，特别是

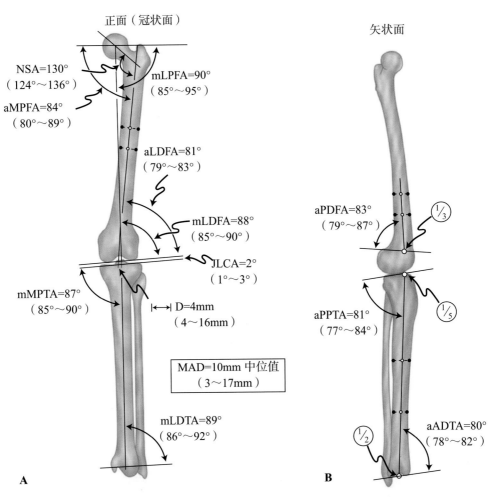

▲ 图 1-5　在评估不愈合时，不同关节角度的正常值示意图

A. 冠状面上的正常平行线；B. 矢状面上的正常参数

当畸形超过某些参数，容易导致创伤后关节炎[9]。很明显，关节内骨折畸形愈合和关节面不匹配可导致创伤后关节炎[10]。关节内骨折畸形愈合将在相应解剖章节中分别讨论，因为这些疾病的治疗方案取决于受累关节和患者的年龄，差异很大。创伤后关节炎的最好治疗方法是预防，即通过解剖复位和坚强固定关节内骨折来预防。

Kettelkamp 回顾了 14 例有股骨骨折合并胫骨骨折病史患者的膝关节退行性关节炎。他们发现，膝外翻或膝内翻畸形都和膝关节关节炎高度相关[11]。在一项对 88 例下肢骨折患者平均 15 年的随访研究中，van der Schoot 等发现，骨折畸形愈合的发生率为 49%（对线不良 > 5°），并且骨折畸形愈合患者的退行性改变明显多于骨折正常愈合的患者。与踝关节[12]相比，膝关节创伤性关节和对线不良关系更密切。最近，Palmer 等对 955 人的 1329 侧膝关节进行长期队列研究，发现胫骨内侧近端角（medial proximal tibia angle，MPTA）内翻与结构性关节炎的进展显著相关。此外，当 MPTA 内翻每增加一度，内侧间室[13]关节间隙变窄的 OR 值就增加 21%。Mochizuki 等也发现了类似的结果（膝内翻和膝关节创伤性关节炎的关系）[14]。在一项尸体骨骼研究中，Weinberg 等发现，胫骨骨折对线不良也与关节炎之间存在关联。他们共检查了 2898 具骨骼标本，与对侧相比，在 36 具骨骼中发现了 37 例胫骨骨折受伤侧出现膝关节关节炎（$P < 0.001$）。此外，如果冠状面畸形 > 5°（$P=0.006$）且合并旋转畸形 > 10°（$P=0.004$），出现膝关节关节炎的可能性甚至更大。如果胫骨短缩超过 10mm，也会发现同侧髋关节关节炎（$P=0.009$）[15]。相反，Philips 等评估了 62 例股骨干骨折患者，发现股骨畸形与膝关节关节炎之间没有相关性。然而，这组患者的平均冠状面骨折畸形愈合仅为 5 例[16]。Milner 等报道了对一组胫骨骨折患者的 30 年随访，其中 29% 的患者有 > 5° 的冠状面对线不良，但 Milner 发现关节炎与冠状面对线不良没有明确关系[17]。

旋转对线不良也可能需要手术干预。Gugenheim 等在计算机模型中显示，股骨旋转（内旋或外旋）可以导致冠状面移位，并且这种对线不良会导致机械负荷的改变、膝关节关节炎及步态异常[18]。临床已证明，旋转畸形会导致日常活动如跑步、运动和爬楼梯等的困难，并且发现，股骨外旋比股骨内旋对功能的影响更大[19]。

七、治疗原则

本书每一章都将讨论相应解剖区域的处理细节。任何骨折畸形愈合的手术目标都是优先恢复功能。对线纠正可能会改善关节退行性变的进展，以达到疼痛缓解。美容应该是次要目标，而不是手术的唯一原因。可以一期矫正畸形，也可以二期矫正畸形，既可以一次性矫正（使用钢板和螺钉），也可以渐进性矫正（使用外固定和髓内延长钉）[20-25]。

如果担心感染，建议分期手术，一期拟取出原有固定装置，并对手术部位进行评估（培养等）。二期按计划截骨矫正和相应固定。如原有固定装置，作者倾向于分两期手术。

（一）术前计划（图 1-6）

细致的畸形分析应始终作为术前计划的一部分，以确定所需的矫正量。此外，截骨部位和手术策略应仔细进行规划[2]。如果原有固定装置，需确保备好所有取出原有固定装置的器械。因为可能遇到原有固定装置（尤其是螺钉）取出困难，还应备好专用的取出器械。畸形矫正前需要确定截骨部位和截骨类型，以及固定截骨的方法和合适的固定装置。

（二）截骨术

充分理解截骨术的基本原理和技术是很重要的。必须确保截骨部位的软组织条件好，以免出现切口问题。任何截骨术的理想位置应在原始骨中，但尽可能接近 CORA。当截骨术直接位于 CORA 时，单纯矫正就不需要平移来重建机械轴。

当截骨部位远离 CORA 时，需增加骨段位移以重建机械轴[26]（图 1-7）。在逐渐矫正时，干骺端骨往往能通过骨再生产生更好的整体愈合能力。可以通过经皮技术或开放技术进行截骨。我们倾向于用 Gigli 锯施行截骨，尽可能保留骨膜，并且结合 Ilizarov 技术逐渐矫正畸形。此外，也可以用齿状多钻孔截骨技术来保护骨膜。

本书描述了多种截骨技术[26, 27]。闭合楔形和开放楔形截骨术可分别导致肢体缩短和延长。穹顶状截骨术不会明显影响肢体长度。也可以选用斜形单平面截骨术，但当有多平面畸形时难以奏效，需要数字骨科学的基础[28]。我们必须明确成角畸形和旋转畸形的程度，并确定肢体的无成角平面，以达到单一截骨和畸形矫正后的骨骼固定。保留肢体长度或恢复肢体长度都取决于骨折畸形愈合的参数。如果仅旋转畸

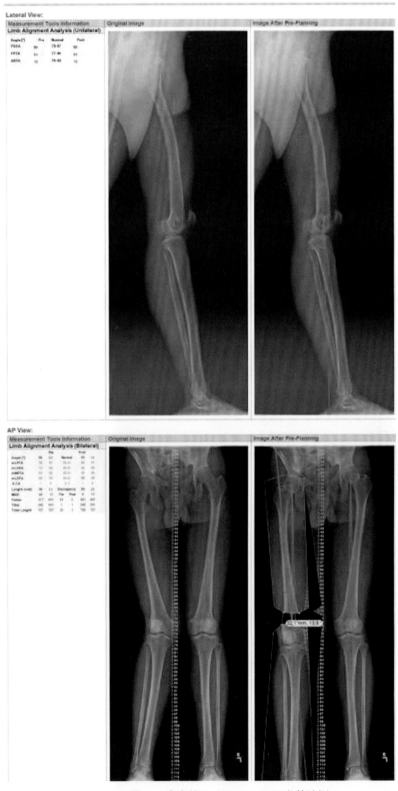

▲ 图 1-6　图 1-2 患者的 TraumaCAD™ 术前计划

图片右侧为计划截骨线和畸形矫正情况

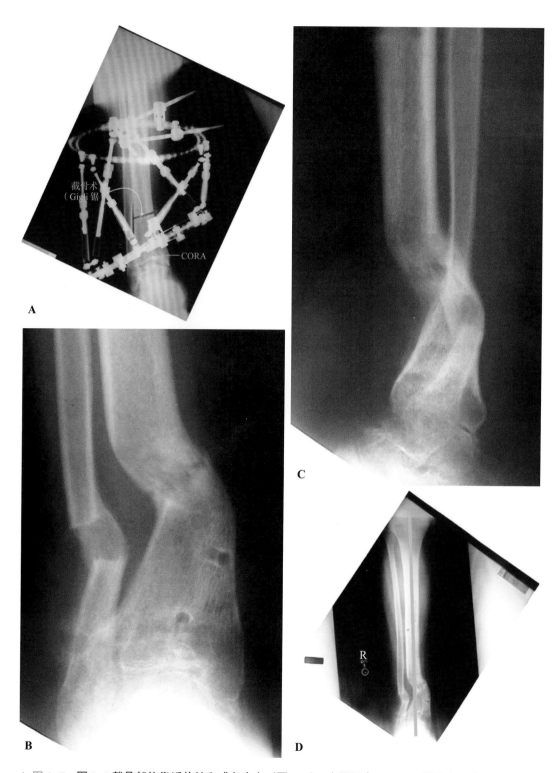

▲ 图 1-7　图 1-1 截骨部位靠近旋转和成角中心（图 1-4）。由于远离 CORA，因此必须进行平移以允许利用牵引成骨来重新对齐机械轴以产生骨再生

A. 与远端环正交的 X 线显示，与旋转和成角中心（CORA）相关的截骨部位（橙色点）；B. 矫正后的右踝关节前后位片；C. 矫正后右踝关节侧位片；D. 右胫骨 AP 位片显示胫骨新的机械轴（绿线）

形或仅单一肢体不等长或缓慢畸形矫正，单一的横向截骨就可以达到治疗目的。开放楔形截骨内固定时通常需要植骨（骨移植/替代物）。牵拉成骨可用于缓慢矫正畸形或肢体延长（图1-7B 至 D）。关节内截骨术也被广泛应用于关节内畸形愈合或关节不匹配[29]。

（三）展望

三维成像允许使用新的技术来治疗骨折畸形愈合。现正在使用患者匹配的器械来个体化治疗骨折畸形愈合。Rosseels 等发表了他们患者个体化 3D 打印指导截骨矫正畸形的结果。虽然他们的结果是令人满意的，但他们认为大多数的矫正是不充分的[30]。Oka 等使用基于正常侧肢体的 3D 快速成型技术创建了患者个体化 3D 截骨导板。他们对 16 例接受了个体化 3D 截骨矫形术的上肢骨折畸形愈合的患者进行

了报道，结果良好，实现了精准的矫正和功能恢复[31]。随着 3D 打印变得越来越普遍和成像技术的不断发展，使用个体化 3D 打印导板引导下精准截骨将变得更加广泛。

八、结论

针对骨折畸形愈合，最好的治疗就是预防。外科医生应坚持骨折固定的 AO 基本（*Arbeitsgemeinschaft für Osteosynthesefragen*）原则，即骨折复位和维持复位。关节内骨折需要解剖复位关节面，并根据需要植骨以支持关节而以免塌陷。对于骨干骨折，恢复长度、对线和旋转是关键。不幸的是，医源性原因已被证明是骨折畸形愈合的重要原因。截骨矫正前，细致周详的术前计划将有助于畸形的成功矫正。

参 考 文 献

[1] Anneberg M, Brink O. Malalignment in plate osteosynthesis. Injury. 2018;49(Suppl 1):S68–71.

[2] Mast JW. Preoperative planning in the surgical correction of tibial nonunions and malunions. J Orthop Trauma. 2018;32(Suppl 1):S1–4.

[3] Rubio-Suárez JC. Nonunion and malunion around the knee. In: Rodriquez-Merchan EC, editor. Traumatic injuries of the knee. Milan: Springer-Verlag Italia; 2013. p. 71–6.

[4] Puloski S, Romano C, Buckley R, Powell J. Rotational malalignment of the tibia following reamed intramedullary nail fixation. J Orthop Trauma. 2004;18(7):397–402.

[5] Buckley R, Mohanty K, Malish D. Lower limb malrotation following MIPO technique of distal femoral and proximal tibial fractures. Injury. 2011;42(2):194–9.

[6] Cain ME, Hendrickx LAM, Bleeker NJ, Lambers KTA, Doornberg JN, Jaarsma RL. Prevalence of rotational malalignment after intramedullary nailing of tibial shaft fractures. Can we reliably use the contralateral uninjured side as the reference standard? J Bone Joint Surg Am. 2020;102(7):582–91.

[7] Shih YC, Chau MM, Arendt EA, Novacheck TF. Measuring lower extremity rotational alignment: a review of methods and case studies of clinical applications. J Bone Joint Surg Am. 2020;102(4):343–56.

[8] Kaufman KR, Miller LS, Sutherland DH. Gait asymmetry in patients with limb-length inequality. J Ped Orthop. 1996;16(2):144–50.

[9] Tetsworth K, Paley D. Malalignment and degenerative arthropathy. Orthop Clin North Am. 1994;25(3):367–77.

[10] Schenker ML, Mauck RL, Ahn J, Mehta S. Pathogenesis and prevention of posttraumatic osteoarthritis after intra-articular fracture. J Am Acad Orthop Surg. 2014;22(1):20–8.

[11] Kettelkamp DB, Hillberry BM, Murrish DE, Heck DA. Degenerative arthritis of the knee secondary to fracture malunion. Clin Orthop Rel Res. 1988;234:159–69.

[12] Van der Schoot DKE, Den Outer AJ, Bode PJ, Obermann WR, van Vugt AB. Degenerative changes at the knee and ankle related to malunion of tibial fractures. 15–year follow-up of 88 patients. J Bone Joint Surg Br. 1996;78(5):722–5.

[13] Palmer JS, Jones LD, Monk AP, Nevitt M, Lynch J, Beard DJ, Javaid MK, Price AJ. Varus alignment of the proximal tibia is associated with structural progression in early to moderate varus osteoarthritis of the knee. Knee Surg Sports Traumatol Arthrosc. 2020. https://doi.org/10.1007/s00167–019–05840–5. Epub ahead of print.

[14] Mochizuki T, Koga Y, Tanifuji O, Sato T, Watanabe S, Koga H, Kobayashi K, Omori G, Endo N. Effect on inclined medial proximal tibial articulation for varus alignment in advanced knee osteoarthritis. J Exp Orthop. 2019;6:14–24.

[15] Weinberg DS, Park PJ, Liu RW. Association between tibial malunion deformity parameters and degenerative hip and knee disease. J Orthop Trauma. 2016;30(9):510–5.

[16] Phillips JRA, Trezies AJH, Davis TRC. Long-term follow-up of femoral shaft fracture: relevance of malunion and malalignment for the development of knee arthritis. Injury. 2011;42(2):156–61.

[17] Milner SA, Davis TRC, Muir KR, Greenwood DC, Doherty M. Long-term outcome after tibial shaft fracture: is malunion important? J Bone Joint Surg Am. 2002;84(6):971–80.

[18] Gugenheim JJ, Probe RA, Brinker MR. The effects of femoral

shaft malrotation on lower extremity anatomy. J Orthop Trauma. 2004;18(10):658–64.

[19]　Jaarsma RL, Pakvis DFM, Verdonschot N, Biert J, van Kampen A. Rotational malalignment after intramedullary nailing of femoral fractures. J Orthop Trauma. 2004;18(7):403–9.

[20]　Feldman DS, Shin SS, Madan S, Koval KJ. Correction of tibial malunion and nonunion with six-axis analysis deformity correction using the Taylor spatial frame. J Orthop Trauma. 2003;17(8):549–54.

[21]　Fadel M, Hosny G. The Taylor spatial frame for deformity correction in the lower limb. Int Orthop. 2005;29(2):125–9.

[22]　Rozbruch SR, Fragomen AT, Ilizarov S. Correction of tibial deformity with use of the Ilizarov-Taylor spatial frame. J Bone Joint Surg Am. 2006;88(Suppl 4):156–74.

[23]　Kirane YM, Fragomen AT, Rozbruch SR. Precision of the PRECICE[R] internal bone lengthening nail. Clin Orthop Rel Res. 2014;472(12):3869–78.

[24]　Alrabai HM, Gesheff MG, Conway JD. Use of internal lengthening nails in post-traumatic sequelae. Int Orthop. 2017;41(9):1915–23.

[25]　Rozbruch SR. Adult posttraumatic reconstruction using a magnetic internal lengthening nail. J Orthop Trauma. 2017;31 Suppl 2(6 Suppl):S14–9.

[26]　Probe RA. Lower extremity angular malunion: evaluation and surgical correction. J Am Acad Orthop Surg. 2003;11(5):302–11.

[27]　Brinkman JM, Lobenhoffer P, Agneskirchner JD, Staubli AE, Wymenga AM, van Heerwaarden RJ. Osteotomies around the knee: patient selection, stability of fixation and bone healing in high tibial osteotomies. J Bone Joint Surg Br. 2008;90(12):1548–57.

[28]　Sangeorzan BJ, Sangeorzan BP, Hansen ST Jr, Judd RP. Mathematically directed single-cut osteotomy for correction of tibial malunion. J Orthop Trauma. 1989;3(4):267–75.

[29]　Paley D. Intra-articular osteotomies of the hip, knee, and ankle. Oper Tech Orthop. 2011;21:184–96.

[30]　Rosseels W, Herteleer M, Sermon A, Nijs S, Hoekstra H. Corrective osteotomies using patient-specific 3D-printed guides: a critical appraisal. Eur J Trauma Emerg Surg. 2019;45(2):299–307.

[31]　Oka K, Tanaka H, Okada K, Sahara W, Myoui A, Yamada T, et al. Three-dimensional corrective osteotomy for malunited fractures of the upper extremity using patient-matched instruments: a prospective, multicenter, open-label, single-arm trial. J Bone Joint Surg Am. 2019;101(8):710–21.

第 2 章　锁骨骨折畸形愈合

Malunions of the Clavicle

Claudia C. Sidler-Maier　Laura A. Schemitsch　Emil H. Schemitsch　Michael D. McKee　**著**

一、锁骨骨折

（一）概述

锁骨骨折是骨科医生常见的损伤[1-12]。它们占所有成人骨折的 2%～15%[1-28]，肩带骨折的 35%～66%[5, 7, 8, 12, 18, 29]。锁骨骨折的发生率呈双峰型分布，分别是活跃的年轻人[20, 21, 24] 和老年群体，年轻患者以男性为主，老年患者以女性为主[3, 6, 11, 17, 23, 28]。

锁骨骨折的两种损伤机制是最常见的原因[6]。最常见致伤原因（90% 的病例）是肩外侧的跌伤[12, 30] 或直接击伤[19, 28, 31]。锁骨骨折的第二常见机制往往发生在摔倒时伸开手臂后间接暴力所致[2, 6, 12]。年轻患者锁骨骨折常与休闲性运动和高表演性运动有关[32]。老年人骨折通常是在低能量摔倒时发生的[17, 20]，也常伴有骨质疏松[28]。

锁骨骨折的评估始于全面的病史和体格检查，通常扩展到 X 线平片以确定骨折部位和类型[11]。锁骨中段 1/3 骨折是最常见的[2, 23, 24, 30, 33]，占所有病例的 66%～85%[3-7, 12, 16, 19, 24, 28-30, 32]。中段骨折发生在锁骨横截面形状改变和缺乏肌肉保护的地方[26]。大部分锁骨干骨折（近 70%）是移位的[3, 19]。与内外侧 1/3 段骨折相比，锁骨中部段骨折更易发生移位[17, 23]。随着越来越多的患者参与高速运动，锁骨骨折粉碎和移位的发生率逐渐增高[2]。

（二）骨折初步处理

大部分锁骨骨折，尤其是成年锁骨干骨折[32] 传统上采用非手术治疗[1, 2, 9, 22, 26, 34]。研究人员采用高愈合率和相关功能缺陷低作为这种处理的基础[12]。锁骨非手术治疗的目的是获得骨愈合，减少功能障碍、病残率和外观畸形[23]。保守治疗通常包括简单的吊带[3, 5, 6, 8, 16, 17, 23, 26, 27, 30, 35] 或 8 字绑带[2, 3, 5, 6, 8, 16, 17, 23, 30, 35]，直到根据 X 线和临床评估达到骨折愈合[11]。

根据文献，由于骨不愈合或畸形愈合的风险较低，锁骨骨折在以下情况可以采用非手术治疗：骨折无移位或很小移位[2, 23, 24]，内外侧 1/3 简单骨折[2]，没有移位或很小移位的粉碎骨折[2, 23, 24]，需求不高的患者的骨折[16]，依从性低或药物滥用的患者[2]，以及有手术禁忌证的患者[16]。在这些患者中，由于术后并发症风险增加或手术获益极小，建议保守治疗[2]。此外，保守治疗具有花费低的优点[16]。尽管有这些优点，锁骨骨折的手术治疗在临床中仍发挥着越来越重要的作用。这主要通过切开复位内固定[26]（加压钢板或髓内钉固定）来完成[16]。

手术的目的是通过解剖复位来改善肩关节功能，避免骨不连和有症状的骨折畸形愈合[3]。

1. 初步结果

锁骨骨折保守治疗后，通常在 8~12 周内发生愈合[36]，3~6 个月后功能恢复[22]。保守治疗的骨折通常愈合可靠，很少并发严重的并发症[27]，如功能障碍[26]。尽管非手术治疗的临床结果被普遍认为是有利的[4, 31, 32, 37]，仅有轻微甚至没有持续性症状[38]，但众所周知，并不是所有锁骨骨折的保守治疗都有好的结果[8, 16, 23, 27, 39]。很明显，单纯的骨愈合也可能达不到临床治愈[40]，锁骨骨折非手术治疗引起的后遗症并不少见[41]。最近一项重要的研究显示，锁骨中段移位骨折非手术治疗后出现症状性畸形愈合和骨不连的发生率很高[42]。另一项大型临床研究显示，超过 10% 的锁骨骨折患者经保守治疗后，放射学表现和外观效果不理想，3%~5% 的患者患肩活动能力明显受限[10]。

为何之前报道的锁骨骨折的结果与最近的研究结果有如此不同，虽然目前还不清楚，但有几种可能情况[42]。早期的报道通常包括儿童锁骨骨折的数据，他们有内在的愈合能力和重塑潜力[28]，这可能人为地改善了这些报道中数据的整体结果[28, 42]。此外，以往大多数研究关于非手术治疗的成功都是基于放射学骨愈合病例超过 95%[15]；而锁骨骨折后的功能效果，特别是基于患者的功能效果，文献中缺乏相应的数据[22, 34]。以患者为导向的结果测量和评分报道了上肢功能缺陷，但可能没有被基于外科医生评分方法检测到[28, 42]。此外，很明显，基于患者的结果测量可显示锁骨骨折后基于外科医生或放射学测量无法显示的残余损失[34]。还有一个相关问题是患者期望值的改变。大多数积极的临床医生都敏锐地意识到，与以前相比，如今的患者可能更期待骨折后能迅速恢复无痛的功能（当没有获得恢复时，他

们也会比以前更多的抱怨）[42]。此外，也可能是受伤模式正在改变[42]。

2. 非手术治疗与手术治疗

虽然非手术治疗仍是大多数锁骨轻微移位骨折的标准治疗方法[3, 12]，但在最近临床试验中，移位骨折的切开复位内固定显示出比保守治疗更好的效果[3, 9, 11]。手术已显示可降低骨折畸形愈合[3, 43, 44]、骨不连[3, 43, 44]和功能损害[23, 44]的发生率。这可能是因为外科手术切开复位内固定能达到解剖复位，而非手术治疗在大多数病例中不能达到[45]。尽管已有这些最新的发现，急性的锁骨中段移位骨折的最佳治疗仍有争议[3, 12, 24, 25, 43]。尽管基于患者的结果测量显示非手术治疗后锁骨畸形愈合发生率增加[12]，但从随机对照试验中获得的这些后遗症的证据是有限的[6]。

在手术治疗方面，锁骨中段 1/3 骨折的固定和愈合受锁骨解剖和生物力学条件的影响[46]。随着内植物技术和手术技术的改进，手术效果逐渐提高，并发症也逐渐减少[1]。根据加拿大创伤骨科学会的研究[42]，与保守治疗相比，切开复位内固定治疗锁骨移位骨折在术后 1 年的随访中显示出更好的功能效果，更少的畸形愈合和骨不愈合。McKee 等[21]对随机对照试验的 Meta 分析证实了这一点，除上述外，手术干预可降低总体并发症的发生率。Xu 等[43]的 Meta 分析显示，非手术治疗的患者比单纯手术治疗的患者更容易出现并发症，尤其是骨折畸形愈合[43]。此外，最近的研究表明手术干预可减少晚期后遗症[22]。

Lenza 等[6]研究认为，治疗方案应该根据患者个体化来选择，仔细考虑每种干预措施的相对好处和坏处，以及患者的偏好。目前，锁骨骨折的治疗主要取决于骨折特征[11]、骨折块的稳定性[23]、移位程度[23]和具体部位[11]。在做手术决策时，必须注意患者的心理生理特征和期望，以及年龄和性别[11, 23, 24]。据报道，年

轻女性患者往往对不良的外观效果不满意[24]。医生应确定既往是否有同侧锁骨损伤及是否是患者的优势手，因为这些因素可能会改变治疗方案的选择[11]。

以下是已被证明更容易导致锁骨中段骨折非手术治疗后效果不佳的因素：骨折移位、粉碎、短缩和优势手侧骨折[19]。尽管如此，接骨术是否应被视为主要治疗方法仍在争论中[19]。有关文献报道的手术指征，详见表2-1[2, 4-6, 11, 14, 18, 19, 22-24, 28, 44, 47-49]。

3. 骨折初次治疗后并发症

锁骨骨折后的并发症相对少见，其中包括畸形愈合（非手术治疗后9%~36%，手术后0%~4%）[3, 16, 21, 25, 42, 50, 51]或骨不愈合（15%~20%）[8, 21, 27]、气胸（3%）[27]、臂丛神经损伤（1%）[27]、创伤后关节炎（3%）[27]、再次骨折（4%）[21, 27]、感染，以及手术治疗的并发症[27]（包括1/3的病例需切除的骨质突起[19, 21]）。

锁骨骨折的畸形愈合表明骨折愈合的位置不理想。这通常与较大的骨痂形成有关[13, 19, 52]，它导致胸腔出口狭窄，压迫臂丛神经[19, 30, 34, 35, 38, 52-54]和锁骨下血管[5, 19, 34, 54]。除神经感觉异常、臂丛神经病变[27]、尺神经病变[27]及上述胸廓出口综合征[8]等神经病学症状[21]外，锁骨畸形愈合也会导致血管损伤，如血栓形成，假性动脉瘤，血管压迫[27, 54]、撕裂或破裂[5]，以及发展成Paget-Schroetter综合征（即原发性锁骨下–腋静脉血栓形成）[55]。McKee等[21]系统综述比较了锁骨中段骨折的非手术和手术治疗，非手术组的主要并发症是骨不连、神经问题（包括臂丛刺激和压迫）和有症状的骨不连。手术后最常见的并发症包括局部骨块刺激/骨刺突出（去除突起骨块治疗）和伤口感染[21]。此外，一项研究报道了其他并发症，如钢板松动、钢板断裂、感染、植入物疼痛、钢板取出后再骨折和不适[44]。

表2-1 锁骨移位骨折一期固定的适应证

骨折类型和检查
- 骨折处突出[11]
- 肩部明显外观或临床畸形[23, 28, 47, 48]
- 瘀斑[11]
- 软组织损伤，皮肤破裂或隆起[2, 11, 14, 23, 28, 44]
- 邻近开放骨折[6, 28, 47]
- 开放骨折[2, 4-6, 23, 28, 44, 47]
- 节段性骨折[28]
- 粉碎性骨折[6, 18, 19, 28, 44]

骨折移位[18, 23, 48]
- > 20mm[4, 23, 28, 49]
- > 15mm[2, 23]
- 明显严重的骨折移位[5, 6, 23]
- 100%大于骨干宽度[2]
- 骨碎块头尾方向移位> 2.3cm[24]
- 两个或两个以上的位移直径[22]
- 严重的脱位和成角[4]

短缩
- ≥13%的碎片移位≥2cm[24]
- > 15%[24]
- > 20mm[28]

合并损伤
- 漂浮肩[23, 28, 44, 47]
- 肩胸分离[47]
- 肩胛骨错位和翼状肩[28]
- 危及纵隔结构（因为移位）[23]
- 同侧上肢损伤/骨折[28]
- 同侧上肋多处骨折[28]
- 双侧锁骨骨折[28]

神经血管问题
- 神经血管损伤[2, 6, 28, 47]
- 神经血管后修复[47]
- 神经血管损害[4, 14, 23]
- 进行性神经功能缺陷[28]

患者因素
- 活动水平更高[47]
- 功能要求较高[48]
- 年轻的活跃患者[23]
- 高龄[18]
- 畸形愈合、骨不连或其他后遗症的风险较高[2]
- 优势肢体骨折[19]
- 多发伤[2, 23, 28, 47]

二、锁骨畸形愈合

（一）概述

历史上，锁骨畸形愈合在临床上被认为是无伤大雅的[56]；然而，愈合不良的骨折并不总是无伤大雅的[36]，因为它可以影响肩部功能[31]。尽管锁骨有"极好的修复能力"（如文献报道），但锁骨骨折后并没能恢复其长度及纠正平移和旋转畸形[19]。因此，锁骨畸形愈合具有独特的临床特征且越来越明显，其中包括影像学、骨科、神经学和美容特点[28, 42]。

（二）锁骨畸形愈合的发展

锁骨中段移位骨折的骨愈合可导致畸形愈合。根据 Davies[22] 的研究，经保守治疗后，锁骨中段骨折通常比外侧骨折有更大的畸形率（$P=0.03$）。

在文献中，作者说过，"锁骨移位骨折闭合复位后保持复位是一厢情愿的想法"[19]。尽管锁骨中段闭合性骨折有描述超过 200 种闭合复位方法，但没有一种方法被报道为获得[36]和维持复位的金标准[15, 34, 57]。因此，一定量的继发于成角和短缩[11, 17]的畸形是可以预料的[1, 10, 12, 15, 17, 19, 34, 36, 46, 50, 58]。

根据 McKee 等[57] 的研究，锁骨中段骨折愈合的位置与骨折 X 线上提示的位置基本一致（由于胸锁乳突肌的牵拉导致内侧骨折段移位和上升，同时由于外侧骨折段的内侧化导致缩短）[4, 10, 17, 19, 26, 36, 59]。因此，这增加了胸锁关节的角度[36]。然而，这一点最近受到了挑战。此外，该畸形的旋转可导致骨折远端和附着的肩带骨在冠状面向前旋转[36, 59]。手臂的重量也导致骨折远端向下移位[10, 17, 36, 59]。此外，锁骨骨折碎块似乎在隆凸位置愈合（顶上错位）[10]。

（三）锁骨畸形愈合的发生率

锁骨骨折保守治疗后已报道的有症状的畸形愈合率之间存在差异[39]。尽管关于有症状的畸形愈合的报道相对罕见[11, 13, 46, 51, 52]，但最近的研究表明，非手术治疗后畸形愈合的发生率可能远高于之前[2]。

发病率增加有几个原因。首先，可能是严重创伤患者（骨折类型更复杂）的存活率增加了。其次，患者的期望发生了变化，随访更加定期和彻底（可能有以患者为导向的结果测量）。最近的文献可能排除了可能会进一步增加锁骨骨折后畸形愈合率的儿童（表现出惊人的愈合潜力）的结果信息[42]。锁骨移位骨折的症状性畸形愈合或不愈合的发生率为 3%～5%[38]。幸运的是，有症状的畸形愈合整体比不愈合要少[1]。

根据 Jorgensen[25] 和 Ban 等[3] 的报道，接近 30% 的非手术治疗患者经历了有症状的畸形愈合。Kulshrestha 等的随机对照试验[50] 显示，非手术治疗患者的畸形愈合率为 36%，而手术治疗后的比例仅为 4%。加拿大创伤骨科学会报道称，在锁骨骨折手术治疗的病例中，症状性畸形愈合率为 0%，如果患者接受保守治疗，则为 18%[42]。在 McKee 等对随机对照试验的 Meta 分析[21] 中，保守治疗患者的畸形愈合率为 9%，而手术治疗患者组的畸形愈合率为 0%。Liu 等的 Meta 分析[16] 显示，手术治疗组的畸形愈合率为 0.8%，而锁骨骨折保守治疗后发现的畸形愈合率为 14%。Leroux 等研究[51] 显示，1350 例患者最初采用切开复位内固定治疗孤立的闭合性锁骨中段骨折，其畸形愈合率低至 1.1%。

（四）锁骨畸形愈合的特征

锁骨畸形愈合是一种三维畸形[2, 36]。根据文献，有症状的锁骨畸形愈合会表现出以下一种或多种特征，如缩短[4, 10, 15, 19, 26, 29, 36, 50, 57]（＞14mm[26]），内侧和下方移位[36, 50]，旋前[4]（远侧骨折块[36]），角度改变[50]［水平或垂直平面＞20°[58] 和（或）10°～30° 的轴向偏差[10]］[58]（表 2-2）[4, 10, 15, 19, 26, 29, 36, 50, 57, 58, 60]。

表 2-2　锁骨畸形愈合的影响

- 短缩 [4, 10, 15, 19, 26, 29, 36, 50, 57, 60]
- 内侧及下方移位 [36, 50, 60]
- 远端骨折块的旋前畸形 [4, 36, 60]
- > 20° 的成角畸形 [50]
- 过多的骨痂形成 [58]

注意：这些特征往往伴随着疼痛和外观或功能障碍的主诉 [50]，详见上文

（五）锁骨畸形愈合的影响

锁骨的长度和曲率有几个重要的内在功能 [29]。锁骨畸形愈合会对肩关节的生物力学 [31] 和肩带的解剖关系 [29] 及其各部分之间的协调 [10] 产生不利影响。在畸形愈合的情况下，肌肉拉力（插入锁骨）的方向发生变化，这也可能导致功能障碍 [10]。

由于锁骨短缩，手臂 / 肩带的杠杆臂也会缩短 [58]，这会改变关节盂的方向 [19, 26]。这可能会增加盂肱关节水平的剪切力 [19, 31]。此外，由于肌肉 – 肌腱张力减弱 [19, 31]，肌肉平衡受到干扰，导致肌力和耐力下降。这可能会导致肩部疼痛 [26] 和功能问题，尤其是在过顶运动时 [10, 19, 24]，还会降低外展强度 [10] 和减少运动范围 [15, 31]。此外，已经表明锁骨缩短会促进肩锁关节的关节炎并增加再骨折的风险 [10]。

（六）锁骨畸形愈合的易感因素

目前尚不清楚哪些患者更容易在锁骨骨折后出现晚期并发症，如畸形愈合 [8]。预后指标可以识别在这种损伤后最有可能发生畸形愈合的患者，这对于完善手术指征非常有用 [21]。然而，到目前为止，还没有研究报道出现有症状的畸形愈合的预测因素 [25]，尽管一般来说，更大程度的移位（尤其是缩短超过 2cm）与更高的症状发生率相关。此外，可能存在尚未识别的锁骨移位骨折的特征，这使其易于成为有症状的畸形愈合 [39]。锁骨中段移位骨折的患者出现残余疼痛 [18]、外观不满意和肩部功能障

碍 [18, 22, 61] 的风险似乎更高。在存在骨折粉碎或完全移位的情况下，尤其是发生在女性或老年患者时，骨不连、畸形愈合和总体预后不良的风险似乎更高 [2, 62]。

根据 Nowak 等报道 [18]，除了外观缺陷外，初始骨折的位置及短缩并不能预测结果。他们基于这样一个事实：即先前没有锁骨损伤的受试者，锁骨之间存在个体差异。该研究表明，短缩（定义为受伤和未受伤锁骨之间的长度差异）似乎不太可能是后遗症的可靠预测指标 [18]。然而，其他多项研究报道，短缩是导致症状性畸形愈合的关键缺陷因素 [19, 62]。尽管已经做出许多努力来量化锁骨短缩的程度并将其与症状相关联，但仍然没有明确的单一措施可以准确预测哪些患者会出现有症状锁骨畸形愈合 [56]（表 2-3）[2, 7, 18, 19, 21-23, 28, 29, 34, 35, 39, 56, 61-63]。

表 2-3　保守治疗发生锁骨畸形愈合的诱发因素

- 移位 [18, 22, 34, 35, 61, 62]
  - 完全移位 [2, 21]
  - 移位两个及以上的锁骨直径 [22]
- 粉碎 [18, 62]
- 女性患者 [2]
- 老年或老年患者 [2, 18]
- 短缩 [28, 34, 56, 62]
  - 女性 > 14mm，男性 > 18mm [29]
  - > 1.4~2cm [19]
  - > 1.5cm [63]
  - > 2cm [7, 23, 39]

（七）锁骨畸形愈合的预防

锁骨骨折的适当初始治疗可以预防后续并发症，如锁骨畸形愈合 [30]。锁骨中段骨折保守治疗后出现的许多不令人满意的结果可以在患者受伤后的相对早期发现，并可能促使手术干预。不幸的是，研究表明，伸展固定（即 8 字绷带）对于中段骨折并不比吊带好 [19, 58]。没有研究显示，闭合复位方法可以在锁骨移位骨折中获得和保持更好的对位。

相比之下，许多作者建议进行初始手术干

预，以避免锁骨干骨折后的疼痛后遗症和功能缺陷[2]。根据文献报道，只有经皮或切开复位内固定似乎可以防止锁骨中段移位骨折发生畸形愈合，尤其是在年轻、活跃的年龄组中[19, 26]。Liu 等的 Meta 分析结果[16]证实了这一点，该结果表明，手术治疗和非手术治疗锁骨骨折的畸形愈合率存在显著差异（RR=0.11，95%CI 0.04～0.29），这表明手术治疗可降低畸形愈合率。McKee 等[21]的 Meta 分析已经显示，发生锁骨畸形愈合的绝对风险降低了 9%（从非手术治疗的 9% 风险到手术治疗的 0% 风险）。此外，Xu 等[43]的 Meta 分析表明，与非手术治疗的患者相比，手术治疗锁骨中段移位骨折患者的骨不连和畸形愈合率较低（2% vs. 15%）。此外，Kulshrestha 等研究[50]显示，手术组畸形愈合率为 4%，而非手术治疗后为 36%。

在任何情况下，都应监测骨折愈合情况，并使患者意识到在锁骨骨折完全愈合之前恢复到完全活动水平的风险。根据 Cooney 等[5]报道，急诊医师应适当教育患者需要遵循限制剧烈活动、举重和负重的建议，以试图限制再损伤和随后的并发症，其中包括血管和其他方面。此外，应转诊患者进行门诊随访，以便适当监测病情恢复和骨折愈合情况[5]（参见文中其他部分）。

（八）锁骨畸形愈合的诊断与评估

1. 临床表现

(1) 概述：锁骨骨折畸形愈合历来被认为是一个功能受限[34, 46]或症状罕见[17, 35, 46, 64]的美容问题[11, 35]。以前的报道表明，除非有明显的畸形，否则大多数畸形愈合患者会功能良好且无症状[13, 34]。最近的研究表明，锁骨骨折愈合后的结果测量更多地基于患者而不是单纯的放射学表现，这对畸形愈合的结果不太有利[1, 4, 11, 43, 58]。此外，骨干移位骨折的非手术治疗与以前报道的更高的功能缺陷率相关[17]。

有症状的畸形愈合可导致显著的致残症状[13, 36]，并且在骨折明显缩短的患者中尤其成问题[12, 58]。在文献中，对于引起肩部不适和功能障碍所需的缩短量有一个相对的共识，普遍统一为 15[11, 26, 33]～20mm[7, 27, 59]或更多。有疼痛和功能障碍的患者可能会适应较低的功能水平，以克服功能障碍带来的不足[41]。

(2) 症状：锁骨骨折后畸形愈合可能与骨科、神经病学和美容并发症有关[34]。患者主诉疼痛、美容问题，以及肌肉、神经血管和功能障碍，从轻度到严重的日常活动障碍不等[19]。越来越多的证据表明，患者在发生锁骨畸形愈合后可能会出现严重的不满和残疾[36, 59]。尽管损伤的美容后果很少成为骨科报道的焦点，但很明显，许多年轻患者对可能与锁骨畸形愈合相关的不对称、肩部"下垂"的外观感到不满[34]（表 2-4）[1, 4, 5, 10, 11, 13, 19, 24, 28, 33, 34, 36, 46, 56, 57, 59, 60, 64, 65]。

表 2-4 锁骨畸形愈合的症状

- 肌肉障碍
  - 肌乏力[4, 10, 11, 19, 24, 28, 34, 36, 53, 56, 59]
  - 肌疲劳[4, 19, 34, 36, 56, 57, 59]
  - 肌萎缩[10]
- 疼痛[1, 4, 5, 10, 11, 13, 19, 33, 34, 36, 46, 57, 59, 64]
  - 肩周疼痛[36, 56]
  - 仰卧睡的问题[19]
- 神经血管功能障碍[11, 13, 36, 60, 64]
  - 麻木 / 感觉异常[4, 19, 57]
- 美容方面的问题[4, 5, 19, 60]
  - 凹凸或突出[36, 59]
  - 畸形[5, 59]
  - 位移感[59]
  - "肩下垂"[34, 65]
  - 肩不对称[56]
- 功能障碍[1, 60]
  - 活动度减少[10, 13]

2. 体格检查

在出现症状的患者中可以看到某些一致的特征[34]：观察时，人们会注意到受影响的肩部下垂（下垂征）并在手臂放在患者一侧时被"推入"[36]（图 2-1）。锁骨中外侧的长度短缩[10, 60]

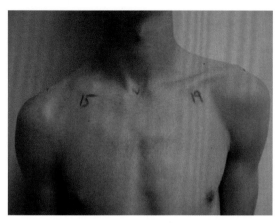

▲ 图 2-1　临床图片显示右侧锁骨骨折畸形后严重短缩畸形，注意肩部缩短的"下垂"位置

表 2-5　锁骨畸形愈合的临床表现

- 肩部下垂征（下垂、内缩）[36]
- 畸形[60]
- 锁骨的中外侧长度缩短[10, 60]
- 骨折远端下移[60]
- 锁骨的旋前畸形[59, 60]
- 翼状肩[36]
- 胸锁关节成角畸形[27]
- 肌力减弱（残留和耐力）[36, 59]
- 骨刺或占空间的大块骨痂[58]
- 肩袖撞击[14, 60]

伴随骨折远端[34, 60]的下移和旋前[59, 60]经常作为特征性表现出现。人们可以通过标记两侧的肩锁关节并测量到胸骨切迹的距离来测量受伤和未受伤锁骨的相对长度[36]，因为这些标志很容易触及[36]。然而，目前还没有有效的测量锁骨短缩的方法[2]。短缩畸形可部分被肩胛翼旋转代偿[36]。当患者在前屈位抬起和放下手臂时，从后面观察他们将有助于检测这方面的畸形[36]。同时，经常可观察到胸锁关节的成角畸形[27]。与未受伤的一侧相比，肩部力量和耐力的客观测量通常显示出其存在缺陷[36]。McKee等[59]报道了锁骨移位骨折的非手术治疗后力量（特别是耐力）的缺陷[59]。骨刺或占空间的大块骨痂已有零星报道[58]。此外，锁骨外侧端的畸形愈合，后方骨质突出，在进入肩峰下间隙之前降低了棘上窝的容量，可导致肩袖撞击综合征[14]。表 2-5 [10, 14, 27, 36, 58-60] 提供了临床发现的总结。

3. 影像诊断

（1）放射学照片（图 2-2 至图 2-5）：锁骨移位骨折闭合治疗后畸形愈合的放射学证据是普遍存在的[21, 34]。然而，由于锁骨在冠状面的S 形曲线，对畸形的放射学评估很困难[36]。前后位 X 线可能无法准确反映畸形程度[10, 36]。然而，放射学照片通过测量骨折碎块的重叠缩短

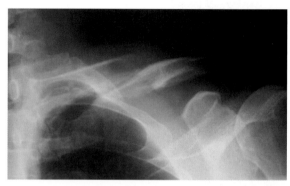

▲ 图 2-2　左锁骨 X 线显示典型的远端骨折块的缩短、下方移位

这是复杂的三维畸形的一部分，其中包括骨折远端的前移和旋转

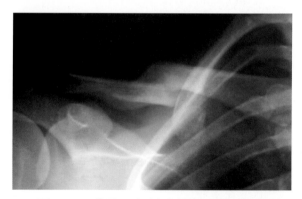

▲ 图 2-3　X 线显示畸形愈合并缩短和典型的畸形

来粗略估计畸形[36]。人们可以在各自的 X 线上比较受伤和未受伤的一侧锁骨[66]，或者直接在中性旋转的胸片上进行比较[36]。

根据 McKee 等的报道[59]，锁骨中段骨折通常在最初的 X 线上看到的相同位置愈合。锁骨骨折初始的前后 X 线通常显示锁骨缩短[12]，并伴有下后[12]移位或骨折外侧段[58]下垂（参见

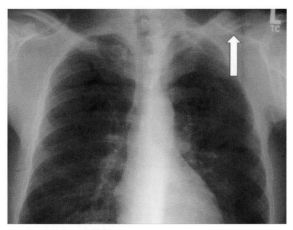

▲ 图 2-4　胸片显示左锁骨中段移位骨折非手术治疗后畸形愈合（白箭），明显的胸部 / 肩部不对称导致患者主诉无力和胸廓出口综合征

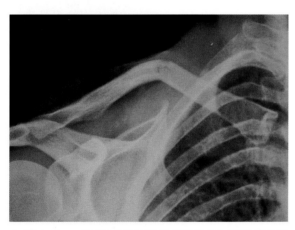

▲ 图 2-5　一名 18 岁的年轻患者在闭合复位治疗锁骨中段成角骨折后出现成角畸形愈合，导致的临床畸形显著。此外，该患者有再骨折的风险

文中其他部分）。因此，在锁骨畸形愈合中，锁骨在内侧 – 外侧平面缩短（伴随上述移位）是有症状患者常见的放射学发现[34]。

（2）计算机断层扫描（图 2-6）：CT 扫描也可能有助于确定锁骨畸形愈合，但通常不是初始评估的一部分[11]。评估与畸形愈合相关的三维畸形及其对肩胛骨方位的影响可能会有所帮助[36]。CT 扫描对位于骨折内侧段特别有帮助，这些骨折很难用传统的 X 线进行全面评估[58]。三维重建也非常有助于了解最容易成角的侧方移位骨折的畸形情况[58]。

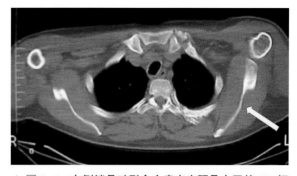

▲ 图 2-6　左侧锁骨畸形愈合患者肩胛骨水平的 CT 扫描显示，与右侧肩胛骨的正常位置相比，左肩胛骨和肩带（白箭）前移和前伸畸形愈合的结果

（3）其他：有关锁骨畸形愈合的其他诊断，可使用神经传导技术和磁共振成像来分别显示臂丛神经功能障碍和受压情况[8]。

（九）锁骨畸形愈合的处理

1. 非手术治疗

到目前为止，尚无锁骨畸形愈合的闭合治疗文献，但在考虑手术[19]（包括物理治疗或止痛药[19]）之前，显然应先采取非手术措施。如果不能达到满意的结果，应与患者讨论手术治疗[19]。

2. 手术治疗

（1）概述：尽管锁骨畸形愈合的治疗不断发展[49]，并且可以成功治疗不同的临床病例[19]，但锁骨畸形愈合仍然给骨科外科医生带来挑战[1, 13, 60]。这是因为在技术上很难准确地将复杂的三维畸形恢复到解剖结构并确保足够的骨骼稳定[13, 60]。然而，通过切开复位内固定治疗有症状的畸形愈合通常会获得较高的患者满意度[49]。有症状的锁骨畸形愈合的治疗目的是恢复锁骨的正常解剖结构和长度，从而减轻对邻近神经血管结构的局部压力，缓解畸形愈合的典型症状，改善其功能和美学效果[64, 67]。一般而言，文献中描述了以下用于治疗锁骨畸形愈合的手术干预方式：骨痂切除术、锁骨切除术、锁骨成形术（切除突出骨）和锁骨矫形截骨术[53, 60]。

(2) 禁忌证：根据 Bosch 等的研究[46]，对于无症状且在日常活动中功能良好的锁骨骨折患者，不建议进行矫形截骨术[67]。此外，由于锁骨骨折的非手术治疗的悠久传统及对手术治疗畸形骨折与神经血管结构损伤相关的潜在风险的适当担忧，一些医生可能建议不要进行手术矫形[38]。其他作者建议不要在严重骨质疏松症或患者功能需求低的情况下手术矫正锁骨畸形[40, 67]。McKee 等认为[40]，手术矫正畸形的禁忌证包括软组织覆盖不足、手术部位或附近的活动性感染，以及不可靠、不依从的患者。手术禁忌证详见表 2-6[40, 67]。

表 2-6　锁骨畸形愈合手术矫形的禁忌证

- 软组织覆盖不足[40]
- 手术部位或手术部位附近的活动性感染[40]
- 仅 X 线畸形愈合（无症状）[40]
- 无症状的畸形愈合[67]
- 合并锁骨骨折不愈合[40, 67]
- 不可靠、不依从的患者[40]
- 骨质疏松骨、骨质疏松症[40, 67]

(3) 适应证：许多锁骨畸形愈合是无症状的，因此建议在手术前仔细选择患者并进行咨询（其固有的并发症风险）[17]。必须仔细评估和选择患者，以确定哪些人可以从矫形截骨术中受益[34]。尽管存在上述手术干预的禁忌证和风险，但对于锁骨中段骨折的症状性畸形愈合，手术矫形似乎是一个很好的治疗选择[4]。有症状的锁骨畸形愈合患者受益于锁骨的矫形截骨术，从而尽可能恢复更解剖位置[56]。对患者进行手术干预的指征主要基于临床[1]。因此，有症状的畸形愈合[36, 60]，而不是无症状的放射学畸形愈合[40]，是手术矫形的一个指征[11]。大多数作者不会给仅出于美容原因的患者提供手术治疗[34, 36]。Smekal[7] 和 McKee 等认为[40]，对肩带外观的不满[60]必须伴有一些功能活动的主诉或骨痂形成的增加[60]，从而才能提供保证锁骨畸形愈合的手术矫形[67]。此外，使用肩带、背

包等的困难被认为是手术矫形的相对适应证[40]。当放射学照片上骨折移位或缩短合并疼痛时，应考虑矫正畸形[1, 4, 40, 60, 67]。此外，如果出现胸廓出口综合征或臂丛神经压迫，应考虑手术治疗[60]。文献中报道的不太常见的畸形愈合矫形指征是锁骨上神经卡压、肋锁骨综合征、Paget-Schroetter 综合征、锁骨下和腋静脉受压、冈上肌撞击[60]。McKee 等[40]认为，锁骨畸形愈合表现为明显缩短（＞1cm，通常为2～3cm）、成角畸形（骨折区域＞30°）或平移（＞1cm）。另一个手术指征是功能障碍[1, 13, 15]，如肩胛带肌肉无力和快速无力[67]，尤其是在过顶或抵抗活动时[40]。如果锁骨畸形或骨折后大量骨痂形成[13, 46]导致手臂远端[13, 67]神经血管受压症状持续存在[40, 46, 60]，则通过截骨术和骨痂切除术进行矫正是一个可靠的解决方案[46]。如果在骨痂成熟后神经压迫的体征和症状仍持续存在，手术尤其必要[13]。二次手术治疗的其他原因是畸形愈合与后遗症，如肩锁关节的关节炎改变[4]。手术适应证详见表 2-7[1, 4, 11, 13, 14, 23, 34, 40, 41, 46, 60, 66, 67]。

表 2-7　锁骨畸形愈合手术矫正的指征

伴随下列后遗症的放射学照片提示移位或缩短
- 疼痛，不适[1, 4, 11, 34, 40, 46, 60, 67]
- 肩关节功能障碍[1, 11, 13, 14, 34, 40, 46, 60, 67]
- 肩锁关节炎的变化[23]
- 神经血管损伤[11, 13, 34, 40, 41, 46, 60, 66, 67]
- 外观不满意[40, 60, 67]

(4) 手术干预时机：锁骨畸形愈合的手术矫正是一种选择性手术，可以在受伤后的任何时间进行，并获得一致和可靠的结果[36]，但手术矫正的最佳时机尚不清楚[19]。据报道，在骨折后 2 年内进行的矫形截骨术似乎比骨折长期愈合后再进行的截骨术带来更好的结果[19]。Hillen 等研究[4]表明，在受伤后的第 1 年内矫正畸形可以获得更好的结果。Leroux 等[51] 报道了孤立性闭合性锁骨中段骨折进行初始切开复

位内固定后畸形愈合患者（15 例）行截骨矫形术的中位时间为 14 个月（范围 7.8～15.7 个月）。Sidler-Maier 等[60] 对锁骨畸形愈合手术治疗进行系统评价，没有发现手术时间对锁骨畸形矫正后效果的影响。尽管如此，考虑早期矫正锁骨畸形似乎是有益的，因为与锁骨畸形愈合的延迟重建相比，尤其是对于急性锁骨中段移位骨折，早期手术矫正更容易恢复锁骨解剖结构，同时减少骨和软组织剥离[39, 60]。

(5) 手术技术：Sidler-Maier 等[60] 对当前文献的系统评价表明，29 项纳入研究的大多数患者（n=77）接受了截骨术和随后的切开复位内固定（open reduction and internal fixation，ORIF）。下一个最常见的治疗选择是清创、切除或去除多余的骨痂或骨骼（n=19），但也有报道其他技术，如锁骨切除术或神经探查和减压术[60]。至于入路，主要使用锁骨上切口或矢状切口（Langer线），很少使用水平或横向切口[60]。

(6) 矫正截骨术：症状性畸形愈合可通过切开复位内固定、植骨和必要时进行矫形截骨术来解决[11, 19, 60]。在这方面，解剖修复通常是通过对畸形部位进行截骨术及其复位来实现的[64]。尽管最初很少使用截骨术来恢复受伤前的解剖结构，但在文献中被推荐作为纠正有症状的锁骨畸形的替代治疗方法[10]，可使已报道病例的症状迅速减轻[10, 33, 46]。总体而言，据报道矫形截骨术可显著改善畸形愈合的症状和肩部功能[11, 17, 34, 39, 60]，并且似乎需要充分恢复解剖对齐（锁骨的长度和旋转）[60]。

截骨术的规划至关重要[36]。一般来说，为了矫正锁骨愈合畸形，应使用微型矢状锯加 / 减骨凿重建主要骨折线[36]。截骨完成后，可以使用钻头在截骨的每一断端钻通髓腔。这可以通过允许髓内骨祖细胞进入截骨部位来增加骨愈合潜力[36]。将骨折断端重新对齐[65]，拉开骨折近端和远端，可以矫正锁骨的"原始"长

度[17]。由于受伤后的愈合反应，通常存在多余的骨[36]，可以将其粉碎并用作骨移植物[60]（参见文中其他部分）。

(7) 固定方法：畸形愈合的手术矫形通常用预成型的锁骨板或髓内钉固定[1, 52, 60]。在 Sidler-Maier 等[60] 对锁骨畸形愈合手术治疗的系统评价中，矫正截骨术后的首选固定方法是钢板固定（77 例患者中的 53 例），其次是髓内针固定（n=6），尽管在审查研究结果时似乎明确没有哪种固定方法更好。

(8) 接骨板接骨术：在这种情况下，预成型的锁骨板通常用于接骨术，并可根据外科医生的喜好放置在锁骨的上表面或前表面[19]。除了技术上更容易在术中应用外，使用预成型钢板还可以减少软组织刺激并降低后续内固定移除的速度。例如，McKee 等[34] 使用 3.5mm 动力加压板进行固定，Hillen 等[4] 使用骨盆重建板[60]。根据文献，钢板固定似乎是标准的手术固定[68]。这可能是因为与髓内装置相比，它在旋转和牵引方面提供了更高的稳定性[60]。即使锁骨钢板需要比髓内装置更大的皮肤切口和更多的软组织剥离，它们在术后 6 个月内似乎也能快速改善功能[69]（参见文中其他部分）[40]。

(9) 髓内装置：有报道称，在锁骨截骨矫正术后使用髓内装置进行固定[19, 35, 60, 63]。Smekal 等对弹性固定髓内钉（elastic stable intramedullary nail，ESIN）的使用进行了详细描述[52, 67]。尽管内固定移位一直是一个常见问题，但髓内固定的手术时间似乎更短[69]。除此之外，软组织包膜和骨膜的保存可以加速骨折愈合[68]。稳定固定后，可立即活动肩部，但应限制抵抗或强化活动，以防止内固定失效[19]。这种技术的优点是没有皮下局部钢板突出引起的内固定相关问题[57]，以及通常不需要从髂嵴取骨移植[57]（参见文中其他部分）[67]。

(10) 锁骨切除术：锁骨切除术仅用于多次

重建手术失败且患者留下残余疼痛、畸形和典型感染的病例[5]。虽然它并不理想，不应被视为重建的首选，但锁骨切除术可提供疼痛的良好缓解、功能的合理恢复和非常低的再手术率。从历史上看，一些作者建议仅切除锁骨节段来治疗锁骨畸形愈合，但这不应被视为首选手术，因为存在更好的替代方法[38]（参见文中其他部分）[38]。

(11) 骨痂切除：对于因骨痂过多而导致神经血管损害的畸形愈合，如胸廓出口综合征，手术治疗可能包括去除撞击的肥厚骨痂或骨碎片，进行矫形截骨术，随后对锁骨进行切开复位内固定，然后进行康复治疗[30]。即使在锁骨骨折几年后进行手术，在骨折畸形愈合后去除锁骨周围过多的骨痂和瘢痕组织也可以减少或缓解致残的感觉功能障碍和疼痛[41]。这通常与截骨矫形术一起完成。据报道，胸廓出口的充分修复允许外科医生的食指穿过锁骨和肋骨之间[41]。然而，大量增生骨痂的矫形不会改善肩关节的生物力学，尽管它可能是那些因压迫引起的神经血管损伤者良好的手术治疗选择[60]。

(12) 锁骨成形术（突出骨切除术）：Fujita等[54]报道了通过切除锁骨向下突出的部分来治疗继发于锁骨畸形愈合的胸廓出口综合征，该部分损害了在畸形愈合部位下方走行的锁骨下动脉。然而，如果存在严重畸形，通常不鼓励单独使用此手术，最好保留向下延伸并侵入胸廓出口的畸形骨刺或骨碎片。

(13) 骨移植物的作用：在之前的许多使用手术矫形术治疗锁骨畸形愈合的研究中，植入了夹层结构骨移植物以重建锁骨的长度和轮廓[27, 34]，以及促进骨愈合[60]，尽管这通常不是必需的[17, 36, 60]。锁骨的骨折近端和远端嵌入畸形愈合的骨痂中[34]，通常可以被区分开来，因此可以联合使用微型矢状锯和骨凿来重建主要骨折段并解剖复位，而无须使用额外的骨移植

物[34]。这种技术还避免了与髂嵴取骨移植相关的发病率[34]。然而，当局部骨缺损时，可能需要使用骨移植[49]。

● 外科技术的举例

McKee 等描述的外科技术[40]：McKee等[40]描述的技术治疗锁骨畸形愈合，建议通过原始骨折平面截骨。为了知道所需的确切矫正量（尤其是锁骨长度的量），需要进行术前计划（临床和放射学）。

如果锁骨的临床短缩超过放射学短缩的幅度，则可能需要进行骨移植。

患者全身麻醉，摆沙滩椅半坐体位，无菌覆盖所涉及的上肩/手臂。髂嵴仅在预计需要进行骨移植时才显露。然后，沿锁骨上缘进行斜行切开，一旦皮肤和肌筋膜层被切开即可看见畸形愈合处。由于骨折端相对于彼此的形状很典型，原始骨折平面通常是可识别的（图2-7）。

适当标记后进行截骨术。若原始骨折不易识别，可以进行斜滑截骨术。骨刀和微型矢状锯都以连续冷却（冲洗）的方式使用，以重建先前的骨折线。

然后用复位钳将骨折远近端固定在一起，以重建正常的解剖结构和对齐方式。使用3.5mm钻头在锁骨的远近断端重新打通髓管。在大量骨质丢失的情况下，可以在两个骨折块

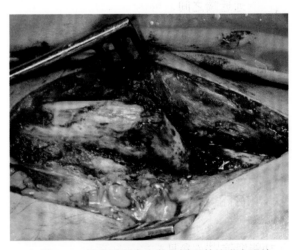

▲ 图 2-7　锁骨畸形愈合截骨矫形前的术中照片

间插入骨移植物，以对侧作为长度测量的参考来恢复长度和对齐。锁骨远端上表面相对平坦，可用指导恢复旋转对齐。在骨折远近端重新对接后，截骨部位用预成型板固定，两个骨折段中至少有 6 枚皮质螺钉（每个骨骨折段 3 枚）（图 2-8）。

最后，使用咬骨钳咬平骨碎片，将骨痂细碎放置在重建的骨折线（截骨）旁边，以标准方法逐层缝闭切口，并将手臂放置在吊带中（射线学照片结果见图 2-9 和图 2-10）。

Smekal 等[67] 描述的手术技术：手术采用全身麻醉，摆沙滩椅体位，在变形的锁骨上直接切开皮肤。使用 X 线识别截骨部位，摆锯截骨。通过 2.7mm 钻头，在骨折远近端中重新打通髓管。在胸锁关节部位，采用 1.5cm 皮肤切口，从锁骨胸骨端插入（旋转运动）钛钉（弹性固定髓内钉，直径 2.5mm）。助手将两个骨折段固定在一起，以确保恢复锁骨原始解剖结构。确保髓内钉在两个骨折段中，它的内侧末端尽可能短。然后，以标准方法逐层缝闭切口。

Connolly 等[38] 描述的手术技术：Connolly 等[38] 报道了经骨折畸形处内外 2cm 的锁骨前上方进行双处截骨，然后将此节段锁骨向上抬高，完全解剖并保护其下方的锁胸筋膜。取出该中段锁骨干并切除大量骨痂，重塑后重新插入骨折远近端之间，再用 8 孔重建板固定。最后将过多的骨痂置于重塑骨块的上方，并以前置钢板固定所截骨块。

(14) 术后治疗：锁骨畸形愈合截骨术后使用连续钢板固定是相当常规的，与急性骨折一期固定后使用的治疗相似。McKee 等[34] 允许患者术后立即开始钟摆运动，并在术后 2 周停止吊带悬吊时进行积极辅助活动。在第 4 周时，若 X 线显示骨性连接，则开始全面的主动和被动活动[34]。术后 6～8 周允许进行抗阻力的强化功能锻炼[34]（参见文中其他部分）[40]。

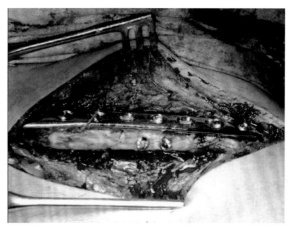

▲ 图 2-8　截骨、矫正畸形、拉力螺钉固定和钢板应用后的术中照片

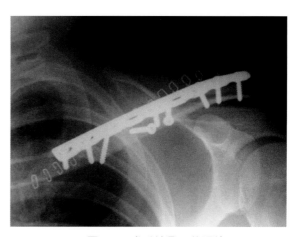

▲ 图 2-9　术后锁骨 X 线照片
骨折迅速愈合，症状随之缓解

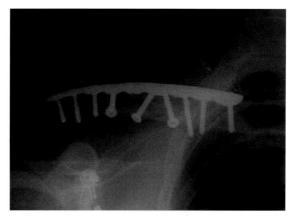

▲ 图 2-10　截骨矫正术后的 X 线照片
这是这类患者的首选手术治疗方案，单独"肿块切除术"不能纠正潜在的结构畸形和导致的肩胛骨错位 / 运动障碍

根据 Smekal 等研究[67]，锁骨畸形愈合截骨术后没有活动范围限制。患者应该在日常活动中使用手臂[63]，但术后的前 3 个月或直到骨折牢固愈合前[67]不允许负重。在移除内固定物前禁止接触性对抗性运动，仅在骨愈合 6 个月后方可进行。去除肥厚骨痂后，建议使用非甾体抗炎药（non-steroidal anti-inflammatory drug，NSAID）治疗 3 周，以降低新骨痂形成的风险[41]（参见文中其他部分）[67]。就 Connolly 等的术后治疗而言，术侧臂应用吊带悬吊 3 周，然后开始活动范围练习（参见文中其他部分）[38]。

（15）手术结果：文献表明，在锁骨畸形愈合的手术治疗后，可以可靠地实现骨愈合，以及恢复锁骨长度[1, 19, 60]。一般而言，锁骨中段移位骨折畸形愈合手术治疗后的结果被认为是有利的，几乎等于原发性骨折固定的效果[39]。据报道，锁骨中段移位骨折后畸形愈合的晚期重建是一种可重复且可靠的方法，可恢复肌肉力量，类似最初的手术固定[39]。Potter 等[39]发现急性固定和延迟重建（锁骨骨折后）在肩关节屈曲、肩外展和外旋或内旋的强度方面没有显著差异，尽管延迟重建组的耐力强度和肩部评分略差。此外，已经发表了几篇关于锁骨骨折畸形愈合延迟手术治疗的报道（参见文中其他部分）。

这些报道都显示了良好的结果，并且患者普遍满意[19]。锁骨截骨、畸形矫正和内固定术后显示症状缓解和功能改善，患者满意度高[34, 35, 40, 60]。扩大截骨联合自体骨移植似乎对有屈曲或前移畸形的患者产生了特别好的效果[46]。通过拉长锁骨，肩胛带周围的肌肉会受到适当的张力，从而恢复正常的解剖结构[63]。它还可以矫正外观畸形，但对锁骨周围软组织的影响微乎其微[63]。根据 Cooney 等的研究[5]，只要术前斜方肌功能完好，作为挽救手术的锁骨全切术也报道有出色的功能效

果。Nowak 等研究[41]表明，有持续症状的患者即使在骨折后数年再手术去除过多的骨痂仍可获得良好的效果。

Sidler-Maier 等对锁骨畸形愈合手术治疗的系统评价[60]表明，所有纳入的研究在行矫正术后都有良好的结果，但是由于结果评估方法不同，很难比较各个研究结果。对于矫形性锁骨截骨术，Bosch 等[46]和 Skutek 等[70]都报道了类似的加州大学洛杉矶分校（University of California，Los Angeles，UCLA）分数。两者在 Constant 和 Murley 分数方面都表现出类似的改善，类似 Nowak 等行骨痂切除术的效果[41]。Smekal 等[57]、McKee 等[34]和 Hillen 等[4]都报道了在矫形截骨术后改善了 DASH 评分的类似结果（术后为术前的 2 倍）。不幸的是，纳入的研究中仅有一些研究报道了愈合时间（也各不相同，并未提及进行 X 线的频率），因此无法在这方面比较不同的手术技术。

（16）术后并发症：症状性锁骨畸形愈合的手术治疗与许多潜在的并发症有关[1, 4, 60]，如持续性畸形愈合、内固定物并发症或固定失败、骨不连[19, 60]、骨折畸形或骨痂导致臂丛神经或锁骨下血管压迫[1]。锁骨骨折初始采用切开复位内固定治疗，在骨折愈合后约 1/3 的病例因内固定物突出[19]而需要移除内固定物，而在畸形愈合矫正后还可能需要进行第二次手术[4]。5%～10% 的病例是刺激、感染或固定失败所致[19, 60]。这不是强制性的，但仅应患者的要求进行，并且可以通过使用预成型钢板来最小化这些并发症。一般来说，手术治疗锁骨畸形愈合的患者具有良好的愈合潜力。Sidler-Maier 等系统评价[60]报道的总体并发症发生率 < 6%，主要是在矫形截骨术后发现，这是最常用的技术，并发症包括重建钢板松动、骨不愈合和感染[4, 34, 70]。Nowak 等报道[41]了一个去除骨痂后再次骨折的病例，最终导致骨不连。表 2-8 总结

了畸形愈合手术后可能出现的并发症[1, 4, 19, 53, 60]。

表 2-8 锁骨畸形愈合手术治疗后的并发症

- 持续的骨连接不正[1]
- 固定失效[60]
- 内固定物并发症[1, 4, 19, 53, 60]
- 术后骨不连[1, 53, 60]
- 骨痂过度形成[1, 53]
- 神经血管压迫[1]
- 感染[19, 60]

（十）结论

锁骨骨折是骨科医生遇到的常见损伤。锁骨中段移位骨折愈合不当会导致有症状的畸形愈合。锁骨畸形愈合是一种独特的临床病症，通常发生在骨折移位更严重、需求高的患者身上，并且具有骨科、神经病学、美容和功能症状特征。重建受累锁骨损伤前解剖结构的矫形截骨术，尤其是恢复锁骨的长度，以及随后使用预成型的钢板固定以防止旋转并允许早期活动，似乎是此类情况的标准外科手术[60]。它是一种成功率高、并发症低的可靠手术。

利益冲突

作者 Claudia C. Sidler-Maier 博士和 Laura A. Schemitsch 宣称他们没有利益冲突。Michael D. McKee 博士（英国皇家外科医学院荣誉院士）报道作为 Stryker 的设计师和 Zimmer、Acumed、ITS 的顾问，在工作之外的个人费用。此外，McKee 博士还从 Stryker 收取专利使用费。Emil H. Schemitsch 博士（英国皇家外科医学院荣誉院士）报道来自 Stryker、Smith&Nephew 和 Zimmer 的赠款和个人费用，Amgen、Bioventus、Acumed、Sanofi 和 Pendopharm 的个人费用，以及工作之外来自 ITS 的非财务支持。

参考文献

[1] Martetschläger F, Gaskill TR, Millett PJ. Management of clavicle nonunion and malunion. J Shoulder Elb Surg. 2013;22(6):862–8.

[2] Smekal V, Oberladstaetter J, Struve P, Krappinger D. Shaft fractures of the clavicle: current concepts. Arch Orthop Trauma Surg. 2009;129(6):807–15.

[3] Ban I, Branner U, Holck K, Krasheninnikoff M, Troelsen A. Clavicle fractures may be conservatively treated with acceptable results – a systematic review. Dan Med J. 2012;59(7):A4457.

[4] Hillen RJ, Eygendaal D. Corrective osteotomy after malunion of mid shaft fractures of the clavicle. Strateg Trauma Limb Reconstr. 2007;2(2–3):59–61.

[5] Cooney DR, Kloss B. Case report: delayed subclavian vein injury secondary to clavicular malunion. J Emerg Med. 2012;43(4):648–50.

[6] Lenza M, Buchbinder R, Johnston RV, Belloti JC, Faloppa F. Surgical versus conservative interventions for treating fractures of the middle third of the clavicle. Cochrane Database Syst Rev. 2013;6:CD009363.

[7] Hill JM, McGuire MH, Crosby LA. Closed treatment of displaced middle-third fractures of the clavicle gives poor results. J Bone Joint Surg Br. 1997;79(4):537–9.

[8] Kitsis CK, Marino AJ, Krikler SJ, Birch R. Late complications following clavicular fractures and their operative management. Injury. 2003;34(1):69–74.

[9] Millett PJ, Hurst JM, Horan MP, Hawkins RJ. Complications of clavicle fractures treated with intramedullary fixation. J Shoulder Elb Surg. 2011;20(1):86–91.

[10] Andermahr J, Jubel A, Elsner A, Prokop A, Tsikaras P, Jupiter J, et al. Malunion of the clavicle causes significant glenoid malposition: a quantitative anatomic investigation. Surg Radiol Anat. 2006;28(5):447–56.

[11] Toogood P, Horst P, Samagh S, Feeley B. Clavicle fractures: a review of the literature and update on treatment. Phys Sportsmed. 2011;39(3):142–50.

[12] Preston CF, Egol KA. Midshaft clavicle fractures in adults. Bull NYU Hosp Jt Dis. 2009;67(1):52–7.

[13] Simpson N, Jupiter J. Clavicular nonunion and malunion: evaluation and surgical management. J Am Acad Orthop Surg. 1996;4(1):1–8.

[14] Naert PAN, Chipchase LS, Krishnan J. Clavicular malunion with consequent impingement syndrome. J Shoulder Elb Surg. 1998;7(5):548–50.

[15] Shapira S, Dvir Z, Givon U, Oran A, Herman A, Pritsch PM. Effect of malunited midshaft clavicular fractures on shoulder function. ISRN Orthop. 2011;2011:507287.

[16] Liu GD, Tong SL, Ou S, Zhou LS, Fei J, Nan GX, Gu JW. Operative versus non-operative treatment for clavicle fracture: a meta-analysis. Int Orthop. 2013;37(8):1495–500.

[17] Khan LA, Bradnock TJ, Scott C, Robinson CM. Fractures of the clavicle. J Bone Joint Surg Am. 2009;91(2):447–60.

[18] Nowak J, Holgersson M, Larsson S. Can we predict long-term sequelae after fractures of the clavicle based on initial findings? A prospective study with nine to ten years of follow-up. J Shoulder Elb Surg. 2004;13(5):479–86.

[19] Hillen RJ, Burger BJ, Pöll RG, de Gast A, Robinson CM. Malunion after midshaft clavicle fractures in adults. Acta Orthop. 2010;81(3):273–9.

[20] Robinson CM. Fractures of the clavicle in the adult. Epidemiology and classification. J Bone Joint Surg Br. 1998;80(3):476–84.

[21] McKee RC, Whelan DB, Schemitsch EH, McKee MD. Operative versus nonoperative care of displaced midshaft clavicular fractures: a meta-analysis of randomized clinical trials. J Bone

Joint Surg Am. 2012;94(8):675–84.

[22] Davies D, Longworth A, Amirfeyz R, Fox R, Bannister G. The functional outcome of the fractured clavicle. Arch Orthop Trauma Surg. 2009;129(11):1557–64.

[23] Van der Meijden OA, Gaskill TR, Millett PJ. Treatment of clavicle fractures: current concepts review. J Shoulder Elb Surg. 2012;21(3):423–9.

[24] Postacchini R, Gumina S, Farsetti P, Postacchini F. Long-term results of conservative management of midshaft clavicle fracture. Int Orthop. 2009;34(5):731–6.

[25] Jørgensen A, Troelsen A, Ban I. Predictors associated with nonunion and symptomatic malunion following non-operative treatment of displaced midshaft clavicle fractures—a systematic review of the literature. Int Orthop. 2014;38(12):2543–9.

[26] Ledger M, Leeks N, Ackland T, Wang A. Short malunions of the clavicle: an anatomic and functional study. J Shoulder Elb Surg. 2005;14(4):349–54.

[27] Mouzopoulos G, Morakis E, Stamatakos M, Tzurbakis M. Complications associated with clavicular fracture. Orthop Nurs. 2009;28(5):217–24.

[28] McKee M. Clavicle fractures. In: Bucholz RW, Court-Brown CM, Heckman JD, Tornetta III P, editors. Rockwood and Green's fractures in adults, vol. 1. 7th ed. Philadelphia: Lippincott Williams & Wilkins; 2010. p. 1106–87.

[29] Lazarides S, Zafiropoulos G. Conservative treatment of fractures at the middle third of the clavicle: the relevance of shortening and clinical outcome. J Shoulder Elb Surg. 2006;15(2):191–4.

[30] Chen DJ, Chuang D, Wei FC. Unusual thoracic outlet syndrome secondary to fractured clavicle. J Trauma. 2002;52(2):393–8. discussion 398–9

[31] Patel B, Gustafson PA, Jastifer J. The effect of clavicle malunion on shoulder biomechanics; a computational study. Clin Biomech (Briston, Avon). 2012;27(5):436–42.

[32] Jubel A, Andemahr J, Bergmann H, Prokop A, Rehm KE. Elastic stable intramedullary nailing of midclavicular fractures in athletes. Br J Sports Med. 2003;37(6):480–3; discussion 484.

[33] Chan KY, Jupiter JB, Leffert RD, Marti R. Clavicle malunion. J Shoulder Elb Surg. 1999;8(4):287–90.

[34] McKee MD, Wild LM, Schemitsch EH. Midshaft malunions of the clavicle. J Bone Joint Surg Am. 2003;85–A(5):790–7.

[35] Chen CE, Liu HC. Delayed brachial plexus neurapraxia complicating malunion of the clavicle. Am J Orthop (Belle Mead NJ). 2000;29(4):321–2.

[36] Payandeh JB, McKee MD. Surgical technique: corrective osteotomy-midshaft malunion of the clavicle. Tech Shoulder Elb Surg. 2007;8(2):105–9.

[37] Nordqvist A, Petersson CJ, Redlund-Johnell I. Mid-clavicle Fractures in adults: end result study after conservative treatment. J Orthop Trauma. 1998;12(8):572–6.

[38] Connolly JF, Ganjianpour M. Thoracic outlet syndrome treated by double osteotomy of a clavicular malunion: a case report. J Bone Joint Surg Am. 2002;84–A(3):437–40.

[39] Potter JM, Jones C, Wild LM, Schemitsch EH, McKee MD. Does delay matter? The restoration of objectively measured shoulder strength and patient-oriented outcome after immediate fixation versus delayed reconstruction of displaced midshaft fractures of the clavicle. J Shoulder Elb Surg. 2007;16(5):514–8.

[40] McKee MD, Wild LM, Schemitsch EH. Midshaft malunions of the clavicle. Surgical technique. J Bone Joint Surg Am. 2004;86–A(Suppl 1):37–43.

[41] Nowak J, Stålberg E, Larsson S. Good reduction of paresthesia and pain after excision of excessive callus formation in patients with malunited clavicular fractures. Scand J Surg. 2002;91(4):369–73.

[42] Canadian Orthopaedic Trauma Society. Nonoperative treatment compared with plate fixation of displaced midshaft clavicular fractures. A multicenter, randomized clinical trial. J Bone Joint Surg Am. 2007;89(1):1–10.

[43] Xu CP, Li X, Cui Z, Diao XC, Yu B. Should displaced midshaft clavicular fractures be treated surgically? A meta-analysis based on current evidence. Eur J Orthop Surg Traumatol.

[44] Persico F, Lorenz E, Seligson D. Complications of operative treatment of clavicle fractures in a Level I Trauma Center. Eur J Orthop Surg Traumatol. 2014;24(6):839–44.

[45] Xu J, Xu L, Xu W, Gu Y, Xu J. Operative versus nonoperative treatment in the management of midshaft clavicular fractures: a meta-analysis of randomized controlled trials. J Shoulder Elb Surg. 2014;23(2):173–81.

[46] Bosch U, Skutek M, Peters G, Tscherne H. Extension osteotomy in malunited clavicular fractures. J Shoulder Elb Surg. 1998;7(4):402–5.

[47] Kim W, McKee MD. Management of acute clavicle fractures. Orthop Clin North Am. 2008;39(4):491–505.

[48] McKee MD. Displaced fractures of the clavicle: who should be fixed?: commentary on an article by C.M. Robinson, FRCSEd(Tr&Orth) et al.: "Open reduction and plate fixation versus nonoperative treatment for displaced midshaft clavicular fractures. A multicenter, randomized, controlled trial". J Bone Joint Surg Am. 2013;95(17):e1291–2.

[49] Wiesel BB, Getz CL. Current concepts in clavicle fractures, malunions and non-unions. Curr Opin Orthop. 2006;17(4):325–30.

[50] Kulshrestha V, Roy T, Audige L. Operative versus nonoperative management of displaced midshaft clavicle fractures: a prospective cohort study. J Orthop Trauma. 2011;25(1):31–8.

[51] Leroux T, Wasserstein D, Henry P, Khoshbin A, Dwyer T, Ogilvie-Harris D, et al. Rate of and risk factors for reoperations after open reduction and internal fixation of midshaft clavicle fractures: a population-based study in Ontario. Can J Bone Joint Surg Am. 2014;96(13):1119–25.

[52] Barbier O, Malghem J, Delaere O, Vande Berg B, Rombouts JJ. Injury to the brachial plexus by a fragment of bone after fracture of the clavicle. J Bone Joint Surg Br. 1997;79(4):534–6.

[53] Yoo MJ, Seo JB, Kim JP, Lee JH. Surgical treatment of thoracic outlet syndrome secondary to clavicular malunion. Clin Orthop Surg. 2009;1(1):54–7.

[54] Fujita K, Matsuda K, Sakai Y, Sakai H, Mizuno K. Late thoracic outlet syndrome secondary to malunion of the fractured clavicle: case report and review of the literature. J Trauma. 2001;50(2):332–5.

[55] Coughlin LM, Koenig KN, Clark PM. Claviculectomy with thrombectomy for management of Paget-Schroetter syndrome in a patient with chronic clavicular malunion. Ann Vasc Surg. 2013;27(4):498.e1–4.

[56] Ristevski B, Hall JA, Pearce D, Potter J, Farrugia M, McKee MD. The radiographic quantification of scapular malalignment after malunion of displaced clavicular shaft fractures. J Shoulder Elb Surg. 2013;22(2):240–6.

[57] Smekal V, Deml C, Kamelger F, Dallapozza C, Krappinger D. Corrective osteotomy in symptomatic midshaft clavicular malunion using elastic stable intramedullary nails. Arch Orthop Trauma Surg. 2010;130(5):681–5.

[58] Edelson JG. The bony anatomy of clavicular malunions. J Shoulder Elb Surg. 2003;12(2):173–8.

[59] McKee MD, Pedersen EM, Jones C, Stephen DJ, Kreder HJ, Schemitsch EH, et al. Deficits following nonoperative treatment of displaced midshaft clavicular fractures. J Bone Joint Surg Am. 2006;88(1):35–40.

[60] Sidler-Maier CC, Dedy NJ, Schemitsch EH, McKee MD. Clavicle malunions: surgical treatment and outcome – a literature review. HSS J. 2017. https://doi. org/10.1007/s11420-017-9583-3. Accessed 5 Dec 2017.

[61] Wijdicks FJ, Van der Meijden OA, Millett PJ, Verleisdonk EJ, Houwert RM. Systematic review of the complications of plate fixation of clavicle fractures. Arch Orthop Trauma Surg. 2012;132(5):617–25.

[62] Nordqvist A, Redlund-Johnell I. Scheele von a, Petersson CJ. Shortening of clavicle after fracture. Incidence and clinical significance, a 5–year follow-up of 85 patients. Acta Orthop Scand. 1997;68(4):349–51.

[63] Basamania CJ. Claviculoplasty and intramedullary fixation of

malunited shortened clavicle fractures (abstract). J Shoulder Elb Surg. 1999;8(5):540.

[64] Rosenberg N, Neumann L, Wallace AW. Functional outcome of surgical treatment of symptomatic nonunion and malunion of midshaft clavicle fractures. J Shoulder Elb Surg. 2007;16(5):510–3.

[65] Aggarwal S. Late complications following clavicular fractures and their operative management [Injury 34 (2003) 69–74]. Injury. 2005;36(1):226; author reply 226–7.

[66] Peters G, Bosch U, Tscherne H. Bone lengthening osteotomy in malunited clavicular fracture. Unfallchirurg. 1997;100(4):270–3. [Article in German].

[67] Smekal V, Attal R, Dallapozza C, Krappinger D. Elastic stable intramedullary nailing after corrective osteotomy of symptomatic malunited midshaft clavicular fractures. Oper Orthop Traumatol. 2011;23(5):375–84. [Article in German].

[68] Gao Y, Chen W, Liu YJ, Li X, Wang HL, Chen ZY. Plating versus intramedullary fixation for mid-shaft clavicle fractures: a systemic review and meta-analysis. PeerJ. 2016;4:e1540.

[69] Wang XH, Cheng L, Guo WJ, Li AB, Cheng GJ, Lei T, Zhao YM. Plate versus intramedullary fixation care of displaced midshaft clavicular fractures. Medicine (Baltimore). 2015;94(41):e1792.

[70] Skutek M, Fremerey RW, Zeichen J, Bosch U. Lengthening osteotomy for clavicular malunion with shortening. Orthop Traumatol. 2002;10(3):200–9.

第3章 肱骨近端骨折畸形愈合

Malunions of the Proximal Humerus

Christopher B. Hayes　Ryan L. Anderson　Gillian L. S. Soles　Philip R. Wolinsky　著

一、概述

（一）肱骨近端骨折

肱骨近端骨折是一种常见的骨科创伤，占全身骨折发生率的 4%～5%[1, 2]。在老年人群中这种骨折的发生率的较高[3]，原因是随着患者年龄的增长，其骨密度不断降低。随着社会人口老龄化的不断加剧，老年性骨质疏松骨折也将增加，到 2030 年时预计将会增加 3 倍[4]。这些骨折成功愈合后，有部分会形成痛性的畸形愈合，并进而导致患肢功能的不良。而随着肱骨近端骨折发生率的增加，其畸形愈合的发生率也会相应增加。

幸运的是，大多数老年患者对患肢活动能力要求不高，他们大部分术后畸形可良好耐受，并可通过保守治疗处理。一部分患者的畸形会产生不适症状，需要手术治疗。判断哪些患者的畸形需要早期的手术干预并从中获益则有一定的难度。而对于那些畸形必须手术治疗的患者来说，在众多的治疗方案中选择最佳，使患者获得最好的治疗效果，又使手术并发症的发生率最低，非常具有挑战性。

（二）流行病学

目前，大部分肱骨近端骨折可以通过非手术方式治疗。Iyengar 等[5]研究了肱骨近端骨折非手术治疗并发症的发生率。他们对 12 项研究进行了系统回顾，这 12 项研究中包含 650 例患者，其平均年龄为 65 岁，均接受了肱骨近端骨折的非手术治疗。他们发现，非手术治疗最常见的并发症是内翻畸形，其总发生率为 7%。而其中三部分、四部分骨折的病例，其畸形愈合率则高达 23%，这表明畸形愈合的发生率与骨折的 Neer 骨折类型密切相关。

锁定接骨板技术曾被认为是对三部分、四部分骨折非手术治疗失败病例的一个很好的解决方案，但不幸的是，即使用了锁定接骨板固定，畸形愈合的发生率仍高达 63%[6]。

Sprout 等做了一项系统回顾研究，其中包括 12 项研究，514 例患者，发现使用锁定接骨板治疗肱骨近端骨折的内翻畸形发生率为 16.3%[7]。这些研究没有包括涉及大小结节和（或）肱骨头的畸形，而这可能会使人低估锁定接骨板相关性畸形的真实发病率。

不管怎样，在过去 20 年中，由于治疗方式不同，治疗技术的进步，治疗适应证的变化，肱骨近端骨折畸形愈合的发生率并没有准确的数据，为 4%～20%[8]。

（三）分型

由于人们对已有的分型方案很难取得一致的意见，近年来关于肱骨近端骨折畸形愈合的分类方案不多。最初，Beredjiklian 等根据他们治疗不同骨折畸形愈合的经验提出了最早也是最简单的分类。他们发现在那些影响最终疗效的畸形中往往有同时存在骨性畸形和软组织异常，并基于此做出分类。作者将（大小）结节异位＞1cm 的骨性畸形定义为 I 型，关节面不连续或出现台阶＞5mm 定义为 II 型，关节面骨块在任何平面内成角＞45° 定义为 III 型。他们进一步将软组织异常分为软组织挛缩、肩袖（rotator cuff，RC）撕裂和肩峰下撞击。这就是肱骨近端骨折畸形愈合的第一个分类系统，它为临床医生评价骨与软组织损伤情况，确定矫形需要克服的主要困难，以期获取良好临床效果提供了基础[9]。此外，它使得不同类型的畸形之间、不同治疗方法之间可以进行比较。这个分类系统，虽然在描述结构性畸形与相应的软组织病变方面比较有用，但并未被广泛应用。

随后，Boileau 等根据主要骨畸形，对肱骨近端骨折畸形愈合提出了一种不同的分类系统。他们认为，肱骨近端骨折的畸形可以分为两类：关节内病变或压缩型骨折，关节外病变或非压缩型骨折。这些类型可以进一步分为：I 型，以肱骨头部塌陷为主，结节畸形不明显，伴有 Ficat III～IV 期缺血性坏死；II 型，畸形表现为锁定脱位或骨折脱位；III 型，表现为肱骨外科颈骨不连；IV 型，有严重的只能通过结节截骨方可完成重建的（大小）结节畸形。该分类系统通常用于关节重建，或者关节置换治疗肱骨近端骨折的后遗症的评估[10]。

在那些少见和难处理的肱骨骨折畸形病例

的治疗中，不但是局部的骨性畸形，其周围软组织异常情况也常常导致不太满意的治疗效果。Beredjiklian 提出的分类系统对这些病损的特征进行了描述，它可以帮助临床医生在术前计划中对这些因素加以考虑。Boileau 随后提出了一个补充分类系统，特别针对那些需要结节截骨矫形的 III 型、IV 型畸形后遗症，分析可能导致不良治疗效果的预后因素。但不幸的是，由于损伤的性质、并发症等情况的不同，其处理方法也不同，所有这些分类系统都不能对确定最佳治疗方案提供一个完善的指引。

二、患者情况评估

患者的主诉通常是疼痛、运动困难、功能受限等或它们其中的几种情况同时存在。而治疗的首要目的是明确定患者的最主要的主诉及其治疗特定目的，以制订个性化的治疗方案，最大限度地提高患者的满意度。确定初始的骨折类型、损伤机制及有无脱位等对评估伴随的软组织损伤情况很重要。患者以往的治疗包括手术和康复治疗，可能可以对畸形的可能原因提供线索。要了解目前患者的伴发病等情况，如骨质疏松症、糖尿病或吸烟等，这些问题常常会导致骨折愈合能力下降。也要了解患者的个人史情况，如工作类型、状态、精神状态和日常活动水平，因为这些因素可能有助于指导治疗计划，并会影响术后康复的效果。最后，应根据手术或非手术治疗计划，确定患者的功能状态和护理目标，以确定最佳治疗方案。

（一）临床检查

详细的体格检查有助于了解患者主诉的病因，无论是疼痛、无力还是活动受限。在视诊时，患者可能表现为肩胛带肌萎缩、肩关节外观异常或翼状肩胛。有些患者在就诊前曾接受过数次手术，医生应对手术瘢痕进行详细检查，以了解前次手术的入路及由此产生的瘢痕及软组织损伤情况。如果患者存在窦道或伤口愈合不良的情况，可能表明曾经存在感染或感染迁延不愈。而无论之前的手术情况怎样，症状性骨折畸形愈合病例最常见的主诉通常是疼痛和活动受限。

疼痛通常在休息时消失，被动或主动运动出现。结节的畸形愈合导致的撞击通常会在患者进行极限范围的运动时引起疼痛。检查时应记录引出疼痛时手臂所处的位置和角度。检查时应注意肩袖和肱二头肌腱长头病变。肱二头肌腱长头病变是肩部疼痛一种常见病因，而它经常被忽视[11]，并常被认为是肩膀的其他病变引起[12]的。大结节的畸形愈合会扭转肱二头肌腱沟的形状，导致肱二头肌腱长头的病损和退变[13]。痛性肱二头肌腱长头病变表现为肩前部疼痛和肱二头肌腱沟体表投影区点状压痛。有一些试验可以用来帮助确定肱二头肌长头腱的病变。Yergason 试验：在屈肘 90° 时抗阻旋后，如果出现疼痛则表示阳性。速度（Speed）试验：肘部完全伸直，前臂旋后状态下抗阻前伸上肢，如引出疼痛，则表示阳性。而不幸的是，目前尚未有报道有一种试验或几种试验的组合可以可靠地检测出肱二头肌腱的病变[12]。选择性注射可以用来帮助诊断，它是将药物注射到肱二头肌腱沟中，以确定痛性刺激的来源[14]。

关节运动范围和肌力检查常常会受到疼痛的影响，检查时应该非常仔细。确定运动性疼痛的潜在原因有时非常困难，因为软组织和骨骼异常经常同时存在，并且两者都会引起相似的临床表现。然而，区分主动运动和被动运动时关节的不同表现特别有助于确定关节活动受限的主要原因。主动和被动运动均受限通常发生在软组织挛缩和骨性撞击时。由于长期处于畸形位置，患者常常存在一定程度的软组织挛

缩。关节囊的挛缩会导致运动范围下降，伴随不同程度的疼痛。Beredjiklian 发现，81% 的接受肱骨近端骨折畸形治疗的患者存在关节囊挛缩，并在受伤后平均 2.5 年手术时需要行松解[9]。

畸形愈合的骨折会因骨性撞击引起关节主动或被动活动有受限。小结节骨折可在偏内侧畸形愈合，从而与关节盂前缘或喙突产生撞击而阻挡关节内旋[15]。它可以通过喙突撞击试验来诊断：被动交叉上肢并内收，随之前伸并进一步内旋，从而使畸形愈合的结节部位与肩胛盂前缘或喙突[16]接触。内翻畸形可使大结节偏向内侧，从而导致其与肩峰过早产生撞击及外展受限[17]。在运动范围上与对侧相比存在差异或可诱发疼痛，可能表明存在引起症状的撞击。同样，移位的大结节骨折畸形愈合会向后上部突起，从而阻挡肩关节前屈及外展，并与肩峰产生撞击诱发疼痛[9, 18]。通过一些检查动作可以对它进行测试，如 Neer 撞击征、Hawkins-Kennedy 撞击试验、Jobe 试验等，或者进行 Yocum 试验，可区分由撞击引起与肩袖撕裂引起的疼痛。Neer 征阳性为在将局部麻醉剂注射到肩峰下间隙消除肩关节疼痛后，被动外展手臂可再次诱发疼痛。Hawkins-Kennedy 撞击试验阳性为肩关节被动在肩胛骨平面位处于 90° 前屈位，内旋前臂时诱发疼痛。Jobe 试验为前臂内旋位（拇指指向地面）肩关节抗阻主动前屈，如诱发起疼痛或无力，则为试验阳性。Yocum 试验为将患者的手放在对侧肩上，并主动抬高患者肘部超过水平面，如诱发疼痛，则为阳性。这些试验的敏感度都超过 53%，但特异性较低，影响了它们的鉴别力。它们真正的作用是能够鉴别撞击和肩袖撕裂引起的疼痛，尤其是在相互配合使用时[19-22]。如果撞击试验结果呈阳性，则最好进一步利用影像学检查来评估肩膀疼痛是否有其他原因。

相反，主动运动丧失而被动运动正常则

表明有肩袖撕裂或神经损伤。这时应仔细进行体格检查以评估是否存在神经血管损伤。肱骨近端骨折时腋神经和肩胛上神经经常会受到损伤。Tavy 等利用肌电图研究了 143 例肱骨近端骨折观察是否存在神经损伤，他们发现腋神经损伤发生率为 58%，肩胛上神经损伤发生率为 48%。相对于无移位的骨折，神经损伤在移位的骨折患者中也更为常见。有趣的是，尽管神经损伤发生率高，所有患者的肌肉力量恢复均良好，并对肩关节僵硬的发生数没有影响[23]。此外，与盂肱关节脱位相关的腋神经损伤的发生率可能高达 65%[24]。腋神经功能可以通过检查三角肌中束的感觉及三角肌收缩来确定。肩胛上神经的功能可以通过检查冈下肌和冈上肌的肌力来确定。任何有神经损伤表现的患者都应进一步行肌电图和神经传导检查。

由于大结节畸形愈合或肩袖撕裂导致肩关节生物力学改变，肩关节也可能表现出无力或易疲劳。畸形的大结节导致肩袖止点改变，肩关节生物力学机制异常。生物力学研究表明，大结节向上移位 5mm 引起三角肌外展需要的力量增加 16%，而 1.0cm 的移位会增加 27%[18]。应常规评估冈上肌、冈下肌和肩胛下肌的肌力。与对侧的外展肌力做对比，在评估肩关节最大肌力方面非常有用。如受累侧与正常侧在肌力和功能上存在明显差异，则应评估肩袖肌的完好性。肩袖损伤在肱骨近端骨折及以后的畸形愈合中很常见。肱骨近端骨折的患者中，多达 42% 的人会在随后的 1 年内发现肩袖撕裂[25]。同样，在治疗肱骨近端畸形过程中，Beredjiklian 发现 48% 的患者有明显的肩袖撕裂[9]。有时，肩袖功能障碍包括由于长期失用导致的肌肉萎缩而引起的肩胛带肌肉无力。Willis 等发现，在他们治疗的所有患者都有一定程度的肩袖肌肉萎缩，13% 有明显的冈上肌和肩胛下肌萎缩，7% 的冈下肌萎缩[26]。如发

现这些情况，应考虑进一步进行影像学检查，以确定是否存在潜在有害的肩袖撕裂。

医生一定要认识至肱骨近端骨折畸形愈合机制的复杂性，进行彻底的检查来确定疼痛的原因、活动受限和患侧关节的功能情况，以便更好地治疗这些复杂的病变。

（二）影像学检查

肱骨近端畸形的影像学检查应从 X 线平片检查开始，如标准的创伤系列（即前后位片、肩胛骨 Y 位片和腋位片）。另外，肩关节内旋位和肩关节外旋位 AP 位片可以提供进一步的信息[27]。在前后位片上可以测量[8]盂肱角（表述肱骨头部分的外翻角度）和在颈干角基础上内翻或外翻的角度。颈干角也可用于肱骨外侧闭合楔形截骨术[28]的术前计划。腋位片有助于对肩胛盂及肩关节的盂头同心性进行评估。有些作者还利用扫描片来确定肱骨的长度，以安放合适的假体或在进行组织重建时确定软合适的软组织张力[27]。Willis 等也指出，利用影像学的模板可以有效地帮助在术前确定安放反式肩关节置换假体的位置，并可用来帮助描述改变手术方式，以适应骨畸形的策略[26]。它也可如 Boileau 等所描述的那样，有助于对骨折后遗症加以分类，以评估手术的预后[29]。

虽然通过平片可以对骨折畸形的特征有一个整体的评估，但一些复合的骨性畸形常常不能充分在放射学照片上进行量化[9]。而 CT 则可以更详细地评估骨性畸形、结节移位的大小和程度、肩胛盂关节面情况和剩余的骨量、肱骨头的完整性、大小和肩袖组成肌的状况。它也使医生能更好地评估骨旋转畸形的情况，虽然已经证实（在 CT 片上）利用肱二头肌腱沟的位置来确定在肩关节置换中假体的后倾角并不可靠，但用来确定骨折固定器的位置时相对好些[30]。CT 在确定是否需要进行截除肱骨头的

手术时特别有用，其中包括头盂不匹配、肱骨头缺血性坏死（avascular necrosis，AVN）、由于创伤性关节炎导致肱骨头关节面的广泛损伤或 > 40% 的头部压缩性缺损[27]。CT 三维重建可以使医生能够更细致地对畸形进行评估[28]。由于之前的研究表明，对需要进行结节截骨的患者[31]行全肩关节置换术（total shoulder arthroplasty，TSA）预后较差，故对结节畸形程度进行全面评估对于决定是否进行手术干预至关重要。

最后，磁共振成像对检测早期骨坏死及评估周围软组织结构的状态非常有用，其中包括肩袖、关节囊、肱二头肌腱长头和关节盂唇的情况[28]。正如 Beredjiklian 等所报道的那样[9]，在畸形愈合患者中，79% 的患者存在骨性和软组织异常，任何未被注意到的病变都会导致更差的治疗效果。MRI 可以很容易地发现软组织病变，而肩袖损伤的情况对于决定关节置换术的方式至关重要。在接受全肩关节置换治疗的患者中，除了肩袖肌肉组织病损情况外，肩关节的不稳也被证明与患者的不良预后有关[31]。在对临床上有神经损伤的[8]患者进行手术治疗之前，取得相应的肌电图结果也很重要。

（三）实验室检查

根据早期的治疗结果，在进行外科手术治疗前，需要进行一些实验室检查。如果经过先前的治疗，患者仍存在感染的可能性，则术前的实验室检查要包括全血细胞计数、C 反应蛋白和红细胞沉降率的检查。当然，应该注意到，这些检查指标都是感染的非特异性标记物，在一些可能的伴发情况中也会升高。如果这些指标的水平升高，并且可能是由于先前感染的原因，那么诊断感染的金标准将是取活检进行培养。当不存在感染的担忧时，就不需要进行特定的实验室检查。

（四）外科手术时机

在决定对患者的畸形进行手术治疗，如何确患者最佳的手术时机是非常具有挑战性的。一些研究表明，急性期按照常规治疗通常会带来较好的治疗效果。Tanner 和 Cofield 报道，在对肱骨近端骨折后期进行关节置换时，如果关节置换术是延迟进行的，则由于手术困难和广泛的瘢痕等原因，并发症的发生率较高（43% vs. 34%）。Frich 等回顾了 42 例肱骨近端骨折进行关节置换的患者，结果表明，60% 急性期进行关节置换的患者取得了良好或优秀的治疗效果，疼痛得到了可靠的缓解，而仅有22% 的后期行关节置换的患者取得了良好的效果，并且疼痛的缓解通常不是那么可靠[32]。同样，Seidl 等的一项基于对 40 例进行反式肩关节置换术的肱骨近端患者的研究发现，急性期进行关节置换治疗的患者的结节愈合率为 100%，平均的单一量化评估指数（Single Assessment Numeric Evaluation，SANE）评分为 80.9 分，肩关节外旋角度为 28°；而当延迟进行关节置换时，结节愈合率只有 42%，单一量化评估指数评分为 69.1 分，肩关节外旋角度仅为 18°。然而，早期判断哪些患者会出现症状性畸形是很困难的。有许多患者虽然复位不良，影像学结果也不好，但他们也会获得良好的肩部功能，仅遗留轻度的功能障碍[33]。此外，在肱骨近端骨折后的 1 年内，肩关节的活动范围会持续稳步改善，但在 1 年后[34]则很少有改善。因此，治疗肱骨近端骨折畸形愈合最简单的治疗方式是预防[8]，在那些因延迟治疗而需要行进一步手术的骨折病例中，显然还有除了骨折对线不良以外的其他因素会导致较差的治疗效果。

尽管骨折畸形愈合治疗的结果非常差，但在文献中，对患者已经成形的畸形其治疗手术时机的描述是不同的。平均的手术时间在畸形形成后的 19 个月 [35] 至 7.6 年 [31]。Beredjiklian 等最早认为，在受伤 1 年内对骨折畸形愈合进行治疗可以得到令人满意的结果。在 1 年内进行治疗的患者中，84% 得到了令人满意的结果；相反，在那些骨折 1 年以后进行治疗的患者中，只有 55% 的患者获得了令人满意的结果。他们得出结论，骨折后超过 1 年进行的延迟治疗可能会导致瘢痕组织成熟和组织失用性萎缩，从而导致不满意的治疗效果 [9]。

然而，随后的几项研究一直无法证实他们的说法，甚至得出结论，手术时机和治疗效果之间不存在关联，特别是在利用关节置换术治疗时 [31, 36, 37]。Benegas 和 McKee 分别在患者伤后平均 65.5 个月和 25 个月后进行截骨术治疗，均取得了良好的治疗效果。此外，如果在平均伤后 9 个月和 19 个月进行关节镜治疗手术，也证实均可以取得良好的治疗效果。

虽然没有表明最佳手术时机的数据，但一般说来，一旦发现患者的畸形会产生不适症状，则应处理，以使患者的病情停止进展，从而以防止软组织挛缩和肩袖萎缩。

三、治疗选择

（一）非手术治疗

多项研究表明，对于那些对功能需求比较低的患者，非手术治疗可以取得令人满意的结果 [5, 33, 34, 38, 39]。Iyengar 等通过 12 项研究对肱骨近端骨折的治疗进行了系统的回顾。他们证实，在一部分和两部分骨折中，愈合率均非常高，肩关节主动前屈角度平均可高达 151°；三部分、四部分骨折表现出相对高的愈合率，肩关节主动前屈角度略微降低，约 127°，肩关节功能评分较低，并发症发生率更高，内翻畸形愈

合发生率为 23%，缺血性坏死发生率为 14%。经过 1 年的随访，那些非手术治疗的患者在肩关节功能上与由骨折类型可能引起的预期效果比较显示差异很小，Constant 评分仅相差 8 分。此外，受伤后整体的上肢功能（Disabilities of the Arm，Shoulder，and Hand，DASH）评分也仅比受伤前的水平低 10 分。有趣的是，对于那些伴有并发症，尤其是肩峰下撞击的患者来说，上述差异要稍大一些 [34]。Court-Brown 等对内翻及外翻畸形的肱骨近端骨折进行了回顾研究，发现骨折 1 年后骨折愈合率为 100%，功能优秀或良好的为 80%。此外，Neer 评分和肩关节 Constant 评分在接下来的 1 年里会逐渐提高。有趣的是，对肢体力量、关节活动范围和稳定性的主观评估比客观评估改善更为明显，患者认为他们的改善约可达到对侧功能的 90%。尽管他们主观感觉改善明显，那些外翻畸形愈合的骨折患者的肩关节平均外展和屈曲肌力仅恢复到正常侧的 75%。与之相似的是，在内翻畸形组患者中，1 年后随访时屈曲力量恢复到 70%，肩关节 Constant 评分恢复到正常侧的 53%。多元回归分析表明，内翻畸形角度的增加对整体预后没有影响。这些研究还表明，随着患者年龄的增长，其肩关节评分和肩关节功能客观测量值（包括运动范围和力量）也下降 [38, 39]。大多数患者可以自己穿衣，伤后 4~5 周可处理个人卫生，8 周后可做家务和自行购物。1 年后随访时，他们的功能恢复与那些接受物理治疗的患者结果之间几乎无差异 [39]。

从这些研究中可以推断出，无论年龄如何，对大多数患者来说，其移位的肱骨近端骨折和随后的畸形愈合进行非手术治疗都能产生令人满意的结果。由于非手术治疗，几乎所有的肱骨近端骨折愈合时都会有不同程度的畸形。无论考虑影像学结果如何，大多数患者的肩功能

在伤后 1 年中将持续改善，无论是否使用了物理治疗，都会遗留一些运动范围和力量的丢失，而患者对这些都可以较好地耐受。有趣的是，与年长的患者相比，年轻患者的客观测量指标往往会更好，而其主观评分则相似或更加糟糕。总之，肱骨近端骨折的非手术治疗会使肱骨近端遗留畸形；这些畸形通常是无症状的，然而，在治疗过程中，患者的畸形是否出现不适症状始终是医师需要考虑的一个问题。

尽管患者对肱骨近端骨折畸形愈合表现出令人吃惊的良好的耐受性，仍有研究表明，与在骨折急性期就进行积极的治疗 [32, 40] 相比，延迟手术治疗患者的并发症发生率更高，结局更差。Frich 等比较了 42 例肱骨近端骨折患者分别在骨折急性期和后期进行关节置换术治疗的功能恢复情况。在这组患者中，在骨折后 13 天内即行手术治疗的所有患者的疼痛都得到了令人满意的缓解，而在伤后平均 14 个月接受手术治疗的患者疼痛的缓解则不确定。此外，那些接受急性期手术治疗的患者中，60% 有优秀或良好的效果，而那些接受延迟手术治疗的患者只有 22% 的良好效果。进一步的情况是，急性治疗组只有 13% 的结果评分为差，而慢性治疗组有 40% 的结果评分为差 [32]。由此可知，选用适当的外科治疗方式可以减少那些需要治疗的畸形的发生。尽管早期进行了适当的治疗，继发性移位、患者依从性差和固定失效等都可能导致复位丢失和畸形的发生。不幸的是，当发现症状性畸形出现时，通常重要的手术时机已经丧失，并且导致局部瘢痕出现及关节僵硬。尽管与急性期手术治疗的骨折患者相比，延迟治疗的患者预后可能较差，但那些存在持续性功能障碍和疼痛的患者仍然可以通过手术成功治疗。对于这些患者，应该告诉他们，手术的目标是改善疼痛和功能，而不是完全矫正畸形。

（二）手术治疗

对于肱骨近端骨折畸形愈合的手术治疗，可以根据肱骨头关节面部分的受累程度和存在的畸形选用不同的手术技术 [29]。手术选择可分为两大类：切除肱骨头和保留肱骨头 [9, 10]。因此，治疗的选择主要取决于肱骨头血液供应的情况和关节软骨的残留情况。在没有关节面剥离、无缺血性坏死或盂肱关节骨性关节炎的情况下，可以使用保留肱骨头的手术技术。主要的保留肱骨头的手术包括外科颈截骨术、结节清创和（或）复位术和软组织松解术。当在术前影像学检查中发现有严重的骨性关节炎、肱骨头缺血性坏死或关节内剥离时，可使用切除肱骨头的手术。关于这些技术有很详细的描述，包括半肩关节置换术、全肩关节置换术和最近提出的反式全肩关节置换术。无论是哪种手术技术，医生最优先考虑的应该是确定影响患者的最重要的限制因素是什么，并针对每个患者进行个性化治疗。有时很难确定患者症状是否与软组织挛缩、骨性撞击或这些因素的综合作用有关，而未能针对潜在的病因进行治疗则必然会导致糟糕的结果 [9]。

1. 截骨术

当肱骨头关节表面尚完整且保留有足够的骨量，仅仅是肱骨近端形态学方面一些特定的改变，可以通过单纯的截骨术很好地解决。

(1) 结节截骨术：对于那些肩关节活动受限，显示有肩峰下有撞击且 CT 结果显示大结节移位 > 1.5cm 的患者，大结节截骨术是一个可行的选择。早期文献报道，单纯的大结节截骨术可以产生良好的效果。Morrisetal 等利用大结节截骨术将移位的大结节复位治疗了 6 例患者，他们发现，骨折块的复位导致了肩功能的实质性改善 [41]。Beredjiklian 等对 10 例关节表面完整但大小结节移位的患者进行了成功的治疗，得出了相似的结论。这些患者的结节移位均 > 1.5cm，采用了结节截骨术治疗。1 年后随访结果显示，9 例患者效果令人满意。剩余 1 例患者接受截骨术及髓内钉固定治疗，随后出现无肱骨头缺血性坏死而需要在上述手术后 4 个月进行全肩关节置换。与其他类型的畸形相比，这组患者在成功纠正骨性和软组织异常后，手术成功率最高，效果最好。他们没有具体说明这些患者需要什么软组织手术，但确实提到许多患者需要行关节囊松解术、三角肌下及肩峰下松解、肩胛下肌松解加或不加延长。他们的结果表明，只要在手术时处理好所有软组织和骨性异常，一个成功的截骨术就可以产生良好的临床效果。有趣的是，有 2 例患者在手术时只进行了截骨操作而没有处理骨性异常，其结果就非常糟糕。在他们的患者中，对于移位移 < 1.5cm 的结节异位，单纯的肩峰成形术即足以解决问题。

(2) 外科颈截骨术：骨折后肱骨近端的内翻畸形非常常见[5, 33, 34]，通常伴发一定程度的肱骨头向前成角[42]。这种复合的畸形往往会导致肩关节主动外展及前屈受限，并由于肩峰下撞击而可能会导致疼痛产生。虽然对于移位 < 1cm 的结节异位的患者，单纯的肩峰成形术可以很好地解决问题[9]，但具有内翻畸形的患者只利用这种治疗则术后症状很少得到改善。因此，人们尝试在一些患者身上采用外科颈截骨术。Solonen 和 Vastamaki 在 1985 年首先介绍了一项手术技术，通过外科颈截骨术来治疗肱骨颈内翻畸形。他们最初的病例包括 7 例患者，通过外科颈外侧行闭合楔形截骨，并使用预成形 AO 分型 T 型接骨板进行固定治疗。在随后的 5 年随访中，5 例患者的肩关节运动范围正常或接近正常。平均肩关节前屈曲角度从 91° 提高到 147°，而平均肩关节外展角度则从 64° 提高到 134°。2 例患者术后功能几乎没有

改善，仍然很差。有趣的是，在这 2 例患者身上可以发现存在几个可能导致治疗失败的因素，包括关节囊挛缩、肩袖肌萎缩和术后康复依从性差等[43]。Benegas 等报道了 5 例患者，同样通过外侧行闭合楔形截骨加预成形的 T 型接骨板固定进行治疗。他们报道，患者的肱骨近侧部分内翻角度为 28°～37°。在行截骨和固定术后，患者的肩关节前屈平均改善为 94°。除 1 例患者外，所有患者屈曲肌力得到完全恢复，使用 UCLA 评分系统进行评估显示均得到改善（3 个优秀和 2 个良好），对手术的满意度为 100%[44]。虽然这些小样本系列的病例研究在肱骨近端截骨术后显示出良好的愈合率，在老年骨质疏松骨中使用 T 型接骨板固定的失败风险仍较高[45]。为了避免这个风险，McKee 等使用一种角叶片板进行固定，这也改善截骨术部位的压缩状况。他们报道，术前平均 40° 的颈干内翻畸形在术后平均校正了 33°。肩关节主动前屈平均改善了 30°，所有患者的肩关节疼痛均有所改善。不幸的是，有 2 例患者未使用这种铰接张力装置进行加压时，出现了外科颈的骨不连。这两个失败病例随后需要行翻修手术，其中一个是全肩关节置换术，另一个是进一步行植骨术[42]。

当存在更复杂的骨关节畸形时，一个单纯的单一平面截骨术可能不能很好地纠正所有的骨性畸形。Russo 等试图利用双平面和三面截骨术来治疗 13 例具有复杂的肱骨近端畸形的病例，并报道取得了早期良好的功能恢复。他们利用螺钉、克氏针、骨缝合技术及髂骨移植等方法进行治疗，他们报道，术后患者的肩关节前屈和外展得到了改善，在术后 4.5 年随访时分别平均为 67° 和 80°。然而，术后出现了 3 例肱骨头部缺血性坏死（23%），这引起了人们对该手术安全性的疑虑[46]。

最近，有人描述了利用 3D 打印技术对畸

形进行复制，在其指导下进行个性化的截骨术治疗，并取得了巨大的成功。虽然这种工具的价格并没有被讨论，但极有可能是劝退性的。在所有病例中，为获得最大的骨愈合率，术中都要进行仔细解剖和精准楔形截骨，以获得最佳的骨性接触。指导截骨的数据来源于由 CT 扫描产生的 3D 打印模型，通过计算机计算在肱骨近端部分设计精确的、可重复的、能够解决复杂畸形的切割点。这份病例报道展示了一个简单的可以用于纠正复杂双平面畸形的截骨术夹具。本文作者报道，患者术后肩关节运动改善明显，前屈可达 160°，外展达 140°，外旋达 65°。术后肩关节 Constant 评分从 17 分提高到 74 分，患者主观感觉非常满意[47]。

这种手术需要非常高的手术技巧，并且具有一定的风险，但是可以得到丰厚的回报，特别是针对那些肱骨头部关节面保存完好的年轻患者。角度刃接骨板是最佳的固定器，可以提供更多的挤压力，理论上可以减少像 T 型接骨板在骨质疏松骨中固定失效那样的担忧。如果使用这种接骨板，应使用铰链加压装置对截骨处进行加压，以提高愈合率。通过仔细计划截骨线使肱二头肌腱重新回归肱二头肌腱沟，或者通过使用 3D 打印定制导板指引，可避免骨折旋转移位。只要截骨处的骨能够良好愈合，患者的肩关节功能和疼痛症状都会得到改善。

肱骨近端截骨术适用于具有良好肱骨近端骨量储备的年轻患者，截骨处骨愈合率高，术后患肩功能恢复良好。由于病例数少、随访时间短及患者提供的结果很少，这些研究对这种治疗方法的预后仅有一定的参考价值。无论如何，它们确实强调了要处理所有的骨性和软组织异常，并尽量恢复肱骨近端的解剖结构，从而使肩关节能够在肩峰下有效地和不受限制地活动。

2. 大结节清理和肩袖推进术

就像关节镜下肩袖修复术越来越引起人们的兴趣，随着技术和手术技巧的进步，关节镜下畸形愈合治疗的适应证也不断扩展，并显示出良好的效果。关节镜技术可以使医生能够直视大结节及其周围的软组织异常，以及由此产生的肩关节活动机制的改变，以确定造成疼痛和肩关节活动受限的关节内外的原因，其中包括引起撞击结构、肩袖撕裂、肱二头肌腱病变、盂唇撕裂和关节软骨病变。当涉及肱骨近端畸形的骨性病变时，关节镜最适合处理大结节畸形及相应的软组织异常。根据患者的主诉及其肩关节运动情况，可利用各种关节镜技术，进行一种或几种联合使用来处理患者的各种病变。肱骨近端骨折后往往会发生大结节向后上的移位，并由于正常肩袖张力的丢失而使肩关节在前屈和外旋时导致撞击和无力[18]，在关节镜下技术出现之前，大结节偏离正常位置 < 15mm 的移位可以单用肩峰成形术很好地治疗，而位移 > 15mm 的畸形通常需要使用开放截骨术来将大结节重新固定回原位[9]。关节镜下结节成形术代表了人们利用关节镜原理治疗引起撞击的结节畸形的早期尝试。Calvo 等首先描述了一种关节镜下进行结节成形的技术：在关节镜下切除结节过多的骨质，同时保留肩袖肌止点。他们利用非全厚撕裂处作为开口，通过它来清理引起撞击的骨突。这个操作可分为两个步骤进行：先在关节囊内切除骨突直到肩袖肌止点，然后在冈上肌腱内作一纵切口，将肩袖前后止点松解，并最终切除过多的骨质[48, 49]。这种方法可以去除关节内引起撞击的骨质，而这在过去的开放手术是不能达到的。Herrera 等报道了 8 例使用关节镜下肩袖松解及重建的结节成形术合并肩峰成形术治疗的患者。所有患者都存在大结节 5～10mm 移位的畸形。无明显的并发症，治疗结果为 1 例优秀，6 例良好，

1 例差。所有患者的疼痛评分均有所改善，肩关节运动范围也均有显著改善，其中前屈增加 50°，外旋增加 20°[48]。另外有一种替代性的结节成形术，其中包括用电灼将肩袖止点从移位的结节处完全松解下来，使用刨刀对结节进行塑形，再将肩袖固定回其正常止点处，保持其正常的张力；同时进行关节镜下肩峰成形术。Burckhardt 等利用这种方法对 9 例患者进行了治疗，结果肩关节运动得到了改善，前屈平均增加了 43°，外旋平均增加了 12°。在最后一次随访中，所有患者的疼痛评分都有所改善，UCLA 评分从 12 分提高到 30 分，美国肩肘外科协会（American Shoulder and Elbow Surgeons，ASES）的评分从 41 分提高到 81 分。3 例优秀，3 例良好，3 例尚可[35]。这种将两个手术结合起来的手术方式似乎可以改善患者肩关节功能和减轻疼痛，并且手术并发症较低。关节镜下手术的局限性在于，它似乎只适用于治疗结节移位 < 15mm 的患者，尽管尚缺乏支持这一说法的研究结果。Ji 等[50] 和 Kim 等[51] 描述了一种类似的技术，他们使用结节截骨并使用缝合桥接的技术进行固定，这种技术允许骨 – 骨愈合而不用将肩袖止点从骨面剥离下来。

小结节的畸形在文献中的描述不多，有关它们治疗的文献也更少。文献中只有关节镜下治疗的个案报道。有一份个案报道描述了成功治疗 1 例肱骨近端四部分骨折后畸形，其小结节向内侧移位导致肩盂撞击。在关节镜下对小结节进行减压并对关节囊进行松解，结果患者疼痛减轻，肩关节活动恢复[15]。另一份类似的个案报道成功地治疗了 1 例畸形愈合的小结节引起喙突撞击的病例。在关节镜下进行喙突成形术同样可以帮助患肩功能和疼痛的改善[52]。

这些术式在手术技巧上非常复杂，需要医生具备利用关节镜进行肩部手术和复杂的肩袖修复方面的专业知识，没有经过正规培训则不建议尝试。对于单纯的小结节畸形，可以在不涉及肩袖的情况下，通过在关节镜下对导致撞击的小结节进行减压而完美解决。不幸的是，这些术式的可靠性目前尚不清楚。

3. 关节置换术

虽然利用截骨术治疗内翻或大结节畸形的结果令人鼓舞，但患者对关节内不匹配的耐受性差。Beredjiklian 等报道了早期试图通过截骨术对关节内盂头不匹配进行治疗的失败和糟糕的结果。当盂头不匹配未矫正时，患者会由于疼痛和功能不佳而毫无意外地出现不满意的结果。当肩关节置换术能够很好地矫正畸形时，平均疼痛评分从 1.6 分提高到 4.2 分，平均功能评分从 41% 提高到 70%。相比之下，当骨性畸形没有获得足够的矫正时，疼痛评分仅提高到 2.8 分，功能评分没有改善。此外，肩关节运动经过充分矫正改善了 32°，在矫正不足的情况下减少了 15°。这些结果与肩关节置换术后有 74% 的患者对结果满意是一致的。然而，这些早期的文献报道显示，手术的并发症发生率接近 30%，主要与术中骨折和术后肩关节不稳定有关[9]。Cofield 等在对 49 例利用假体置换治疗新鲜或陈旧性骨折的病例进行分析时发现了与以上发现一致的情况。在陈旧性骨折治疗组中，发生了 3 例早期骨折并发症，主要与神经和肩袖损伤相关，6 例晚期并发症，与结节或肩袖愈合和反射性交感神经萎缩有关，并发症发生率为 32%。他们将并发症的发生归因于广泛的瘢痕和解剖结构变化，从而导致手术难度的提升[40]。由此可见，肩关节置换术可以改善患者疼痛和功能情况，但手术并发症发生率非常高。

在早期报道中并发症的发生率相对较高，而利用假体置换术治疗这些复杂的后遗症时，虽然并发症发生率各不相同，但均显示出整体的进步[9, 10, 36, 37, 40, 53, 54]。Dines 等对 20 例接受模块化半肩关节置换术或全肩关节置换术治疗的患者创伤后肱骨近端的变化进行了回顾性研究。不幸的是，这些病例没有分组并进行配对比较。不管怎样，患者整体 HSS 评分从术前平均 26.3 分提高到术后 77 分。此外，90% 的患者反映休息时疼痛得到了令人满意的缓解，63% 的患者反映休息时没有疼痛。75% 的患者反映了活动时疼痛耐受情况令人满意。术后肩关节运动范围测量显示平均前屈曲为 111°，外旋为 30°。患者的手术效果利用 HSS 评分系统进行评价结果：优秀为 20%，良好为 50%，尚可为 20%，差为 10%[36]。Bouileau 等随后对 71 例利用半肩关节置换术或全肩关节置换术治疗的肱骨近端骨折病例的后遗症情况进行了研究。平均疼痛评分由原来的 15 分改善为 10.7 分，肩关节主动前屈提高 28°，可达 102°，主动外旋由术前的 0° 提高了 34°。同样，他们的结果按 Constant 评分显示整体功能优秀或良好的有 42%，25% 尚可，33% 较差。患者对手术的满意度很高，81% 的患者表示自己对结果满意或非常满意，而这些结果与 Constant 评分结果一致[10]。Mansat 等评估了利用肩关节置换术治疗 28 例患者肱骨近端骨折后遗症情况。他们的结果为，整体功能结果优良的有 25%，令人满意的有 39%，不满意的有 36%。患者对手术的满意度也很高，75% 的患者表示满意或非常满意，而有 7% 的患者认为他们比手术前更糟糕。平均视觉模拟评分量表（Visual Analogue Scale，VAS）疼痛评分从平均 1.8 分提高到 11 分，平均 Constant 主动活动水平从 6.2 分提高到 14 分，平均 Constant 被动活动从 11 分提高到 23 分，主动前屈从 71° 提高到 107°，主动外旋从 –8° 提高到 20°[37]。Cofield 等研究了 109 例半肩关节置换或全肩关节置换治疗的肱骨近端骨折畸形愈合的患者。他们发现，患者的疼痛评分从 7.8 分改善到 3.1 分，主动前屈平均从 69° 增加到 109°，平均外旋从 8° 增加到 39°。总体功能结果显示，有 52% 患者结果优秀或令人满意[31]。应注意的是，尽管患者的平均肩关节活动范围和功能有所改善，但术后患者平均前屈曲均未 > 120°，或者外旋 > 34°。此外，虽然疼痛和活动范围都有所改善，但并不是"正常"的。

与大家普遍认为肱骨近端骨折的畸形经过治疗可以明显改善其疼痛、活动度和功能不同的是，人们对理想假体的看法始终不一致。Dines 等在对患者术后进行的 33 个月的随访中发现，半肩关节置换术的 HSS 功能评分（79.7 分）高于全肩关节置换术（70.3 分）。此外，在比较术后肩关节运动时，半肩关节置换术再次优于全肩关节置换术，平均改善到 114°，而全肩为 103°。相反，Boileau 和 Mansat 各自的结果显示，接受全肩或半肩关节置换术的患者在 19 个月和 47 个月进行随访时功能评分没有差异。Cofield 等也发现了相似的结果，尽管接受全肩关节置换术的患者的疼痛评分改善得更加明显。此外，他们还发现，在半肩关节置换术组最后随访时，患者关于的疼痛主诉与肩胛盂的磨损及肩袖的撕裂显著相关。

有几个因素被认为会影响肩关节置换治疗肱骨近端骨折畸形愈合的整体效果。Dines 等报道，与 70 岁以上患者（HSS 评分 71.4 分）相比，70 岁以下患者治疗后的 HSS 评分有所提高（HSS 评分 83.3 分）。然而，Boileau、Mansat 和 Cofield 等都未发现年龄对总体功能结果有显著影响。Beredjiklian 最早证明关节置换术的时机对手术结果有显著影响，在骨折后 1 年内治疗的满意率为 84%，而在骨折后 1 年以上进行治疗的患者只有 55% 表示对结果满意。Dines、Boileau、Mansat 和 Cofield 等后来都对这一发现提出了异议，他们并未发现不同时间治疗的患者之间结果有任何的差异。

大家达成共识的唯一一个引起肩关节置换术后功能不佳的因素是术中进行了大结节截骨。Dines 等发现，术中未进行大结节截骨的患者，其 HSS 评分（82.3 分）明显高于进行了大结节截骨的患者（73.6 分）。同样，Boileau 等发现，在需要大结节截骨的患者中功能恢复较差，肩关节主动前屈为平均为 82°，而没有行大结节截骨的患者为 123°。相反，小结节行截骨术与否对肩关节前举没有明显影响，平均可以达到 132°。此外，根据 Constant 评分，大结节截骨术后的并发症会导致肩关节功能显著恶化。Mansat 等在关节置换术需要行大结节截骨时发现，其 Constant 评分为 36 分，患者肩关节功能满意度也显著下降。最后，Cofield 等试图通过改变假体设计或更改假体的插入点，从而避免术中需要行大结截骨来将其插入。与那些不需要行截骨术的患者相比，这部分患者似乎肩关节前屈（101° vs. 115°）和外旋（34° vs. 42°）都比较差，其 Neer 评分也不那么令人满意（46% vs. 34%）。进一步的分析显示，在 31 个需要行截骨术的肩关节中，35% 没有愈合或出现了重吸收，19% 的 Neer 评分结果不令人满意。他们还发现，影像学结果显示有关节不稳征象，例如肱骨头下移等的患者，其手术效果要比没有关节半脱位征象的差。该组患者肩关节主动前屈平均为 94°，平均外旋转为 10°；无关节半脱位征象组患者为 131°，平均外旋转为 47°。该组患者的不满意比率为 78%。有趣的是，Mansat 等发现，影响整体功能和疼痛最重要的因素是肩袖的完整性。在他们的研究中，8 例患者存在肩袖撕裂，其中半数在手术时无法修复。这部分患者发生术后疼痛和肩关节活动度（包括前举和外旋）明显较差，其功能优秀或满意的比率为 14%，肩袖完整的患者的功能优秀或满意的比率为 77%。

当选择合适的患者进行治疗时，可以取得成功的手术效果，但手术并发症仍然很常见。Beredjiklian 最早描述了在 11 例患者中发生了 12 种并发症，并发症发生率为 28%，其中包括术中进行髓腔准备时发生骨折，以及术后早期的并发症，如肱骨柄的松动和关节组件的半脱位，需要行半肩翻修术。晚期并发症出现在那些肩袖长期劳损导致再撕裂的患者中。Cofield 和 Tanner 也描述了他们的早期经验，在 27 个肩关节中出现了 12 例并发症，并发症发生率为 44%，其中包括 2 例早期脱位、1 例术中神经损伤、5 例肩袖损伤和 2 例结节畸形愈合。他们将这些并发症归因于广泛的瘢痕和解剖异常造成的手术困难。随后，Dines 等发现，通过模块化的假体设计，可以个性化地重建关节周围组织的张力，并将保持肱骨头与关节盂同心，最终使他们手术的并发症发生率下降到 10%。有趣的是，他们在 20 例肩关节置换中报道了 2 例并发症，都与不稳定相关，1 例是与大结节不愈合有关的向上半脱位，另外 1 例是与术后神经病变有关的向后半脱位。而 Boileau 等发现，即使采用模块化的假体设计，肩关节置换术的并发症发生率也为 27%。他们的主要并发症与 Beredjiklian 的患者相似，有 5 例围术期骨折、9 例与大结节大相关的并发症（固定丢失、不愈合和骨吸收）、1 例向前不稳定、1 例神经源性损伤和 2 例晚期感染。2 例感染都发生在之前的内固定尝试之后。Cofield 等通过改变他们的手术方式，避免传统肩关节置换术置入假体柄所需的大结节截骨后，并发症的发生率为 17%。他们报道了 1 例臂丛神经损伤和 2 例血肿。其余的 13 例并发症需要 10 次再次手术。据他们报道，9 例患者术后出现关节不稳定，需要 6 次再次手术，2 例痛性关节盂侵蚀需要行全肩关节置换术，以及 1 例深部感染和 1 例肱骨假体周围骨折。他们还进行了 Kaplan-Meier 生存分析，确定 5 年假体保留率为 94.8%，10 年和 15 年为 90.1%，20 年为 85.1%。有趣的是，尽管在手术技术和假体设计方面有了进步，1998—2007 年的治疗结果与 1976—1997 年治疗的结果相比，没有显著改善。

由于报道显示需要行大结节截骨的患者手术失败率较高，人们开始研究它的替代方案。Ballas 等为了避免截骨术，设计了一个种新的无柄假体，不需要进行肱骨髓腔准备，从而避免了行大结节截骨。这组患者共有 27 例，所有患者均未行大结节截骨就将假体成功植入。手术后所有临床指标均有所改善，肩关节前屈平均从 81° 提高到 129°，外旋从 5° 提高到 40°。此外，Constant 评分从 27% 提高到 62%[55]。这些结果表明，即使不处理大结节畸形，关节置换术也能获得良好的疼痛和功能改善效果。正是由于这个原因，使得这种新型无柄假体显得很有吸引力，但目前只有它们使用的短期效果数据，其长期效果仍需进一步研究。

肩关节置换术治疗肱骨近端骨折畸形愈合已被证明是一种在技术上极具挑战性的治疗手段。它需要术者深入了解和评估肱骨近端的解剖结构和相应的软组织异常情况。关节置换术治疗的结果反复证明，并不存在对患者有利的畸形。因此，为了获得令人满意的结果就必须解决所有的骨性和软组织异常。因此，在肱骨头盂不匹配、骨坏死或关节退行性变化的处理上，关节置换术可以取得满意的结果[9, 10, 32, 37, 40, 56]。尽管关节置换术的治疗效果很好，它仍然是一个对手术技巧要求很高的手术方式，并且存在一定的并发症[10, 29, 36, 37, 53, 54]。急性期最常见的并发症与手术中遇到的困难有关。瘢痕和组织挛缩使手术显露和内植物的置入困难，从而引起术中再骨折或医源性肩袖损伤的发生。后期的并发症常常与肩袖的完整性有关。在所有研究文献中，大结节不愈合、关节囊完整性受到破坏或肩袖撕裂是常见的并发症，并与不良的手术效果及高失败率相关。如果大结节或肩袖肌腱存在损伤，则患者有很大可能在术后的功能和主观感受均不满意。因此，在利用肩关节置换术处理肱骨近端骨折畸形之前，应仔细检查肩袖并确认其完好，可以保证手术修复效果，以避免可能产生严重的围术期关节不稳定而导致不良结果。此外，在手术前应认真评估大结节截骨的风险，并与患者交代截骨处可能不愈合的后果。无柄假体代表着新的技术，在取得同等效果的情况下，它显得更安全。但是，目前尚缺乏长期随访的数据，这些手术应该由那些有相应经验的医生开展。

4. 反式肩关节置换术

因经常需要截骨，全肩关节置换术治疗肱骨近端骨折后遗症的效果不佳。基于此，人们研究了利用反式肩关节置换术作为一种替代手术选择。自反式肩关节置换术进行入临床以来，其使用的适应证有所扩大。反式肩关节置换术最初被描述为一种挽救性手术；然而，最近的文献支持了它在一些其他领域的应用，如肱骨近端骨折畸形愈合的治疗[26, 57-60]。反式肩关节置换术已经被建议用于那些骨量不足而难以完成全肩或半肩关节置换术、关节盂成分缺损或很少而难以重建、慢性萎缩性肩袖撕裂的患者。由于传统全肩关节置换术因术后不稳定导致的失败率很高，Bouileau 首先主张在需要大结节截骨术的患者中使用反式肩关节置换术。就像研究全肩关节置换术和半肩关节置换术一样，Martinez 等研究了反式肩关节置换术治疗肱骨近端骨折畸形愈合的效果。手术技巧集中于软组织松解和切除突出的结节畸形部分并达到肱骨颈 20° 的后倾角结果的术后患者 Constant 评分显著增加，从 28 分增加到 58 分，肩关节主动前屈从 40° 增加到 100°，外展从 41° 增加到 95°，外旋从 15° 增加到 35°。与传统的关节置换术相似，其并发症发生率为 27%。1 例关节盂假体松动需要行半关节置换术翻修，1 例浅表感染，1 例一过性腋神经麻痹，3 例假体周围骨折和 3 例假体关节脱位。有 4 例关节脱位需要行半肩关节置换术翻修，另外 2 例脱位通过增加肱骨的偏矩成功治疗。尽管并发症的发生率很高，患者对结果的满意度还是达到了 87%，不满意的患者仅仅是那些经历了术后脱位和翻修的患者。由于术后发生脱位风险较高，作者特别提醒手术医生需要修复肩胛下肌[57]。

Willis 等报道了类似的结果，且并发症的发生率更低。他们报道的结果有 62.5% 的优秀，18.75% 的良好和满意，没有失败病例。ASES 评分平均值显著提高，从术前 28 分提高到术后 63 分。疼痛评分显著改善，VAS 评分从术前 7 分提高到术后 3 分，ASES 评分从术前 15 分提高到术后 35 分。功能评分也显著提高，VAS 评分从 0 分提高到 5 分，ASES 评分从 15 分提高到 27 分。所有运动都有所改善，前屈从 53° 提高到 105°，外展从 48° 提高到 105°，外旋从 5° 提高到 30°。作者指出，为了避免大结节截骨，所有患者都接受了改良的肱骨侧准备，其中包括将肱骨颈旋后（＞ 30°），以适应畸形；关节盂侧假体尽可能做大，从而在与肱骨侧假体匹配时保持软组织的张力，避免骨性撞击。令人惊讶的是，他们并没有报道任何临床并发症，只是提到有 2 例切槽过深和 1 例肱骨近端骨吸收；但这些并没有导致不良结果[26]。

Walch 等开展了他们自己的研究，其中包括 42 例肱骨近端四部分骨折畸形愈合的患者，随访时间为 4 年。在他们这一研究系列的患者中，得到了相似的结果。疼痛评分从 3.8 分改善到 11.6 分，Constant 评分从 19.7 分提高到 54.9 分，关节活动范围明显改善，前屈从 53.6° 增加到 120.5°，外旋从 –5° 增加到 9°。整体满意度为 98%，其中评分非常好的有 43%，评分良好的有

45%，令人满意的有 10%，不满意的有 2%。有趣的是，他们发现肩胛下肌修复与否，结果没有差别。有 4 例并发症，并发症发生率为 9.5%。有 1 例由创伤导致的脱位。术后复查放射学照片，发现肩胛骨侧切槽的发生率较高，但尚不知晓这一发现的临床意义，因为患者的 Constant 评分在其中期随访时似乎未受影响[58]。

目前只有使用反式全肩关节置换术治疗这些复杂骨折后遗症的短期到中期的数据，早期的报道表明，这种治疗方式是安全和有效的。此外，与传统的肩关节置换术相比，反式关节置换术在患者疼痛缓解方面效果相似，患者整体功能恢复相似但稍差。增加肱骨干后倾角和增加关节盂侧假体大小以提高软组织张力，可以获得较高的患者满意度及较低的短期到中期的并发症发生率。

四、结论

肱骨近端骨折非常常见，大部分可以顺利愈合，不会产生不适。现有文献中的研究入组病例数较少，难以估计骨折畸形愈合的真实发生率；然而，随着 Neer 分型骨折类型的增加，畸形愈合的发生率也越来越高。尽管肱骨近端锁定技术目前应用很普遍，但肱骨近端畸形愈合的发生率几乎没有什么改善。肱骨近端畸形愈合带来了特殊的挑战，必须予以解决，其中包括肩峰下撞击、关节囊挛缩、肩袖撕裂、缺血性坏死、创伤后关节炎和肱骨近端变形。

那些症状性肱骨近端畸形愈合患者并没有什么指标可以用来预测将来是否需要手术治疗。大多数患者在肱骨近端骨折后 1 年内会有运动和疼痛方面的明显改善。骨折畸形愈合最常见的一致特征是骨折愈合后持续存在的疼痛和运动受限。一旦发现骨折畸形愈合是症状性的，应尽快处理引起不适症状的畸形，以避免软组

织进一步挛缩，以及可能影响患者预后的肩袖肌萎缩。有趣的是，没有文献支持需要早期对畸形进行矫正，而大多数报道显示，无论手术干预时间早晚，患者的结果相同。

治疗的方案根据患者的主诉和肱骨近端畸形的不同而差别很大。非手术治疗可以产生令人满意的结果，但最好是针对那些对肩关节功能要求较低的老年患者。手术方案是根据特定的关节畸形情况、患者提供的主诉和关节面关节软骨的存活情况综合考虑制订的。手术方式选择包括保留肱骨头的手术（关节镜下手术和截骨术），以及切除肱骨头的手术（半肩关节置换术、全肩关节置换术和反式全肩关节置换术）。关节镜下手术主要用于单纯的结节异位等畸形不是很严重、有结节撞击主诉的患者。当存在更严重的畸形时，可以利用截骨术来改善肱骨近端的畸形，在截骨处能够良好愈合的情况下，可以很好地改善患者的疼痛和功能情况。患者因素（如较年轻和较少的伴发病等）通常意味着骨质量更好，并被认为可以改善上述结果；然而，针对这一治疗方案的小型研究并没有特别针对这些变量进行研究。当肱骨头已不再有保留的价值时，需要行关节置换术。传统的关节置换术包括半肩关节置换术或全肩关节置换术，两者治疗效果类似，均可改善患者的疼痛和功能，尽管这取决于大结节截骨处能良好愈合及成功的肩袖修复。与传统的关节置换术不同，避免大结节截骨术相关并发症的替代方法在改善疼痛和功能方面也取得了类似的结果。反式肩关节置换术几乎不需要肱骨侧的准备就能成功地植入假体，由于避免了大结节截骨而在短期随访中取得了良好的效果。然而，有关肱骨近端骨折畸形愈合治疗的长期效果，仍需要进一步的研究。

五、病例讨论

（一）病例 1

一名 71 岁男性患者，平地跌倒后肱骨外科颈骨折。受伤时平片检查包括前后位、肩胛骨 Y 位和腋位片。图 3-1A 显示骨折内翻移位，在侧位片上有典型的向前成角移位。因患者严重的基础病妨碍了手术干预，他接受了非手术治疗。

3 个月后的 X 线（图 3-1B）显示骨折仍处于内翻位，但疼痛明显减轻。开始进行康复治疗，先进行 30° 前屈和外展。运动范围缓慢增加。在 4 个月时，他肩关节前屈和外展达到 90°，但明显无力。影像学检查显示有明显的骨痂形成（图 3-1C）。

最终随访时，影像学检查显示仍残余有骨折的内翻畸形（图 3-1D）。患者未诉有疼痛，肩关节上举过顶仍存在一定困难。最终肩关节的运动范围为前屈 130°，外展 90°。他拒绝了进一步治疗，对自己的恢复表示非常满意，并能完成日常生活的所有活动。

（二）病例 2

一名 58 岁男性患者，因平地跌倒导致肱骨近端骨折。他平时喜欢运动，以前没有肩关节疼痛。初次影像学检查显示复杂的肱骨骨折，有内翻畸形和大结节抬高（图 3-2A）。

他最初拒绝接受任何类型的手术。患者失访 1 年，重新就诊时显示有肱骨近端畸形愈合，肱骨头关节面和关节盂表面明显磨损（图 3-2B）。他主诉上肢上举过顶活动困难，肩关节活动时疼痛。积极的物理治疗对改善他的症状见效甚微。磁共振检查显示他的肩袖完好（图 3-2C）。他持续主诉有疼痛和肩关节运动受限，并接受了全肩关节置换术（图 3-2D）。术中没有调整结节对线，放置假体时通过调整使

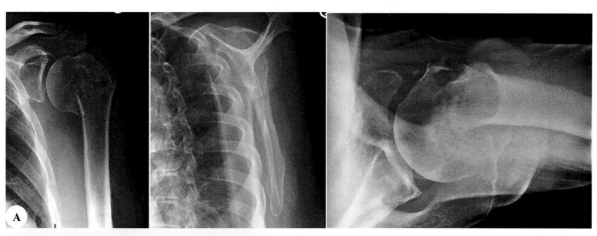

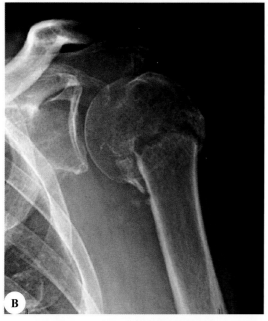

▲ 图 3-1　**A.** 肱骨近端外科颈两部分骨折的初始前后位片、肩关节 **Y** 位片和腋位片；**B. 6** 周时影像学检查显示在先前骨折部位形成骨痂并能保持对线；**C. 3** 个月时影像学检查显示骨痂已成熟

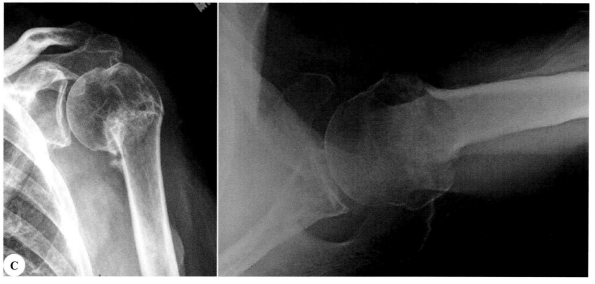

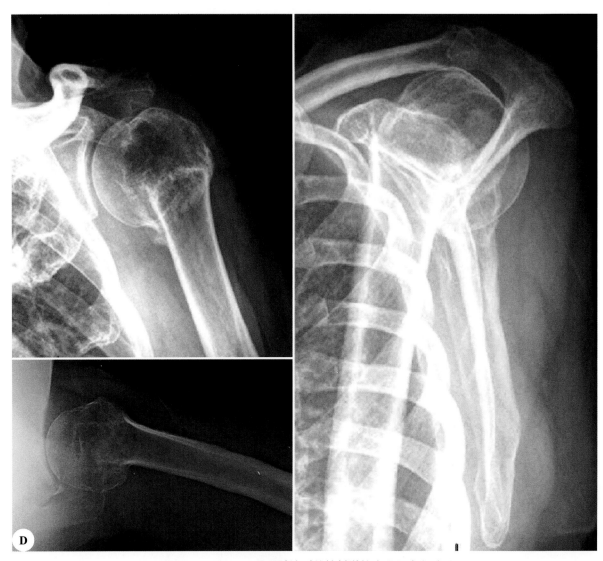

▲ 图 3-1（续） **D. 最后随访时的放射学检查显示内翻畸形**

大结节稍向外偏移，从而获得近似解剖的对线。术后他的疼痛和肩关节运动都得到了很好的恢复。1 年后，他上举活动可达 150°，肩关节外旋 30°，并且无疼痛。

（三）病例 3

一名 39 岁女性患者，因平地跌倒导致肱骨近端三部分骨折。初次的影像学检查显示，移位的三部分肱骨近端骨折包括外科颈和大结节（图 3-3A）。她的门诊骨科医生试图用吊带制动来对她进行非手术治疗。她往后的几个月似乎恢复得不错，1 年后她的骨折成功愈合了，但存在

畸形（图 3-3B）。她的肩关节开始越来越疼痛。临床体检中显示有肩峰下撞击，并主诉有早期关节炎的表现。总之，她的畸形形态适合大结节矫正性截骨术和肩袖前置术。患者行磁共振检查（图 3-3C）显示肱骨头局灶性缺血坏死合并全厚软骨坏死。关节盂关节软骨似乎保留很好。由于比较年轻，她接受了短柄的半肩关节置换术，以保留她的肩袖和肱骨近端骨量（图 3-3D）。假体的放置可以避免大结节截骨就能恢复对位对线。患者术后恢复良好，疼痛和肩关节运动都有显著改善。在术后持续 1 年的次随访中，显示患肩前屈和外旋均有显著改善，并且无疼痛。

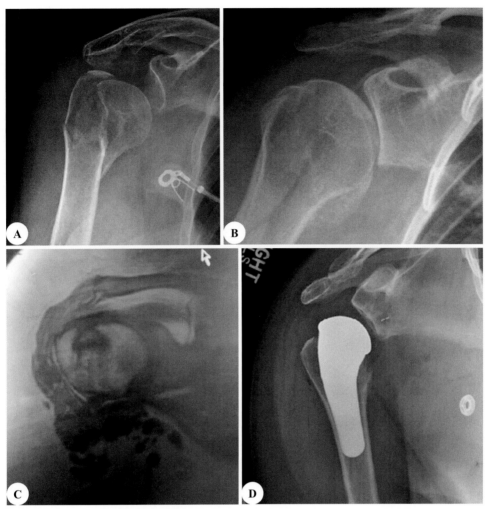

▲ 图 3-2　**A.** 三部分肱骨近端骨折并内翻畸形的前后位片，显示因骨折肱骨头部分向下移位而使大结节抬高；**B.** 肱骨近端骨折成功愈合，并发肩胛盂、肱骨头关节炎磨损和肱骨下骨赘；**C.** 选择肱骨畸形愈合的 T_1 MRI 切面，显示与移位的大结节相连的完整的肩袖附件；**D.** 成功完成全肩关节置换术，对先前移位的结节进行解剖定位

图片由 Srinath Kamineni 提供

（四）病例 4

一名 62 岁男性患者，肱骨近端骨折，在外院接受切开复位内固定术。自诉术后接受积极的康复锻炼，但患肩疼痛，运动几乎没有改善。术后 6 个月时，他仍然不能顺利前屈及外旋，肩关节各向活动均伴剧烈疼痛。影像学检查显示肱骨近端复杂的畸形，大结节异位和盂肱关节前脱位（图 3-4A）。关节盂骨量保留完好，没有明显的软骨磨损。接诊的医生决定切除畸形的近端肱骨，合并截骨术，以及将异位的大结节复位的半肩关节置换术（图 3-4B）。术后患者疼痛有所改善，但患者诉患肩活动范围减小，前屈 90°，外旋 30°。3 个月后随访时行放射学检查（图 3-4C）显示大结节块出现吸收，并向上方移位，表明肩袖失效。于是被转到我院进行进一步的评估和翻修。患者主诉患肩上举过顶困难及肩关节活动范围变差，但当时他并不希望进行任何进一步的手术。随后，患肩运动进一步受限，前屈约 70°，无法梳头和刷

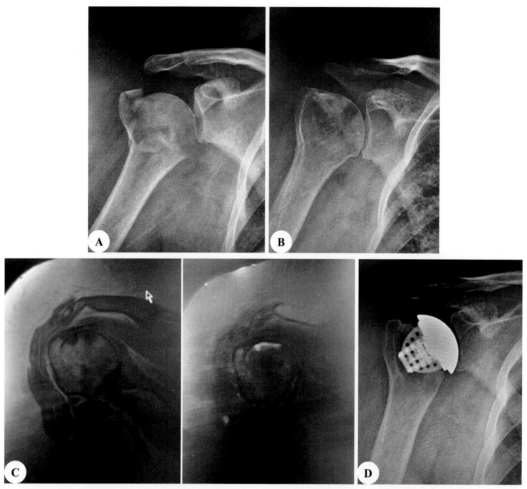

▲ 图 3-3　A. 大结节骨折块移位外翻型三部分肱骨近端骨折的前后位片；B. 前述的大结节移位肱骨近端骨折畸形愈合后影像；C. 肱骨近端畸形愈合的 T_1 和 T_2 影像显示局灶性区域 T_2 高信号，T_1 低信号，提示缺血性坏死；D. 短柄假体的半肩关节置换术，大结节的对位对线得到改善

图片由 Kaveh Sajadi 提供

牙。又过了 6 个月，患者返院要求行翻修手术。他随后去除了半肩假体，转行了反式全肩关节置换术（图 3-4D）。术后 1 年时，肩关节前屈恢复到 90°，从事日常活动的能力得到了明显提高，并且患肩未再疼痛。

（五）病例 5

一名 73 岁女性患者，肱骨近端骨折，3 年前在外院行切开复位内固定术。术后，她的疼痛起初有所缓解，能够接受积极的术后康复。但患者诉患肩外旋时持续疼痛，并持续无力。就诊时，影像学检查显示肱骨近端畸形愈合，大结节后上方异位（图 3-5A）。她进行了几个疗程的针对肩袖和强化前三角肌肌力的康复治疗。但在洗头、自行进食和穿衣方面仍然存在困难。体格检查显示，患者肩关节主动前屈为 80°，被动前屈为 130°。主动和被动外旋也受限，并有后关节盂撞击的表现。此外，体检时发现其存在明显的肩袖肌无力，后肩部肌肉萎缩明显。考虑到她的年龄较大及肩袖肌明显萎缩，建议采用反式全肩关节置换术。她最终决定继续接受手术治疗（图 3-5B）。术后，她恢复良好，患肩运动范围显著改善。术后 1 年时，她能够独立洗头、穿衣及进食，对手术非常满意。

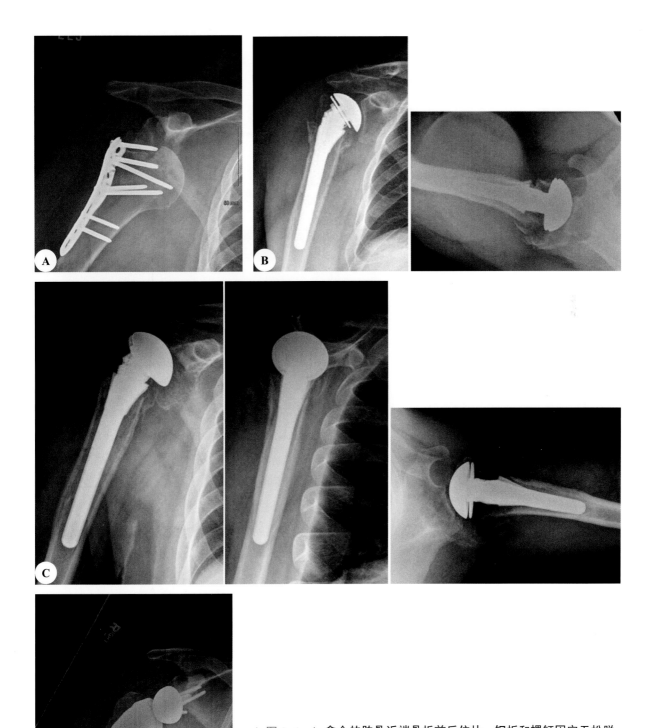

▲ 图 3-4　**A.** 愈合的肱骨近端骨折前后位片，钢板和螺钉固定无松脱，大结节异位，肱骨头前下脱位；**B.** 随后行半肩关节置换术，将大结节骨块重新定位于肱骨假体的外侧缘；**C.** 术后 3 个月时放射学照片显示大结节吸收，在侧位片上显示假体维持复位，但前后位片显示上肱骨头假体抬高；**D.** 随后行反式全肩关节置换翻修

图片由 Srinath Kamineni 提供

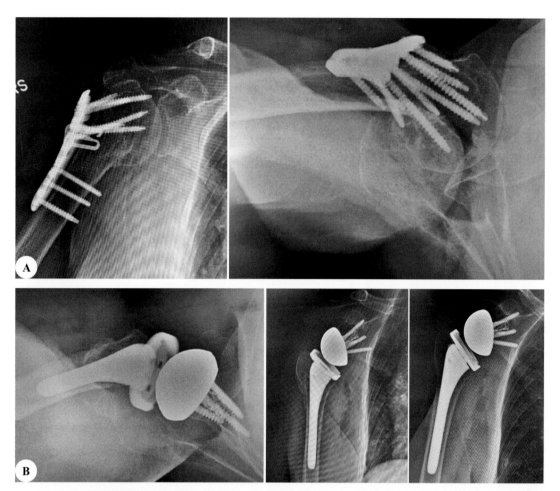

▲ 图 3–5　**A.** 肱骨近端骨折前后位及侧位片，显示肱骨近端骨折，肱骨近端接骨折板及螺钉，肱骨内翻畸形；**B.** 行反式全肩关节置换术翻修

图片由 Kaveh Sajadi 提供

参考文献

[1] Konrad GG, Mehlhorn A, Kühle J, Strohm PC, Südkamp NP. Proximal humerus fractures – current treatment options. Acta Chir Orthop Traumatol Cechoslov. 2008;75(6):413–21.

[2] McLaurin TM. Proximal humerus fractures in the elderly are we operating on too many? Bull Hosp Jt Dis. 2004;62(1–2):24–32.

[3] Jensen GF, Christiansen C, Boesen J, Hegedüs V, Transbøl I. Relationship between bone mineral content and frequency of postmenopausal fractures. Acta Med Scand. 1983;213(1):61–3.

[4] Palvanen M, Kannus P, Niemi S, Parkkari J. Update in the epidemiology of proximal humeral fractures. Clin Orthop Relat Res. 2006;442:87–92.

[5] Iyengar JJ, Devcic Z, Sproul RC, Feeley BT. Nonoperative treatment of proximal humerus fractures: a systematic review. J Orthop Trauma. 2011;25(10):612–7.

[6] Jost B, Spross C, Grehn H, Gerber C. Locking plate fixation of fractures of the proximal humerus: analysis of complications, revision strategies and outcome. J Shoulder Elb Surg. 2013;22(4):542–9.

[7] Sproul RC, Iyengar JJ, Devcic Z, Feeley BT. A systematic review of locking plate fixation of proximal humerus fractures. Injury. 2011;42(4): 408–13.

[8] Duparc F. Malunion of the proximal humerus. Orthop Traumatol Surg Res. 2013;99(1 Suppl):S1–11.

[9] Beredjiklian PK, Iannotti JP, Norris TR, Williams GR. Operative treatment of malunion of a fracture of the proximal aspect of the humerus. J Bone Joint Surg Am. 1998;80(10):1484–97. Erratum in: J Bone Joint Surg Am 1999;81(3):439.

[10] Boileau P, Trojani C, Walch G, Krishnan SG, Romeo A, Sinnerton R. Shoulder arthroplasty for the treatment of the sequelae of fractures of the proximal humerus. J Shoulder Elb Surg. 2001;10(4):299–308.

[11] Ahrens PM, Boileau P. The long head of biceps and associated tendinopathy. J Bone Joint Surg Br. 2007;89(8):1001–9.

[12] Nho SJ, Strauss EJ, Lenart BA, Provencher MT, Mazzocca AD, Verma NN, Romeo AA. Long head of the biceps tendinopathy: diagnosis and management. J Am Acad Orthop Surg. 2010;18(11): 645–56.

[13] Pfahler M, Branner S, Refior JH. The role of the bicipital groove

in tendopathy of the long biceps tendon. J Shoulder Elb Surg. 1999;8(5):419–24.

[14] Tallia AF, Cardone DA. Diagnostic and therapeutic injection of the shoulder region. Am Fam Physician. 2003;67(6):1271–8.

[15] Hinov H, Wilson F, Adams G. Arthroscopically treated proximal humeral fracture malunion. Arthroscopy. 2002;18(9):1020–3.

[16] Dines DM, Warren RF, Inglis AE, Pavlov H. The coracoid impingement syndrome. J Bone Joint Surg Br. 1990;72(2):314–6.

[17] Blonna D, Rossi R, Fantino G, Maiello A, Assom M, Castoldi F. The impacted varus (A2.2) proximal humeral fracture in elderly patients: is minimal fixation justified? A case control study. J Shoulder Elb Surg. 2009;18(4):545–52.

[18] Bono CM, Renard R, Levine RG, Levy AS. Effect of displacement of fractures of the greater tuberosity on the mechanics of the shoulder. J Bone Joint Surg Br. 2001;83(7):1056–62.

[19] Ferenczi A, Ostertag A, Lasbleiz S, Petrover D, Yelnik A, Richette P, et al. Reproducibility of sub-acromial impingement tests, including a new clinical manoeuver. Ann Phys Rehabil Med. 2018;61(3):151–5.

[20] Hegedus EJ, Goode A, Campbell S, Morin A, Tamaddoni M, Moorman CT 3rd, Cook C. Physical examination tests of the shoulder: a systematic review with meta-analysis of individual tests. Br J Sports Med. 2008;42(2):80–92; discussion 92.

[21] Hegedus EJ, Goode AP, Cook CE, Michener L, Myer CA, Myer DM, Wright AA. Which physical examination tests provide clinicians with the most value when examining the shoulder? Update of a systematic review with meta-analysis of individual tests. Br J Sports Med. 2012;46(14):964–78.

[22] Silva L, Andréu JL, Muñoz P, Pastrana M, Millán I, Sanz J, et al. Accuracy of physical examination in subacromial impingement syndrome. Rheumatology (Oxford). 2008;47(5):679–83.

[23] Visser CP, Coene LN, Brand R, Tavy DL. Nerve lesions in proximal humeral fractures. J Shoulder Elb Surg. 2001;10(5):421–7.

[24] Toolanen G, Hildingsson C, Hedlund T, Knibestöl M, Oberg L. Early complications after anterior dislocation of the shoulder in patients over 40 years. An ultrasonographic and electromyographic study. Acta Orthop Scand. 1993;64(5):549–52.

[25] Fjalestad T, Hole MØ Blücher J, Hovden IA, Stiris MG, Strømsøe K. Rotator cuff tears in proximal humeral fractures: an MRI cohort study in 76 patients. Arch Orthop Trauma Surg. 2010;130(5):575–81.

[26] Willis M, Min W, Brooks JP, Mulieri P, Walker M, Pupello D, Frankle M. Proximal humeral malunion treated with reverse shoulder arthroplasty. J Shoulder Elb Surg. 2012;21(4):507–13.

[27] Siegel JA, Dines DM. Techniques in managing proximal humeral malunions. J Shoulder Elb Surg. 2003;12(1):69–78.

[28] Pinkas D, Wanich TS, DePalma AA, Gruson KI. Management of malunion of the proximal humerus: current concepts. J Am Acad Orthop Surg. 2014;22(8):491–502.

[29] Boileau P, Chuinard C, Le Huec JC, Walch G, Trojani C. Proximal humerus fracture sequelae: impact of a new radiographic classification on arthroplasty. Clin Orthop Relat Res. 2006;442:121–30.

[30] Balg F, Boulianne M, Boileau P. Bicipital groove orientation: considerations for the retroversion of a prosthesis in fractures of the proximal humerus. J Shoulder Elb Surg. 2006;15(2):195–8.

[31] Jacobson JA, Duquin TR, Sanchez-Sotelo J, Schleck CD, Sperling JW, Cofield RH. Anatomic shoulder arthroplasty for treatment of proximal humerus malunions. J Shoulder Elb Surg. 2014;23(8):1232–9.

[32] Frich LH, Sojbjerg JO, Sneppen O. Shoulder arthroplasty in complex acute and chronic proximal humeral fractures. Orthopedics. 1991;14(9):949–54.

[33] Zyto K, Kronberg M, Brostrom LA. Shoulder function after displaced fractures of the proximal humerus. J Shoulder Elb Surg. 1995;4(5):331–6.

[34] Hanson B, Neidenbach P, de Boer P, Stengel D. Functional outcomes after nonoperative management of fractures of the proximal humerus. J Shoulder Elb Surg. 2009;18(4):612–21.

[35] Ladermann A, Denard PJ, Burkhart SS. Arthroscopic management of proximal humerus malunion with tuberoplasty and rotator cuff retensioning. Arthroscopy. 2012;28(9):1220–9.

[36] Dines DM, Warren RF, Altchek DW, Moeckel B. Posttraumatic changes of the proximal humerus: Malunion, nonunion, and osteonecrosis. Treatment with modular hemiarthroplasty or total shoulder arthroplasty. J Shoulder Elb Surg. 1993;2(1):11–21.

[37] Mansat P, Guity MR, Bellumore Y, Mansat M. Shoulder arthroplasty for late sequelae of proximal humeral fractures. J Shoulder Elb Surg. 2004;13(3):305–12.

[38] Court-Brown CM, Cattermole H, McQueen MM. Impacted valgus fractures (B1.1) of the proximal humerus. The results of non-operative treatment. J Bone Joint Surg Br. 2002;84(4):504–8.

[39] Court-Brown CM, McQueen MM. The impacted varus (A2.2) proximal humeral fracture: prediction of outcome and results of nonoperative treatment in 99 patients. Acta Orthop Scand. 2004;75(6):736–40.

[40] Tanner MW, Cofield RH. Prosthetic arthroplasty for fractures and fracture-dislocations of the proximal humerus. Clin Orthop Relat Res. 1983;179:116–28.

[41] Morris ME, Kilcoyne RF, Shuman W. Humeral tuberosity fractures: evaluation by CT scan and management of malunion. Orthop Trans. 1987;11:242.

[42] Green A, Deren ME, McKee M. Corrective surgical neck osteotomy for varus malunion of the proximal humerus. Techn Shoulder Elbow Surg. 2016;17(2):93–7.

[43] Solonen KA, Vastamaki M. Osteotomy of the neck of the humerus for traumatic varus deformity. Acta Orthop Scand. 1985;56(1):79–80.

[44] Benegas E, Zoppi Filho A, Ferreira Filho AA, Ferreira Neto AA, Negri JH, Prada FS, Zumiotti AV. Surgical treatment of varus malunion of the proximal humerus with valgus osteotomy. J Shoulder Elb Surg. 2007;16(1):55–9.

[45] Paavolainen P, Björkenheim JM, Slätis P, Paukku P. Operative treatment of severe proximal humeral fractures. Acta Orthop Scand. 1983;54(3):374–9.

[46] Russo R, Visconti V, Ciccarelli M, Cautiero F, Gallo M. Malunion of complex proximal humerus fractures treated by biplane and triplane osteotomy. Tech Shoulder Elbow Surg. 2008;9(2):70–5.

[47] Ranalletta M, Bertona A, Rios JM, Rossi LA, Tanoira I, Maignón GD, Sancineto CF. Corrective osteotomy for malunion of proximal humerus using a custom-made surgical guide based on three-dimensional computer planning: case report. J Shoulder Elb Surg. 2017;26(11):e357–63.

[48] Martinez AA, Calvo A, Domingo J, Cuenca J, Herrera A. Arthroscopic treatment for malunions of the proximal humeral greater tuberosity. Int Orthop. 2010;34(8):1207–11.

[49] Calvo E, Merino-Gutierrez I, Lagunes I. Arthroscopic tuberoplasty for subacromial impingement secondary to proximal humeral malunion. Knee Surg Sports Traumatol Arthrosc. 2010;18(7):988–91.

[50] Ji JH, Moon CY, Kim YY, Shafi M. Arthroscopic fixation for a malunited greater tuberosity fracture using the suture-bridge technique: technical report and literature review. Knee Surg Sports Traumatol Arthrosc. 2009;17(12):1473–6.

[51] Kimn KC, Rhee KJ, Shin HD. Arthroscopic treatment of symptomatic malunion of the greater tuberosity of the humerus using the suture-bridge technique. Orthopedics. 2010;33(4):242–5.

[52] Kowalsky MS, Bell JE, Ahmad CS. Arthroscopic treatment of subcoracoid impingement caused by lesser tuberosity malunion: a case report and review of the literature. J Shoulder Elb Surg. 2007;16(6):e10–4.

[53] Antuña SA, Sperling JW, Sánchez-Sotelo J, Cofield RH. Shoulder arthroplasty for proximal humeral nonunions. J Shoulder Elb Surg. 2002;11(2):114–21.

[54] Norris TR, Green A, McGuigan FX. Late prosthetic shoulder arthroplasty for displaced proximal humerus fractures. J Shoulder Elb Surg. 1995;4(4):271–80.

[55] Ballas R, Teissier P, Teissier J. Stemless shoulder prosthesis for treatment of proximal humeral malunion does not require tuberosity osteotomy. Int Orthop. 2016;40(7):1473–9.

[56] Neer CS 2nd, Watson KC, Stanton FJ. Recent experience in total shoulder replacement. J Bone Joint Surg Am. 1982;64(3):319–37.

[57] Martinez AA, Calvo A, Bejarano C, Carbonel I, Herrera A. The use of the Lima reverse shoulder arthroplasty for the treatment of fracture sequelae of the proximal humerus. J Orthop Sci. 2012;17(2):141–7.

[58] Raiss P, Edwards TB, Collin P, Bruckner T, Zeifang F, Loew M, et al. Reverse shoulder arthroplasty for malunions of the proximal part of the humerus (type-4 fracture sequelae). J Bone Joint Surg Am. 2016;98(11):893–9.

[59] Raiss P, Alami G, Bruckner T, Magosch P, Habermeyer P, Boileau P, Walch G. Reverse shoulder arthroplasty for type 1 sequelae of a fracture of the proximal humerus. Bone Joint J. 2018;100–B(3):318–23.

[60] Hyun YS, Huri G, Garbis NG, McFarland EG. Uncommon indications for reverse total shoulder arthroplasty. Clin Orthop Surg. 2013;5(4):243–55.

第4章 肱骨干骨折畸形愈合

Malunions of the Humeral Shaft

Jacob J. Triplet　Benjamin C. Taylor　著

一、概述

（一）肱骨干骨折

肱骨干骨折约占所有骨折的 3%，据报道，每年每 10 万人中有 13 人发生此种骨折；老年人群的发病率更高，每年每 10 万人中有 100 人发生肱骨干骨折[1-7]。大部分的肱骨干骨折是由直接或间接的旋转暴力引起。肱骨干骨折约占成人肱骨骨折的 20%[4]。肱骨干骨折是指肱骨干近端胸大肌止点上缘或肱骨外科颈至肱骨髁上之间的区域发生的骨折[8]，其发病年龄呈双峰式分布，年轻患者多为高能量损伤，老年骨质疏松的患者多见低能量损伤[9-10]。通常，骨折的类型可以帮助骨科医生分析暴力的性质。横向、斜向、螺旋形、蝶形和粉碎性骨折分别表明存在牵拉、挤压、旋转、屈曲或高能量暴力[2,7]。

了解肱骨干的解剖对于指导肱骨干骨折的治疗具有十分重要的意义。肱骨干的远端横截面呈三角形，髓腔直径由近端向远端逐渐变细，并终止于肱骨髁上。肱骨干的血液供应主要来自肱动脉、肱深动脉和旋肱后动脉[11]。肱骨干主要依赖于肱动脉的穿支血管，这些滋养血管主要从肱骨干的中远端内侧面进入肱骨。肱骨

干骨折特别容易损伤桡神经。桡神经与肱深动脉伴行，近端经肱三头肌长头与内侧头之间，沿桡神经沟绕肱骨中段背侧旋向外下，至肱肌和肱桡肌之间。肱骨干骨折使桡神经有损伤和卡压的风险[12-14]。肱骨干远 1/3 螺旋形骨折比较容易出现桡神经损伤（Holstein-Lewis 骨折）（图 4-1）；据报道，此种骨折类型有近 18% 的概率会发生桡神经损伤[15]。此外，肌皮神经位于肱二头肌的深处，肱骨干骨折后也可能伤及肌皮神经。肱骨干上有许多肌肉附着，骨折后由于这些肌肉的牵拉会引起骨折的不同移位。肱骨干是肱肌、肱三头肌和肱桡肌的起点，同时也是三角肌和喙肱肌的止点，此外，胸大肌、大圆肌和背阔肌这三个强有力的内收内旋肌群均止于肱骨干。这些肌肉的牵拉力及患者的体型在肱骨干骨折后的骨折端移位中起着重要作用。大多数情况下，肱骨干骨折呈现短缩及内翻移位（图 4-2）。

对肱骨干解剖有透彻的认识可以更好地帮助肱骨干骨折的治疗。处理好肱骨干骨折通常取决于几个因素。首先，开放性骨折比闭合性骨折更具有明显的手术指征，肱骨干骨折中有近 5% 是开放性的（图 4-3）[9]。尽管有开放性肱骨干骨折进行保守治疗的报道[16]，但对于开放性骨折进行正规地伤口清创术，同时对骨

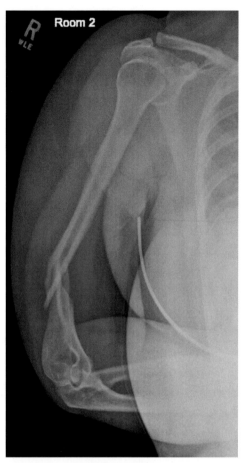

▲ 图 4-1　肱骨干远 1/3 螺旋形骨折，通常称为 Holstein-Lewis 骨折

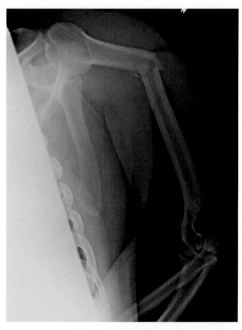

▲ 图 4-2　肱骨干骨折由于肌肉的牵拉和体态原因而呈典型的内翻移位

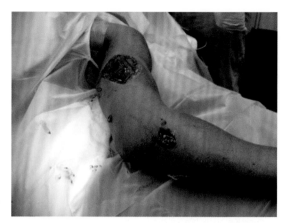

▲ 图 4-3　开放性肱骨干骨折会增加神经血管损伤和术后并发症的发生率

折进行稳定的固定，仍然是治疗的金标准。研究表明，肱骨干骨折非手术治疗和手术治疗后的感染率分别约为 3.2% 和 4.7% [17]。其次，神经血管损伤通常需要手术干预。需要注意的是，桡神经损伤是最常见的并发症，然而单纯的桡神经损伤并不能成为手术指征 [3, 14, 18]。大多数情况下，桡神经损伤需要长达 6～12 个月的观察来监测神经恢复情况。动脉损伤可能会加剧随之而来的骨筋膜室综合征，甚至引起血流动力学的不稳定。在这种情况下，需要密切的监测和临床判断以决定是否需要手术干预。最后，合并损伤，如多发伤、双侧肱骨干骨折或漂浮肘（图 4-4），这些通常都需要手术治疗以稳定骨折端。在受伤时，了解骨折的特征非常重要。明确骨折的特点有益于手术中对骨折的重建 [19]。对于肱骨干节段性骨折、移位骨折、粉碎性骨折，以及涉及关节面的骨折，可以通过手术干预获得良好的对线对位，以降低畸形愈合及骨不连的发生率。闭合复位夹板固定后肱骨的对线对位是否满意，决定着保守治疗最终的结果。肱骨是可以自由活动的长骨，肱骨干保守治疗不要求解剖复位。保守治疗最基本的复位要求是：允许冠状位上 30° 以内的成角，矢状位上 20° 以内的成角，以及 3cm 短缩 [20, 21]。患者的体态，尤其是那些乳房较大且

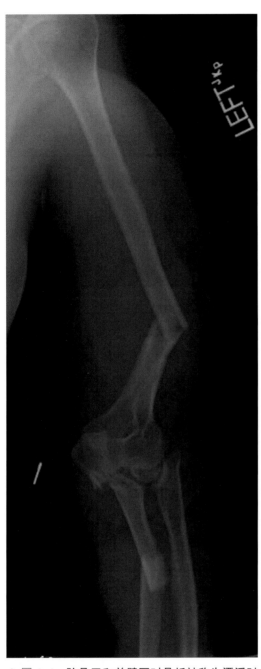

▲ 图 4-4　肱骨干和前臂同时骨折被称为漂浮肘损伤，是手术治疗的指征

下垂的患者，会影响保守治疗过程中肱骨干力线的维持，从而影响患者的疗效。如果闭合复位夹板固定不能达到上述复位的基本要求，那么有必要对患者行手术切开复位内固定治疗，以避免发生骨折畸形愈合或骨不连，从而造成肢体的功能障碍。对于病理性肱骨干骨折，推荐手术切开复位内固定[4]。最后，对于肱骨干

骨折骨不连的患者，采用切开复位内固定加骨折端充分植骨的治疗方法，可以获得满意的效果，因此被广泛应用于临床（图 4-5）[22, 23]。

如果对肱骨干骨折实施手术治疗，有钢板、髓内钉及外固定支架三种治疗方式可供选择（图 4-6）[4, 24-27]。其中，钢板内固定仍然是肱骨干骨折手术治疗的金标准[4, 27-29]。此外，髓内钉也是另外一种治疗肱骨干骨折常用且可行的方法[3, 30]，顺行和逆行肱骨髓内钉都是可行的[26, 31]。外固定架虽然在肱骨干骨折的Ⅰ期手术治疗中应用较少，但是在多发伤患者需要"创伤控制"或骨折需要临时固定的情况下，外固定支架是一种有效的治疗方式[32]。外固定支架可以用于肱骨干骨折合并烧伤或大面积开放性感染创面时的治疗。此外，有报道称使用 Ilizarov 技术治疗肱骨干骨折不愈合取得了成功[33-37]。

尽管上述的几种手术治疗方式有效，大多数肱骨干骨折仍然采用保守治疗，据报道，保守治疗的愈合率＞ 94%[14]。早在 3500 多年前，埃及人就用闭合复位夹板固定的方式来治疗肱骨干骨折，并取得了良好的效果[20]。再次强调，获得可接受的肱骨干力线是保守治疗成功的关键。由于肩关节和肘关节有很好的代偿作用，肱骨干骨折即使有一定程度的短缩、成角和（或）旋转畸形愈合，也不会对其功能及外观造成明显影响[2]。肱骨干骨折后，早期多数会先采用闭合复位、夹板或石膏固定的方法治疗（图 4-7）[38]。2 周后，根据患者的耐受情况和肢体的肿胀程度，改用定制的功能性支具进行固定（图 4-8），这样的方法已经被反复证明是有效的[16, 39-41]。肱骨功能性支具可以通过自身的重力和对骨折周围软组织的夹持来维持稳定，这种固定方式在维持骨折基本对位的同时，允许骨折端存在微动，这样的生物力学环境有利于骨折的愈合[42, 43]。而且，支具的使用可以降低费用，有利于患者进行个人卫生的清洁，

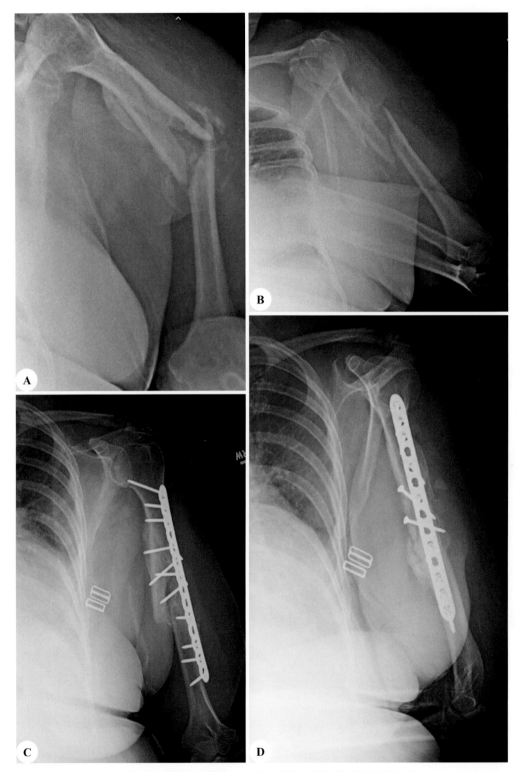

▲ 图 4-5　一名 44 岁体态肥胖的女性患者，X 线正侧位片显示肱骨干骨折不愈合

A 和 B. 骨折后单纯行吊带固定治疗有 9 个月的疼痛史；C 和 D. 对患者的骨不连进行切开复位钢板固定及自体髂骨植骨治疗

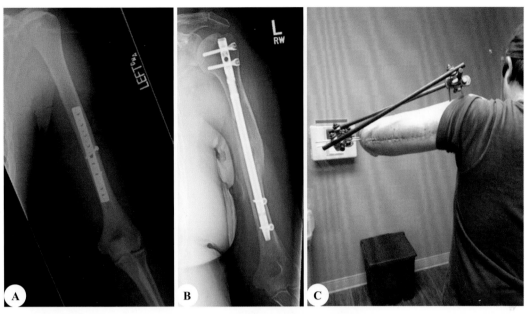

▲ 图 4-6　肱骨干骨折治疗的典型方式

A. 钢板；B. 髓内钉；C. 外固定支架

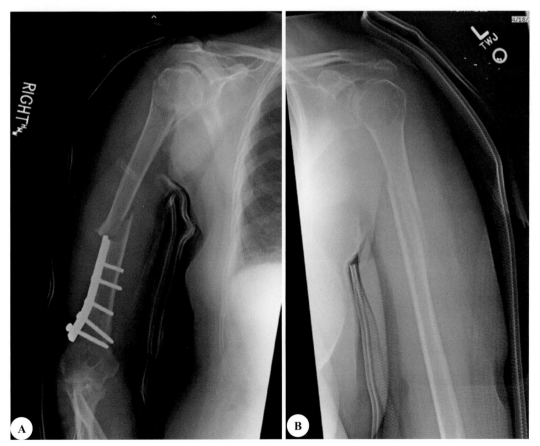

▲ 图 4-7　**A.** 一名 **53** 岁女性患者，节段性肱骨骨折，受伤约 **4h** 后使用夹板固定；**B.** 夹板固定范围不够的例子：夹板的内侧肢体没有延伸至肱骨轴裂缝

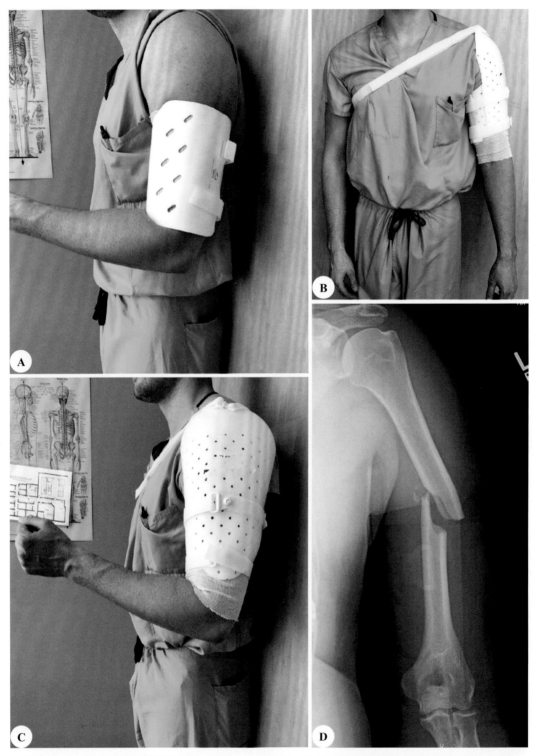

▲ 图 4-8　A 至 C. 正确佩戴骨折支具（**Sarmiento** 支具），有常规型与过肩型（适用于近端骨折）两种；
D. 不幸的是，可能患者支具佩戴不当，导致支具根本没有固定在骨折部位

提高了舒适度，还可以为患者早期功能锻炼提供保护[8, 12, 14, 40]。在文献回顾中，Papasoulis 等报道了使用功能性支具保守治疗肱骨干骨折的平均愈合时间为 10.7 周，这例患者内侧夹板不够高，没有超过内侧骨折线[14]。功能性夹板治疗开放性肱骨干骨折时，愈合时间稍长，为 13～14 周[8, 14, 44]。由于有良好的治疗效果，功能性夹板固定治疗的方法被认为是治疗肱骨干骨折的金标准（图 4-9）[14, 30, 38]。

（二）畸形愈合的定义

虽然畸形愈合可以简单地定义为在非解剖位置上愈合的骨折，但临床上需要一个更全面的定义来帮助指导治疗。首先，必须仔细地检查骨折初始的复位情况，其中包括肱骨干的力线、长度、旋转及成角，每一项的异常均可

能导致畸形愈合。其次，骨折发生的位置也很关键，骨折发生在肱骨干部、干骺端、是否涉及关节面均应考虑，骨折位于不同位置对复位的要求不尽相同。涉及关节面的骨折通常需要手术干预，因为受累关节功能的良好恢复，有赖于关节面的解剖复位。评估肱骨干骨折是简单骨折还是复杂骨折同样关键，简单骨折属于单平面的骨折，而复杂骨折涉及多个平面。通常认为，肱骨干畸形愈合的定义为在任何平面（前 / 后或内翻 / 外翻）成角＞ 20°或短缩≥ 2.5cm[38]。但是，除了矢状位上成角＞ 20° 为共识外，其他的研究认为冠状平面成角＞ 30° 和短缩＞ 3cm 才会被认为是肱骨干骨折的畸形愈合，因为畸形程度达不到以上标准，患者可以很好地代偿，极少引起肢体功能的障碍或外观的畸形（图 4-10）[20, 21]。

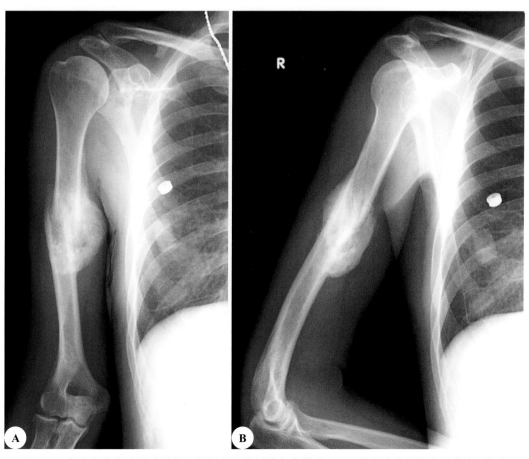

▲ 图 4-9　闭合复位保守治疗肱骨干骨折由于骨折端存在微动，可以获得有大量骨痂形成的二期愈合

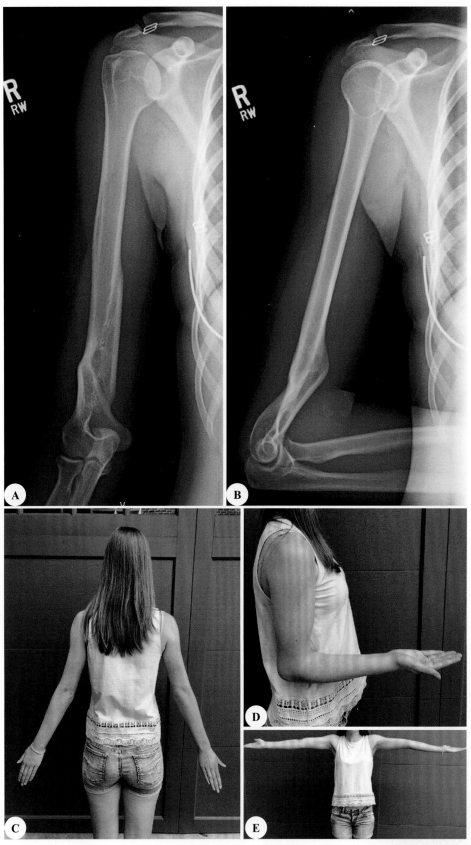

▲ 图 4-10　**A** 和 **B.** 一个活跃的女性患者，肱骨干远端骨折，有轻度移位，但骨折愈合良好；**C** 至 **E.** 最终她获得了和对侧肢体的无差别的功能活动

（三）区分骨折的畸形愈合与骨不连

肱骨干骨折畸形愈合与骨不连的鉴别至关重要。由于畸形愈合和骨不连的发病原因通常是不同的，因此外科干预的方式也不尽相同。要想区别两者，必须通过连续的影像学检查，因为它能判定骨折愈合及不愈合。一般认为，6个月未见骨痂生长或未见连续的骨痂生长或失去可接受的肱骨力线称为骨不连[22, 45]。保守治疗肱骨骨折发生骨不连，可能与以下几个因素有关，其中包括不听从医嘱佩戴支具、过度肥胖、特殊类型的骨折（如横型骨折）、开放性或病理性骨折、酗酒史、成角畸形、软组织损伤严重、合并疾病（如糖尿病、类风湿关节炎、骨质疏松）、抗炎药物使用、吸烟等[46]。但是，

大多数的骨不连是与多个因素相关的[22]。手术治疗肱骨干骨折发生骨不连的概率不高，据报道，发生率为 3%～5%[8, 47, 48]。然而，有零星的报道称，手术治疗后骨不连的发生率高达 50%[4, 40, 49, 50]。手术固定后发生肱骨干骨不连，最常见的原因是固定不牢靠（图 4-11）[22]。复位不充分、骨折端分离、钢板长度不够、内植物选择错误、骨质疏松固定失效、螺钉分布不当，以及其他的技术失误均可能导致肱骨干骨折术后骨不连的发生[15, 51]。在一些研究中，保守治疗肱骨干骨折多达 23% 发生了骨不连[10, 17, 40, 50]。但有另一些研究显示，保守治疗有较好的愈合率[8, 42]。肱骨近端 1/3 处骨折、AO 分型 A 型肱骨干骨折和假体周围骨折的骨不连的发生率较高（图 4-12）[14]。

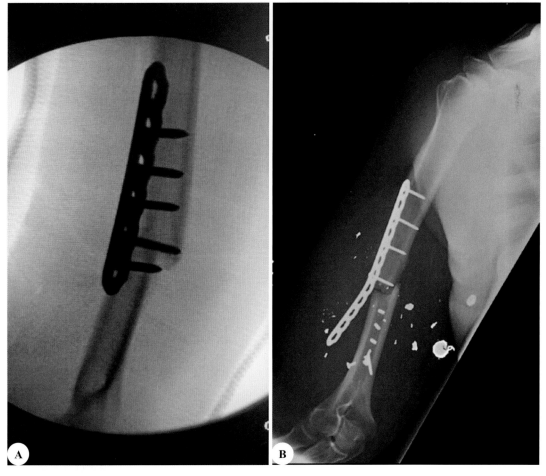

▲ 图 4-11　**A.** 钢板太短造成的固定不稳定；**B.** 依从性差的患者甚至把一些金属小碎片置入肌肉内

通常，骨不连分为两种类型：骨折端肥大性骨不连和萎缩性骨不连[45]。无论骨不连的类型如何，都可能会合并有感染、软组织损伤、关节不匹配、上肢力线异常[45]。这些并发症会加剧骨不连的预后不良，治疗往往需要多次分期手术，甚至发展为截肢。评估骨缺损、力学稳定性及生物学因素，这是至关重要的[22]。通常，骨不连的治疗需要良好的切开复位内固定同时进行植骨[22, 23]。内固定方式上，行钢板内固定后其愈合率为90%～98%，髓内钉的愈合率为91%～98%[52]。肱骨干骨折不愈合的治疗需要比较大的经济花费[53, 54]。

比肱骨干骨不连更常见的是肱骨干畸形愈合。绝大多数的肱骨干骨折可以采用保守治疗，最常用的方式是使用功能性支具固定。肱骨干骨折通常保守治疗，因为文献报道肱骨干骨折保守治疗有良好愈合率[14]。虽然保守治疗的患者愈合率高，但超过85%的患者会出现10°以内的残余畸形[14]。因此，保守治疗后会出现一定程度的畸形愈合。尽管一定范围内的畸形愈合可能不会影响肱骨的功能和外观，但是我们仍然需要注意畸形愈合的程度。另外，手术治疗肱骨干骨折也会出现畸形愈合，其原因为复位不佳、固定不稳、患者依从性差、骨折严重粉碎或骨缺损。

（四）畸形愈合的发生率

如前所述，肱骨干骨折畸形愈合的发生率远远高于骨不连的发生率，尤其是保守治疗的病例。有报道表明，在85%以上的肱骨干骨折保守治疗的患者存在10°以内的遗留畸形[14]。尽管手术治疗和保守治疗肱骨干骨折，均可能发生畸形愈合，但保守治疗会有较高的概率发生肱骨干在冠状位上的内翻畸形[12, 14, 17, 38, 44, 50, 55-57]。

严格意义上的肱骨干畸形愈合指任何平面内的成角＞20°，或者短缩≥2.5cm[38]。保守

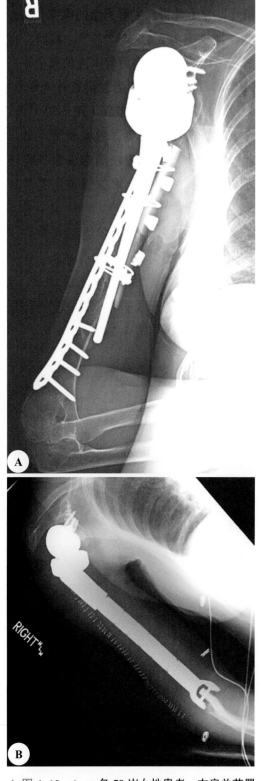

▲ 图 4-12　A. 一名 59 岁女性患者，右肩关节置换术后，由于松动和肱骨干骨折，进行了 5 次手术翻修；B. 由于严重的骨质疏松及肱骨远端骨量不足，最终做了全肱骨置换术

治疗的发生率约为 4.4%，也有一些文献报道发生率为 16%，这些畸形愈合可能会造成功能的缺失或外观的异常[14, 17, 38, 50, 55, 56, 58]。

（五）畸形愈合的结局

肱骨干可以很好地耐受畸形愈合。多项研究表明，成角畸形 < 20°，在功能上和外观上不会造成不良的影响[14, 16, 42, 50, 55]。但是，有些研究表明，影像学上的对位不良的程度可能和最终的功能无关[50]。Devers 等在近期的一项研究中显示，保守治疗肱骨干骨折中的畸形愈合并不影响患者的功能。同时，他们也指出在这些病例中，大约有 25% 的患者完成过顶运动是困难的，75% 的患者存在明显的外观畸形，这也是患者不满意的主要原因。因此，保守治疗的患者中，是否发生肢体外观畸形是患者最关心的问题。

保守治疗肱骨干骨折发生畸形愈合后会出现肩关节功能受限，尤其是外旋功能受限[55, 59, 60]。这个问题在老年患者中比年龄 < 45 岁的患者更容易出现[55]。以前，Sarmiento 等推测肩关节外旋功能受限可能和关节囊缩小有关[59]。Fjalestad 等观察了 67 例肱骨干骨折行功能性支具保守治疗的患者，结果显示，有 38% 的患者出现外旋功能受限[55]。通过 CT 可以更好地发现旋转受限的情况。尽管通过 CT 对角度的测量不能作为评判是否发生肩关节旋转不良的标准，但它可以作为预测肩关节是否发生旋转功能不良的一个指标。伤后到给予功能性支具固定的时间可能会是造成最终旋转不良的因素之一。与外旋功能受限的患者相比，无外旋功能受限的患者更早接受了功能性支具的固定（12 天 vs. 16 天）。因此，早期应用功能性支具可以减少畸形愈合及外旋功能受限的发生率。进一步的研究表明，功能性支具使用较晚的患者中，更多发生了骨折向后成角的畸形愈合。

伤后初始的固定方式会导致前臂和骨折远端的旋转，这可能是肩关节外旋受限的原因。以外展 90° 位评估肩关节的功能，20% 患者出现外旋功能丧失。因此，使用功能性支具保守治疗肱骨干骨折出现上肢外旋功能受限的原因可能是旋转畸形对位和肩关节囊内改变。相反，其他的研究报道了在保守治疗后 10°～15° 的内旋或外旋功能丧失，对患者的功能影响很小，不影响患者的满意度[38]。另外，畸形愈合除了影响肩关节的外旋功能外，还会影响肩关节的外展及肘关节的伸直功能[14]。

二、畸形愈合的原因

保守治疗和手术治疗肱骨干骨折都可能出现畸形愈合。保守治疗发生畸形愈合和以下因素相关：不配合支具固定、体重指数、特殊的骨折类型（如横形骨折）、明显成角移位、软组织损伤、并发症（糖尿病、类风湿关节炎、骨质疏松）、抗炎药的使用及吸烟史[46]。另外，功能性支具使用的时间也是发生畸形愈合的原因之一[38]。但是，很多研究也表明，即使是依从性很好的佩戴支具保守治疗的患者，也时常发生畸形愈合[38]。此外，危险因素中的肥胖和并发症，畸形愈合与不发生畸形愈合的患者相比较，无显著性差异[38]。与骨不连相似，手术治疗肱骨干骨折畸形愈合与骨折固定不稳定有关。复位不良、骨折端分离、钢板长度不足、内植物选择不当、骨质疏松固定方式错误、螺钉分布欠佳及外科技术的失误均为发生骨折畸形愈合的危险因素。

患者因素

治疗肱骨干骨折畸形愈合考虑患者方面的因素是非常重要的。患者的年龄、经济状况、功能要求及软组织的完整性是要首先考虑的问题。如前所述，全身状况、并发症、吸烟史、血糖控制情况、营养状态均会影响到骨折的预后[46]。值得注意的是，骨缺损是骨折畸形愈合的一个高危因素，它可能会影响到治疗方式的选择。

首先，我们要对患者进行教育，让他们知道大部分肱骨干骨折可以通过保守治疗取得成功。同时要告知患者，保守治疗可能会有一定程度的畸形，通常情况下不会影响功能及外观。但同时也要让患者知晓，保守治疗可能会出现一定的外观畸形和功能受限，尤其是外旋功能[38, 55]。虽然有几个重要因素需要考虑，但患者对功能的需求和治疗后的期望可能是治疗中最重要的因素。并发严重基础病或对功能要求不高的患者，对畸形愈合有很好的耐受性。上肢畸形愈合的耐受性比下肢要好很多。研究显示，保守治疗后的畸形愈合无明显疼痛，功能预后良好，患者满意度高[38]。

三、评估

（一）病史

获得准确的病史对正确处理肱骨干骨折畸形愈合是必要的。了解受伤史、基础病、治疗经过、功能需求及感染风险对正确施治是非常重要的。如上所述，有许多因素会导致肱骨干骨折畸形愈合，但是多篇文献报道这些因素在骨折畸形愈合与正常愈合的患者中没有显著性差异[38]。另外，在配合保守治疗的患者中，有超过 16% 的病例出现骨折畸形愈合[38]。最近有报道称，保守治疗的患者中有 37% 的失败率，同时 27% 的患者改行了手术治疗[61]。

我们始终要考虑肱骨干再骨折发生的可能性，应询问患者自初次受伤以来是否遭受过其他创伤。最后，获得患者的疗效评价，特别是

日常生活能力的评定是很重要的。由于肱骨干畸形愈合已被证明会影响肩部的活动[55, 59]，所以要重视肩关节功能的评价，通常患者的自我评价对获得主观方面的数据是很有帮助的[62, 63]。

（二）体格检查

与骨科的任何检查一样，应对受累肢体进行全面评估。首先，在静止和运动状态下观察肢体的畸形情况，而后全面评估肩肘关节的活动范围。因为采用功能性支具固定保守治疗肱骨干骨折，由于较长时间的制动，可能会影响到肩关节的功能，所以要从多个平面的活动度评估肩关节的功能。Fjalestad 等证实，在肩关节外展 90° 时，这些患者的外旋功能有不同程度的丢失[55]。我们需要对照健侧肢体进行肩关节的前屈、后伸、外展、内收、内旋、外旋功能的检查。肘关节的前屈、后伸、旋前及旋后功能是日常生活所必需的，所以要仔细予以评估。患者如果日常生活受到了影响，那么就需要手术治疗以矫正畸形。Namdari 等最近的研究界定了日常生活所必需的肩关节功能范围[64]。这个范围是前屈 121°，后伸 46°，外展 128°，搭肩内收 116°，水平外展 59°，体侧内旋 102°。最后，评估肩肘关节的主被动活动情况。肩关节囊的变化可能会影响肩关节的主被动活动[59]。此外，尽管获得一个满意的全肩关节功能是治疗的目标，但是已经被多次证实的是，部分肩关节功能的丢失不会影响患者的日常生活[64]。对于任何一个患者，我们都要对以上的内容做详细的评估。

（三）实验室检查

在肱骨干骨折畸形愈合的病例中，只有在某些情况下，实验室检查才会是有帮助的。因为患者的骨折已经愈合，所以和治疗骨不连不同，无须对患者进行营养、感染及其他病因方

面的全面检查。但是，如果骨不连和骨折畸形愈合无法鉴别，那么还是推荐要进行全面的实验室检查。建议进行基础感染指标检查，如全血细胞计数、红细胞沉降率和 C 反应蛋白。怀疑营养不良时，应考虑检查代谢方面指标，其中包括白蛋白、维生素 D、甲状旁腺激素、血清钙、磷酸盐和碱性磷酸酶。

当考虑要手术治疗肱骨干骨折畸形愈合时，对骨量的评估是非常重要的。我们通常采用 X 线来评估骨量。但是，当平片上能看到骨量减少时，其实骨量的丢失早就开始了。事实上，当平片发现骨量减少时，已经发生了 30%～50% 的骨量丢失[65]，因此，推荐使用 CT 或双能 X 线骨密度检查仪（dual-energy X-ray absorptiometry，DEXA）来评估。DEXA 与 CT 相比较，可获得的信息更全面，而且辐射量小。

（四）X 线检查

高质量的 X 线可以很好地监测肱骨干骨折保守治疗或手术治疗后的畸形愈合。在受伤初期，通过 X 线检查，可以监测初始复位的质量，骨折端对线、长度、旋转及成角的情况，哪个平面上存在对位不良，同时可以确定骨折位于干部、干骺端、是否涉及关节面。如前所述，延伸至关节面的骨折通常需要手术干预，因为关节面的解剖复位对受累关节的正常功能恢复是必要的。骨折的愈合有赖于生物学因素和机械因素[66]。由于检查方法和治疗选择的不同，区分肱骨干畸形愈合和骨不连是必要的。了解如何正确评估愈合是很重要的，也是很复杂的。由于骨的桥接发生在不同的模式中，如骨膜、骨内膜和皮质间，所以用 X 线来量化骨折愈合的程度是有困难的[67]。

一般来讲，骨折愈合定义为在正侧位 X 线上的四个皮质中，至少有三个皮质有明确的连续性骨痂桥接[68, 69]。骨折一旦愈合，那么就需

要鉴别是否存在畸形愈合。肱骨干畸形愈合定义为任何平面（冠状位、矢状位）上成角＞20° 或短缩≥2.5cm[38]。但是，除了矢状位上成角＞20° 为大家的共识外，也有学者认为，冠状位上成角＞30° 或短缩＞3cm 会影响肢体的功能和外观，属于畸形愈合[20, 21]。

（五）CT/MRI

在大多数情况下，肱骨干骨折畸形愈合的诊断只需要高质量的 X 线检查，并不需要 CT、MRI 的进一步检查。而对于那些肱骨干畸形愈合影响到功能及外观需要手术治疗的病例，CT、MRI 检查可以很好的辅助完成术前计划。CT 可以比平片更好地评估骨折愈合的情况，并且可以帮助鉴别畸形愈合和骨不连。此外，CT 和 MRI 可以用来评估是否存在感染或病理性因素。CT 可以通过重建了解到比平片更多的骨折畸形愈合的信息，通过经上髁轴（transepicondylar axis，TEA），可以计算出肱骨干旋转畸形愈合的程度，为骨折截骨矫形提供可靠的数据。MRI 可以评估软组织条件和测量肢体的力线。最近，利用 CT、MRI 术前计划，采用一刀截骨术治疗复杂长骨畸形的方法已被报道[70]。

四、治疗

（一）肱骨干骨折的 I 期治疗

1. 保守治疗肱骨干骨折

大多数的肱骨干骨折可以采用保守治疗，所以有必要了解保守治疗的基本步骤。保守治疗的方式有多种，常用的是闭合复位，予以肘后夹板或石膏固定，以及三角巾悬吊[38]。通常，在地球引力和骨折远端重力的作用下，肱骨干的长度可以得到恢复，我们需要用一个外

翻支具来对抗内翻暴力，这一点在体型肥胖或乳房丰满的患者中尤其重要，因为他们有潜在的内翻移位应力的存在。我们必须理解不同位置肱骨干骨折的应力特点和移位规律，有如下三种情况：第一，骨折线位于胸大肌止点近端的肱骨干骨折，骨折近端由于肩袖的牵拉发生外展外旋移位，骨折远端由于三角肌及胸大肌的牵拉向内上方移位；第二，骨折线位于胸大肌止点和三角肌粗隆之间的肱骨干骨折，骨折近端受胸大肌、大圆肌和背阔肌的牵拉，向内侧移位，而骨折远端受三角肌的牵拉向外上方移位；第三，骨折线位于三角肌粗隆以远的肱骨干骨折，骨折近端受三角肌牵拉，发生外展移位，而骨折远端受肱二头肌及肱三头肌的牵拉保持旋转中立位，但会发生短缩移位。

吊臂石膏的治疗依赖于石膏中手臂重量牵引来帮助骨折复位。一般来说，这种治疗方法适用于短缩和肱骨干中段斜型或螺旋型骨折，而横型和短斜型骨折由于重力的牵引会引起骨折端的分离，有可能影响骨折的愈合，被认为是相对的禁忌证。夹板固定术的原理和石膏相似，但相对于石膏固定而言，它具有更好的稳定性，同时减少了重力的牵引，因此更适合应用于急性损伤。由于横型骨折和短斜型骨折是石膏固定的相对禁忌证，因此这些类型的骨折可以选择夹板固定术，夹板固定术常见的并发症是夹板松动和腋窝部刺激。Velpeau 固定术也称为胸臂固定术，适用于不需要复位或轻度移位的老年肱骨干骨折患者，这种保守治疗方式的优点是患者固定后感觉比较舒适。现在，肩关节人字形石膏仅仅用于需要将肩关节固定在外展外旋位的骨折治疗中，其他情况已经很少使用。

尽管肱骨干骨折保守治疗有多种方式，但功能性支具是最常用的方式。由于功能性支具由 Sarmiento 推广[16]，因此通常也被称为 Sarmiento 支具，其具有良好的、可靠的及可重复的临床效果[8, 10, 40, 42, 43, 56, 59]。由于肩肘关节的活动可以代偿肱骨干多个平面上的畸形和短缩[2]，因此保守治疗肱骨干骨折只需要维持必要的对位对线，无须达到解剖复位。只要维持必要的对位，一定程度上的畸形愈合及短缩不会影响患者的功能及外观。过去，常用的固定方式有绑带、U 形石膏、吊臂石膏、组合夹板及后侧或外展支具[38, 71]。但是，这些固定方式均需要肘关节制动，导致肘关节僵硬的并发症时常发生，成了这些疗法的主要缺点。因此，理想的保守治疗方式是，既能维持骨折的固定，又不影响肘关节的功能。功能性支具的设计意识到了既往保守治疗方式的局限性，并很好地规避了这一缺点。

在肱骨干骨折的治疗中，功能性支具（Sarmiento 支具）提供了良好的重力牵引及动态软组织加压，保持满意的骨折对位并允许骨折端微动，从而促进骨折的愈合[42, 43]。此外，它还避免了肩部和肘部的运动限制，降低了成本，改善了患者的舒适度，并便于个人卫生的清洁[8, 12, 14, 40]。但是，在肱骨干骨折的早期，功能性支具并不适合使用，通常在骨折后 2 周内，我们需要根据患肢的肿胀情况及患者的舒适度选用预制的组合式夹板临时固定[16, 39–41]。功能性支具的应用时机对于减少外旋受限的发生率是很重要的[55]。一般来说，早期使用功能性支具可以获得更好的功能和外观。最近的一项回顾性研究表明，使用功能性支具保守治疗肱骨干骨折，平均的愈合时间是 10.7 周[14]，而在开放性骨折中，平均愈合时间要长，为 13～14 周[8, 14, 44]。Sarmiento 等回顾性研究了 922 例患者，总的愈合率为 97%[8]。其他的学者也报道了类似的结果。Zagorski 等在一项研究中发现，233 例患者的愈合率为 98%，优良率为 95%[44]。然而，最近证实使用功能性支具保守治疗有 37% 的失败率，同时有 27% 的患者需要转行手术治疗[61]。

功能性支具的设计可以适合整天佩戴。尽管骨折平均愈合的时间为 10.7 周，但一些因素也会影响支具佩戴的时间[55]。完成功能性支具固定后，即刻开始康复锻炼，早期先进行肘、腕部的不持重练习和肩部的钟摆运动，3～6 周后，逐渐开始肩部的被动锻炼到主动功能锻炼[4]。

多种因素影响着骨折的愈合，其中最主要的因素是患者的健康状况。吸烟、血管病变、糖尿病都会使得骨折的愈合时间延长。使用功能性支具成功的关键是患者的依从性，包括合理的佩戴支具，每天使用的时间及维持治疗的时间。如果依从性差，可能会导致功能受限，或因不愈合及畸形愈合导致明显的外观畸形（图 4-13）。在一些研究中指出，保守治疗的不愈合率高达 50%[4, 17, 39, 40, 50]。最近的一些资料显示，由于医生对保守治疗后畸形愈合的担忧，所以选择手术治疗肱骨干骨折的数量增加[4, 19, 30]。总之，功能性支具保守治疗肱骨干骨折具有良好的愈合率、满意的功能和可接受的外观，因此被认为是治疗肱骨干骨折的金标准[14, 30, 38]。

2. 手术治疗肱骨干骨折

由于大部分的肱骨干骨折可以采用保守治疗，手术治疗肱骨干骨折的适应证较少，主要有多发骨折、病理性骨折、闭合复位失败、保守治疗过程中失败、合并血管损伤、合并前臂骨折（漂浮肘）、节段性骨折、涉及关节面的骨折、双侧肱骨干骨折、开放性骨折、骨不连及贯穿伤导致的骨折合并神经损伤。

手术的方式有几种。切开复位内固定术可以在不损伤肩袖的情况下，直视骨折端进行复位内固定。髓内钉适用于节段性骨折，常见于高能量损伤、病理性骨折或严重的骨质疏松。由于顺行髓内钉损伤肩袖，因此术后肩痛是常见的并发症。此外，在髓内钉锁定时可能会伤及腋动脉、前臂外侧皮神经和桡神经。外固定支架适用于感染性骨不连、烧伤、严重的软组织损伤等，钉道感染、神经血管损伤、不愈合及畸形愈合是其常见的并发症。

据报道，手术治疗肱骨干骨折的愈合率高达 98%[4, 18, 26, 72, 73]。很少有文献对手术和保守治疗肱骨干骨折进行对照研究[3, 74-76]。目前缺乏比较肱骨干骨折手术治疗与保守治疗的多中心随机对照试验[4]。通过临床疗效及经济花费来评价保守治疗及手术治疗肱骨干骨折的临床试验正在进行。同样，Mahabier 等对 186 例肱骨干骨折的患者进行了一项回顾性研究，评价内容包括愈合时间及并发症，结果显示延迟愈合率相近，愈合的时间不同，可惜这项研究没有直接比较畸形愈合的发生率[3]。van Middendorp 等进行了一项多中心前瞻性队列研究，对比 47 例患者，分别采用功能性支具保守治疗和不扩髓的逆行髓内钉治疗，结果显示两组愈合率均 > 90%，在疼痛、肩关节、肘关节活动范围及恢复工作方面，两组无差异。手术治疗组的患者在 6 周时肩部外展力、肘关节屈曲力、手的功能定位和恢复娱乐活动的能力更强，但在 1 年后，上述功能在两组中没有明显差异[75]。他们指出，虽然手术治疗组在早期的功能方面优于保守治疗组，但保守治疗组在 1 年后获得了和手术治疗组一样的功能和满意度。同样，这项研究也没有把畸形愈合的发生率纳入进去。

一些研究比较了钢板和髓内钉治疗肱骨干骨折的疗效[27, 29, 77-84]。在随机对照试验和非随机对照试验的 Meta 分析中，Dai 等比较了动力加压钢板和交锁髓内钉治疗肱骨干骨折的疗效，结果显示两组治疗方式在不愈合率及再手术率上无明显差异[27]。同样，Ouyang 等的研究也得出了相同的结论[79]。在一项前瞻性研究

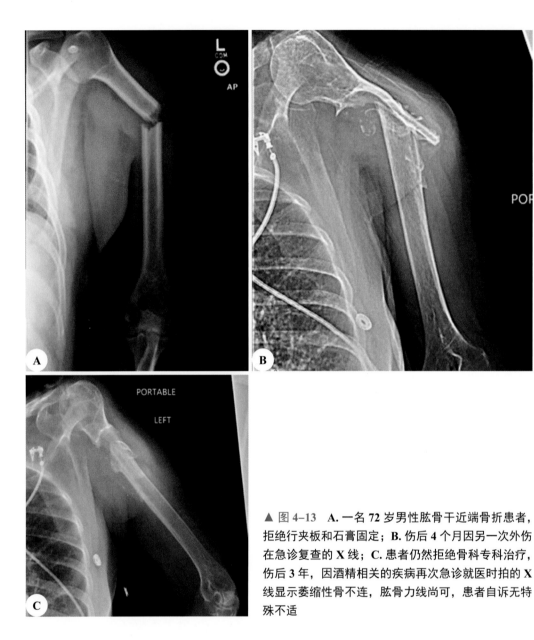

▲ 图 4-13　**A.** 一名 **72** 岁男性肱骨干近端骨折患者，拒绝行夹板和石膏固定；**B.** 伤后 **4** 个月因另一次外伤在急诊复查的 **X** 线；**C.** 患者仍然拒绝骨科专科治疗，伤后 **3** 年，因酒精相关的疾病再次急诊就医时拍的 **X** 线显示萎缩性骨不连，肱骨力线尚可，患者自诉无特殊不适

中，Singh 等比较了交锁髓内钉和锁定加压钢板治疗肱骨干骨折骨不连的疗效，结果显示，两种治疗方式都有良好的功能结果和可接受的并发症发生率[85]。Padhye 等评估了钢板、髓内钉、Ilizarov 支架及游离腓骨支撑治疗肱骨干骨不连的疗效，他们的结论是加压钢板的效果最佳[37]。他们同时指出，Ilizarov 支架在治疗感染性骨不连时，可以临时固定骨折端，而游离腓骨支撑可以增强骨折固定的稳定性。不管肱骨干骨折采用何种手术治疗方式，都有相关的风险，其中包括骨不连、感染和桡神经损伤，所

有这些并发症的发生率均＜ 10%[4, 18, 72, 86]。

（二）肱骨干骨折畸形愈合的治疗

肱骨干骨折畸形愈合的治疗需要考虑几个方面的因素，其中最重要的是患者对功能的需求。如前所述，肱骨干可以很好地耐受一定程度的畸形愈合，而不会有明显的功能障碍和外观畸形。但是，对于有明显功能障碍及外观畸形的患者应该考虑积极治疗。在这些病例中，对于那些功能要求不高、有明确手术禁忌证、处于姑息治疗中或拒绝手术治疗的患者，应该

首先考虑保守治疗。除此之外，均应积极地采取手术治疗的方式，从而改善患者的功能及外观的畸形，但必须注意的是，手术治疗也是有风险的。

手术治疗增加了桡神经损伤的风险，因为桡神经可能被骨痂包绕。通常桡神经在肱骨中下段经桡神经沟，由内上走向外下，进而走行于肱肌与肱桡肌间隙。在手术操作前，优先把桡神经小心地游离出来是非常关键的（图4-14）。桡神经在术中游离后，可能会发生短暂的感觉或运动功能障碍。

五、作者的治疗选择

- 无症状的畸形愈合：不需要治疗，一般根据需要进行随访即可。

- 有症状的局部萎缩性畸形愈合：由于肱骨可以很好地耐受短缩，因此可以考虑行闭合楔形截骨术。同时缩短肱骨也可以改善截骨部位肱骨的畸形。如果需要恢复肱骨的长度，那么可以采用开放截骨术或滑移截骨术。对侧肱骨 X 线有助于术前计划的拟定，同时双侧肱骨 CT 扫描可以帮助确定需要纠正旋转畸形的

度数。如果先前骨折端的愈合呈萎缩状态，那么推荐采用自体骨移植术，如自体髂骨移植或股骨骨髓移植术（DePuy SynthesReamer-Irrigator-Aspirator, Warsaw, IN, USA）。

- 有症状的局部膨大性畸形愈合：手术方式和萎缩畸形愈合相似，但除了截骨固定后仍存在骨缺损需要自体骨植骨外，一般情况下不需要植骨治疗。

- 外固定支架的应用：环形外固定支架较少应用于治疗肱骨干骨折畸形愈合，尽管从理论上讲，外固定支架可以恢复肱骨的长度、力线并纠正旋转。但由于佩戴外固定支架可能会影响到患者的生活，所以在术前有必要让患者知晓外固定支架的性能及佩戴的时间。

- 关节置换术：如果肱骨干骨折畸形愈合合并晚期关节炎（尤其是肱盂关节）或畸形愈合的部位位于假体周围，那么矫正畸形截骨的部位就可能接近或经过假体柄。在这种情况下，建议使用翻修柄或肿瘤型假体，这样就可以在矫正畸形的同时，不必担心骨折的愈合，而且患者在术后可以早期活动。但是在肘关节置换术后，患肢会永久性地限制持重。

六、病例讨论

（一）病例 1

一名 68 岁男性急诊患者，既往有帕金森病，1 小时前从两层台阶上跌落，右手着地导致右肱骨干骨折（图 4-15）。急诊科医生予以夹板固定，并转入上肢科进一步专科治疗。考虑到患者有帕金森病，并且骨折的位置可以接受，因此采用了保守治疗，伤口 11 天，给患

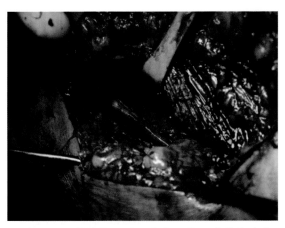

▲ 图 4-14　在肱骨干畸形愈合及骨不连的治疗中，桡神经均应清楚地显露并加以保护，同时有必要让患者知晓术中有损伤桡神经的风险

者改用了 Sarmiento 支具。大约 4 周后，拆除 Sarmiento 支具，改用前臂吊带固定，固定期间给予规范化治疗，大约再过 5 周后，去除吊带，并逐渐予以患肢持重功能练习。

伤后 5 个月，患者允许不受限制的活动，并按要求定期随访。最终随访时，患者肘关节无疼痛并活动正常，仅有轻微的肩关节僵硬。最终的 X 线显示肱骨干畸形愈合（图 4-15），但患者对最终的功能满意，并决定不再接受进一步的手术治疗。

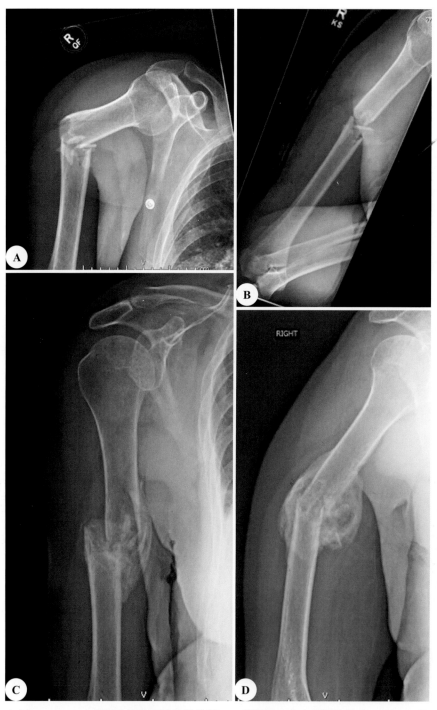

▲ 图 4-15　A. 1 例轻度粉碎的肱骨干骨折；B. 采用超关节支具固定治疗；C 和 D. 最终随访为无症状的畸形愈合

（二）病例 2

一名 67 岁女性患者，在搞卫生时不慎从梯子上滑落，导致右侧肱骨干近端骨折（图 4-16A）。患者为单纯骨折，没有合并神经血管的损伤，起初予以保守治疗，先用普通支具固定，伤后 19 天改用超关节支具固定（图 4-16B）。患者开始了一些简单的肘部、前臂和手部自我功能锻炼，伤后大约 4 个月患者去除

了固定支具。

伤后接近 11 个月时，由于对患肢外观不满意，患者咨询了另外一位医生。患者可以完成她的秘书工作，但她持重时患肢轻度疼痛，并伴有一定程度的肩关节僵硬，而且不能完成过顶运动。复查的 X 线见图 4-16C 和 D。考虑到她骨折愈合可能有问题，医生给她做了 CT 扫描，显示骨折部位仅有少量骨痂形成。实验室检查方面，除了 25- 羟基维生素 D 为 22ng/ml，

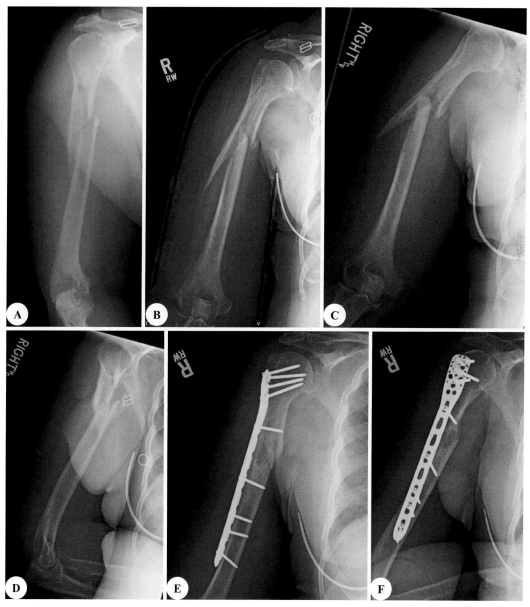

▲ 图 4-16 **A.** 肱骨干近端骨折；**B.** 骨折延伸至肱骨近端干骺端；**C** 和 **D.** 予以超关节骨折支具固定后，仍然有一些内翻畸形最终萎缩性畸形愈合；**E** 和 **F.** 行截骨矫形术后最终随访时的 **X** 线

其他的感染指标和代谢指标均在正常范围内。患者没有吸烟史，没有滥用药物或其他影响骨折愈合的既往史。

患者由于对患肢的外观不满意，同时期待骨折获得更好的愈合，最终选择了截骨矫形手术。骨折后差不多 1 年时，患者向肱骨近端延伸的粉碎骨折已经完全愈合，这时给患者施行了原始骨折线处的截骨矫形手术。为了减少剥离的范围，暂不处理近端向外成角移位的骨折端，先用骨刀将原始骨折线处愈合的部分凿开，而后用摆锯修整骨折远近端的边缘，使其获得

良好的对合。最后经肩部及肱骨干远端前外侧切口插入一块长的解剖型肱骨近端钢板，完成骨折的固定。

术后，患者对肱骨的外形感到满意，但是出现了桡神经损伤（完全运动障碍、部分感觉障碍）。在 6 个月随访时，患者桡神经的功能已完全恢复。患者在术后立即开始上肢的活动，范围不受限制，但前 6 周的持重不超过 10 磅（约 4.54kg）。术后 1 年随访，患者可以继续工作，并且患肢的功能和外观均得到改善。

参 考 文 献

[1] Brinker MR, O'Connor DP. The incidence of fractures and dislocations referred for orthopaedic services in a capitated population. J Bone Joint Surg Am. 2004;86–A(2):290–7.

[2] Court-Brown CM, Caesar B. Epidemiology of adult fractures: a review. Injury. 2006;37(8):691–7.

[3] Mahabier KC, Vogels LM, Punt BJ, Roukema GR, Patka P, Van Lieshout EM. Humeral shaft fractures: retrospective results of non-operative and operative treatment of 186 patients. Injury. 2013;44(4):427–30.

[4] Ramo L, Taimela S, Lepola V, Malmivaara A, Lahdeoja T, Paavola M. Open reduction and internal fixation of humeral shaft fractures versus conservative treatment with a functional brace: a study protocol of a randomised controlled trial embedded in a cohort. BMJ Open. 2017;7(7):e014076.

[5] Igbigbi PS, Manda K. Epidemiology of humeral fractures in Malawi. Int Orthop. 2004;28(6):338–41.

[6] Tsai CH, Fong YC, Chen YH, Hsu CJ, Chang CH, Hsu HC. The epidemiology of traumatic humeral shaft fractures in Taiwan. Int Orthop. 2009;33(2):463–7.

[7] Rose SH, Melton LJ 3rd, Morrey BF, Ilstrup DM, Riggs BL. Epidemiologic features of humeral fractures. Clin Orthop Relat Res. 1982;168:24–30.

[8] Sarmiento A, Zagorski JB, Zych GA, Latta LL, Capps CA. Functional bracing for the treatment of fractures of the humeral diaphysis. J Bone Joint Surg Am. 2000;82(4):478–86.

[9] Tytherleigh-Strong G, Walls N, McQueen MM. The epidemiology of humeral shaft fractures. J Bone Joint Surg Br. 1998;80(2):249–53.

[10] Ekholm R, Adami J, Tidermark J, Hansson K, Tornkvist H, Ponzer S. Fractures of the shaft of the humerus. An epidemiological study of 401 fractures. J Bone Joint Surg Br. 2006;88(11):1469–73.

[11] Laing PG. The arterial supply of the adult humerus. J Bone Joint Surg Am. 1956;38–A(5):1105–16.

[12] Pehlivan O. Functional treatment of the distal third humeral shaft fractures. Arch Orthop Trauma Surg. 2002;122(7):390–5.

[13] Pollock FH, Drake D, Bovill EG, Day L, Trafton PG. Treatment of radial neuropathy associated with fractures of the humerus. J Bone Joint Surg Am. 1981;63(2):239–43.

[14] Papasoulis E, Drosos GI, Ververidis AN, Verettas DA. Functional bracing of humeral shaft fractures. A review of clinical studies.

Injury. 2010;41(7):e21–7.

[15] Mast JW, Spiegel PG, Harvey JP Jr, Harrison C. Fractures of the humeral shaft: a retrospective study of 240 adult fractures. Clin Orthop Relat Res. 1975;112:254–62.

[16] Sarmiento A, Kinman PB, Galvin EG, Schmitt RH, Phillips JG. Functional bracing of fractures of the shaft of the humerus. J Bone Joint Surg Am. 1977;59(5):596–601.

[17] Denard A, Jr., Richards JE, Obremskey WT, Tucker MC, Floyd M, Herzog GA. Outcome of nonoperative vs operative treatment of humeral shaft fractures: a retrospective study of 213 patients. Orthopedics. 2010;33(8). https://doi. org/10.3928/01477447–20100625–16.

[18] Dabezies EJ, Banta CJ 2nd, Murphy CP, d'Ambrosia RD. Plate fixation of the humeral shaft for acute fractures, with and without radial nerve injuries. J Orthop Trauma. 1992;6(1):10–3.

[19] Ali E, Griffiths D, Obi N, Tytherleigh-Strong G, Van Rensburg L. Nonoperative treatment of humeral shaft fractures revisited. J Shoulder Elb Surg. 2015;24(2):210–4.

[20] Walker M, Palumbo B, Badman B, Brooks J, Van Gelderen J, Mighell M. Humeral shaft fractures: a review. J Shoulder Elb Surg. 2011;20(5):833–44.

[21] Carroll EA, Schweppe M, Langfitt M, Miller AN, Halvorson JJ. Management of humeral shaft fractures. J Am Acad Orthop Surg. 2012;20(7):423–33.

[22] Miska M, Findeisen S, Tanner M, Biglari B, Studier-Fischer S, Grützner PA, et al. Treatment of nonunions in fractures of the humeral shaft according to the diamond concept. Bone Joint J. 2016;98–B(1):81–7.

[23] Peters RM, Claessen FM, Doornberg JN, Kolovich GP, Diercks RL, van den Bekerom MP. Union rate after operative treatment of humeral shaft nonunion— a systematic review. Injury. 2015;46(12):2314–24.

[24] Cole PA, Wijdicks CA. The operative treatment of diaphyseal humeral shaft fractures. Hand Clin. 2007;23(4):437–48, vi.

[25] An Z, Zeng B, He X, Chen Q, Hu S. Plating osteosynthesis of mid-distal humeral shaft fractures: minimally invasive versus conventional open reduction technique. Int Orthop. 2010;34(1):131–5.

[26] Ingman AM, Waters DA. Locked intramedullary nailing of humeral shaft fractures. Implant design, surgical technique, and clinical results. J Bone Joint Surg Br. 1994;76(1):23–9.

[27] Dai J, Chai Y, Wang C, Wen G. Dynamic compression plating versus locked intramedullary nailing for humeral shaft fractures: a meta-analysis of RCTs and nonrandomized studies. J Orthop Sci. 2014;19(2):282–91.

[28] Heineman DJ, Bhandari M, Nork SE, Ponsen KJ, Poolman RW. Treatment of humeral shaft fractures— meta-analysis reupdated. Acta Orthop. 2010;81(4):517.

[29] Wang X, Chen Z, Shao Y, Ma Y, Fu D, Xia Q. A meta-analysis of plate fixation versus intramedullary nailing for humeral shaft fractures. J Orthop Sci. 2013;18(3):388–97.

[30] Clement ND. Management of humeral shaft fractures; non-operative versus operative. Arch Trauma Res. 2015;4(2):e28013.

[31] Lin J, Hou SM, Hang YS, Chao EY. Treatment of humeral shaft fractures by retrograde locked nailing. Clin Orthop Relat Res. 1997;342:147–55.

[32] Basso M, Formica M, Cavagnaro L, Federici M, Lombardi M, Lanza F, Felli L. Unilateral external fixator in the treatment of humeral shaft fractures: results of a single center retrospective study. Musculoskelet Surg. 2017;101(3):237–42.

[33] El-Rosasy MA. Nonunited humerus shaft fractures treated by external fixator augmented by intramedullary rod. Indian J Orthop. 2012;46(1):58–64.

[34] Tomic S, Bumbasirevic M, Lesic A, Mitkovic M, Atkinson HD. Ilizarov frame fixation without bone graft for atrophic humeral shaft nonunion: 28 patients with a minimum 2–year follow-up. J Orthop Trauma. 2007;21(8):549–56.

[35] Kocaoglu M, Eralp L, Tomak Y. Treatment of humeral shaft non-unions by the Ilizarov method. Int Orthop. 2001;25(6):396–400.

[36] Sioros VS, Lykissas MG, Pafilas D, Koulouvaris P, Mavrodontidis AN. Ilizarov treatment of humeral shaft nonunion in an antiepileptic drug patient with uncontrolled generalized tonic-clonic seizure activity. J Orthop Surg Res. 2010;5:48.

[37] Padhye KP, Kulkarni VS, Kulkarni GS, Kulkarni MG, Kulkarni S, Kulkarni R, et al. Plating, nailing, extenal fixation, and fibular strut grafting for non-union of humeral shaft fractures. J Orthop Surg (Hong Kong). 2013;21(3):327–31.

[38] Devers BN, Lebus GF, Mir HR. Incidence and functional outcomes of malunion of nonoperatively treated humeral shaft fractures. Am J Orthop (Belle Mead NJ). 2015;44(11):E434–7.

[39] Ekholm R, Tidermark J, Tornkvist H, Adami J, Ponzer S. Outcome after closed functional treatment of humeral shaft fractures. J Orthop Trauma. 2006;20(9):591–6.

[40] Toivanen JA, Nieminen J, Laine HJ, Honkonen SE, Jarvinen MJ. Functional treatment of closed humeral shaft fractures. Int Orthop. 2005;29(1):10–3.

[41] McCormack RG, Brien D, Buckley RE, McKee MD, Powell J, Schemitsch EH. Fixation of fractures of the shaft of the humerus by dynamic compression plate or intramedullary nail. A prospective, randomised trial. J Bone Joint Surg Br. 2000;82(3):336–9.

[42] Sarmiento A, Latta LL. Functional fracture bracing. J Am Acad Orthop Surg. 1999;7(1):66–75.

[43] Sarmiento A, Waddell JP, Latta LL. Diaphyseal humeral fractures: treatment options. Instr Course Lect. 2002;51:257–69.

[44] Zagorski JB, Latta LL, Zych GA, Finnieston AR. Diaphyseal fractures of the humerus. Treatment with prefabricated braces. J Bone Joint Surg Am. 1988;70(4):607–10.

[45] Frolke JP, Patka P. Definition and classification of fracture non-unions. Injury. 2007;38(Suppl 2):S19–22.

[46] Moghaddam A, Weiss S, Wölfl CG, Schmeckenbecher K, Wentzensen A, Grützner PA, Zimmermann G. Cigarette smoking decreases TGF-b1 serum concentrations after long bone fracture. Injury. 2010;41(10):1020–5.

[47] Rommens PM, Kuechle R, Bord T, Lewens T, Engelmann R, Blum J. Humeral nailing revisited. Injury. 2008;39(12):1319–28.

[48] Kontakis GM, Papadokostakis GM, Alpantaki K, Chlouverakis G, Hadjipavlou AG, Giannoudis PV. Intramedullary nailing for non-union of the humeral diaphysis: a review. Injury. 2006;37(10):953–60.

[49] Lee M. Nonunions of the humerus. J Hand Ther. 2017;18(1):51–3.

[50] Rutgers M, Ring D. Treatment of diaphyseal fractures of the humerus using a functional brace. J Orthop Trauma. 2006;20(9):597–601.

[51] Foster RJ, Dixon GL Jr, Bach AW, Appleyard RW, Green TM. Internal fixation of fractures and non-unions of the humeral shaft. Indications and results in a multi-center study. J Bone Joint Surg Am. 1985;67(6):857–64.

[52] Rommens PM, Verbruggen J, Broos PL. Retrograde locked nailing of humeral shaft fractures. A review of 39 patients. J Bone Joint Surg Br. 1995;77(1):84–9.

[53] Hak DJ, Fitzpatrick D, Bishop JA, Marsh JL, Tilp S, Schnettler R, et al. Delayed union and nonunions: epidemiology, clinical issues, and financial aspects. Injury. 2014;45(Suppl 2):S3–7.

[54] Kanakaris NK, Giannoudis PV. The health economics of the treatment of long-bone non-unions. Injury. 2007;38(Suppl 2):S77–84.

[55] Fjalestad T, Stromsoe K, Salvesen P, Rostad B. Functional results of braced humeral diaphyseal fractures: why do 38% lose external rotation of the shoulder? Arch Orthop Trauma Surg. 2000;120(5–6):281–5.

[56] Koch PP, Gross DF, Gerber C. The results of functional (Sarmiento) bracing of humeral shaft fractures. J Shoulder Elb Surg. 2002;11(2):143–50.

[57] Paris H, Tropiano P, Clouet D'orval B, Chaudet H, Poitout DG. Fractures of the shaft of the humerus: systematic plate fixation. Anatomic and functional results in 156 cases and a review of the literature. Rev Chir Orthop Reparatrice Appar Mot. 2000;86(4):346–59. [Article in French].

[58] Ozkurt B, Altay M, Aktekin CN, Toprak A, Tabak Y. The role of functional bracing in the treatment of humeral shaft fractures. Acta Orthop Traumatol Turc. 2007;41(1):15–20. [Article in Turkish].

[59] Sarmiento A, Horowitch A, Aboulafia A, Vangsness CT Jr. Functional bracing for comminuted extraarticular fractures of the distal third of the humerus. J Bone Joint Surg Br. 1990;72(2):283–7.

[60] Rosenberg N, Soudry M. Shoulder impairment following treatment of diaphyseal fractures of humerus by functional brace. Arch Orthop Trauma Surg. 2006;126(7):437–40.

[61] Serrano R, Mir HR, Sagi HC, Horwitz DS, Tidwll JE, Ketz JP, et al. AM17 Paper 068: Multicenter retrospective analysis of humeral shaft fractures: are sarmiento's results widely reproducible? https:// ota.org/education/meetings-and-courses/abstracts/ am17–paper–068–multicenter-retrospective-analysishumeral. Accessed 12 Nov 2019.

[62] Michener LA, McClure PW, Sennett BJ. American Shoulder and Elbow Surgeons Standardized Shoulder Assessment Form, patient self-report section: reliability, validity, and responsiveness. J Shoulder Elb Surg. 2002;11(6):587–94.

[63] Richards RR, An KN, Bigliani LU, Friedman RJ, Gartsman GM, Gristina AG, et al. A standardized method for the assessment of shoulder function. J Shoulder Elb Surg. 1994;3(6):347–52.

[64] Namdari S, Yagnik G, Ebaugh DD, Nagda S, Ramsey ML, Williams GR Jr, Mehta S. Defining functional shoulder range of motion for activities of daily living. J Shoulder Elb Surg. 2012;21(9):1177–83.

[65] Harris WH, Heaney RP. Skeletal renewal and metabolic bone disease. N Engl J Med. 1969;280(4):193–202. contd.

[66] Perren SM. Evolution of the internal fixation of long bone fractures. The scientific basis of biological internal fixation: choosing a new balance between stability and biology. J Bone Joint Surg Br. 2002;84(8):1093–110.

[67] Marsh D. Concepts of fracture union, delayed union, and nonunion. Clin Orthop Relat Res. 1998;355 Suppl:S22–30.

[68] Whelan DB, Bhandari M, McKee MD, Guyatt GH, Kreder HJ, Stephen D, Schemitsch EH. Interobserver and intraobserver variation in the assessment of the healing of tibial fractures after intramedullary fixation. J Bone Joint Surg Br. 2002;84(1):15–8.

[69] Panjabi MM, Walter SD, Karuda M, White AA, Lawson JP. Correlations of radiographic analysis of healing fractures with strength: a statistical analysis of experimental osteotomies. J Orthop Res. 1985;3(2):212–8.

[70] Meyer DC, Siebenrock KA, Schiele B, Gerber C. A new methodology for the planning of single-cut corrective osteotomies of mal-aligned long bones. Clin Biomech (Bristol, Avon). 2005;20(2):223–7.

[71] Boehler L. Conservative treatment of fresh closed fractures of the shaft of the humerus. J Trauma. 1965;5:464–8.

[72] Vander Griend R, Tomasin J, Ward EF. Open reduction and internal fixation of humeral shaft fractures. Results using AO plating techniques. J Bone Joint Surg Am. 1986;68(3):430–3.

[73] Heim D, Herkert F, Hess P, Regazzoni P. Surgical treatment of humeral shaft fractures--the Basel experience. J Trauma. 1993;35(2):226–32.

[74] Matsunaga FT, Tamaoki MJ, Matsumoto MH, dos Santos JB, Faloppa F, Belloti JC. Treatment of the humeral shaft fractures--minimally invasive osteosynthesis with bridge plate versus conservative treatment with functional brace: study protocol for a randomised controlled trial. Trials. 2013;14:246.

[75] van Middendorp JJ, Kazacsay F, Lichtenhahn P, Renner N, Babst R, Melcher G. Outcomes following operative and non-operative management of humeral midshaft fractures: a prospective, observational cohort study of 47 patients. Eur J Trauma Emerg Surg. 2011;37(3):287–96.

[76] Mahabier KC, Van Lieshout EM, Bolhuis HW, Bos PK, Bronkhorst MW, Bruijninckx MM, et al. HUMeral shaft fractures: measuring recovery after operative versus non-operative treatment (HUMMER): a multicenter comparative observational study. BMC Musculoskelet Disord. 2014;15:39.

[77] Chen F, Wang Z, Bhattacharyya T. Outcomes of nails versus plates for humeral shaft fractures: a Medicare cohort study. J Orthop Trauma. 2013;27(2):68–72.

[78] Liu GD, Zhang QG, Ou S, Zhou LS, Fei J, Chen HW, et al. Meta-analysis of the outcomes of intramedullary nailing and plate fixation of humeral shaft fractures. Int J Surg. 2013;11(9):864–8.

[79] Ouyang H, Xiong J, Xiang P, Cui Z, Chen L, Yu B. Plate versus intramedullary nail fixation in the treatment of humeral shaft fractures: an updated meta-analysis. J Shoulder Elb Surg. 2013;22(3):387–95.

[80] Ma J, Xing D, Ma X, Gao F, Wei Q, Jia H, et al. Intramedullary nail versus dynamic compression plate fixation in treating humeral shaft fractures: grading the evidence through a meta-analysis. PLoS One. 2013;8(12):e82075.

[81] Putti AB, Uppin RB, Putti BB. Locked intramedullary nailing versus dynamic compression plating for humeral shaft fractures. J Orthop Surg (Hong Kong). 2009;17(2):139–41.

[82] Kurup H, Hossain M, Andrew JG. Dynamic compression plating versus locked intramedullary nailing for humeral shaft fractures in adults. Cochrane Database Syst Rev. 2011;6:CD005959.

[83] Kim JW, Oh CW, Byun YS, Kim JJ, Park KC. A prospective randomized study of operative treatment for noncomminuted humeral shaft fractures: conventional open plating versus minimal invasive plate osteosynthesis. J Orthop Trauma. 2015;29(4):189–94.

[84] Esmailiejah AA, Abbasian MR, Safdari F, Ashoori K. Treatment of humeral shaft fractures: minimally invasive plate osteosynthesis versus open reduction and internal fixation. Trauma Mon. 2015;20(3):e26271.

[85] Singh AK, Arun GR, Narsaria N, Srivastava A. Treatment of non-union of humerus diaphyseal fractures: a prospective study comparing interlocking nail and locking compression plate. Arch Orthop Trauma Surg. 2014;134(7):947–53.

[86] Claessen FM, Peters RM, Verbeek DO, Helfet DL, Ring D. Factors associated with radial nerve palsy after operative treatment of diaphyseal humeral shaft fractures. J Shoulder Elb Surg. 2015;24(11):e307–11.

第5章　肱骨远端骨折畸形愈合
Malunions of the Distal Humerus

Joseph Borrelli Jr.　Tracey A. DeLucia　Tsuyoshi Murase　**著**

一、概述

肱骨远端骨折的定义是发生在肱骨远端骨干 / 干骺端交界处及其以远部分的骨折，可以是关节外骨折或涉及肱骨远端的关节面。典型的是，发生在骨骼未成熟患者的肱骨远端骨折被进一步划分为肘关节受到伸直力量和屈曲力量两种情况。鉴别清楚骨折发生的原因对理解骨折模式和骨折造成组织损伤的风险非常重要，而且可以洞察哪种复位技术是最成功的。同时，认清远端骨折块的位置可了解后方或前方的骨膜套袖是否仍然完整，以便于更好地辅助复位。

骨骼未成熟患者的肱骨远端骨折通常按照 Gartland 的方法进行分型。1959 年，Gartland 描述了一个简单的分类表，强调了肱骨髁上骨折治疗的原则，并讨论了一种被时间证明了具有实用性和高效性的治疗方法[1]。Gartland 描述了旋转和水平移位畸形，以及最常发生的远侧骨折端向后移位（伸直型）。他记载了根据骨折移位程度进行划分的三种伸直型损伤：Ⅰ型，无移位；Ⅱ型，中等程度移位；Ⅲ型，严重移位；屈曲型损伤被另外进行考虑（图 5-1）[2]。儿童肱骨髁上骨折的治疗自从 Gartland 的首次描述之后已经有所发展了，然而，美国骨科医师协会现行的治疗推荐仍然是基于改进的 Gartland 分型[3]。通常Ⅰ型损伤使用石膏制动固定 3～4 周，固定后 1 周时进行放射学检查查看对线情况。ⅡA 型损伤可以闭合复位石膏固定或者经皮穿针固定进行治疗，而ⅡB 型损伤应该闭合复位，经皮穿针以避免冠状和（或）旋转对线不良。Ⅲ型和Ⅳ型同样以闭合复位经皮穿针的方法进行治疗。屈曲型损伤也是如此治

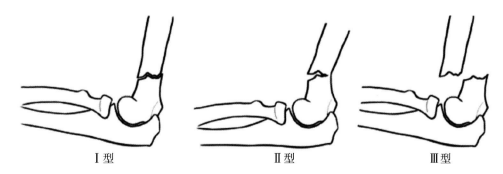

Ⅰ 型　　　　　Ⅱ 型　　　　　Ⅲ 型

▲ 图 5-1　**Gartland 肱骨远端骨折分型图**

经 Springer Nature 许可转载，引自 Lasanianos et al.[3]

疗，但是在闭合复位不成功时可能需要进行切开复位内固定[2]。

对肱骨远端骨骺已经闭合的患者，这些骨折常规地使用国际内固定学会 / 创伤骨科学会制订的 AO/OTA 分型系统进行分型，这个分型系统旨在更精确与稳定地记录这些骨折，并且能指导治疗和预测疗效[4]。肱骨远端完全关节外的骨折被 AO/OTA 分型定为 13-A 型，其中肱骨被标记为 1，肱骨的髁上区域被标记为 3，关节外的损伤被定位 A 型。成人仅涉及部分肱骨远端的骨折被定义为"部分关节内"，属于 AO/OTA 分型系统中的 B 型损伤。而那些整个关节面被骨折从肱骨远端分离开的骨折被定为"完全关节内"骨折，属于 AO/OTA 分型系统中的 C 型（图 5-2）[5]。通常有移位的健康成人肱骨远端骨折用使用切开复位，并用钢板和螺丝钉联合进行内固定的方法进行治疗。用于肱骨远端骨折的多种手术入路和内固定的选择超出了本章的内容范围。如果这些骨折复位不良且固定不足，或者在康复过程中出现复位丢失，会出现肱骨远端的骨不连。

无论肱骨远端骨折是如何发生或发生在什么患者，这种骨折都是一种严重的损伤。因为肱骨远端的解剖形态非常复杂，重建肱骨远端与尺骨和桡骨近端的关系对上肢的外观和功能是至关重要的。另外，肱骨远端以近环绕着的神经血管组织对医生在进行骨折或骨不连精确处理时也是一种挑战。这种骨折的通常好发时间是肱骨远端快速生长时，常在上肢向外侧伸展时摔倒而引发，如儿童在一个高处的器械上攀爬或玩耍时坠落。发生在这个患者群体中的肱骨远端骨折最常见于 2—12 岁的儿童，其中超过 50% 发生在 3—6 岁[6]。肱骨远端骨折也常见于 18—45 岁的成年人，这些骨折通常发生在摩托车或汽车撞击时的高能量损伤[7]。这些年轻成人的高能量损伤肱骨远端骨折具有多种不同的骨折类型，取决于受伤机制和撞击的作用是集中在肘部的直接暴力或是通过手、腕、前臂的间接暴力。这种创伤可以造成从简单的关节外横行骨折，到粉碎、开放并污染的涉及除了关节面以外整个肱骨远端的多种不同骨折形态。第三个常见的肱骨远端骨折好发年龄段是骨质较差的老年人群。在这个年龄段（65 岁以上）发生的骨折通常源于平地摔倒。由于骨质很差，这些骨折往往粉碎并移位明显，而且可以涉及肱骨远端的关节面[8, 9]。

二、骨折治疗

这个部位的儿童骨折治疗需要取决于骨折的原始移位情况，骨折复位后的稳定情况和其他相关因素（血管损伤、神经损伤、骨折周围软组织套袖的完整情况），还有医生在整个愈合过程中帮助患者获得和保持骨折复位的能力。在一些病例中，治疗方法包括闭合复位和长臂石膏固定。一定比例的患者可以通过非手术疗法获得能接受的治疗结果。然而，涉及关节面的不稳定肱骨远端骨折和不能获得并维持可接受的复位质量的肱骨远端骨折都能从外科治疗中获益[10]。已经有众多复位和固定这种骨折的成功方法，描述这些方法已经超出本章的范围了。可以说，外科治疗通常是闭合复位、经皮穿针固定，或者偶尔需要切开复位、经皮穿针固定甚至内固定。不幸的是，部分患者发生了肱骨远端骨不连，而其严重性与上肢活动与功能的受限、外观畸形和潜在的远期慢性神经损伤有关[10]。对成年人和老年人的肱骨远端骨折治疗在过去数十年中已经发生了很多进化。在 20 世纪后半叶之前，非手术治疗被认为是大部分肱骨远端骨折的可靠治疗方法。非手术治疗方法包括不治疗（所谓的一包骨式治疗）、通过牵引获得

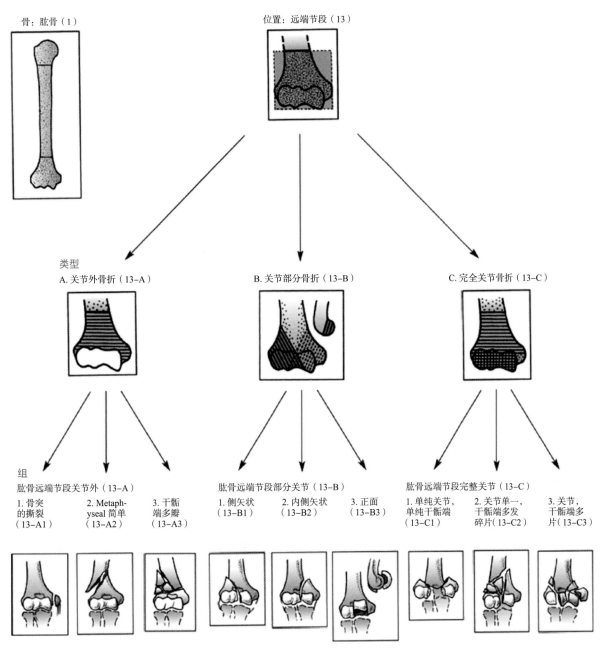

骨：肱骨（1）

位置：远端节段（13）

类型

A. 关节外骨折（13-A）

B. 关节部分骨折（13-B）

C. 完全关节骨折（13-C）

组

肱骨远端节段关节外（13-A）

1. 骨突的撕裂（13-A1）

2. Metaphyseal 简单（13-A2）

3. 干骺端多瓣（13-A3）

肱骨远端节段部分关节（13-B）

1. 侧矢状（13-B1）

2. 内侧矢状（13-B2）

3. 正面（13-B3）

肱骨远端节段完整关节（13-C）

1. 单纯关节，单纯干骺端（13-C1）

2. 关节单一，干骺端多发碎片（13-C2）

3. 关节，干骺端多片（13-C3）

▲ 图 5-2　**AO 肱骨远端骨折分型图**

经 Wolters Kluwer 许可转载，引自 Athal[5]

并维持复位、手法复位并用石膏制动等手段。在大部分这些病例中，骨折愈合的同时通常伴有畸形和关节僵硬，造成上肢功能的减退[11, 12]。

早期对这种骨折的外科治疗尝试首先集中在大约的复位骨折块和有限的内固定方面。不幸的是，这些"有限技术"通常导致功能受限和明显的并发症：畸形愈合、神经损伤、血管损伤、感染和肘关节僵硬。由 AO 和其他组织介绍推广的现代内固定技术展开了治疗这种骨折的新时代，其结果是更好的功能和更少的畸形愈合[13-15]。但是成人和老年人的肱骨远端骨折仍在继续困扰着医生。数个生物力学研究表明，在骨折复位后，将钢板相互间成 90° 放置（内侧和后外侧）或相互平行放置（后外和后内）

是最坚固的固定方式[16-18]。在数位作者的报道中，使用这些技术并着重于保护血运和周围软组织的同时，获取内外侧柱坚强固定的方法获得了好的疗效[19, 20]。一般来说，由熟悉现在技术的医生使用目前的内植物进行切开复位内固定治疗的肱骨远端骨折通常不会发展为有症状的骨不连。肱骨远端需要截骨翻修的症状性骨不连比较少见。

因此本章的大部分内容将集中在年轻患者因为肱骨远端骨折发展而来的症状性骨折畸形愈合的治疗上。

三、肱骨远端骨折畸形愈合

目前已知肱骨远端骨折畸形愈合对肘关节活动范围有负面的影响，情况严重时甚至会对日常活动造成困难。同时，中度到严重程度的肱骨远端骨折畸形愈合会造成肢体外观令人不悦的异常，特别是当肘关节处于伸直或过伸位时。骨折畸形愈合还可能对同侧前臂旋转带来负面影响，使个体难以准确完成对手部空间位置的精确控制，进而限制上肢的功能。冠状面最常见的畸形是肘内翻畸形，携带角减小甚或出现负的携带角，这进一步影响病患在体侧提携物件时的能力。

（一）评估

在对肱骨远端骨折畸形愈合的治疗方案进行考虑之前，必须先进行完整的病史了解和体格检查。外科医生了解原发骨折的情况，如当时是闭合还是开放性骨折（如果骨折是开放性的，污染情况和软组织损伤程度要了解），骨折是如何发生的，骨折最初和最终是如何治疗的。过去的所有外科干预的细节情况必须了解，这些治疗可能造成的并发症同样需要了解清楚。重要的是，再次手术或手法复位的病史细节和次数也要掌握。

受伤导致的并发症［如骨筋膜室综合征和神经或血管损伤（包括修复情况）］应得到讨论。前次手术切口在愈合过程中的感染或迟发感染，以及患者接受超出常规闭合骨折切开复位内固定所建议的口服或静脉使用的抗生素使用时间情况，在整个评估中也是非常重要的。

体格检查过程中，对骨折畸形愈合侧和对侧肢体都应进行检查。首先，同侧肩、腕关节和手部活动范围要进行评定。接着，患侧肢体和健侧肢体的总体外观情况要使用包括拍照的方法进行记录。患侧和对侧的肘关节和前臂活动范围同样需要作评定和清楚地记录并进行比较。前次手术的切口和原发损伤的伤口位置和外观应彻底确定。要作同侧肢体的肌力和详细感觉检查，并将发现情况进行记录。

（二）诊断：放射影像检查

对肱骨远端骨折畸形愈合应该进行详细平片 X 线检查。这些影像包括前后位、斜位和肘关节的桡骨头位投照，还包括肱骨和前臂的后前位和侧位照片。还应获得对侧的上述照片用于比较和制订术前计划。

应获取患侧肘关节包括肱骨的畸形和整个肘关节及前臂近端在内的 CT 扫描。CT 扫描应包括感兴趣区域的轴位、冠状位和矢状位影像，理想状态下要获取肱骨远端和肘关节的三维重建图像，以允许对畸形进行三维的评估。

一般不需要肘关节的磁共振，除非考虑到有感染的可能，或者需要了解之前治疗时进行了修复或转位的神经血管组织目前的状态和位置。

手术干预的指征相对宽松，一般取决于肢体的外观和功能，因为多数的肱骨远端骨折畸形愈合并不会导致疼痛。尽管在严重的情况下，肘内翻随着时间推移和肢体的使用会加重。这些后遗症包括外髁骨折风险的增加、疼痛、迟发性肘关节后外侧旋转不稳定、迟发性尺神经麻痹、内在的旋转对线不良和外观缺陷。历史上对肘内翻进行治疗被认为仅仅是出于外观改善的目的。而目前的报道显示，肘内翻也是手术重建的指征之一。肘内翻之后外髁骨折仍是儿童骨科医生经常见到的并发症。进一步来说，肘内翻被认为会导致机械轴线内移，引起外旋力矩的出现。这个力矩的缓慢出现拉伸了外侧副韧带，导致了后外侧旋转不稳定（posterolateral rotatory instability，PLRI）。另外，某些儿童甚至会发展出现肩关节的后向不稳定。最后，尺神经和三头肌内侧头在内上髁后方的半脱位会导致疼痛、弹响和局部空虚[20-28]。

（三）治疗：指征和选择

儿童肱骨髁上骨折治疗是一个长期的充满讨论和争议的话题。

肱骨髁上骨折及其治疗的并发症包括血管损伤、骨筋膜室综合征、神经功能受损、肘关节僵硬、针道感染、异位骨化、骨不连、骨坏死、复位丢失和畸形愈合[29]。肘内翻畸形愈合仍是移位较大的肱骨髁上骨折的最常见并发症[1]。处理肱骨髁上骨折的现代技术大大降低了肘内翻畸形愈合的发生概率。然而，尽管有了现代骨科治疗技术，畸形愈合还是时有发生。这些后遗症包括外髁骨折风险的增加、疼痛、迟发性肘关节后外侧旋转不稳定、迟发性尺神经麻痹、内在的旋转对线不良和外观缺陷[29]。

历史上对肘内翻进行治疗被认为仅仅是出于外观改善的目的。而目前的报道显示，肘内翻也是手术重建的指征之一。肘内翻之后外髁骨折仍是儿童骨科医生经常见到的并发症[30]。进一步来说，肘内翻被认为会导致机械轴线内移，引起外旋力矩的出现。这个力矩的缓慢出现拉伸了外侧副韧带，导致了后外侧旋转不稳定[26, 27, 30-32]。另外，某些儿童甚至会发展出现肩关节的后向不稳定。最后，尺神经和三头肌

内侧头在内上髁后方的半脱位会导致疼痛、痉挛和感觉异常[30, 32, 33]。肱骨远端骨折畸形愈合典型地包括以下元素：内翻、内旋及过伸。骨折初次复位的精确程度最能预测继发畸形的发生概率[34]。

相当多治疗肱骨髁上骨折畸形愈合的截骨技术已被描述。传统的方法包括法国式、穹顶式和斜形截骨。Bellemore 等报道了使用改良的法国式截骨技术治疗 16 例肱骨髁上骨折畸形愈合的结果。这一技术最早在 1959 年被描述，是在后方入路中做一个外侧的闭合斜形截骨，利用内侧完整的骨膜铰链加上两枚螺丝钉和外侧的一条线圈捆绑以控制远端骨折块[34]。Bellemore 等发现这一技术很安全，并且因为没有感染和血管神经并发症而令人满意[35]。Kanaujia 等报道了运用穹顶式截骨技术治疗 11 例肱骨髁上骨折畸形愈合的结果。他们在后外侧入路中进行手术，并使用 Ikuta 固定装置和交叉克氏针进行固定。所有病例矫形结果满意，而且没有严重的神经损伤并发症[36]。此外，众多楔形截骨技术用于治疗肱骨髁上畸形愈合也获得报道。Voss 和 Wong 等分别介绍了外侧入路中进行外侧闭合楔形截骨的 36 例和 27 例的治疗结果[37, 38]。总体上，所有 63 例术后恢复良好，除了 Wong 担心在 14 例患者中影像学上存在外髁突起明显这个问题。

其他用于矫正肱骨髁上骨折畸形愈合的技术也有报道，其中包括阶梯式截骨、交锁式截骨和弧形截骨。DeRosa 和 Graziano 使用肱骨远端阶梯式外翻截骨后用 1 枚皮质骨螺丝钉进行固定的 11 个病例。他们发现没有桡神经和尺神经损伤、骨不连、感染和瘢痕增生等并发症[39-41]。最常见的截骨端固定方式包括单纯使用石膏、内固定、克氏针固定和外支架固定。这些多样的截骨类型仅仅着眼于畸形愈合的内翻和过伸部分，而遗留了旋转对线不良，因此

有时结果令人失望[42]。三维截骨则关注内翻、内旋、屈伸和外侧平移等方面[43]。

一项对25例患者随机进行法国式截骨（外侧闭合楔形截骨）或穹顶式截骨的研究发现，穹顶式截骨能改善旋转的矫正，但这一技术存在角度矫正不足、神经麻痹、活动范围丢失和血液循环受累等问题[44]。Ippolito等报道了24例肱骨髁上截骨术后即刻出现并发症的6个病例，其中包括尺神经麻痹、血肿和血循环障碍。在平均23年的随访中，他们失望地发现，除了2例患者之外都出现矫正丢失，14例患者对手术瘢痕不满意，12例患者存在可测量的肌肉萎缩，还有10例患者活动范围丢失[45]。

Oppenheim等对43例儿童进行了45次肱骨髁上截骨，并发症发生率为24%，其中包括神经失用、感染和患者不能接受的瘢痕[46]。

更新的经皮穿针固定技术与仅使用石膏进行固定，以及术后更关注畸形的矫正已经将并发症发生率降至15%[47]。

四、病例讨论

（一）病例1：肱骨髁上骨折

一名6岁的小女孩荡秋千时不慎摔倒，右上肢着地，导致其右肘疼痛伴活动受限。

检查及影像学检查，其诊断为新鲜右侧伸直型肱骨髁上骨折，骨折分型是Gartland Ⅱ型，远端骨折块轻度向后移位，不伴冠状面的侧方及旋转移位（图5-3）。首诊医师给她的治疗方案是长臂石膏固定4周。

4周时，新的影像学结果显示骨折端向后方成角加大，但骨折在这个位置畸形愈合了（图5-4）。骨折临床愈合后，虽然患者右肘遗留了过伸畸形（图5-5A），但经过几个月的功能锻炼，其右肘活动度恢复正常（图5-5B）。

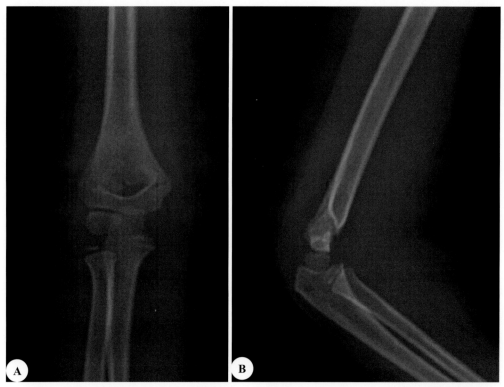

▲ 图5-3　右侧肘关节前后位（A）及侧位（B）X线显示，患儿被诊断为右侧伸直型肱骨髁上骨折，远端骨折块轻度向后方移位（Gartland Ⅱ型）

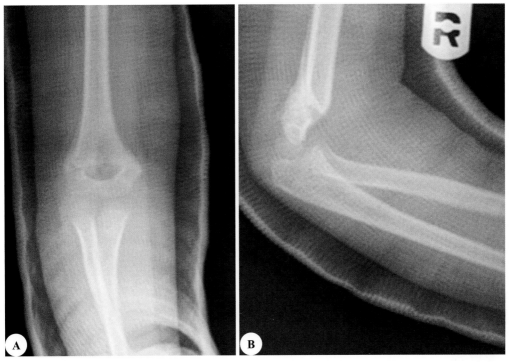

▲ 图 5-4　右侧肘关节前后位（A）及侧位（B）X 线显示，肱骨髁上骨折畸形愈合，骨折端明显向后方成角畸形

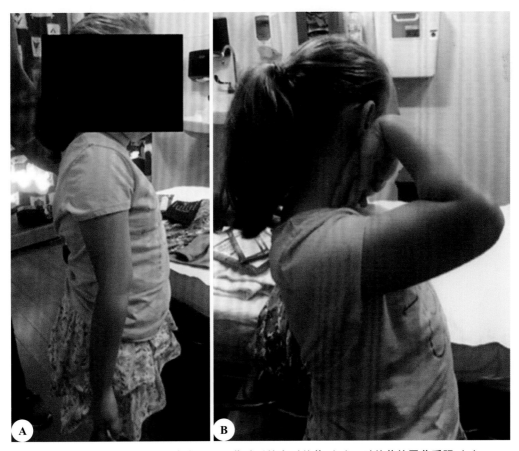

▲ 图 5-5　临床照片显示患者出现反曲畸形的右肘关节（A），肘关节的屈曲受限（B）

伤后 1 年，患儿诉其右上肢因过伸畸形无法受力，并且肘关节屈曲受限，无法用手碰到头发，但不伴有疼痛。经体格检查发现，患儿右肘存在 25° 的过伸畸形，最大屈曲角度只有 100°。

伤后 1 年的影像学结果显示，其左侧肱骨远端存在过伸畸形明显（图 5-6A 和 B），但在冠状面上与健侧对比，对位对线良好（图 5-6C 和 D）。

制订了周全的术前计划后，将手术矫形相关的手术风险及获益告知了患儿及其父母。之后为其实施了前方闭合楔形截骨的肱骨远端截骨矫形术。

作者推荐的手术技术

患者经麻醉后被置于仰卧位。在其右上臂近端安置止血带，右上肢常规消毒铺巾。术前

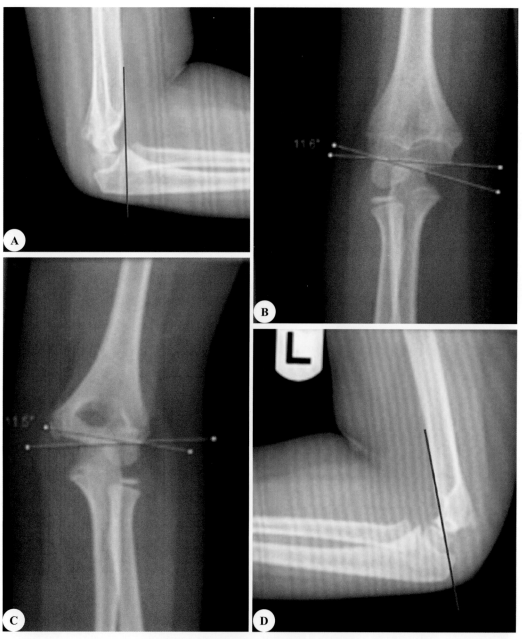

▲ 图 5-6　右肘关节受伤后 1 年的前后位（A）和侧位（B）的 X 线

A. 肱骨前线（红线）并没有通过肱骨小头；B. 没有内翻和外翻畸形；C 和 D. 对侧左肘关节前后位（C）和侧位（D）X 线显示肱骨前线（红线）通过肱骨小头（D）。双侧肘关节的 Baumann 角都是 11°（A 和 C）

在 C 臂透视下对其患肘活动情况进行评估。于肱骨远端外侧做一皮肤切口打开深筋膜，经肱桡肌和肱三头肌外侧头之间的间隙进入，要注意保护好桡神经。

进行骨膜下的剥离后于肱骨远端的前方和后方各置一 Hohmann 拉钩，这样既能充分显露术野又能保护好软组织。将一根 1.6mm 直径的克氏针于畸形最明显处垂直于肱骨干轴线放置，另外一根克氏针放在第一根的近端，第一根的头端与第二根的尾端之间呈 300° 交角，以引导截骨。截骨通过前外侧皮质，但不经过后侧皮质。这时将两根 2mm 的克氏针经皮置入肱骨外上髁，并经过截骨平面，两根克氏针在透视下被放置在不同的位置。然后在轻度肘关节屈曲的情况下进行后方皮质的截骨，同时保持骨膜的完整性。在透视下确认过伸畸形矫正后，便将两根克氏针穿过截骨区进入肱骨远端内侧（图5-7）。肘关节最终活动范围确定为 0°～130°，术口逐层冲洗并用可吸收缝线逐层关闭。接着将克氏针剪断并折弯 90°，用纱布包裹露出的部分。在患者麻醉复苏前用长臂石膏包裹肘关

节（图 5-8）。计划于术后 4 周拆除石膏和克氏针。

拔除克氏针后，再更换长臂石膏维持 1 周，以使截骨区域进一步愈合。在最后一次 X 线检查后，我们对患者进行了 8 周的负重和运动训练以改善肘关节的活动度和肌力，促进截骨区的愈合。患者术口愈合良好（图 5-9），肘关节活动度为 0°～135°（图 5-10），并且无疼痛，肱骨远端对线及愈合良好（图 5-11）。

（二）病例 2：肱骨髁上骨折伴内翻畸形

一名 16 岁男性患者，10 岁时在哥伦比亚摔了一跤，导致其非主导手的左肘受伤。他被诊断为肱骨髁上骨折伴内翻畸形，接受了 2 个月的长臂夹板固定治疗。

患者否认患侧肘关节疼痛或不稳，并且患肘活动度正常，但有明显的内翻"枪托样"畸形。患肘活动度是 –5°～130°，前臂的旋前、旋后正常，但有明显的畸形。影像学结果显示，左侧肱骨远端有 25° 内翻畸形，右侧有 10° 的外翻角（图 5-12）。由于他的骨骺已闭合，

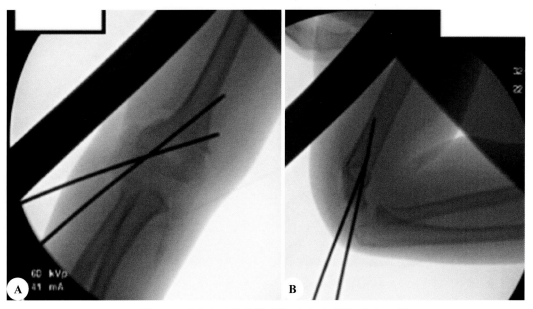

▲ 图 5-7　术中右肘关节前后位（A）和侧位（B）X 线

A. 右肘 Baumann 角无变化；B. 过伸畸形已矫正

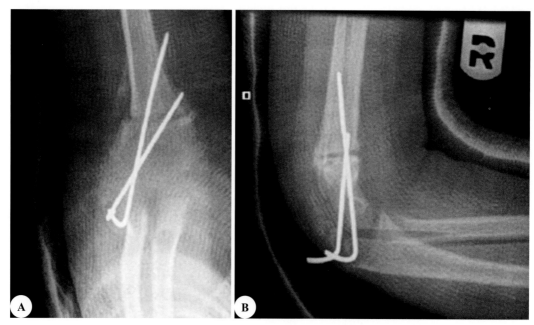

▲ 图 5-8　术后 4 周右肘关节前后位（A）和侧位（B）X 线

过伸畸形已矫正，长臂石膏固定在位

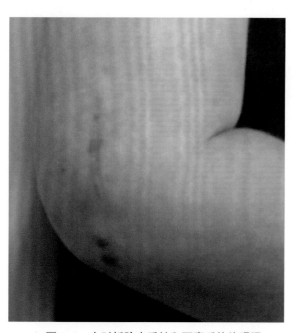

▲ 图 5-9　右肘拆除克氏针和石膏后的外观照

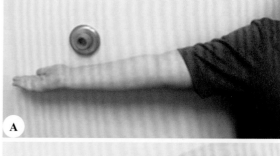

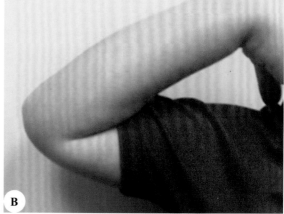

▲ 图 5-10　术后 8 周外观照显示患肘伸（A）和屈（B）活动度正常

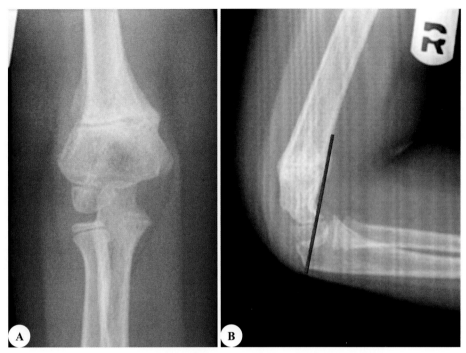

▲ 图 5-11　术后右肘关节前后位（A）和侧位（B）X 线

过伸畸形已矫正，截骨区已愈合，肱骨远端前方皮质的切线（红线）经过肱骨小头的中心

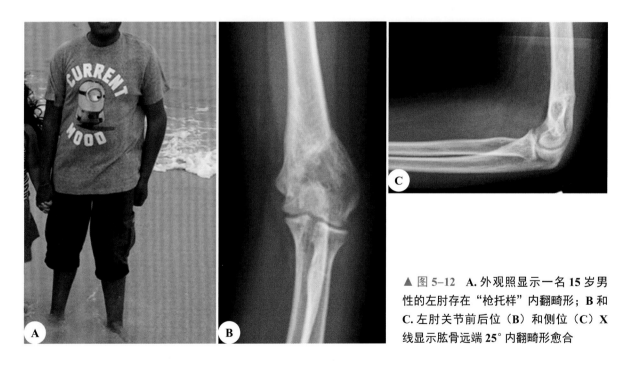

▲ 图 5-12　A. 外观照显示一名 15 岁男性的左肘存在"枪托样"内翻畸形；B 和 C. 左肘关节前后位（B）和侧位（C）X 线显示肱骨远端 25° 内翻畸形愈合

Baumann 角无法测量。经过完善的影像学及体格检查，主管医师将可能的治疗方法、风险及获益告知了他的父母，并计划对其肱骨远端施行外翻闭合楔形截骨术。注意，这是 6 年病史的畸形，为了不出现尺神经牵拉，要避免对肘内翻的过度矫正。

作者推荐的治疗方法

仰卧位显露肱骨远端外侧后，在透视下将两根 1.6mm 的克氏针由外向内在先前骨折 / 畸形的水平穿过肱骨远端。一根克氏针垂直于肱骨干长轴放置，然后第二根与第一根相交 25°放置，并且第二根的尖端插入内侧皮质。然后使用摆锯在最大畸形水平上进行 25° 闭合楔形截骨术。在每一种情况下，摆锯的力都被传递到内侧皮质层，而不是穿过它。在完成最后的截骨手术之前，将两个 2.0mm 克氏针经皮由肱骨外侧骨骺穿至截骨平面。此时，通过轻轻移动手臂来进行肱骨远端截骨术，使得远端向内侧平移，从而避免外侧髁太突出。然后将两根克氏针穿过截骨区，并加入第三根克氏针，使得截骨区更稳定。在手术室用长臂石膏托固定患肘（图 5-13）。

术后 4 周移除克氏针（图 5-14），石膏继续维持 1 周。术后 9 周影像学结果显示成角畸形已纠正（图 5-15），体格检查显示患肘活动度恢复正常（图 5-16）。

（三）病例 3：儿童肱骨骨折后的长期畸形

一名 51 岁亚洲女性患者，分别在 3 岁和 5岁时发生左肘和右肘骨折。左侧骨折经保守治疗后愈合，有轻度内翻畸形。尽管在外院进行了初步手术治疗，但其右侧骨折愈合并伴有严重内翻畸形。虽然一直存在畸形，但她最终还是坚持做了 30 年的护士。当她开始出现右肘疼痛时，她接受了评估和治疗。

查体发现患者右肘严重内翻畸形，屈肘 135°，伸肘 -20°。其对侧肘关节活动度为 -10°/135°（图 5-17）。右肘 X 线平片证实了肘内翻畸形严重，并伴有肱尺关节骨关节炎改变（图 5-18）。

我们利用 CT 数据对肱骨远端进行三维畸形评估。通常采用低辐射方案来获得 CT 图像（扫描时间 0.5s，扫描螺距 0.562∶1，管电流 20～150mA，管电压 120kV）。然后根据 CT 数据创建肱骨、桡骨和尺骨的双侧 3D 表面模型。通过患侧与对侧镜像比较评估畸形。基于三维

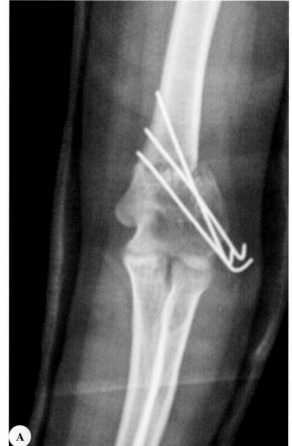

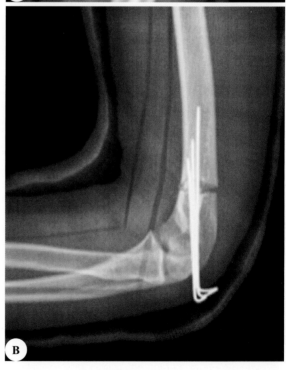

▲ 图 5-13 完成关闭楔形截骨并用三根克氏针进行固定，附加石膏外固定后的前后位（A）和侧位（B）X 线

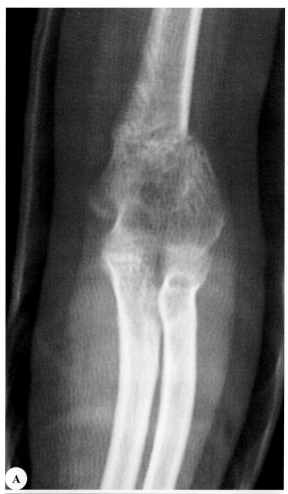

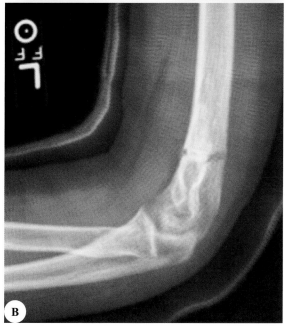

▲ 图 5-14　关闭楔形截骨 4 周后去除克氏针，重新以石膏固定的前后位（A）和侧位（B）X 线

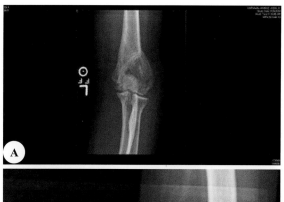

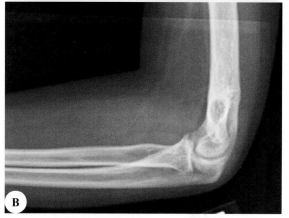

▲ 图 5-15　肱骨远端截骨矫正力线并获得完全愈合后的左肘关节前后位（A）和侧位（B）X 线

的畸形评估，模拟矫正截骨术（图 5-19）[48, 49]。

特制的专用手术导板（patient-specific guide，PSG）为塑料导板，可完全贴合肱骨表面，并根据术前模拟完成截骨术（图 5-20A）。矫形导板用于截骨后、内固定时维持截骨块在期望矫正的位置（图 5-20B）。这些塑料导板用医用级树脂（RenShape™ SL Y-C 9300, Basel, Switzerland）经 3D 打印机（Eden250, Objet Geometrics, Rehovot, Israel）打印制作而成。

使用定制手术截骨导板进行截骨，再使用定制复位导向器恢复肱骨远端的正常解剖结构。通过外侧入路显露肱骨远端，注意避开桡神经，如果患者有开放的骨骺，则患者取仰卧位；如果患者有闭合的骨骺，则通过后入路，患者取侧卧位。显露肱骨后外侧面后，将截骨导向器应用于肱骨远端后外侧面，将外上髁和鹰嘴窝的外侧半部分作为良好的标记。我们验证了导向器的所有边缘均与骨表面精确接触。

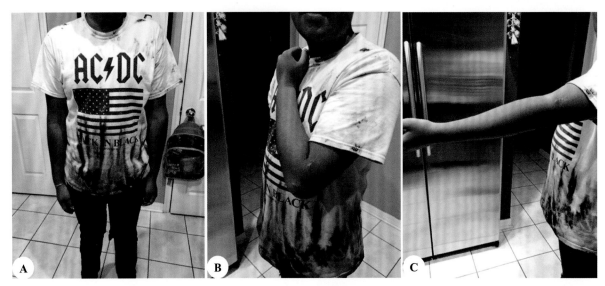

▲ 图 5-16　**A.** 临床照片确认了患者左肘部的力线纠正情况；**B** 和 **C.** 其左肘的完全活动范围得以保留

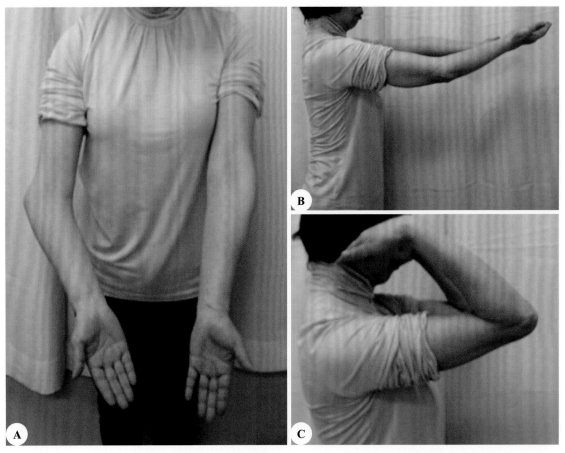

▲ 图 5-17　一名 **51** 岁亚洲女性患者，她的右肘在儿童时期因右肱骨远端骨折后出现长期的创伤后畸形

A. 患者肘关节内翻畸形；B. 屈曲挛缩约 -35°；C. 肘关节屈曲良好

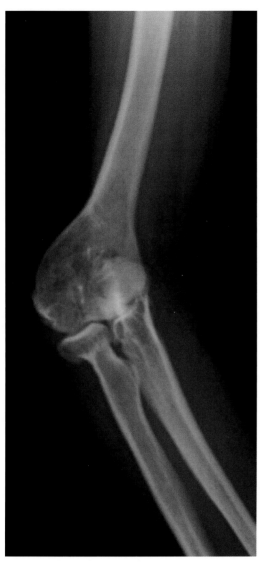

▲ 图 5-18　前后位 X 线显示肱骨远端畸形愈合并肱尺关节骨关节炎

然后通过安装在导引器上的金属套筒插入克氏针（2.0mm），将导引器固定在肱骨上。使用骨锯通过导引器上的切割狭缝进行截骨，并取出楔形骨段。使克氏针呈平行位置，在复位导向器的辅助下保持复位，达到畸形矫正（图5-21）。根据术前计划，使用钢板和螺钉完成稳定内固定，同时维持矫正（图 5-22）。

术后 1 年截骨愈合，既往内翻畸形矫正（图 5-23）。患者恢复了肘关节活动范围，外观改善，疼痛减轻，对其总体结局非常满意（图5-24）。

（四）病例 4：儿童肱骨骨折非手术治疗后残留畸形

一名 18 岁亚洲男性在 7 岁时左肘骨折，经非手术治疗愈合后残留畸形。患者功能良好，日常生活活动也几乎没有困难，直至就诊前 2 年打篮球时左肘跌倒后开始感觉疼痛。就诊时，患者诉肘关节疼痛及肘关节不稳感。查体显示左肘关节肘内翻畸形，活动范围屈曲 120° 至完全伸直（图 5-25A）。其对侧肘关节的活动范围为 135°/10°。左肘关节 X 线符合内翻畸形愈合和外侧副韧带不稳定（图 5-25B 和 C）。其左肩活动度显示与对侧相比内旋增加 30°，意味着存在相当大的肱骨远端外旋畸形。左肘内翻应力试验和 PLRI 试验阳性。经确定，他的不稳定是由肱骨远端畸形愈合所致。

利用 CT 数据进行三维的畸形评估。采用低辐射方案获得 CT 图像（扫描时间 0.5s，扫描间距 0.562：1，管电流 20～150mA，管电压 120kV），患者取俯卧位，手臂抬高并伸展头顶。创建每个肱骨、桡骨和尺骨的双侧 3D 表面模型。通过患侧与对侧镜像比较评估畸形，然后基于三维的畸形评估，模拟矫正截骨（图5-26）[48, 50]。

根据术前模拟，设计并制造精确贴合肱骨远端后外侧的 PSG，作为进行截骨术的导向器（图 5-27）[48, 49]。还专门为该患者设计和制造了定制接骨板（PSG 和定制接骨板由 Teijin Nakashima Medical Co., Ltd., Okayama, Japan 提供）。

术中，根据我们的术前 CT 重建，使用 PMI 和定制接骨板进行截骨术（图 5-28A 至 C）。使用掌长肌腱作为移植材料重建松动的尺侧副韧带（图 5-28D）。

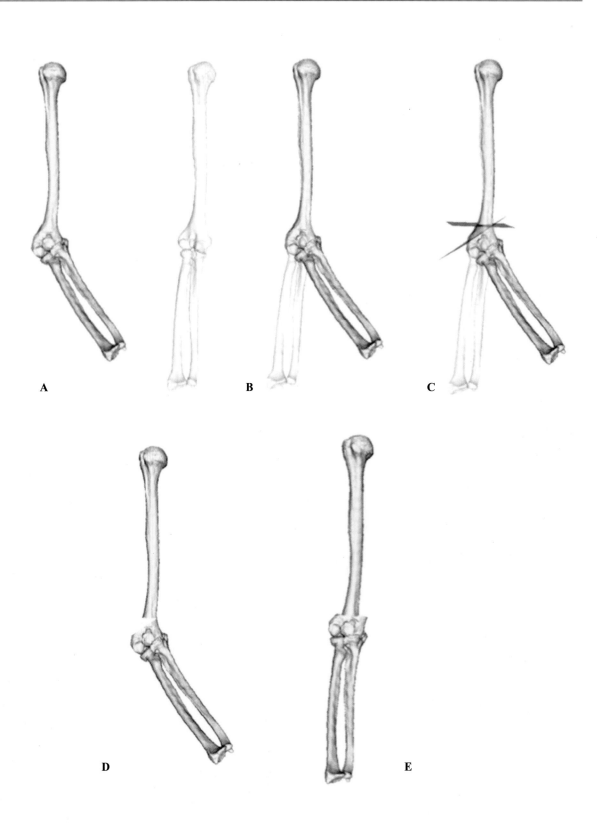

▲ 图 5-19　A 和 B. 将右上肢的 CT 重建图像与左上肢的 CT 重建图像进行比较；C. 肱骨相互叠加，能够对畸形进行 3D 量化；D. 设计楔形截骨术；E. 在计算机上模拟电子矫正

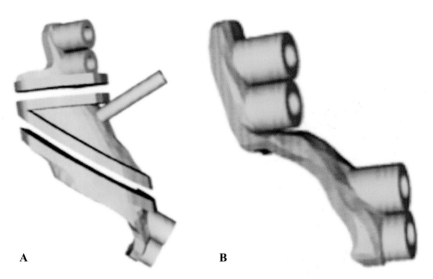

▲ 图 5-20　设计并制作定制截骨导板（A）和矫正导板（B）

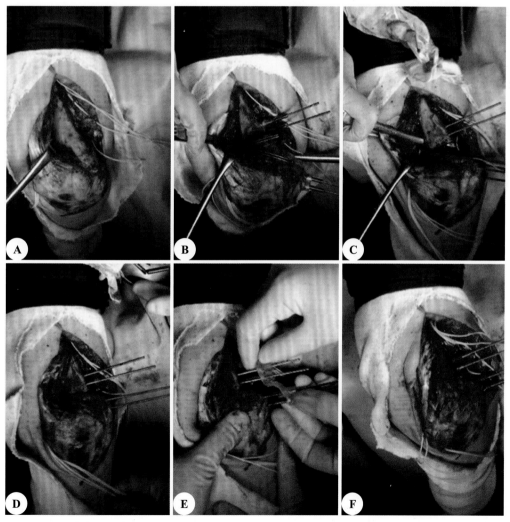

▲ 图 5-21　A. 患者取俯卧位，行后侧切口和外侧肱三头肌旁入路，显露肱骨远端后外侧；B 和
C. 通过导引孔（B）插入克氏针，将 PSG 连接到肱骨上，使用摆锯通过截骨导板进行截骨，并移
除楔形骨块（C）；D 至 F. 复位肱骨远端，并通过将矫正导板放置在最初放置的克氏针上来维持复位

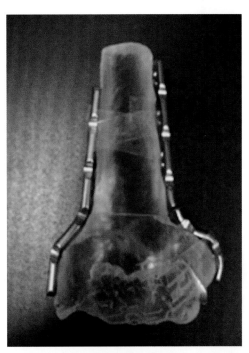

▲ 图 5-22　在实施矫正截骨术后，对固定接骨板进行预塑形，以稳定肱骨远端

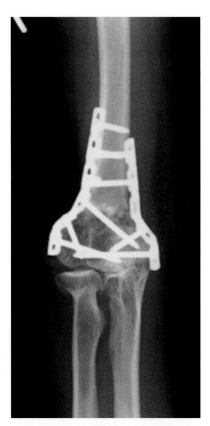

▲ 图 5-23　预塑形接骨板安装在肱骨远端内侧和后外侧，以固定截骨部位，并移除矫正导向器

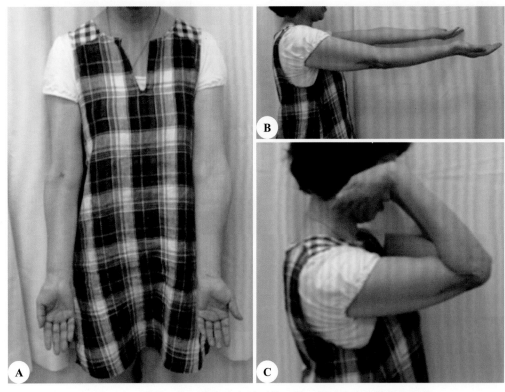

▲ 图 5-24　术后 1 年，患者右上肢对线正常，右肘可完全伸展和屈曲

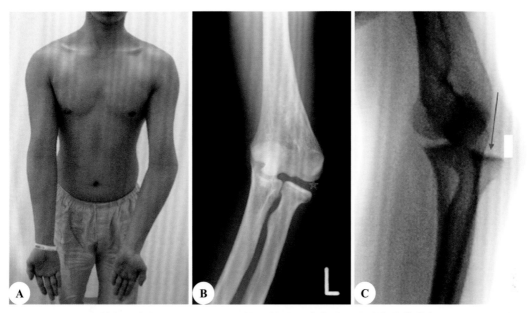

▲ 图 5-25　**A.** 术前左肘内翻畸形明显；**B.** 正位 X 线显示内翻畸形伴肱桡关节增宽（星）；**C.** 术中 X 线图像确认了当对肘关节施加外翻应力和外旋作用力时其后外侧旋转失稳，桡骨头向后脱位（箭）

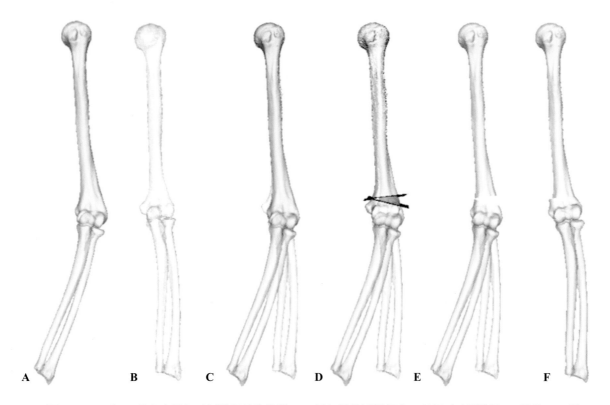

▲ 图 5-26　**A** 和 **B.** 将左上肢与对侧进行镜像比较；**C.** 叠加肱骨近端部分，以便对畸形进行 **3D** 量化；**D.** 模拟楔形截骨术；**E** 和 **F.** 在计算机上矫正

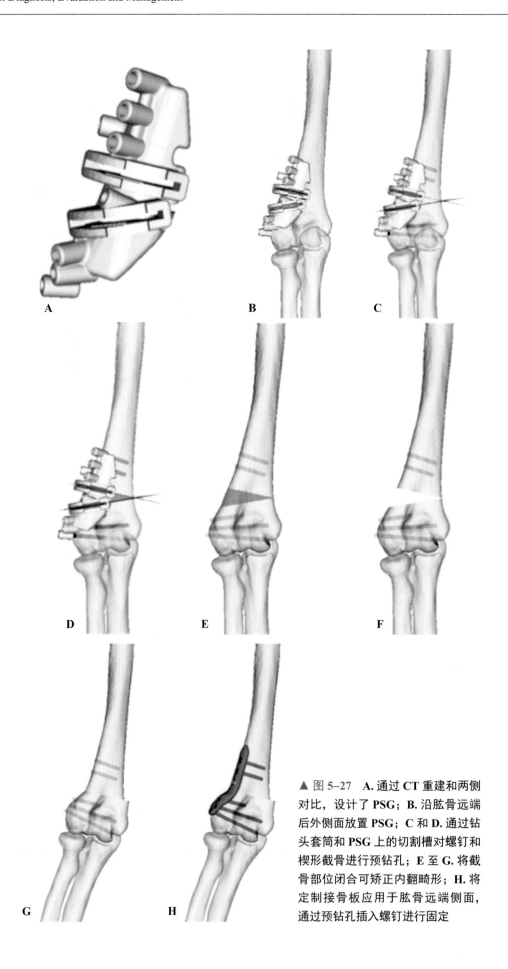

▲ 图 5-27 **A.** 通过 CT 重建和两侧对比，设计了 **PSG**；**B.** 沿肱骨远端后外侧面放置 **PSG**；**C** 和 **D.** 通过钻头套筒和 **PSG** 上的切割槽对螺钉和楔形截骨进行预钻孔；**E** 至 **G.** 将截骨部位闭合可矫正内翻畸形；**H.** 将定制接骨板应用于肱骨远端侧面，通过预钻孔插入螺钉进行固定

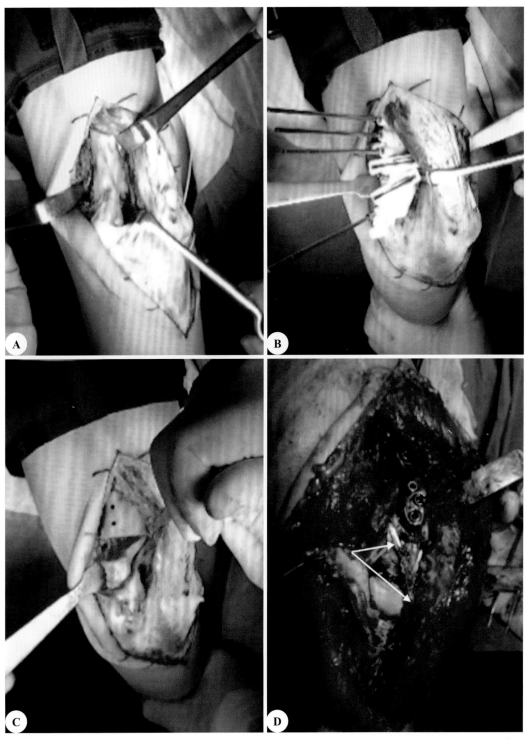

▲ 图 5–28 A. 如前所述，通过后侧入路显露肱骨远端；B. 将 PSG 放置在显露的肱骨外侧面，并用几根克氏针固定；C. 通过 PSG 的切割槽进行截骨，并移除楔形骨块；D. 将定制接骨板放置于肱骨远端外侧（星），重建外侧尺侧副韧带（箭）

在术后 1 年的随访中，截骨已愈合，畸形完全矫正（图 5-29A）。术后 1 年，患者恢复了正常的肢体对线和正常的肘关节活动范围，没有进一步主诉肘关节不稳定（图 5-29B 至 D）。

（五）病例 5：AO 分型 C3 型肱骨远端骨折

一名 59 岁亚洲女性患者，从自行车上跌落损伤了左臂，导致肱骨远端骨折（AO 分型 C3 型），并在外院接受了闭合复位和克氏针固定治疗（图 5-30）。

在初始损伤后 5 个月，她被转诊至我院，主诉疼痛和肘关节活动受限。她的肘关节活动总范围为 40°，屈曲 -50°～90°（图 5-31）。X 线平片和 CT 扫描符合关节内畸形愈合（图 5-32）。

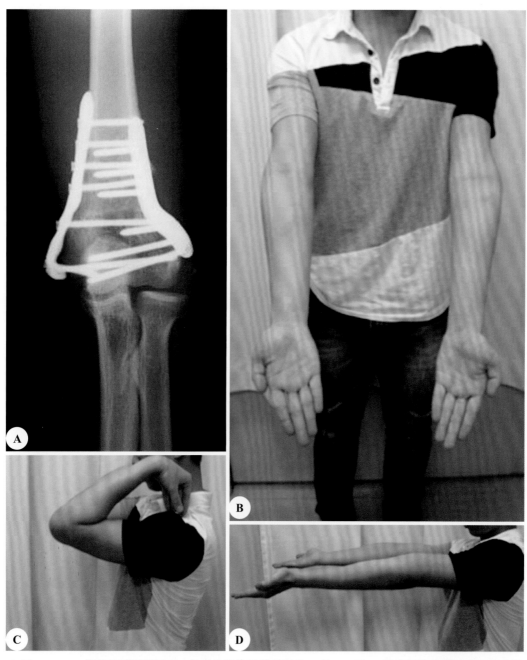

▲ 图 5-29　A. 截骨和畸形矫正术 1 年后的肱骨远端前后位 X 线；B 至 D. 患者的临床照片显示左上肢对线良好，左肘关节可进行全范围屈伸运动

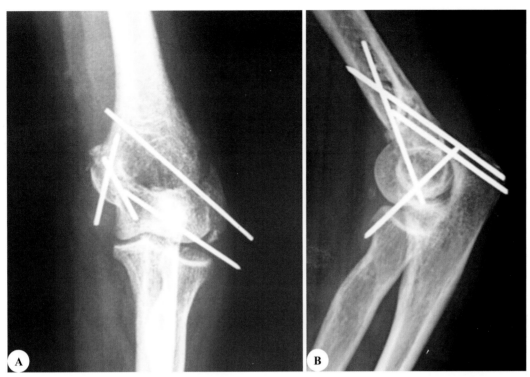

▲ 图 5-30　前后位（A）和侧位（B）X 线提示肱骨远端关节内骨折伴有关节内移位

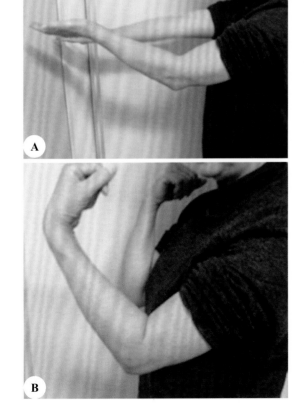

▲ 图 5-31　原始骨折愈合后、截骨矫正术前左肘伸直（A）和屈曲（B）的临床照片

根据 CT 数据构建双侧肱骨的三维模型，并使用市售软件（BoneViewer™ 和 BoneSimulator™, Orthree, Osaka, Japan）进行分析。通过数字化模拟，手动分割每个骨折块，并使用对侧正常肱骨的镜像模型模拟关节内截骨术。在模拟中，外上髁近端重新定位 8mm，肱骨小头前部远端重新定位 3mm，实现了关节配置的完美重建。在数字图像中，黄色和粉红色节段是肱骨小头和外侧髁的前部畸形，在矫正后模型中分别向远端和近端重新定位（图 5-33）。

在手术过程中，患者仰卧，上臂使用止血带。通过肘后正中切口，以 V 形切口进行鹰嘴截骨。对畸形愈合的外上髁突进行截骨并向远端反折，同时保留伸肌总腱和外侧韧带结构的起点。尽管关节内退变，但大部分关节软骨仍保持完好。用骨刀通过肱骨小头处的原始骨折线进行关节内截骨（图 5-34A）。根据术前计算机规划复位肱骨小头和外上髁骨折块（图 5-34B）。采用 2 枚双螺纹无头螺钉固定肱骨小

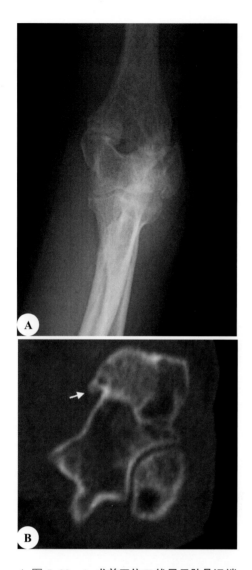

▲ 图 5-32　A. 术前正位 X 线显示肱骨远端关节内畸形愈合；B. 术前 CT 扫描进一步显示了肱骨小头的关节面移位（箭）

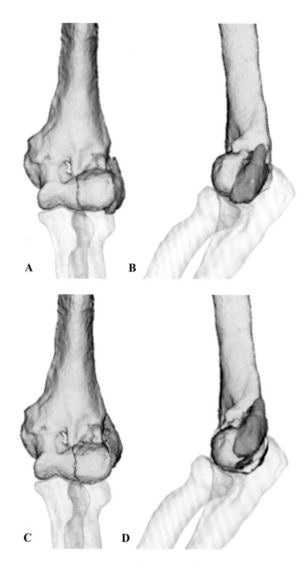

▲ 图 5-33　A 和 B. 计算机重建模型包括术前肱骨远端的前位（A）和侧位（B）；C 和 D. 计算机重建模型包括截骨、复位和稳定的肱骨远端的前位（C）和侧位（D）

头骨折块。外上髁骨折块和鹰嘴复位到肱骨，使用张力带钢丝稳定。闭合后保持后部夹板 3 天，再进行活动范围练习。

11 个月后，从鹰嘴和外上髁取出内植物。术后 2 年，患者报告无疼痛，肘关节活动范围几乎正常（5°～140°），稳定性良好（图 5-35）。

术后 2 年时的 X 线显示无缺血性坏死或关节病证据，CT 扫描证实肱骨远端关节面解剖复位（图 5-36）。

五、结论

肱骨髁上骨折是 2—12 岁儿童中最常见的，或者说至少是最常见的骨折之一。这些骨折最常见于儿童在一个有高度的器具上玩耍时不慎跌落而令向外伸展的手部着地。多数骨折属于"伸直型"，而"屈曲型"是由跌倒时尺骨鹰嘴尖部直接着地引起的。由 Gartland 提出的传统分型依据的是骨折远端移位的方向和程度。对这些骨折的急诊治疗通常包括闭合或开放复位，

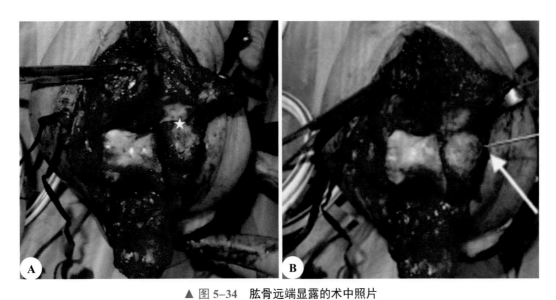

▲ 图 5–34　肱骨远端显露的术中照片

A. 通过原始骨折线（星）对肱骨小头前部进行截骨和复位；B. 然后进行临时克氏针固定（箭）

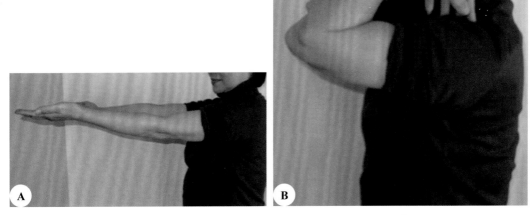

▲ 图 5–35　临床照片显示术后肘关节完全伸展（A）和屈曲（B）

以及从外侧打入的克氏针固定或者石膏固定。不幸的是，肱骨远端骨折畸形愈合仍时有发生，严重时会造成肘关节活动的丢失、外观畸形、肘关节旋转不稳定和迟发性尺神经损害。肱骨远端骨折畸形愈合的手术治疗通常包括肱骨远端的截骨，恢复远侧骨折块的正常力线和旋转并进行稳定的固定。治疗的目标是包括恢复肘关节的功能，避免发生并发症并改善肘部的外观。本章回顾了肱骨髁上骨折畸形愈合治疗的发展，展示了对一些畸形愈合进行有效矫形的病例。

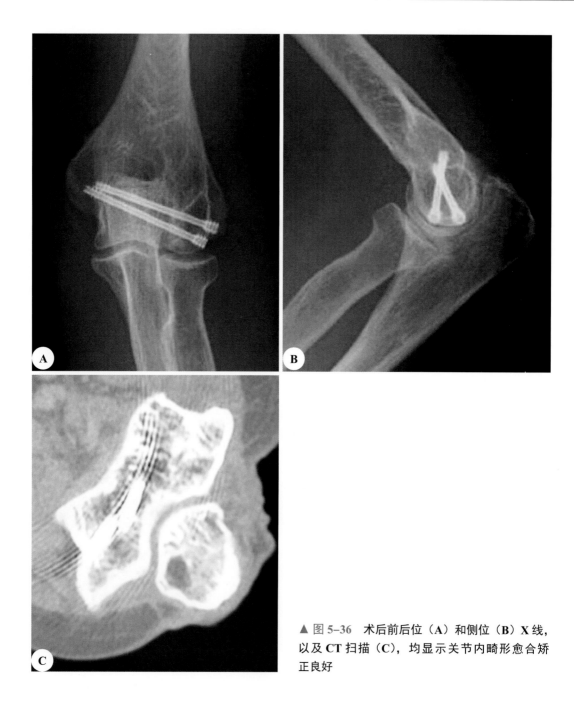

▲ 图 5-36　术后前后位（A）和侧位（B）X 线，以及 CT 扫描（C），均显示关节内畸形愈合矫正良好

参考文献

[1] Gartland JJ. Management of supracondylar fractures of the humerus in children. Surg Gynecol Obstet. 1959;109(2):145–54.

[2] Lasanianos NG, Makridis K. Distal humeral paediatric fractures. In: Lasanianos N, Kanakaris N, Giannoudis P, editors. Trauma and orthopaedic classifications. London: Springer-Verlag; 2015. p. 63–5.

[3] Abzug JM, Herman MJ. Management of supracondylar humerus fractures in children: current concepts. J Am Acad Orthop Surg. 2012;20(2):69–77.

[4] Meinberg EG, Agel J, Roberts CS, Karam MD, Kellam JF. Fracture and dislocation classification compendium-2018. J Orthop Trauma. 2018;32(Suppl 1):S1–S170.

[5] Athwal GS. Distal humerus fractures. In: Court-Brown CM, Heckman JD, McQueen MM, Ricci WM, Tornetta III P, editors. Rockwood and Green's: fractures in adults. New York: Wolters-Kluwer; 2015. p. 1233.

[6] Holt JB, Glass NA, Shah AS. Understanding the epidemiology of pediatric supracondylar humeral fractures in the United States: identifying opportunities for intervention. J Pediatr Orthop. 2018;38(5):e245–e51.

[7] Amir S, Jannis S, Daniel R. Distal humerus fractures: a review

of current therapy concepts. Curr Rev Musculoskeletal Med. 2016;9(2):199–206.

[8] Charissoux JL, Vergnenegre G, Pelissier M, Fabre T. Mansat P; SOFCOT. Epidemiology of distal humerus fractures in the elderly. Orthop Traumatol Surg Res. 2013;99(7):765–9.

[9] Sela Y, Baratz ME. Distal humerus fractures in the elderly population. J Hand Surg. 2015;40(3):599–601.

[10] Lewine E, Kim JM, Miller PE, et al. Closed versus open supracondylar fractures of the humerus in children: a comparison of clinical and radiographic presentation and results. J Pediatr Orthop. 2018;38(2):77–81.

[11] Kozánek M, Bartoníček J, Chase SM, Jupiter JB. Treatment of distal humerus fractures in adults: a historical perspective. J Hand Surg Am. 2014;39(12):2481–5.

[12] Riseborough EJ, Radin EL. Intercondylar T fractures of the humerus in the adult. A comparison of operative and non-operative treatment in twenty-nine cases. J Bone Joint Surg Am. 1969;51(1):130–41.

[13] Horne G. Supracondylar fractures of the humerus in adults. J Trauma. 1980;20(1):71–4.

[14] Heim U, Pfeiffer KM. Periphere Osteosynthesen: Ynter Verwendung des Kleinfragment-Instrumentariums der AO. Berlin Heidelberg: Springer-Verlag; 1972.

[15] Jupiter JB, Neff U, Holzach P, Allgower M. Intercondylar fractures of the humerus. An operative approach. J Bone Joint Surg Am. 1985;67(2):226–39.

[16] Kural C, Ercin E, Erkilinc M, Karaali E, Bilgili MG, Altun S. Bicolumnar 90–90 plating of AO 13C type fractures. Acta Orthop Traumatol Turc. 2017;51(2):128–32.

[17] Got C, Shuck J, Biercevicz A, Paller D, Mulcahey M, Zimmermann M, et al. Biomechanical comparison of parallel versus 90–90 plating of bicolumn distal humerus fractures with intra-articular comminution. J Hand Surg Am. 2012;37(12):2512–8.

[18] Helfet D, Hotchkiss RN. Internal fixation of the distal humerus: a biomechanical comparison of methods. J Orthop Trauma. 1990;4(3):260–4.

[19] Greiner S, Haas NP, Bail HJ. Outcome after open reduction and angular stable internal fixation for supra-intercondylar fractures of the distal humerus: preliminary results with the LCP distal humerus system. Arch Orthop Trauma Surg. 2008;128(7):723–9.

[20] Reising K, Hauschild O, Strohm PC, Suedkamp NP. Stabilization of articular fractures of the distal humerus: early experience with a novel perpendicular plate system. Injury. 2009;40(6):611–7.

[21] Acciarri N, Davalli C, Giuliani G, Monesi M, Poppi M. Paralisi tardiva in nervo ulnare a decorso anteriore, in gomito varo post-traumatico [Delayed paralysis of the anterior ulnar nerve in post-traumatic varus deformity of the elbow]. Arch Putti Chir Organi Mov. 1991;39(1):115–28. (Article in Italian).

[22] Abe M, Ishizu T, Shirai H, Okamoto M, Onomura T. Tardy ulnar nerve palsy caused by cubitus varus deformity. J Hand Surg. 1995;20(1):5–9.

[23] Spinner RJ, O'Driscoll SW, Davids JR, Goldner RD. Cubitus varus associated with dislocation of both the medial portion of the triceps and the ulnar nerve. J Hand Surg. 1999;24(4):718–26.

[24] Takahara M, Sasaki I, Kimura T, Kato H, Minami A, Ogino T. Second fracture of the distal humerus after varus malunion of a supracondylar fracture in children. J Bone Joint Surg Br. 1998;80(5):791–7.

[25] Fujioka H, Nakabayashi Y, Hirata S, Go G, Nishi S, Mizuno K. Analysis of tardy ulnar nerve palsy associated with cubitus varus deformity after a supracondylar fracture of the humerus: a report of four cases. J Orthop Trauma. 1995;9(5):435–40.

[26] Abe M, Ishizu T, Morikawa J. Posterolateral rotatory instability of the elbow after posttraumatic cubitus varus. J Shoulder Elb Surg. 1997;6(4):405–9.

[27] O'Driscoll SW, Spinner RJ, McKee MD, Kibler WB, Hastings H 2nd, Morrey BF, et al. Tardy posterolateral rotatory instability of the elbow due to cubitus varus. J Bone Joint Surg Am. 2001;83(9):1358–69.

[28] Kontogeorgakos VA, Mavrogenis AF, Panagopoulos GN, Lagaras A, Koutalos A, Malizos KN. Cubitus varus complicated by snapping medial triceps and posterolateral rotatory instability.

J Shoulder Elb Surg. 2016;25(7):e208–12.

[29] Skaggs DL, Flynn JM. Supracondylar fractures of the distal humerus. In: Flynn JM, Skaggs DL, Waters PM, editors. Rockwood and Wilkins' fractures in children. 8th ed. Philadelphia: Wolters Kluwer; 2015. p. 581–628.

[30] Davids JR, Maguire MF, Mubarak SJ. Lateral condylar fracture of the humerus following posttraumatic cubitus varus. J Pediatr Orthop. 1994;14(4):466–70.

[31] Beuerlein MJ, Reid JT, Schemitsch EH, McKee MD. Effect of distal humeral varus deformity on strain in the lateral ulnar collateral ligament and unlohumeral joint stability. J Bone Joint Surg Am. 2004;86(10):2235–42.

[32] Spinner RJ, Goldner RD. Snapping of the medial head of the triceps and recurrent dislocation of the ulnar nerve. Anatomical and dynamic factors. J Bone Joint Surg Am. 1998;80(2):239–47.

[33] Labelle H, Bunnell WP, Duhaime M, Poitras B. Cubitus varus deformity following supracondylar fractures of the humerus in children. J Pediatr Orthop. 1982;2(5):539–46.

[34] French PR. Varus deformity of the elbow following supracondylar fractures of the humerus in children. Lancet. 1959;274(7100):439–41.

[35] Graham B, Tredwell SJ, Beauchamp RD, Bell HM. Supracondylar osteotomy of the humerus for correction of cubitus varus. J Pediatr Orthop. 1990;10(2):228–31.

[36] Kanaujia RR, Ikuta Y, Muneshige H, Higaki T, Shimogaki K. Dome osteotomy for cubitus varus in children. Acta Orthop Scand. 1988;59(3):314–7.

[37] Voss FR, Kasser JR, Trepman E, Simmons E Jr, Hall JE. Uniplanar supracondylar humeral osteotomy with preset Kirschner wires for posttraumatic cubitus varus. J Pediatr Orthop. 1994;14(4):471–8.

[38] Wong HK, Lee EH, Balasubramaniam P. The lateral condylar prominence. A complication of supracondylar osteotomy for cubitus varus. J Bone Joint Surg Br. 1990;72(5):859–61.

[39] DeRosa GP, Graziano GP. A new osteotomy for cubitus varus. Clin Orthop Relat Res. 1988;236:160–5.

[40] Miura H, Tsumura H, Kubota H, Mawatari T, Matsuda S, Iwamoto Y. Interlocking wedge osteotomy for cubitus varus deformity. Fukuoka Igaku Zasshi. 1998;89(4):119–25.

[41] Matsushita T, Nagano A. Arc osteotomy of the humerus to correct cubitus varus. Clin Orthop Relat Res. 1997;336:111–5.

[42] Usui M, Ishii S, Miyano S, Narita H, Kura H. Three-dimensional corrective osteotomy for treatment of cubitus varus after supracondylar fracture of the humerus in children. J Shoulder Elb Surg. 1995;4(1 Pt 1):17–22.

[43] Chung MS, Baek GH. Three-dimensional corrective osteotomy for cubitus varus in adults. J Shoulder Elb Surg. 2003;12(5):472–5.

[44] Kumar K, Sharma VK, Sharma R, Maffulli N. Correction of cubitus varus by French or dome osteotomy: a comparative study. J Trauma. 2000;49(4):717–21.

[45] Ippolito E, Moneta MR, D'Arrigo C. Post-traumatic cubitus varus. Long-term follow-up of corrective supracondylar humeral osteotomy in children. J Bone Joint Surg Am. 1990;72(5):757–65.

[46] Oppenheim WL, Clader TJ, Smith C, Bayer M. Supracondylar humeral osteotomy for traumatic childhood cubitus varus deformity. Clin Orthop Relat Res. 1984;188:34–9.

[47] Wilkins KE. Supracondylar fractures: what's new? J Pediatr Orthop B. 1997;6(2):110–6.

[48] Takeyasu Y, Oka K, Miyake J, Kataoka T, Moritomo H, Murase T. Preoperative, computer simulationbased, three-dimensional corrective osteotomy for cubitus varus deformity with use of a custom-designed surgical device. J Bone J Surg Am. 2013;95(22):e173.

[49] Omori S, Murase T, Kataoka T, Kawanishi Y, Oura K, Miyake J, et al. Three-dimensional corrective osteotomy using a patient-specific osteotomy guide and bone plate based on a computer simulation system: accuracy analysis in a cadaver study. Int J Med Robot. 2014;10(2):196–202.

[50] Murase T, Takeyasu Y, Oka K, Kataoka T, Tanaka H, Yoshikawa H. Three-dimensional corrective osteotomy for cubitus varus deformity with use of custom-made surgical guides. JBJS Essent Surg Tech. 2014;4(1):e6.

第6章 前臂骨折畸形愈合
Malunions of the Forearm

Fred G. Corley　Ben S. Francisco　著

一、概述

前臂具有独特的解剖结构，其功能类似于关节。正是如此，桡骨和尺骨骨折应像关节骨折一样进行治疗。如果不能矫正桡骨或尺骨的成角、长度或旋转的微小变化，最终将会影响上尺桡关节（proximal radioulnar joint，PRUJ）和下尺桡关节（distal radioulnar joint，DRUJ）的功能。此外，还可导致前臂旋后和旋前功能的改变。如果创伤足够严重，这些改变将会导致前臂功能受损和外观畸形。

然而，如果盂肱关节功能正常，前臂部分受限的功能可以得到代偿[1]。此外，Morrey等[2]在评估了33例正常受试者前臂的正常旋转后，认为50°的旋前–旋后可满足大部分的日常生活活动[2]。因此，即使患者前臂骨折畸形愈合，只要他们能以此为目标，坚持每天康复训练，就能获得满意的功能。

然而，值得注意的是，桡骨和尺骨并不是导致畸形愈合的唯一结构。创伤可同时造成明显的软组织破坏，特别是骨间膜（interosseous membrane，IOM）的损伤。这些组织也会在一个收缩、非解剖的位置上愈合，从而导致最终的畸形愈合。此外，除了骨畸形外，还会导致前臂活动范围减少、疼痛，甚至残疾。

Grace和Eversmann认为，"成功治疗前臂单一或双长骨骨折，是指骨折愈合是在前臂、腕和肘关节活动受限最小的情况下实现的，并且肌肉力量恢复良好，没有疼痛。所有的治疗方案的优劣都应根据这些标准来判断，因为如果不能实现其中任何之一，就会影响功能效果[3]"。这个观点被Schemitsch和Richards进一步验证，"前臂双骨折后功能的恢复依赖于前臂旋转功能的恢复，肘、腕关节功能活动范围的维持，以及握力的恢复"[4]。

二、历史观点

大量文献表明，前臂骨折的闭合复位和保守治疗会导致不可接受的后果[5-8]。然而，Sarmiento等[9]也报道过先闭合复位＋过肘管型石膏，再过渡到功能支具可获得满意疗效。治疗失败的结果可能是多方面的，包括但不限于不愈合、成角或旋转畸形愈合、远端或近端尺桡关节异常、持续性疼痛和（或）不适，以及前臂旋后和旋前受限。所有这些都会导致日常功能受损。

Knight和Purvis报道了41例保守治疗患者中71%的疗效不满意，其愈合时间较长，成角和旋转畸形还导致旋后和旋前受限。此外，他们还报道有 12% 的骨不愈合率和 60% 残留 25°～60° 旋转畸形[5]。Bolton 和 Quinlan 报道了 92 例患者接受闭合复位和长臂石膏固定治疗，其中 38% 出现外观畸形，4% 出现骨不连。在前臂旋转方面，41% 出现功能受损，26% 出现前臂活动功能严重丧失。其数据表明，11% 的患者无法回到以前的工作岗位，但能够适应相对更轻松的工作，从而不会造成重大经济损失；但 12% 有严重残疾者将因无法工作而遭受重大经济损失[7]。Hughston 的一组 38 例盖氏骨折患者最初采用非手术治疗，按其评价标准，92% 的结果是失败或不满意，14% 骨不连。不满意疗效的标准有以下一个或多个：骨不连、短缩、远端尺桡关节半脱位或全脱位、不同程度的旋后受限[6]。

考虑到此类骨折闭合保守治疗失败率高，促使医务人员采用内固定治疗。内固定治疗有多种手术方式。作者采用髓内钉和不同类型的钢板和螺钉来固定这些骨折[5, 6, 8, 10-18]。这些方法改善了前臂骨折的整体疗效。由于畸形减少、愈合率提高，前臂旋转受限造成的残疾得以减少。

Sage 和 Smith[10] 报道了 338 例患者 555 处骨折，采用不同的髓内固定方法和术后长臂石膏固定进行治疗。82% 疗效满意，肘关节活动度受限小于 20°，旋前和旋后关节活动度 ≥ 60°。排除开放性骨折，骨不连率为 17%。

Hughston[6] 报道 41 例盖氏骨折，其中 3 例未经保守治疗而进行手术治疗，其余 38 例最初采用保守治疗。如前所述，这 38 例的结果并不令人满意，只有 3 例疗效良好，无须进一步治疗。38 例中有 7 例尽管失败，但仍拒绝手术治疗。28 例随后接受手术固定治疗，其中 21 例在骨折 4 周内手术（早期组），7 例在骨折 4 周后手术（晚期组），平均骨折至手术的时间为 6 个月。

早期组采用髓内钉、螺钉、四孔钢板螺钉、嵌插式植骨加 4 枚螺钉及穿刺钉等固定方式，其中 1 例采用切开复位不固定。晚期组采用嵌插式植骨、髓内钉固定并植骨、尺骨远端切除、嵌插式植骨并尺骨缩短、植骨髓内克氏针固定并尺骨远端切除等治疗方式。

早期组 14 例疗效满意，其余 7 例疗效不理想，其中包括骨不连、延迟愈合、尺骨持续成角及半脱位。采用钢板螺钉或嵌插式植骨螺钉固定的患者中，80% 取得满意效果。其他固定方式没有如此好的结果。在晚期组中，3 例结果满意，4 例结果不满意，其中包括骨不连、延迟愈合和畸形愈合。

Sage[11] 随后报道了 50 例患者 82 处骨折，骨折采用髓内钉固定，术后再用长臂石膏固定，其中 89% 骨折愈合，5% 骨折延迟愈合但随后愈合，6% 骨折不愈合。

Jinkins 等[12] 报道了 65 例前臂双骨折，其中 49 例为急性骨折，16 例在就诊时为骨不连，这些骨折采用下面固定方式处理。

49 例急性骨折中 33 例采用切开复位钢板（限制接触钢板）内固定，其中 28 例未行自体髂骨植骨，5 例进行自体髂骨植骨。28 例未植骨的患者中有 4 例出现骨不连，而 5 例初次植骨的患者没有出现骨不连。10 例急性骨折采用尺骨钢板和桡骨髓内钉治疗，无骨不连发生。7 例急性骨折仅在桡骨上行钢板固定不植骨，有 1 例出现骨不连。1 例急性前臂双骨折采用桡骨钢板和尺骨髓内钉固定，无骨移植，愈合良好。

在 16 例骨不连中，11 例行桡骨和尺骨钢板固定，其中 2 例未行骨移植，9 例行骨移植。2 例行尺骨钢板、桡骨髓内钉固定，并骨移植治疗，1 例桡骨和尺骨均采用髓内钉治疗，以上病例均顺利愈合。剩余的 2 例，1 例中段大段骨缺损通过髓内钉连接尺骨近端及桡骨远端，并行骨移植转变为单骨前臂，术后继续骨不连；另外 1 例采用钢板连接尺骨近端及桡骨远端并植骨，随后愈合。

Burwell 和 Charnley[8] 报道了 150 例桡骨和（或）尺骨干骨折，均采用钢板和螺钉固定。他们指出，如果在骨折两侧各用 3 枚螺钉，95% 的患者骨愈合，而 2 枚螺钉治疗的愈合率为64%。在他们报道的 38 例失败病例中，21% 的患者有骨质疏松，34% 为粉碎性骨折，73% 最初采用闭合方法治疗。

Sargent 和 Teipner[16] 报道了采用桡骨和尺骨钢板治疗的 29 例前臂骨干骨折，100% 愈合。他们将患者分为三组，没有合并其他损伤的患者，仅有 < 10° 的旋后或旋前功能丢失；伴有软组织或骨性损伤的 3 例患者中，1 例出现尺桡关节骨性融合，1 例几乎完全恢复了前臂旋转，1 例仅丢失 10° 旋后；另外 4 例前臂近端骨折合并脱位的患者，有 1 例出现尺桡关节骨性融合，其他患者前臂活动范围接近正常。

Dodge 和 Cady[18] 报道了一组 78 例患者119 处前臂骨折，均采用瑞士骨折固定协会（ASIF）加压钢板进行切开复位内固定。41 例患者同时发生双骨折，其中 28 例对桡尺骨均进行固定，13 例仅固定桡骨。其他的 37 例患者中，21 例为盖氏骨折，14 例为桡骨中段或近端骨折，2 例仅为单纯尺骨骨折。他们报道的并发症如下：5% 内固定失效，13% 植入物断裂，13% 感染，1% 再骨折，10% 桡神经浅支暂时性神经病变，22% 运动功能受限。需要关注的是，4 例内固定失效的患者中有 3 例使用了四孔钢板，另 1 例使用了最短的钢板，即五孔钢板。

除外感染引起的骨不连病例，作者报道了8 例延迟愈合和 3 例骨不连病例，其中 2 例是采用四孔钢板及骨移植治疗，愈合后出现前臂活动受限，2 例为延迟愈合，剩余 7 例为前臂双骨折，仅桡骨予以钢板固定，尺骨不固定，最后出现尺骨延迟愈合。

随着技术的不断改进，双钢板固定的桡骨和尺骨的愈合率超过 96%，并且并发症最少，总体满意[4, 19-22]。然而，值得注意的是，无论钢板固定与否，开放性骨折或前臂双骨折患者的前臂旋转愈后相对更差[3]。

三、畸形愈合分型

一般而言，前臂畸形愈合是由于成角或旋转畸形或两者的结合。在标准的 X 线上，成角畸形更容易识别。旋转畸形可能更加微妙，通常需要更复杂的评估方法，即使如此也很难识别。

评估旋转畸形愈合至关重要，特别是当患者前臂关节活动度下降不能完全归因于成角畸形愈合时。否则，即使在成角畸形愈合矫形术后，患者前臂活动度仍可能继续减少。

许多作者[23-28] 对前臂骨折畸形愈合的影响进行了研究，但可惜的是，无论单因素还是多因素研究，大部分工作都集中在尸体标本上。尸体模型不能考虑骨折时不可避免的相关软组织损伤。因此，前臂骨折引起的骨间膜瘢痕和挛缩无法评估。Sarmiento 等证实了这一点。与临床结果相比，尸体模型提供了前臂旋转的可参考但不准确的结果。此外，Sarmiento 等指出，与实验室中产生的骨折相比，患者所承受的骨折的实际角度存在细微差异。例如，除了桡骨和尺骨偏差外，实际骨折可能还有背侧成角或掌侧成角的部分[25]。

Tynan 等[26] 使用 6 具软组织完整的新鲜冷冻尸体评估尺骨中段旋转畸形愈合。解剖完成后，一种定制可调节的内固定板应用于尺骨中段的截骨术，在旋后和旋前 0°、15°、30° 和45° 建立模拟的尺骨旋转畸形愈合模型，再通过轮状构件施加扭矩来模拟旋转。随着尺骨旋前畸形角度的增加，旋前角度增加，旋后角度减少，反之亦然。当尺骨以 45° 旋前畸形愈合固定，并施加最大扭矩时，旋后平均损失 20°。

模拟旋后 45° 畸形愈合平均导致 18° 的旋前丢失。这些发现支持先前报道的桡骨畸形愈合导致前臂旋转功能丢失的论断 [24]。此外，如果旋后 / 旋前 20° 的丢失不干扰日常生命活动的研究 [23-25] 是准确的，那么尺骨旋转畸形愈合在临床上的影响也是不显著的。

Dumont 等 [28] 使用 5 具新鲜冷冻尸体的尺桡骨中段骨干来模拟旋转畸形愈合，并保持所有软组织完整。如果评估单一骨骼，则截骨术以 10° 的旋转增量增加，如果评估双骨骼，则以 20° 为旋转增量增加，然后使用定制的金属植入物将骨固定。单一骨的最大旋畸形为 80°，如果双骨骼同时旋转畸形，则最大为 60°。孤立来看，模拟的桡骨畸形愈合对前臂 ROM 的减少影响最大，特别是桡骨在旋后而非旋前畸形时。尺骨影响最小。当双骨畸形愈合时，如果它们在同一方向畸形愈合，结果与单一畸形愈合结果相似。如果双骨在相反方向上畸形，则 ROM 受到的限制最大。

Matthews 等 [23] 使用 10 具新鲜尸体，将截骨部位周围的软组织移除，以创建尺桡骨的成角畸形愈合。在尺桡骨中段进行截骨，将定制的钢板应用于截骨部位，在冠状面和矢状面分别以 0°、10° 和 20° 的角度制作钢板。由于 IOM 的作用，不可能出现 20° 的双骨畸形愈合。他们也没有检测远离 IOM 的单一或双骨的畸形愈合，认为这种畸形在临床手术中并不常见，如果能看到，说明软组织受到了严重损害。

其研究表明，在单骨中 1/3 的部位任何方向 10° 成角所导致的旋前或旋后功能丢失＜ 20°。在某些标本中，这种角度会导致前臂不可接受的外观畸形。在任何平面上模拟 20° 畸形愈合均可产生统计学和临床意义上的旋转丢失，这是由前臂双骨相互撞击或 IOM 上的张力造成的。Morrey 等 [2] 提出，当畸形角度为 20° 时，旋后、旋前或两者均低于的前臂必

要的 50° 旋转阈值。作为一项尸体研究，无法模拟如握力、愈合的概率和时间。这些模拟的畸形愈合如何真正影响患者的功能，以及患者会因其损伤致残多长时间等因素都无法评估。

Tarr 等 [24] 在 6 具新鲜冰冻尸体的尺桡骨中下 1/3 处模拟了畸形愈合，保留了截骨部位周围的软组织。他们复制以 5° 为增量的从 5° 增加到 30° 的桡侧、尺侧、掌侧、背侧成角畸形。总的来说，他们的结果与 Matthews 等成角畸形的结果一致。其研究表明，远端 1/3 成角畸形导致旋前比旋后更多活动受限，而非中段 1/3。然而，与远端 1/3 畸形相比，中段 1/3 成角畸形可导致旋后活动严重受限。这是基于 Matthews 等 [23] 的研究结果，因为 Matthews 等只研究了中段骨干的畸形愈合。

Sarmiento 等 [25] 在 18 具新鲜尸体尺桡骨的近端、中段或远端 1/3 分别模拟了 5°、10° 和 15° 的掌侧、背侧、桡侧或尺侧成角畸形。他们注意到，随着桡骨成角畸形的增加，活动受限也会增加。旋前多受桡骨远端 1/3 的影响，旋后多受桡骨中段 1/3 的影响。他们还确定，与尺骨近端 1/3 成角相比，尺骨中段 1/3 成角产生的活动受限更大。

将本次尸体研究的数据与 105 例保守治疗患者的临床和影像学结果及其之前对前臂双骨畸形愈合尸体研究的结果 [24] 进行比较。尸体研究结果显示，桡骨或尺骨在冠状面或矢状面成角使旋前和旋后减少不到 24°，在大多数情况下减少不到 20°。当将尸体研究结果与患者的临床结果进行比较后，研究者认为，临床上桡骨骨折时旋前和旋后减少在 17% 以内，尺骨骨折时在 8% 以内。

他们重申，影响前臂旋转功能重要的是骨折的位置，而不仅仅是成角的程度，因为桡骨远端 1/3 的骨折与桡骨中段 1/3 的骨折对前臂造成的旋转受限不同。尺骨也是如此。

McHenry 等[27] 评估了尺骨移位对前臂旋转的影响。他们使用 7 具新鲜冰冻尸体的前臂，在尺骨近中 1/3 的交界处、中段骨干处及中远 1/3 的交界处进行了截骨，并在上述部位分别用钢板固定模拟桡侧、尺侧、背侧和掌侧 0%、50% 和 100% 移位，然后对前臂进行一定范围旋转运动，并评估旋后和旋前丢失程度。研究表明，无论哪种移位组合，旋后丢失均 < 15°。远端截骨，旋前丢失 < 10°；中段截骨，桡骨和尺骨移位 100% 时旋前丢失分别为 19° 和 20°；近端截骨，桡骨移位 50% 时旋前丢失为 19°，桡骨移位 100% 时旋前丢失为 41°，尺骨移位 100% 时旋前丢失为 33°。其他所有移位组合导致的旋前丢失 < 15°。他们认为，远端 1/3 尺骨骨折移位 100% 和中段 1/3 尺骨骨折移位 50%，前臂的活动范围可能良好。移位超过 50% 的中段 1/3 骨折和移位的近端骨折应进行手术治疗。

四、前臂解剖学

前臂由桡骨和尺骨组成，"前臂关节"是尺桡骨在近端和远端连接处相互作用的结果，即上尺桡关节和下尺桡关节。位于这两个关节和尺桡骨之间的是骨间膜，它为前臂提供稳定性，从桡骨远端向尺骨近端传递力，并稳定 PRUJ 和 DRUJ[29-32]。这三个结构能保证动作的协调性和稳定性，使前臂能够很好地发挥功能。前臂旋转轴从桡骨头中心穿过尺骨远端中央凹[33]，因此，当前臂肌肉将手从旋前转向旋后时，活动桡骨可以围绕固定的尺骨旋转 150°～180°，与腕同时作用可为前臂提供手在空间中精准定位的能力。

许多作者的研究已经明确前臂具有平均旋前 68°～70° 和旋后 75°～85° 的运动范围[2, 24, 34]。然而，Morrey 等指出，大多数日常生活活动只需要旋后 55° 和旋前 50°，表明旋后比旋前更需要。

（一）骨解剖学

桡骨是具有近端和远端骨骺的长骨。在近端，桡骨头几乎是圆形，与尺骨的桡骨切迹和肱骨小头相关节。当桡骨向远端移行时，其变窄部分形成桡骨颈。在其尺侧，有一个骨性突出，称为桡骨粗隆，为肱二头肌肌腱止点。桡骨体（桡骨中间部分）呈三棱柱形。尺侧界是三棱柱的顶端，是 IOM 的起点。

此外，桡骨有三个弓。在远端 1/5，桡骨有一个凸向背侧的弓，在近端 1/5 有一个凸向腹侧的弓。中段 3/5 包含了最突出的桡骨弓，这个弓是旋前肌和旋后肌的止点；因此，桡骨弓对于确保正确的前臂旋转至关重要。如果这个区域的骨折没有解剖复位，会因为前臂肌肉的力臂短缩[12] 而导致最严重的功能障碍。有趣的是，在 Burwell 和 Charnley 报道的 150 例成人患者的 231 处骨折中，93% 的桡骨骨折发生在桡骨中段 3/5 处，Sage 和 Smith 报道，3/5 的桡骨骨折是发生在桡骨中段 1/3 处[10]。

因此，在前臂骨折，桡骨弓必须恢复，否则将失去旋转。Schemitsch 等[4] 演示了桡骨弓顶点的寻找方法，这是治疗前臂骨折和预防解剖旋转畸形愈合的基础。

在它的远端，桡骨膨大处的尺切迹与尺骨相关节，月骨和舟骨在月舟窝与桡骨相关节，桡侧形成桡骨茎突接受肱桡肌的附着。桡骨可围绕尺骨旋转 150°～180°。这个旋转弧度有一个纵轴，它的中心起于近端的桡骨头，先延伸至远端尺骨头的中心，再延伸至食指。当桡骨围绕尺骨旋转时，尺骨在肘部以内翻 – 外翻方向移动 9° 左右，从而允许尺骨不阻碍桡骨远端的旋转[35]。

尺骨也是长骨，在其近端是鹰嘴，有肱

三头肌附着。鹰嘴前方部分是滑车切迹，它与肱骨滑车形成了稳定的肱尺关节。滑车切迹止于冠突。在冠突的桡侧是桡骨切迹，与桡骨头一起形成 PRUJ。在滑车切迹尺侧的小结节是肱肌止点。尺骨骨干呈三棱柱形，顶端指向桡骨，为 IOM 的附着部位。在其远端，尺骨延伸形成尺骨头和尺骨茎突。在其桡侧，尺骨与桡骨乙状切迹相关节并形成 DRUJ。尺骨茎突是三角纤维软骨复合体（triangular fibrocartilage complex，TFCC）的起始部。

（二）肌肉解剖学

前臂掌侧肌群由 14 块肌肉组成，而前臂背侧肌群有 13 块肌肉组成。沿桡骨干从近端向远端依次是以下肌肉结构：肱桡肌止点，旋前方肌起点，拇长屈肌起点，指浅屈肌起点，旋前圆肌止点，旋后肌止点，肱二头肌止点。

沿桡骨背侧从远端到近端，依次是以下肌肉结构：肱桡肌止点，拇短伸肌起点，旋前圆肌止点，拇长展肌起点，旋后肌止点[36]。

前臂肌肉组织为前臂的运动提供了驱动力，对手和腕关节的功能起着至关重要的作用。其协调活动有助于旋前、旋后、屈曲和伸展，这些运动是我们日常生活中所涉及的复杂功能所需。

也正是这些肌肉导致了骨折后解剖和旋转畸形愈合的形成。旋前肌主要是旋前圆肌和少量旋前方肌，而肱二头肌和旋后肌主要负责前臂旋后。正是这些肌肉使得前臂骨折出现主要畸形，导致骨折端朝向 IOM 相互靠近。此外，骨折近端倾向屈曲移位，尺偏是由于肱肌作用，桡偏是由于肱二头肌作用[12]。

肱桡肌也是一个主要的变形力。它的作用在盖氏骨折中表现得最明显，由于没有相反的力，桡骨远端 1/3 被拉向外翻。旋前方肌也参与骨折移位，由于无拮抗作用，它将骨折远端拉向旋前。

（三）下尺桡关节解剖学

在前臂远端，尺骨与桡骨乙状切迹相关节并形成下尺桡关节。这个关节主要由三角纤维软骨复合体稳定。掌侧桡尺韧带（palmar radioulnar ligament，PRUL）、背侧桡尺韧带（dorsal radioulnar ligament，DRUL）、关节盘、尺腕韧带、尺侧腕伸肌腱鞘和半月板类似体组成 TFCC。韧带复合体是 DRUJ 的主要稳定结构，而纤维软骨成分将力传递至尺腕关节。尺骨头和桡骨乙状切迹曲率差异允许了下桡关节不匹配，进而使得这两个结构能够相互旋转和平移，从而为前臂部分旋转运动提供了必要的组织结构[37]。

（四）骨间膜解剖学

许多学者从解剖学和生物力学两方面对 IOM 进行了研究[29, 38-43]。在生物力学上，IOM 作为前臂肌肉组织的附着点，能稳定 DRUJ[30-32] 和前臂纵轴，将负荷从桡骨传递到尺骨，并允许前臂平稳旋转[1, 3, 4, 8-11]。在解剖学上，IOM 可分为远端膜性部分、中间韧带复合体和近端膜性部分[41]，这些结构加起来的平均长度约为 22cm，桡骨起点平均长度为 10.6cm，尺骨止点平均长度为 10.6cm[42]。IOM 宽度约为 3.5cm，最厚厚度为 0.94mm[38]。

远端膜性部分由远端斜束组成，这部分 IOM 位于旋前方肌下，止于桡骨乙状切迹下缘，其最远端与 DRUJ、TFCC、背侧韧带和掌侧韧带融合[41]。这些结构协同稳定 DRUJ[30-32]。

近侧斜索和背侧斜副索组成 IOM 近侧膜部[41]。背侧斜副索又称近端升束[39]，或近端骨间带[42]。近侧斜索位于指深屈肌和旋后肌起点之间。起于冠突前外侧，止于桡骨粗隆的远端。背斜副束位于拇长展肌起点下方[41]。

中间韧带复合体由几个不同的带组成：结实的中央带、1～5个副带、膜性部分和近端骨间带[41, 42]。中间韧带复合体分为中央带和副带。

中央带是IOM中最健壮的部分，并且总是存在的，因此被认为是最重要的。此外，它占总IOM的40%～60%[43]。Hotchkiss等报道，它提供了IOM的71%的刚度[38]。中央带宽3.5cm，如果垂直于其纤维测量，则为2.6cm。中央带起于桡骨远端距桡骨头关节面平均7.7cm，当中央带相对于尺骨纵轴向尺侧止点远端移动21°时，纤维呈扇形展开，在尺骨上形成长度为4.2cm的止点。中央带的平均止点在距离鹰嘴尖13.7cm处[42]。副带是不同的解剖结构，与中央带分开，并且数量不同。此外，它们的结构并不强健[41, 42]。

（五）上尺桡关节解剖学

在近端，桡骨与尺骨相关节形成PRUJ，由桡骨头、肱骨头和尺骨桡切迹组成。PRUJ受环状韧带、尺侧副韧带（lateral ulnar collateral ligament，LUCL）、桡侧副韧带、周围肘关节囊和肌肉组织的约束和稳定。尺骨近端与肱骨远端相关节，使得尺骨固定时桡骨可以围其旋转。

五、前臂畸形愈合病因学

与所有骨折一样，损伤机制和力传递矢量是形成骨折端初始空间位置的驱动力。肌肉和软组织进一步导致了骨折端的排列不齐。一旦骨折，肌肉、骨骼和其他周围软组织的解剖稳态就会受破坏。随后，这些结构会趋向旋转或缩短到它们各自最小张力点。

在这种情况发生时，骨折端与软组织一起被牵拉。骨折合并软组织损伤，不仅是运动范围受限，而且肌肉力量也受影响，以疼痛最小化。PRUJ和（或）DRUJ可出现不稳定和外观

被破坏，并可继发创伤性关节炎。

如果通过闭合复位或各种操作技术，作用在骨折端上的力没有得到平衡和有效维持，那么随着骨折愈合，将会出现错位。正如在前面的讨论中所指出的，并非所有的畸形愈合都会导致患者功能显著缺陷。然而，如果足够严重，前臂畸形愈合可能而且确实会影响患者的生活质量。

六、前臂畸形愈合的治疗

临床医生要正确治疗前臂畸形愈合，必须了解桡骨和尺骨的关系。除了要了解影像学的位置关系，还必须了解周围的软组织及近端和远端关节如何共同实现前臂的功能。

前臂畸形愈合的治疗目标与其他骨折基本相同，并基于骨折AO治疗的基本原则。第一，应恢复解剖结构，其中包括恢复长度、轴向对齐和旋转；第二，需要稳定的骨折固定；第三，保留血供应；第四，患者及患肢的早期活动[44]。具体来说，近端和桡尺关节需重新对齐，桡骨弓需恢复，成角畸形需纠正[28, 45]。

初步评估

1. 病史及查体

所有前臂畸形愈合的患者都需要进行详细的病史询问和查体，因为这些信息对治疗策略及实施是非常重要的。

相关病史应包括受伤多久、骨折是开放性还是闭合性、是否存在或曾经存在感染、初次和后续治疗。如果可能，应收集手术记录和相关的诊疗记录。此外，原始的X线对制订治疗计划是非常重要的。

如果怀疑有当前或曾经感染，应进行感染相关的实验室检查。我们的初步实验室评估包括白细胞计数、红细胞沉降率和C反应蛋白。如果这些都在正常范围内，我们就照常进行下

一步的治疗。然而，如果这些指标升高，我们应进行更先进的放射学评估，除了标准的 X 线外，还包括骨扫描，如果骨扫描显示存在感染，则进行铟扫描和硫胶体扫描。

需对皮肤进行查体评估。需要密切关注的是之前手术瘢痕的位置（如果有的话），以及皮肤的质量（包括以前或现在皮肤缺损的区域）。前臂和手的肌肉应该按顺序检查，注意任何可能出现的缺陷。肢体的神经血管状况也应该评估，这包括前骨间神经、后骨间神经、桡神经浅支、尺神经背侧感觉支及正中和尺神经。桡动脉和尺动脉的质量也应予以注意。

应对 DRUJ 和 PRUJ 进行评估。PRUJ 的评估是通过触诊桡骨头，并让前臂进行一定范围活动。DRUJ 则通过稳定桡骨的同时对尺骨远端施加掌侧和背侧定向力来评估。如果施加最小的掌侧指向力时，尺骨远端移向掌侧，然后向后反弹，这被称为琴键征阳性。也可以进行 ECU 半脱位试验，如果被动活动 ECU 尺侧头出现半脱位，则视为阳性。

肩的活动范围也应该被评估，因为一个功能良好的盂肱关节可以补偿部分前臂旋转的丢失，特别是旋前。肘关节屈伸也应评估，因为可能伴有肘关节病变，如孟氏骨折。肘关节屈伸是在肩关节前屈 30° 时完成的。肘部疼痛是否存在也应注意。

前臂的活动范围需仔细评估和记录。肱骨紧贴胸壁，肘部保持 90° 屈曲。然后，检查前臂的被动和主动的活动。与肘部一样，应该注意是否有疼痛。此外，还应评估腕关节的活动范围，包括屈伸、尺侧和桡侧偏移。

畸形愈合部位也应通过手触诊进行评估。触诊时出现疼痛是一个需要注意的重要体征。

2. 影像和其他诊断研究

评估前臂畸形愈合的最初方法是获得双侧前臂准确的前后位和侧位 X 线。X 线应该将整个前臂置于一个板上。保证桡骨茎突和肱二头肌结节清晰可见是最重要的，因为这些解剖标志不仅可用于临床评估，而且在手术的影像学评估中也很重要。

基于前臂独有的特征，在治疗时需进行重点考虑。

这包括但不限于桡骨弓、尺骨变异程度、桡骨粗隆与桡骨茎突的空间关系、尺骨茎突与冠突的关系。在标准的前后位 X 线上，桡骨粗隆应与桡骨茎突 180° 相对。尺骨茎突和冠突在侧位片上也应 180° 相对。

对侧前臂 X 线，如果正常，也很有价值，因为它可以提供患者的桡骨和尺骨的长度，以及桡骨弓的位置。可利用对侧的 X 线信息确定截骨矫形术的术前模板位置，以及确定在术中复位是否合适。

(1) 放射学评估：Richards 等[46] 描述了获得正确前臂 X 线的可靠方法。患者坐位肩部外展至 90°，肘关节屈曲至 90°，然后将上臂放置在成像台上，再将前臂的掌侧面对着 X 线暗盒，并将光束以前后方向垂直于前臂，这种姿势确保前臂处于中立位置。

Evans[47] 描述了一系列正常骨结节影像的获得方式。他最初描述这种技术是为了帮助在闭合复位和石膏固定过程中控制前臂旋转；然而，这些方法同样可以作为手术的辅助手段。骨结节影像图有助于明确临床和术中骨折近端的旋转，同时确定桡骨近端正确旋转位置。标准的肘关节前后位时，肱骨髁应与肘关节处于同一水平，占据成像板的 1/3 位置，鹰嘴的尖端沿板向前放置在板的中 1/3 位置，前臂占据板里剩下 1/3 位置，再将 X 线管向成像板倾斜 20°。当正常前臂以 30° 增量从完全旋后（180°）到完全旋前（0°）时，可获得骨结节的连续图像。医生可以在手术室依此追踪正常的结节轮廓，而这有助于了解患侧的旋转。此外，一旦医生有了一套正常结节轮廓示踪图，就不需要对每个患者进行影像学评估。相反，医生可以保存自己的示踪图，在获得任何患者前臂双骨折的骨结节影像图后，可将患者的结节轮廓与标准轮廓进行比较，以确定骨折近端的旋转。

如前所述，桡骨弓在前臂旋转中起着主要作用。旋后肌、旋前圆肌、旋前方肌和肱桡肌的变形力能使骨折端缩短，远端骨折端旋前、外翻。如果骨折最终愈合，通常会使桡骨头中心延伸至尺骨头的旋转轴发生偏移，前臂解剖旋转不能正常进行。因此，外科治疗前臂畸形愈合的重要部分是桡骨弓的矫正及恢复。

Schemitsch 和 Richards[4] 对 55 例不同严重程度的前臂双骨折患者进行了随访。所有骨折均用桡骨和尺骨的钢板固定。使用的板为 AO 动力加压板、半管状板或 1/3 的管状板。7 例严重粉碎性骨折在手术时行髂骨骨移植。

除了标准的临床评估外，他们还描述了一种评估最大桡骨弓及最大桡骨弓位置的方法。通过从桡骨粗隆至手腕桡骨尺侧画一条纵线，然后在最大桡骨弓的位置作一垂线，垂直这条纵线，再测量从桡骨粗隆到该垂线的距离，将该测量值除以初始纵线的总长度。这个比值可得出最大桡骨弓的位置。

本组患者正常前臂的最大桡骨弓平均为（15.3±0.3）mm。与正常侧相比，患侧桡骨弓恢复到相差（1.5±0.2）mm 范围内，至少可保留 80% 前臂旋转；如果患侧桡骨弓只恢复到相差（2.8±0.7）mm，前臂旋转功能丧失 80%。占正常最大桡骨弓的平均位置的（59.9±0.7）%。相比对侧，患者前臂最大桡骨弓位置相差在（4.3±0.7）% 以内，至少可保留 80% 前臂旋转；而那些患者前臂最大桡骨弓位置相差在（8.9±1.8）%，前臂旋转功能丧失 80%。握力也遵循了类似的模式。

术前使用对侧正常前臂来确定患侧最大桡骨弓及其位置是一种有价值的方法，特别是对于粉碎性骨折。了解这些关系，并尽可能将骨折恢复到解剖学状态，可以帮助外科医生更确信患肢前臂旋转和握力所能恢复到的最大水平。

通过确定前后位片上桡骨茎突和桡骨粗隆的关系及侧位片上尺骨茎突和冠突的关系，评估旋转畸形愈合和需要去旋转的程度。如前所述，这些解剖标志在前后位片和侧位片上应分别相距 180°。桡骨粗隆的轮廓可以进一步决定桡骨骨折近端的旋转程度，从而确定校正需要的程度[47]。

(2) 先进影像技术：标准的 X 线通常不足以提供前臂畸形愈合多平面特征的真实评估，特别是经常合并旋转。因此，一些作者在术前规划中通过先进影像技术评估前臂，如计算机断层扫描[48, 49]、透视测角仪[28]、磁共振成像[28, 50] 或 CT 创建患者个体化截骨样导板[51, 52]。

透视测角仪是 Evans[47] 使用解剖标志确定前臂旋前和旋后技术的扩展。Dumont 等[28] 研究表明，这种方法对于确定尺骨的扭转轮廓是足够的，但对于桡骨的扭转轮廓则不太理想。其结果显示尺骨的组内相关系数为 0.90，而桡骨的组内相关系数 < 0.65。

在同一项研究中，Dumont 等[28] 评估了 MRI 在确定桡骨和尺骨扭转轮廓方面的有效性。研究表明，虽然 MRI 的组内相关系数高于透视测角仪（0.8 vs. < 0.65），但它只能检测到桡骨 35° 或以上的旋转差异，尺骨 20° 或以上的旋转差异。因此，如果患者的桡骨旋转畸形 < 35° 或尺骨旋转畸形 < 20°，MRI 可能无法充分检测出。

Bindra 等对 39 例前臂无骨性病变和 4 例既往有同侧桡骨远端骨折的尸体前臂进行 CT 扫描以评估桡骨旋转轮廓。他们报道了较高组内相关系数 0.87～0.94，未受伤前臂的平均变异为 4.9°，而既往受伤前臂的平均差异为 24.1°。

其结论是，CT 是先进影像技术，可通过同时获取对侧正常前臂的影像来确定前臂畸形愈合的旋转轮廓。前臂畸形愈合应与桡骨远端粉碎性骨折无关。为此，他们强调了 CT 检查时患者应俯卧在扫描仪上，双臂置于头顶，肘部伸展，前臂旋前。

七、前臂畸形愈合的手术治疗

（一）截骨规划

截骨矫形术的计划和实施是手术治疗畸形愈合的基础。横向截骨术可以矫正旋转或平移畸形，但对解决成角畸形作用不大，因为这种截骨术不能恢复正常的解剖长度。楔形截骨术可以帮助实现适度的延长及矫正成角畸形，然而，楔形截骨术也有其局限性。前臂畸形愈合通常是成角、旋转和长度不足畸形的复杂组合，因此其治疗往往需要更复杂的截骨术。

如果根据临床检查不能确定前臂畸形愈合的旋转程度，标准 X 线在规划截骨手术时尤为重要。在这种情况下，应获得健侧和患侧前臂的精确正位（前后位）和侧位 X 线。

如前所述，X 线必须包括近端和远端尺桡关节，可由此通过正位片上的桡骨茎突和桡骨粗隆的关系和侧位片上的冠突和尺骨茎突的关系，评估是否存在疑似的旋转畸形愈合。如果这些关系与健侧不一致，则必须怀疑存在旋转，并进行更先进的影像学检查。

接下来应该在标准描图纸上描出 X 线上骨骼的轮廓。这个操作有助于识别最大畸形的面积和大小，以及畸形愈合的角度。真正的畸形角度可以通过使用 Nagy 预先建立的表格来确定[53, 54]。此外，应注意骨的近端或远端到最大畸形顶端的距离，因为这在术中是非常有价值的。

然后才能计划进行预期的截骨手术，这个

楔形截骨角度的底部应以毫米为单位，需要通过开口或闭口的楔形截骨术来恢复或短缩的长度。如果需要恢复长度，则使用开口楔形。比较患侧与健侧前臂的尺骨差异也有助于评估长度差异。

如果怀疑有旋转可能，应行 CT 或 MRI 检查。我们更倾向 CT 扫描，因为它更便宜和患者更容易接受；此外，CT 似乎更能准确地检测旋转[28, 49, 50]。然而，CT 确实会使患者暴露在辐射中，这在执行前应该考虑到。

如果有资源，可以在术前使用计算机模拟技术制作定制的截骨模板[51, 52]。

（二）手术路径：作者首选治疗方法

1. 手术室设置

应该有足够大小的空间，以便放置臂台、C 臂机和骨移植后台。如果使用臂式桌子，则 C 臂放置于桌子的下方以获得足够的视图。监视仪放置在外科医生最方便和自由观察的位置。

上臂应消毒至肩部，并使用无菌止血带。上肢的铺巾也应能允许前臂横跨胸部。如果需要，可允许手臂放置在胸前。

外科医生应安排有能力、感兴趣的助手和一名参与手术的麻醉师在场。

对于应准备的手术工具，咬骨钳、截骨刀、骨锉、刮勺、螺钉拆卸和断钉拆卸装置、锯和（或）能够切割不锈钢和钛的骨锉等均应在手术前提前准备。

应与患者讨论要使用的麻醉类型，是阻滞麻醉还是全身麻醉。如果不需行自体髂移植，首选阻滞麻醉。

此外，外科医生还应与患者讨论术后疼痛、出血、肿胀和骨筋膜室综合征，以及适当的治疗和这些术后并发症的表现。

2. 手术入路与显露

对于尺骨骨干，入路应该刚好在尺骨背侧

皮下边缘。选择尺侧腕屈肌和尺侧腕伸肌之间。这足以显露所有尺骨干。皮肤切口应该在肌肉上，而不是贴着骨[55]。

对于桡骨，骨干远端 2/3 可以通过 Volar-Henry 入路进入[55]。

- 皮肤切口应沿着从桡骨茎突远端到桡骨粗隆近端所划的线。
- 切开皮肤和皮下组织，再到前臂筋膜。
- 切开桡侧腕屈肌腱上的筋膜，到达肌腱表面。
- 用"花生米"从筋膜上剥离皮下组织，显露桡侧腕屈肌和桡动脉之间的间隙。
- 除非切口接近前臂中部，否则不需要完全显露动脉。
- 如果骨折需要显露在前臂中段近端，则需要解剖桡动脉，以便桡动脉向桡骨或尺骨方向移动和回避。
- 拇长屈肌和肱桡肌之间的肌间隙可以向近端和远端延伸。
- 显露旋前方肌，并从桡骨茎突附着点的骨膜下与桡骨远端剥离。
- 如果需显露近端，则将旋前圆肌切开，并将其止点从骨上剥离。
- 掌侧显露可通过结扎桡侧副血管和骨膜下剥离旋后肌，保护后骨间神经，延长至桡骨粗隆近端。
- 桡骨掌侧入路可显露整个骨干。我们必须注意并保护桡动脉，桡神经浅感觉分支，近端骨间后神经，以及肱动脉和正中神经。

后 Thompson 入路[55]可用于那些需要显露骨间后神经整个路径的骨不连。

- 皮肤切口沿着前臂旋前线，起于肘关节外上髁，止于 Lister 结节。
- 切开皮肤，用"花生米"将皮下组织从筋膜上剥离。

- 指总伸肌和桡侧腕伸肌之间的间隙更容易显露远端。
- 对于体型较大的个体，可以使用电刀刺激近侧的肌腹，轻松地分离指总伸肌和桡侧腕伸肌。
- 通过肌腹从远端到近端更容易剥离。
- 旋后肌上方闪亮的筋膜很容易识别，其远端边界是骨间后神经分支的解剖点。
- 在分支之前，骨间后神经位于旋后肌的两层肌层之间并伴有动脉和静脉。它可以很容易地在桡骨头前方找到。
- 旋后肌可以很容易地从桡骨近端提起。

当不能识别适当的间隙时，就会有出错的可能发生，可能发生指总伸肌去神经支配。骨间后神经的大力牵拉可导致骨间后神经麻痹。

3. 显露要点

- 充分消毒铺单，使肢体完全显露。
- 功能良好的止血带和设备。
- 功能良好的 C 臂机和易于观看的屏幕。
- 沿在显微（放大）镜旁放置适当高度的舒适座椅。
- 用记号笔画切口。
- 如果需要两个切口，切口之间至少要有 6cm 的间隔。
- 软组织剥离的关键是使用合适的物体对组织施加适当的张力。
- 从正常组织到异常组织进行解剖，永远不要试图识别瘢痕组织中的结构。
- 用剪刀尖端进行解剖。
- 剪刀在正常组织中效果最好，在瘢痕组织中需要手术刀。
- 止血可以用夹子、缝线或电刀进行。为避免动脉内膜损伤，电刀应距离动脉至少 1cm。
- 在正常组织中，大多数显露可以通过分离筋膜和系膜来避开附近主要神经和血管。

- 适当地放置牵开器，记住"骨和骨膜是你的朋友。"
- 保持组织湿润。
- 如果在充分显露后有出血的担心，解除止血带控制观察出血。如果骨折未用钢板固定，对难以触及的血管进行结扎则通常比较容易。止血后，可以重新止血带充气并放置固定物。

4. 骨准备

外科医生应避免广泛的骨膜下剥离。骨膜剥离器用于对抗肌肉的附着。一旦骨折部位显露出来，取出钢板（如果有的话），使用骨钩将骨头牵开。注意保护软组织和血液供应。

如果畸形愈合包括桡骨和尺骨，我们倾向于先复位尺骨再复位桡骨。然而，如果桡骨比尺骨更错位，我们将在复位尺骨之前对桡骨进行截骨和矫正。通过术中透视，可以确定最大畸形的位置，然后使用尺子与术前 X 线进行比较。

应检查骨间膜的状态，以评估它是否有严重的创伤。如果畸形愈合的骨碎片相互指向，则 IOM 极有可能阻碍复位，可提前部分松解。

骨准备技巧如下所述。

- 如果有内固定物，应该将其移除。
- 用刮匙刮螺丝孔。
- 将两枚克氏针分别插入计划截骨部位的近端和远端，以便在截骨后评估其旋转控制能力。
- 使用咬骨钳，将骨端清创至骨折部位出血。
- 在两骨折端中重建骨髓腔，以允许骨髓基质干细胞进入。
- 在畸形愈合部位两侧各 1 英寸（约 2.54cm）的骨皮质骨上用骨凿凿"玫瑰花瓣"[46]。
- 选择钢板在畸形愈合部位两侧的未受累骨

中至少有六层皮质，不使用以前的钻孔。

- 应用解剖钢板。如果有需要，应计划重建桡骨弓。
- 标记计划中的截骨部位。
- 进行闭口或开口楔形截骨术。如果行闭口楔形截骨术，骨膜铰链留在原位。如果行开口楔形截骨术，则准备抗压皮质松质骨移植物植入截骨部位。
- 将截骨部位闭合，然后在截骨部位的近端和远端至少用 3 枚螺钉固定预弯的钢板。
- 透视检查用于确认成角和旋转畸形已得到纠正。
- 肘关节屈曲至 90°，通过一系列运动来评估前臂旋前和旋后。
- 如果患者旋后和旋前不超过 50°，应再次用透视检查评估畸形愈合的旋转和成角，并进行纠正。如果需要，还可以广泛松解 IOM。
- 进行无引流管的常规闭合，大量无菌敷料覆盖，并用 Sugar-Tong 夹板进行固定。
- 根据固定的稳定性，可在 10 天后使用动态矫形器开始活动。

（三）技术要点

- 尽量保护软组织。
- 从正常组织开始解剖。
- 保持组织湿润。
- 仔细止血。
- 止血带应在 60min 时释放，并在需要时重新充气。
- 术前和术后应给予抗生素治疗 24h。
- 留置缝合线 2 周。
- 除非有其他说明，否则可在 2 个月时行 X 线检查。
- 预计愈合时间为 6～12 个月。

八、病例讨论

一名 46 岁的左利手男性患者，左前臂受到挤压伤。他在另一家机构进行了评估，并发现盖氏骨折。尽管患者被告知需要手术，但他还是选择了非手术治疗。前一天搬重物后疼痛加重，遂到我院急诊科就诊。他的前臂可以完全旋前，但旋后只能到中立位（图 6-1 和图 6-2）。X 线显示盖氏骨折畸形（图 6-3 和图 6-4）。我们与患者讨论了手术与非手术治疗的选择，包括风险、益处和替代方案，患者选择了手术治疗。

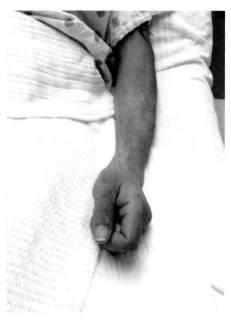

▲ 图 6-1　临床照片显示旋后只能至中立位

图片由 Animesh Agarwal 提供

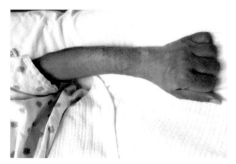

▲ 图 6-2　临床照片显示完全旋前

图片由 Animesh Agarwal 提供

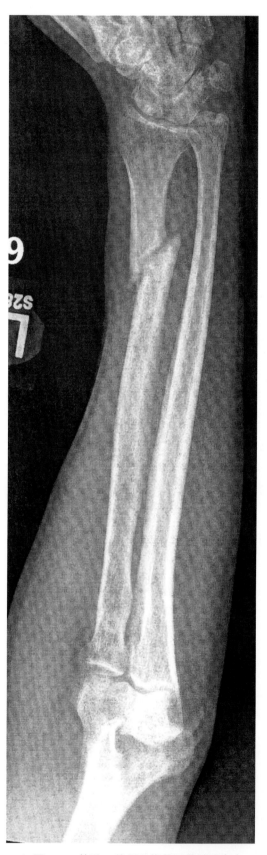

▲ 图 6-3　前后 X 线显示桡骨干骨畸形愈合

图片由 Animesh Agarwal 提供

采用标准掌侧亨利入路纠正畸形愈合，并应用 3.5mm 锁定加压钢板（图 6-5 和图 6-6）。术中患者旋前和旋后完全恢复。术后患肢被置于掌侧夹板上。2 周后患者返回诊所检查伤口并拆线。在第一次术后随访时，患者的活动范围几乎完全恢复（图 6-7 和图 6-8）。

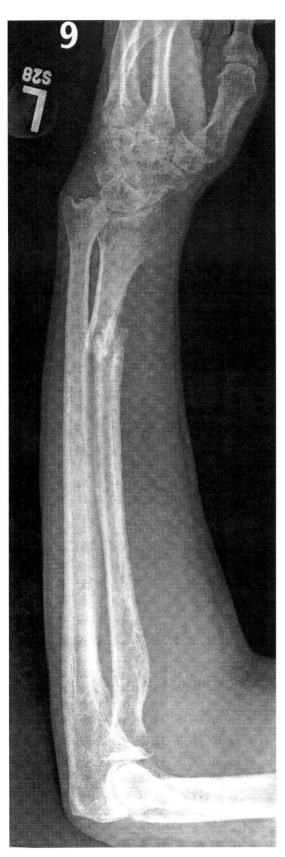

▲ 图 6-4　侧位片显示桡骨干骨畸形愈合

图片由 Animesh Agarwal 提供

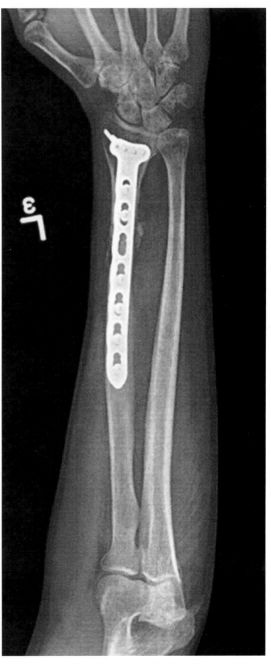

▲ 图 6-5　前后位 X 线显示桡骨干矫正，经骨干钢板稳定，桡骨弓矫正

图片由 Animesh Agarwal 提供

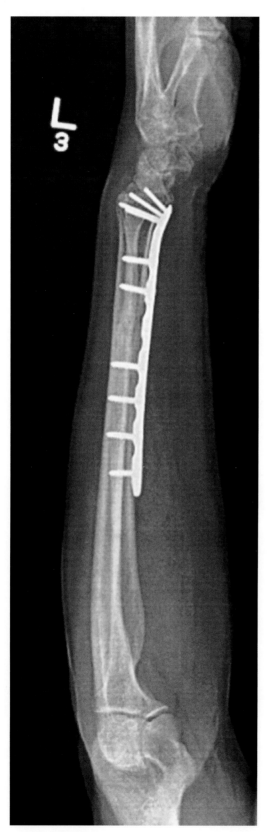

▲ 图 6-6　侧位 X 线显示桡骨干矫正，经骨干钢板稳定，屈曲畸形矫正

图片由 Animesh Agarwal 提供

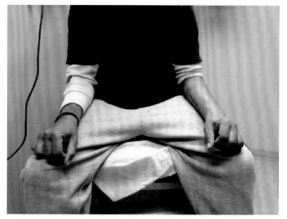

▲ 图 6-7　临床照片显示术后 2 周可完全旋前

图片由 Animesh Agarwal 提供

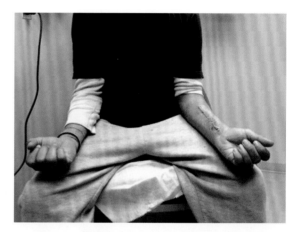

▲ 图 6-8　临床照片显示术后 2 周可几乎完全旋后

图片由 Animesh Agarwal 提供

九、结论

前臂畸形愈合对治疗者来说是一个困难的挑战。患者的日常活动往往受到限制，他们可能会经历持续的疼痛和不适。他们可能有外观畸形，这也是患者关注的问题。

在治疗前臂畸形愈合时，有许多因素需要考虑，其中包括骨的成角和旋转关系、损伤的时间、深层软组织状态，以及患者的意愿和愿望。

由于这些原因，我们鼓励通过对患者评估、仔细的术前计划和细致的手术执行来系统地解决这个问题。

参 考 文 献

[1] Daruwalla JS. A study of radioulnar movements following fractures of the forearm in children. Clin Orthop. 1979;139: 114–20.

[2] Morrey BF, Askew LJ, Chao EY. A biomechanical study of normal functional elbow motion. J Bone Joint Surg Am. 1981;63(6):872–7.

[3] Grace TG, Eversmann WW Jr. Forearm fractures: treatment by rigid fixation with early motion. J Bone Joint Surg Am. 1980;62(3):433–8.

[4] Schemitsch EH, Richards RR. The effect of malunion on functional outcome after plate fixation of fractures of both bones of the forearm in adults. J Bone Joint Surg Am. 1992;74(7): 1068–78.

[5] Knight RA, Purvis GD. Fractures of both bones of the forearm in adults. J Bone Joint Surg Am. 1949;31A(4):755–64.

[6] Hughston JC. Fracture of the distal radial shaft; mistakes in management. J Bone Joint Surg Am. 1957;39–A(2):249–64; passim.

[7] Bolton H, Quinlan AG. The conservative treatment of fractures of the shaft of the radius and ulna in adults. Lancet. 1952;2(6737):700–5.

[8] Burwell HN, Charnley AD. Treatment of forearm fractures in adults with particular reference to plate fixation. J Bone Joint Surg Br. 1964;46:404–25.

[9] Sarmiento A, Cooper JS, Sinclair WF. Forearm fractures. Early functional bracing – a preliminary report. J Bone Joint Surg Am. 1975;57(3):297–304.

[10] Sage FP, Smith H. Medullary fixation of forearm fractures. J Bone Joint Surg Am. 1957;39–A(1):91–8.

[11] Sage FP. Medullary fixation of fractures of the forearm. A study of the medullary canal of the radius and a report of fifty fractures of the radius treated with a prebent triangular nail. J Bone Joint Surg Am. 1959;41–A:1489–516.

[12] Jinkins WJ Jr, Lockhart LD, Eggers GW. Fractures of the forearm in adults. South Med J. 1960;53:669–79.

[13] Caden JG. Internal fixation of fractures of the forearm. J Bone Jt Surg. 1961;43(8):1115–21.

[14] Marek FM. Axial fixation of forearm fractures. J Bone Jt Surg. 1961;43(8):1099–114.

[15] Hicks JH. Fractures of the forearm treated by rigid fixation. J Bone Joint Surg Br. 1961;43–B:680–7.

[16] Sargent JP, Teipner WA. Treatment of forearm shaft fractures by double-plating; a preliminary report. J Bone Joint Surg Am. 1965;47(8):1475–90.

[17] Naiman PT, Schein AJ, Siffert RS. Use of ASIF compression plates in selected shaft fractures of the upper extremity. A preliminary report. Clin Orthop. 1970;71:208–16.

[18] Dodge HS, Cady GW. Treatment of fractures of the radius and ulna with compression plates. J Bone Joint Surg Am. 1972;54(6):1167–76.

[19] Anderson LD, Sisk D, Tooms RE, Park WI 3rd. Compression-plate fixation in acute diaphyseal fractures of the radius and ulna. J Bone Joint Surg Am. 1975;57(3):287–97.

[20] Hadden WA, Reschauer R, Seggl W. Results of AO plate fixation of forearm shaft fractures in adults. Injury. 1983;15(1):44–52.

[21] Chapman MW, Gordon JE, Zissimos AG. Compression-plate fixation of acute fractures of the diaphyses of the radius and ulna. J Bone Joint Surg Am. 1989;71(2):159–69.

[22] Hertel R, Pisan M, Lambert S, Ballmer FT. Plate osteosynthesis of diaphyseal fractures of the radius and ulna. Injury. 1996;27(8):545–8.

[23] Matthews LS, Kaufer H, Garver DF, Sonstegard DA. The effect on supination-pronation of angular malalignment of fractures of both bones of the forearm. J Bone Joint Surg Am. 1982;64(1):14–7.

[24] Tarr RR, Garfinkel AI, Sarmiento A. The effects of angular and rotational deformities of both bones of the forearm. An in vitro study. J Bone Joint Surg Am. 1984;66(1):65–70.

[25] Sarmiento A, Ebramzadeh E, Brys D, Tarr R. Angular deformities and forearm function. J Orthop Res. 1992;10(1):121–33.

[26] Tynan MC, Fornalski S, McMahon PJ, Utkan A, Green SA, Lee TQ. The effects of ulnar axial malalignment on supination and pronation. J Bone Joint Surg Am. 2000;82–A(12):1726–31.

[27] McHenry TP, Pierce WA, Lais RL, Schacherer TG. Effect of displacement of ulna-shaft fractures on forearm rotation: a cadaveric model. Am J Orthop Belle Mead NJ. 2002;31(7):420–4.

[28] Dumont CE, Nagy L, Ziegler D, Pfirrmann CWA. Fluoroscopic and magnetic resonance cross-sectional imaging assessments of radial and ulnar torsion profiles in volunteers. J Hand Surg. 2007;32(4):501–9.

[29] McGinley JC, Kozin SH. Interosseous membrane anatomy and functional mechanics. Clin Orthop. 2001;383:108–22.

[30] Ward LD, Ambrose CG, Masson MV, Levaro F. The role of the distal radioulnar ligaments, interosseous membrane, and joint capsule in distal radioulnar joint stability. J Hand Surg. 2000;25(2):341–51.

[31] Watanabe H, Berger RA, Berglund LJ, Zobitz ME, An K-N. Contribution of the interosseous membrane to distal radioulnar joint constraint. J Hand Surg. 2005;30(6):1164–71.

[32] Kihara H, Short WH, Werner FW, Fortino MD, Palmer AK. The stabilizing mechanism of the distal radioulnar joint during pronation and supination. J Hand Surg. 1995;20(6):930–6.

[33] Soubeyrand M, Wassermann V, Hirsch C, Oberlin C, Gagey O, Dumontier C. The middle radioulnar joint and triarticular forearm complex. J Hand Surg Eur Vol. 2011;36(6):447–54.

[34] Youm Y, Dryer RF, Thambyrajah K, Flatt AE, Sprague BL. Biomechanical analyses of forearm pronation-supination and elbow flexion-extension. J Biomech. 1979;12(4):245–55.

[35] Boland MR. Open reduction and internal fixation of diaphyseal forearm fractures. In: Wiesel SW, editor. Operative techniques in orthopaedic surgery. 1st ed. Philadelphia: Lippincott Williams and Wilkins; 2011. p. 2127–9.

[36] Llusá M, Merí à, Ruano D. Surgical atlas of the musculoskeletal system. Rosemont: American Academy of Orthopaedic Surgeons; 2008. p. 61–5.

[37] Huang JI, Hanel DP. Anatomy and biomechanics of the distal radioulnar joint. Hand Clin. 2012;28(2):157–63.

[38] Hotchkiss RN, An KN, Sowa DT, Basta S, Weiland AJ. An anatomic and mechanical study of the interosseous membrane of the forearm: pathomechanics of proximal migration of the radius. J Hand Surg. 1989;14(2 Pt 1):256–61.

[39] Poitevin LA. Anatomy and biomechanics of the interosseous membrane: its importance in the longitudinal stability of the forearm. Hand Clin. 2001;17(1):97– 110, vii.

[40] Nakamura T, Yabe Y, Horiuchi Y. Functional anatomy of the interosseous membrane of the forearm – dynamic changes during rotation. Hand Surg. 1999;4(1):67–73.

[41] Noda K, Goto A, Murase T, Sugamoto K, Yoshikawa H, Moritomo H. Interosseous membrane of the forearm: an anatomical study of ligament attachment locations. J Hand Surg. 2009;34(3):415–22.

[42] Skahen JR 3rd, Palmer AK, Werner FW, Fortino MD. The interosseous membrane of the forearm: anatomy and function. J Hand Surg. 1997;22(6):981–5.

[43] Schneiderman G, Meldrum RD, Bloebaum RD, Tarr R, Sarmiento A. The interosseous membrane of the forearm: structure and its role in Galeazzi fractures. J Trauma. 1993;35(6):879–85.

[44] Rüedi TP, Buckley RE, Moran CG. AO principles of fracture management. 2nd expanded ed. Stuttgart/ New York: Georg Thieme Verlag; 2007, p. 1–6.

[45] Graham TJ, Fischer TJ, Hotchkiss RN, Kleinman WB. Disorders of the forearm axis. Hand Clin. 1998;14(2):305–16.

[46] Richard MJ, Ruch DS, Aldridge JM 3rd. Malunions and nonunions of the forearm. Hand Clin. 2007;23(2):235–43, vii.

[47] Evans EM. Rotational deformity in the treatment of fractures of both bones of the forearm. J Bone Jt Surg. 1945;27(3):373–9.

[48] Trousdale RT, Linscheid RL. Operative treatment of malunited fractures of the forearm. J Bone Joint Surg Am. 1995;77(6): 894–902.

[49] Bindra RR, Cole RJ, Yamaguchi K, Evanoff BA, Pilgram TK, Gilula LA, et al. Quantification of the radial torsion angle with computerized tomography in cadaver specimens. J Bone Joint Surg Am. 1997;79(6):833–7.

[50] Dumont CE, Pfirrmann CW, Ziegler D, Nagy L. Assessment of radial and ulnar torsion profiles with cross-sectional magnetic resonance imaging. A study of volunteers. J Bone Joint Surg Am. 2006;88(7):1582–8.

[51] Miyake J, Murase T, Oka K, Moritomo H, Sugamoto K, Yoshikawa H. Computer-assisted corrective osteotomy for malunited diaphyseal forearm fractures. J Bone Joint Surg Am. 2012;94(20):e150.

[52] Murase T, Oka K, Moritomo H, Goto A, Yoshikawa H, Sugamoto K. Three-dimensional corrective osteotomy of malunited fractures of the upper extremity with use of a computer simulation system. J Bone Joint Surg Am. 2008;90(11):2375–89.

[53] Nagy L. Malunion of the distal end of the radius. In: Fernandez DL, Jupiter JB, editors. Fractures of the distal radius: a practical approach to management. 2nd ed. New York: Springer Verlag; 2002. p. 289–344.

[54] Nagy L, Jankauskas L, Dumont CE. Correction of forearm malunion guided by the preoperative complaint. Clin Orthop. 2008;466(6):1419–28.

[55] Morrey BF, Morrey MC. Relevant surgical exposures. Master techniques in orthopaedic surgery series. Philadelphia: Wolters Kluwer Health/Lippincott Williams & Wilkins; 2008.

第7章 腕关节和手部骨折畸形愈合

Malunions of the Hand and Wrist

Matthew Lyons　Ahmad Fashandi　Aaron M. Freilich　著

一、桡骨远端

（一）背景

桡骨远端骨折是上肢常见的损伤，占所有上肢骨折的 8%～17%，是最常见的急诊损伤 [1, 2]。由于这类损伤的发生率较高，临床已有多种方法进行治疗。根据骨折的严重程度，治疗范围涵盖闭合复位石膏外固定到手术干预，包括经皮置针、外固定、钢板螺钉内固定及这些方法的不同组合。尽管对这类损伤的治疗关注度很高，但畸形愈合仍然是桡骨远端骨折最常见的并发症，发生率高达 17% [2]。大量研究阐明了骨折畸形愈合的生物力学效应及由此产生的对患者功能的不良影响 [3-10]。桡骨远端骨折的发病率呈双峰分布，畸形愈合对年轻及年老患者都有显著的不良影响。年轻活跃患者出现这类损伤，如果无法返回或延迟重返工作岗位，可能损失工资收入并增加医疗费用；而在老年人群中，这类损伤通常被称为脆性骨折，将对其生活质量、工作潜力和娱乐活动产生不良影响。鉴于美国 65 岁及以上人口的百分比预计在未来 25 年内将增加近 1 倍，这一问题的严重程度可能会增加 [11-13]。

20 世纪 30 年代以来，文献已经报道了治疗桡骨远端畸形愈合的技术。最初包括采用尺骨远端植骨的双平面截骨术 [14, 15]。随着外科技术的改进和对桡骨远端解剖和生物力学原理了解的加深，使目前治疗桡骨远端骨折畸形愈合成为可能。

（二）解剖

桡骨远端形成腕骨依托的关节平台。桡腕关节及其周围韧带提供的稳定性，允许腕和手完成复杂的生理功能。桡骨远端的三个凹面，构成该关节的基础，即舟骨窝、月骨窝和乙状切迹。舟骨窝和月骨窝被矢状面的嵴隔开。桡腕关节由强大的桡侧韧带结构增强稳定性，其中包括桡舟头韧带（radioscaphocapitate，RSC）、桡月三角韧带（radiolunotriquetral，RLT）、桡舟月韧带（radioscapholunate，RSL）和背侧桡三角韧带（radiotriquetral，RT）。乙状切迹作为尺骨远端的关节，允许前臂通过桡骨的旋转围绕尺骨运动。它有明确的背侧、掌侧和远侧壁，由 TFCC 的组成部分进一步增强稳定性，其中包括掌侧深部、浅部及桡尺背侧韧带 [13]。

桡骨远端和桡尺远侧关节的影像学解剖最好用四个关键参数来描述：桡骨高度、桡骨尺偏角、桡骨掌倾角和尺骨变异。这些测量根据关节适配性和 DRUJ 稳定性，在桡骨远端畸形愈合的治疗中发挥关键作用。在后前位 X 线上，通过画两条与桡骨茎突和尺骨头关节面相切并垂直于其轴向的线来测量桡骨高度。测量两条线之间的距离，平均正常值为 11mm，可接受的极限值为 4mm。桡骨尺偏角是由桡骨干纵轴的垂线与沿桡骨远端关节面的线形成的夹角，也可以在后前位 X 线上测量。尺偏角的正常值为 22°，在任一方向可接受的变化范围为 15°。掌倾角即桡骨远端关节面与桡骨干的纵轴垂线之间的夹角，可在侧位 X 线上测量，正常值为 11°，背侧倾斜 15° 或掌侧倾斜 20° 为可接受的极限。最后，在后前位 X 线上计算尺骨变异，即平行于尺骨头关节面和桡骨远端关节尺侧最边缘的两条线的轴向长度差。尺骨变异平均为中性至 1mm 负变异，可接受的极限值为 ±4mm [13, 16]。

（三）生物力学

上述解剖参数的改变导致桡腕关节和桡尺远侧关节生物力学的显著改变，从而对患者功能产生明显影响。畸形愈合通常会导致腕关节疼痛、关节活动范围减小、桡腕关节或腕中关节不稳定。

特别是掌倾角增加将导致桡腕关节轴向负荷方向的改变，使桡腕关节的位置更加倾斜，并增加尺骨远端的负荷 [4]。桡骨掌倾角正常时，桡骨远端承受腕部 82% 的压力负荷。掌倾角向背侧倾斜 45° 时，尺骨远端的负荷变为 65%。此外，掌倾角向背侧倾斜 > 20° 时，握力降低。背侧成角通常导致屈腕和前臂旋后功能的丢失。相反，掌侧成角增加会导致患者伸腕和前臂旋前功能的丢失 [17]。

掌倾角增加还可导致腕关节不稳，通常可分为以下两种类型，第一种类型是患者会发展为单独的桡腕关节不稳，伴随腕骨相对于桡骨远端背侧半脱位；第二种类型更多见于有潜在韧带松弛的患者，并涉及适应性背侧嵌入的节段性不稳定（dorsal intercalated segment instability，DISI）的腕中关节不稳定型。由此产生的 DISI 可以描述为可复性或固定性，这取决于其通过桡骨截骨矫正的能力。在侧位片上，月骨呈伸展位，头状骨相对屈曲，两者均不与桡骨的纵轴对齐。可复性不稳定在 X 线上的特征是，在屈伸侧位 X 线上存在可移动的月骨。虽然这两种不稳定都会对患者的功能产生显著的不良影响，但 DISI 引起的临床症状可能更显著 [7, 18, 19]。

对腕部生物力学产生负面影响的其他参数包括桡骨高度、尺偏角和尺骨变异。背侧成角和桡骨高度的丢失都增加了骨间膜的张力，从而导致前臂旋前、旋后功能的丢失 [17]。即使是单独的桡骨缩短也会导致桡月骨与轴向负荷的接触增加，并减少腕和前臂的活动范围。尺偏角减小可能会使这一情况变得更加复杂，进一步将轴向负荷从舟骨窝转移到桡骨远端的月骨窝 [4]。此外，因桡骨短缩导致的尺骨正向变异相对增加，可导致尺腕撞击综合征，表现为尺侧腕部疼痛和尺腕骨软骨软化。

考虑到每个参数对腕关节生物力学都有不同的影响，很难确定哪个参数对临床最重要。无论单独或共同作用，桡骨高度、桡骨尺偏角和掌倾角的过度丢失都会导致桡腕关节、尺腕关节、腕中关节和桡尺远侧关节的稳定性、活动度和载荷关系的改变。随着时间的推移，这些变化可能导致并加速每个关节或整个腕关节的退行性变 [4, 7, 18, 19]。

（四）临床评估

患者通常会出现腕关节握力减弱、疼痛、腕关节运动度减少和前臂旋转受限、不稳定、麻木和外观问题。疼痛可以累及桡腕关节、桡尺关节或尺腕关节，而腕关节尺侧疼痛最为常见 [20]。

与任何初步评估一样，应该从患者的损伤机制和初步治疗的详细病史开始。以往的任何手术治疗都可能在围术期规划中发挥作用，但应注意的是，大多数畸形愈合是由非手术治疗失败所致[3, 9, 10, 21]。应了解疼痛的部位、性质、严重程度和频率，因为病史和体格检查的目的是尽可能将疼痛定位于桡腕关节、腕中关节、尺腕关节和桡尺远侧关节。应注意缓解或加重症状的任何因素及不稳定史，获取并查阅以前所有的 X 线，如有可能，应包括最初的损伤的照片。收集完整的病史资料，应特别注意患者的职业需求、娱乐活动和治疗目标。适当管理可能影响手术的合并症，并戒烟。

体格检查着重于上肢从肩部到手指的肌力、活动范围和稳定性，尽可能与健侧进行对比。测试握力和腕关节的活动范围包括屈曲、伸直、旋前和旋后，并进行全面的运动和感觉功能检查。当与腕管综合征的激发试验相结合时，可能会暴露潜在的正中神经受压或损伤。对以往手术切口应进行皮肤检查，这可能会影响以后手术入路的选择。此外，考虑到桡骨远端骨折与复杂的区域性疼痛综合征相关，应特别注意不成比例的疼痛、手指僵硬、肿胀、超敏疼痛或感觉异常。当患者描述不稳定病史时，应力测试应设法将其定位于桡腕关节、腕中关节或桡尺远侧关节。随着掌倾角增加而出现的适应性 DISI 不稳定模式中，腕掌侧韧带松弛可使患者体验到腕尺侧偏移和前臂旋前的刺激性不稳定[22]。与对侧相比，尺骨在桡骨上的前后平移增加可能提示 DRUJ 不稳定。最后应进行 Allen 试验，评估跨越损伤区域的特定血管供应[2]。

放射检查是临床检查的第二个核心组成部分。一系列最新的腕部 X 线应包括后前位、侧位和斜位。高质量、较准的 X 线可以测量前面概述的关键参数：桡骨高度、桡骨掌倾角、尺偏度、尺骨变异、关节适配性和桡尺远侧关节的稳定性[13, 16]。

前臂位置的微小改变也将对测量产生影响，因此，所有 X 线都应在前臂处于中立位的情况下拍摄[23]。旋前正位 X 线有助于在尺腕撞击症患者中寻找尺骨正向变异的动态成分。此外，对侧的对比观察有助于术前规划。虽然放射学参数可作为治疗的有用基准，但不应作为绝对适应证。Park 等在一项生物力学研究中，掌倾角大多超过 X 线上测量的角度[7]。在确定性治疗过程中，应考虑每位患者的症状和功能。

高级成像的作用也很难界定，可以根据具体情况加以考虑。旋转畸形和关节的适配性通常很难在 X 线平片上评估，而计算机断层扫描则是一个有价值的辅助检查手段。除了提供标准 X 线的冠状面和矢状面图像外，三维重建图像还可提供轴面变形图像，并可提供评估 DRUJ 或腕关节内细微变形的能力。一些作者主张在需要进行比较的情况下，对健侧肢体进行 CT 扫描[5, 21, 23, 24]。如前所述，每名患者都应该进行个性化治疗，桡骨远端骨折畸形的影像学表现不是手术的理所当然的适应证。通过充分的休息试验和专门的手部治疗，患者仍具有疼痛、无力、活动受限、不稳定或机械症状，工作或娱乐活动受限，就具有明确的手术指针。虽然手术没有严格的禁忌证，但某些因素会影响疗效，这些疾病包括身体需求低的高龄、复杂的区域性疼痛综合征、可能影响术后康复或患者依从性的医学诊断或精神疾病，以及桡腕关节或腕中关节的晚期退行性关节炎[2, 13]，这些情况应该考虑挽救性手术。年轻的、要求高的患者可采用保留运动功能的手术，如近排腕骨切除、桡舟骨或桡舟月骨融合术。对于年龄较大、需求较低、骨量充足的患者，可以考虑进行全腕关节置换术[25]。腕关节融合术是最终的抢救手术，但在桡腕和腕中关节广泛退行性变的情况下，它可能是唯一的选择[13]。DRUJ 内的退行性变并不是手术的禁忌证，相反，需要通过手术来解决这个问题，本章将在后面讨论[2]。

（五）治疗

术前规划是治疗的关键环节，应该在手术前进行。外科医生需要考虑的关键因素包括手术时机、手术入路、截骨类型、植骨的需要和来源、固定方式及 DRUJ 的处理。

许多作者主张并且我们同意采用规划截骨术的术前模板，可以使用打印的 X 线和描图纸设计，还可利用更先进的计算机辅助技术，利用 CT 图像创建三维术前畸形矫正模板。模板软件的使用已扩展到术中设置。使用三维模型创建切割导向器，然后将其消毒并用于外科截骨术。虽然临床试验显示出积极的结果，但这些试验只包括较少的病例系列和个案病例报道。传统技术一直显示出良好的治疗效果，而且与计算机辅助系统相关的成本也在增加。Jupiter 等提出了一项多中心随机对照临床研究，比较了传统规划和计算机辅助规划对桡骨远端畸形愈合手术矫形的影响。这一研究结果尚未发表，但可能有助于确定计算机术中辅助技术的使用是否与术后疗效的改善有关，以及在何种情况下它们可能更有益[21, 26-29]。

手术干预的时机是手术计划的另一个关键环节。Ring 和 Jupiter 将畸形愈合描述为新生与成熟畸形愈合。新生畸形愈合发生在伤后 4~12 周，X 线上仍可见骨折线。而成熟畸形愈合的特点是骨折完全愈合。考虑治疗成熟性损伤较为容易，因为它们需要手术截骨来矫正畸形。新生畸形愈合提出了在手术治疗之前，是进行早期干预还是允许骨折愈合的问题。如果严格遵循可接受的放射学参数作为手术时机的唯一指南，那么对于无症状的患者来说，有可能进行大量不必要的手术。在比较一组伤后平均 8 周接受手术的新生畸形患者和 40 周接受

手术的成熟畸形患者时，Ring 和 Jupiter 发现临床结果并没有差异。然而，他们指出，考虑到可识别的骨折线及没有软组织和关节囊挛缩，手术治疗新生畸形缩短了伤残期，在技术上也更容易[12, 30]。考虑到症状、功能需求、活动受限和影像学畸形的严重程度，在决定采取何种治疗方案时，对每位患者进行个性化考虑是最合理的。Bushnell 和 Bynum 还提出了"故意延迟"治疗新生畸形愈合的概念[2]。这一想法包括有目的地允许晚期出现的严重粉碎的骨折在畸形位置愈合，以便在骨折块稳定后进行技术上更容易的截骨手术。

治疗畸形愈合的另一个考虑因素是手术入路。手术入路的选择取决于畸形的位置和外科医生的偏好。通常规划截骨术的位置决定了手术入路。历史上，掌侧成角畸形愈合采用掌侧入路治疗，背侧骨不连采用背侧入路治疗。但在选择多种截骨术时，情况却并非总是如此。标准的掌侧入路以 FCR 肌腱为中心，是前臂 Henry 入路的远端延续。背侧入路在第 2 伸肌和第 4 伸肌的间隔进入，EPL 径向移动并向左转位，最后闭合伸肌支持带。虽然许多研究表明两种入路的愈合率和并发症发生率相似，但各有其优缺点[13, 31]。对于术前有正中神经压迫症状或畸形广泛需要矫正可能危及正中神经的患者，推荐采用掌侧入路。FCR 入路可以扩展到手掌，Chhabra 等提出的混合掌侧入路可以用来松解腕管[32]。此外，背侧入路对于矫正关节内畸形非常有用，因为背侧关节囊切开术可以在不破坏腕掌侧粗大韧带的情况下获得良好的显露。

认真细致的处理软组织可以减少与肌腱粘连和伤口愈合相关的术后并发症，对于任何手术方法都是至关重要的。长期畸形愈合也常常与软组织挛缩有关，必须解决这一问题，以便完全矫正畸形和放置内置物[2]。这可能需要从掌侧、第一背侧筋膜室松解或延长旋前方肌和

屈肌肌腱，从背侧和肱桡肌的任一入路松解或延长其他伸肌腱 [2, 13]。

下一步的治疗原则是根据畸形的不同性质选择不同的截骨手术。在关节外畸形愈合的治疗中，可用的截骨术大致可分为开放楔形截骨术和闭合楔形截骨术。

开放楔形截骨术是治疗桡骨远端畸形愈合最为常用的技术，成功率很高 [6, 9, 10, 33-38]。截骨术是为恢复桡骨长度和矫正尺骨变异而设计的。考虑到桡骨远端骨折块与近端骨折块分离，设计正确的截骨术可以矫正冠状面、矢状面和轴面的畸形。通过在钢板固定的部位及植入物的大小和部位，可以进一步操作校准力线 [25]。单侧皮质切口可单独用于成角畸形的矫正，但应注意保持远端皮质的完整；而双皮质切口则可同时矫正成角和延长。Graham 提出了一种有用的技术，利用克氏针在开放楔形截骨术中同时矫正尺偏角和掌倾角。初始克氏针放置在垂直于桡骨干计划截骨部位的近端，为了矫正尺偏角，将第二枚克氏针放置在垂直于桡骨干截骨部位的远端。畸形矫正后，克氏针之间的分离角度与尺偏角的变化相对应。为了矫正掌倾角，将第二枚克氏针放置在截骨的远端并平行于桡骨的关节表面。在矫正过程中，克氏针的平行排列对应于中立位，任何超出的部分都会导致掌倾角的增加 [13]。考虑到分离的骨折块，与闭合楔形截骨技术相比，潜在不稳定是开放性截骨的主要缺点。这就增加了与内固定失效相关的延迟愈合或骨不连的理论风险，但文献中未报道为常见的并发症 [2, 6, 9, 33-38]。

闭合楔形截骨术有一些固有的优点，即增加了稳定性，并且由于直接对接切开的骨折端而不需要植骨，这在矫正单一平面的畸形时特别有效。Wada 等发表了一项利用掌侧闭合楔形截骨术矫正尺偏角的技术，而 Fernandez 等已经成功地采用了侧向闭合楔形截骨术来解决尺偏角增加的问题 [23, 39]。与开放楔形截骨术相似，闭合楔形技术也可以矫正多平面畸形。Posner 和 Ambrose 已经描述了一种双平面截骨术，用于矫正掌倾角和尺偏角。他们能够成功地恢复所有接受这种技术治疗患者的力线，如出现腕中骨不稳定时，解决适应性腕中关节不稳 [18]，其主要缺点是桡骨相对于尺骨的缩短和尺腕撞击的风险，这可能需要辅助尺侧手术 [2]。Wada、Posner 和 Ambrose 技术的描述实际上包括了尺骨短缩截骨术或矫正尺骨正变异的尺骨头切除术。

常见的闭合和开放楔形术有多种变化形式。Watson 和 Castle 开发的梯形截骨术包括从桡骨远端干骺端的背侧切开一个纵面较长、横面较短的楔形。然后将楔形物旋转 90° 置入缺损远端的边缘，以纠正掌倾角 [19]。由 Thivaios 和 McKee 创建的滑移截骨术需要用斜锯从掌侧近端到背侧远端在桡骨远端截骨，然后远端骨折片可以向背侧滑移和（或）向近侧背侧倾斜，有效地矫正了掌倾角和桡骨的高度 [40]。最后，Arslan 等描述了一种使用 Ilizarov 技术恢复桡骨高度的牵张截骨术，Ilizarov 支架的护理需要对患者进行大量宣教和良好的依从性 [41]。

与关节外畸形矫正相比，桡骨远端骨折畸形愈合伴关节内明显不匹配是一种技术上更具挑战的手术。多数学者认为，在正位 X 线上关节面移位 ≥ 2mm 时的畸形需要矫正 [13, 16]。虽然 X 线可以很好地显示 2mm 或以上的不匹配性，但具有三维重建图像的 CT 扫描可能有助于精准的术前规划 [16]。Ring 等已经发表了一项基于畸形部位治疗关节内对合不良的技术。他们建议尽可能采用背侧入路，以免损伤腕掌侧韧带和关节囊。通过标准的背侧入路，切开关节囊，在关节台阶的部位进行纵向截骨，而在更近的部位进行横向截骨，利用透视成像重新复位关节面，并将骨折块特异性固定来稳定截骨。掌侧入路通常用于 CT 轴位片上孤立的掌侧台阶和腕关节掌侧半脱位的病例，如掌侧尺骨角部骨折片。掌侧的关节囊韧带复合体保持完好，再次使用透视和骨碎片特异性固定来复位和稳定骨折块。关节内和关节外截骨术的治疗也取得了类似结果[16, 30]，但关节内畸形更容易矫正，如果对新生畸形进行手术，可能会产生更好的效果[30]。Graham 描述曾采用骨切除治疗孤立的桡骨前缘或后缘畸形愈合，用桡骨茎突切除术治疗月骨小关节畸形愈合。

桡骨远端畸形愈合治疗原则的下一步是需要填补开放楔形截骨术造成的缺损。骨移植和骨移植替代物有多种选择，其中包括结构性皮质骨移植、松质骨、羟基磷灰石、磷酸钙骨水泥和多孔钽植入物等。移植物的正确选择仍有待商榷。从历史上看，研究支持使用结构性皮质骨移植物，可以从髂嵴、尺骨鹰嘴切取，如果需要切除重排且桡骨局部移植物不足时，也可从尺骨远端切取[5, 9, 18, 25, 34, 36, 37, 42]。结构性植骨增强了骨折结构的稳定性，增加了承载能力。事实上，在内固定普遍使用之前，早期技术描述为推荐单独使用移植物植骨[14, 15]。髂嵴皮质骨移植物可能是最常用的结构性植骨移植物。从髂骨上方切取单独的梯形三皮质或外板移植物，然后对其进行轮廓调整，以匹配填充缺损和矫正力线不良所需的尺寸和角度。将移植物旋转，使髂前上棘成为桡骨远端的桡侧皮质。层状扩张器有助于过度牵开空隙，方便骨移植物植入，然后移除使移植物压缩和保持稳定[13]。

最近的研究将来源于骨皮质的移植物与其他移植物进行了比较，发现了相似的结果。Ring 等检查接受结构性皮质骨移植或自体松质骨移植治疗患者的功能和放射学愈合情况，报道了类似的结果[34]。在关节外切开楔形截骨术中使用羟基磷灰石作为植骨替代物，Luchetti 报道了 100% 的愈合率，并在临床上显著改善了患者活动范围和预后评分[33]。在个案报道

中，Yasuda 等使用磷酸钙骨水泥作为植骨的替代物，报道骨折完全愈合和临床症状改善[43]。Adams 等描述了在犬模型采用骨传导钽涂层楔形植入物作为结构性移植物，虽然这些植入物早在术后 4 周就成功地显示出骨组织长入，但在推荐使用之前，这些植入物可能还需要进一步的临床试验[44]。

截骨术的稳定是下一步的治疗，已经描述了各种技术，钢板内固定仍然是最常用的方法。内固定选择包括掌侧锁定钢板、双背侧钢板、T 型钢板和骨块特异性固定。如前所述，在畸形愈合部位截骨通常是稳定的，掌侧 T 型钢板用于掌侧截骨，背侧 T 型钢板用于背侧截骨。锁定固定角度装置的出现挑战了这一概念。Gesenway 等最初证明，与标准 T 型钢板相比，背置式锁定钢板的强度和刚度都有所提高[45]。这在临床上是相关的，因为背侧成角畸形愈合的发生率较高，需要通过背侧切开楔形截骨术进行矫正。不幸的是，背侧钢板与一些潜在的软组织并发症有关。最令人担心的并发症是有肌腱激惹和断裂的风险，这可能需要二次手术取出钢板[19, 25, 37, 45-47]。

掌侧锁定板的发展增强了生物力学稳定性，允许掌侧和背侧截骨后的掌侧固定，避免了与许多与背侧钢板相关的风险和挑战。远端螺钉的模块化和固定角度锁定设计，允许在畸形矫正维持对位后的刚性稳定性。根据 Orbey 的研究，通过结合螺钉头的低轮廓设计、钢板把持力增加及用旋前肌方形覆盖钢板的能力，降低肌腱激惹和最终断裂的风险[31, 46]。但应注意的是，掌侧钢板仍然存在屈肌腱断裂的风险，并且由于钢板远端放置在桡骨掌侧远端分水岭以远，屈肌腱断裂的风险显著增加。在一种易用于畸形矫正的模型中，多项研究表明，桡骨远端掌侧和背侧成角骨折愈合良好，并发症发生率低。结构的稳定性也允许术后早期的功能训

练[31, 46-49]。尽管掌侧锁定钢板提供了稳定性，但造成巨大背部缺损的截骨手术可能需要双背侧入路才能充分放置骨移植物[2]。如前所述，通过层状扩张器牵开截骨部位放置移植物，有助于促进移植物的压缩和稳定性，并不需要移植物的背侧板稳定[13]。自体松质骨移植通常可以从掌侧穿过缺损或放置在钢板周围。

手术矫正桡骨远端畸形愈合标准步骤的顺序如本章所述，其中包括入路和软组织松解，然后进行截骨、植骨和钢板固定。Bushnell 和 Bynum 主张在截骨前用掌侧钢板固定远端。他们认为这样可以更准确地置入远端螺钉，方便按 Smith 和 Henry 所描述的"提升操作"，即骨折块的初始远端固定可以通过将钢板近端复位至远端桡骨干来矫正掌倾角[2, 48]。

截骨稳定的其他选择包括外固定和无钢板的克氏针或螺钉固定。外固定架已经得到了很好的研究，并取得了不同程度的成功[36, 41, 42, 50]。McQueen 报道了使用外固定架治疗桡骨远端骨折获得很高的愈合率[50]。在 Pennig 等的一项研究中，使用外固定架治疗的 14 例截骨术均成功愈合，并且力线可接受[36]。然而，在以前使用 Ilizarov 固定器进行牵张截骨术的研究中，Arlsan 等报道了 67% 的不可接受的力线丢失[41]。外固定架的另一个潜在用途是作为在移植物置入和钢板固定之前保持对线的辅助手段[9, 34, 51]。文献中也有关于使用克氏针或螺钉固定的病例报道和少量病例系列。鉴于这些结构的稳定性降低及掌侧钢板相关的并发症发生率低，它们的使用主要局限于对钢板和螺钉结构的二次稳定[18, 19, 25, 42]。只要有可能，将远端外固定器钉穿过桡骨远端钢板或放置在钢板放置后可以用螺丝钉填充的部位是有用的。

腕部尺侧畸形的评估和治疗标志着桡骨远端骨折畸形愈合治疗的最后一步。尺侧畸形的矫正应该作为最后一步进行，因为桡骨截骨术可能已矫正畸形。如果对尺侧畸形不予适当的注意，桡骨远端的良好再复位也可能导致不良的临床结果，表现为 DRUJ 不匹配、不稳定或挛缩、尺腕关节撞击、尺骨茎突骨不连及由此产生的茎腕关节撞击的风险[2, 20]。

DRUJ 的不匹配可由单独或联合的关节内和关节外复位不良引起[20]。关节外对线不良是指桡骨远端与尺骨方向不匹配，导致乙状切迹不连续，可通过桡骨远端截骨纠正。延伸到乙状切迹或尺骨头的骨折移位是关节内不匹配的常见原因，并且更难以治疗。当术前 X 线上显示创伤后关节炎时，治疗需要考虑患者年龄、职业和功能需求及退行性改变程度。在年轻、活跃的早期 DRUJ 退行性改变的患者中，尺骨缩短截骨术被证明可有效地缓解症状[52]。

发生晚期关节炎时，手术设计是为了消除桡骨远端和尺骨之间的关节。这些手术包括 Sauve-Kapandji、Darrach 和 Bowers 半切除关节成形术和尺头关节成形术[2]。Sauve-Kapandji 手术通过在尺骨颈部形成假关节，并对桡尺远侧关节进行融合来缓解疼痛。由于近残端不稳定的潜在并发症，多数作者建议单独或联合使用 ECU 或 FCU 肌腱滑移来稳定残端[53, 54]。有人建议将其作为晚期退行性变的年轻人的治疗选择，以维持稳定并保持前臂旋转。Darrach 和 Bower 的半切除关节成形术尝试切除尺骨远端，同时保留桡骨远端的韧带止点。在 Darrach 手术中，在尺骨颈处切除与乙状切迹相连的尺骨远端，尺骨茎突及其附着的软组织保留在原位。尺骨残端的不稳定也是一种潜在的并发症，多数作者建议通过 ECU 或 FCU 的滑移来稳定。该手术通常适应于年龄较大、需求较低的患者。在描述半切除置入技术时，Bowers 试图通过只切除尺骨头的关节部分并保留 TFCC 的尺骨止点来避免不稳定，然后将伸肌支持带或关节囊的一个组织瓣插入 DRUJ 内，并将其锚定到尺骨远端[55]。虽然理论上年轻患者可以接受该手术，但该手术需要完整的 TFCC，而且可能耐受不了长期高强度的活动，导致尺骨失去对腕骨的支持。尺骨正变异是另一个禁忌证，因为手术不会影响尺腕关节撞击症状[20]。最后，尺骨远端关节置换术是 DRUJ 内晚期退行性变的另一种治疗选择。通常适应于需求较低的尺骨远端切除术后不稳定的患者。乙状切迹的背侧和掌侧边缘需要完整，否则术后不稳定将持续存在。有部分或全部尺头关节置换术可供选择。虽然可获得的长期随访数据有限，但多数研究表明，在 5 年的随访中，疼痛得到了明显缓解，活动范围恢复，握力较术前水平改善。生物力学测试显示 DRUJ 运动学完全恢复。尽管手术后患者经常被限制在低需求量的活动中，Scheker 等报道 5 年内无植入失败，允许进行可耐受的活动[56-59]。

残余 DRUJ 不稳定的延迟治疗通常需要软组织稳定手术，因为 TFCC 韧带通常是不可修复的。如果在慢性不稳定的情况下出现尺骨茎突基底部骨折，由于桡尺韧带和周围软组织的退变，单靠骨折固定通常是不够的[56]。目前的大多数技术都集中在桡尺韧带的解剖重建上。Scheker 等发表了一项使用同种异体肌腱移植重建桡尺背侧韧带的技术，通过桡骨和尺骨的钻孔进行编织[60]。Adams 和 Berger、Jones 和 Sanders 分别使用自体掌长肌移植重建掌侧和背侧桡尺韧带[61,62]。Adams 和 Berger 的技术通过在桡骨远端尺骨角和尺骨远端小凹钻孔编织掌长肌腱进行解剖重建。

DRUJ 关节囊挛缩限制了创伤后前臂旋转，应与愈合不良同时处理，并排除创伤后限制前臂活动的其他情况。这些包括桡尺关节融合、DRUJ 软骨结合、骨间膜挛缩和近端桡骨头骨折或脱位[20]。旋前方肌挛缩可导致 DRUJ 固定于旋前。掌侧关节囊切除术治疗旋后功能丧失，背侧关节囊切除术治疗旋前功能丧失，双侧入路治疗旋前旋后双向运动丧失[20,62]。

如前所述，从畸形愈合中获得的尺骨正变异是尺腕撞击综合征的危险因素。在一项尸体研究中，2.5mm 尺骨正变异增加了 42% 的尺腕关节轴向负荷[63]。随着时间的推移，尺骨头与腕骨反复撞击导致尺骨、月骨和三角骨关节软骨软化，TFCC 撕裂，月三角韧带退变[56]。如果不治疗，最终将导致包括 TFCC 韧带退变引起的 DRUJ 不稳定、腕骨不稳定、腕骨和尺骨头部的囊性变。治疗的目标是将尺骨变异减少到中性至 1mm 的负变异之间[13]。治疗技术包括关节镜下尺骨远端切除术和尺骨缩短截骨术。尺骨缩短截骨术保留了 TFCC 韧带和关节囊，并对 DRUJ 稳定性产生积极影响，是首选的畸形愈合手术[20,64]。尺骨茎突骨不连的末端撞击腕骨造成疼痛，导致茎腕撞击症，可以通过切除骨折块进行治疗[20]。

（六）术后管理

考虑到手术治疗的主要适应证之一是运动丧失，任何固定结构的目标都应该是允许早期活动。患者在术后用夹板内固定 10～14 天，随后可以采用可拆卸夹板制动，并开始康复训练，重点放在早期渐进性增加活动范围。前臂旋转，特别是旋后可能很难恢复。通常在手术后 8～12 周内一旦有放射学证据显示痊愈，就应当开始进行力量训练。术后 3～4 个月内通常可以恢复所有的活动[2]。

（七）病例 1：桡骨远端骨折畸形愈合

一名 45 岁女性患者，桡骨远端闭合性骨折保守治疗。图 7-1A 和 B 显示畸形愈合的掌倾角和短缩。患者有疼痛和僵硬，屈腕和前臂旋转丧失。图 7-1C 和 D 显示了掌侧钢板和截骨后矫正效果。X 线可见掌倾角和尺骨变异的改善。用同种异体骨填充截骨处的骨缺损，2 个月后逐渐愈合（图 7-1E 和 F）。注意由于难以完全矫正初始畸形，钢板轻度向掌侧突出。这可能需要取出钢板并监测肌腱的激惹情况。

（八）病例 2：桡骨远端骨折

一名 40 岁女性患者，保守治疗桡骨远端骨折。图 7-2A 和 B 显示畸形愈合，尺骨正变异，舟月角度增加，以代偿正常的掌倾角的丢失。经保守治疗后，仍感觉持续疼痛、腕关节僵硬。图 7-2C 和 D 显示了截骨和畸形矫正术后的 X 线。腕关节对线和尺骨变异恢复后，掌倾角也恢复。在单平面最小掌侧间隙进行截骨矫形，没有植骨，截骨部位愈合（图 7-2E 和 F）。

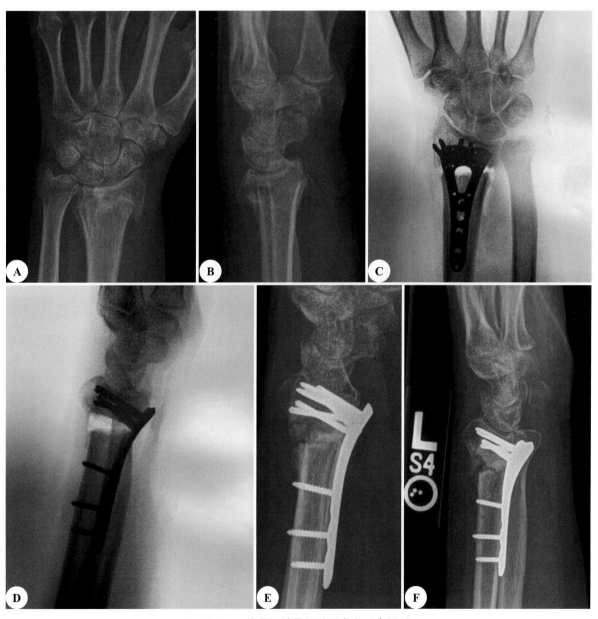

▲ 图 7-1　桡骨远端骨折畸形愈合（病例 1）

A 和 B. 桡骨远端骨折早期闭合治疗导致的背侧成角和短缩畸形愈合，一名 45 岁的女性患者腕关节疼痛、僵硬，屈腕和前臂旋转丧失；C 和 D. 掌侧钢板和骨折畸形愈合截骨矫形术后 X 线显示，掌倾角和尺骨变异有所改善；E 和 F. 用同种异体骨填充截骨缺损，术后 2 个月逐渐愈合。由于难以完全矫正初始畸形，钢板向掌侧轻度突出

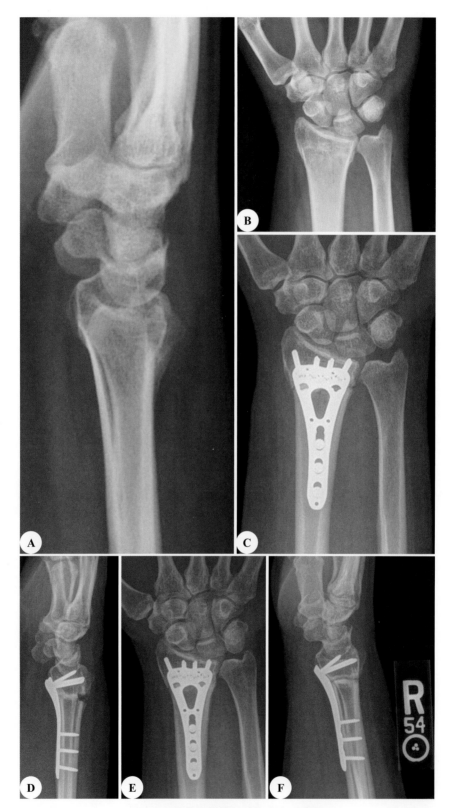

▲ 图 7-2　桡骨远端骨折畸形愈合（病例 2）

A 和 B. 一名 40 岁女性患者，桡骨远端骨折保守治疗后畸形愈合；C 和 D. 畸形愈合合并尺骨正变异，舟月角度增加以代偿正常的掌倾角丢失，经保守治疗后，仍感觉持续疼痛和腕关节僵硬；E 和 F. 截骨畸形矫正术后影像，掌倾角恢复，腕关节力线对齐和尺骨变异也恢复，在单平面最小掌侧间隙进行截骨矫形，没有植骨，截骨部位愈合

二、舟状骨

（一）背景和病理解剖学

舟骨骨折是最常见的腕骨骨折，占所有腕骨骨折的 60%～70%[65]。由于其在腕骨和韧带中的位置，舟骨愈合过程中受到许多复杂力的作用。如果没有有效的初始管理，屈曲、剪切和平移力的组合可能导致骨折移位[65]。此外，不稳定骨折几乎总是合并不同程度的月骨周围韧带损伤[66]。在舟骨腰部骨折中，位移力和韧带附着物的结合导致舟骨远端极屈曲和近端极通过其与月骨的连接伸展。骨折愈合前的掌侧骨吸收或手术复位不足导致特征性的"驼背畸形"[65]。腕舟骨长度的缩短与驼背畸形相关，是导致腕部关节机械性能改变的原因。由此产生的腕骨不稳定形式与背侧嵌入的节段性不稳定极为相似，可见于舟月骨晚期塌陷（scapholunate advanced collapse，SLAC）和舟骨骨不连晚期塌陷（scaphoid nonunion advanced collapse，SNAC），这两种情况均导致了可预测的进行性退行性变[67]。临床上可以表现为疼痛、活动丧失、握力下降，也被认为会增加退行性关节炎的发病和进展的风险[68]。Amadio 等报道了在舟骨愈合后至少 6 个月用计算机断层扫描评估的 46 个舟骨，他们将畸形愈合定义为舟骨外侧角＞ 35°。在力线满意的患者中，83% 的患者临床疗效满意，只有 22% 的患者表现出退行性变。相比之下，当影像学显示舟骨外侧角＞ 45° 时，只有 27% 的患者临床疗效满意，54% 的患者出现退行性关节炎[69]。尽管舟骨力线不良与退行性变之间存在相关性，但文献中很少关注其处理。

（二）临床评估

与任何临床评估一样，应获得患者受伤和所有治疗的详细病史。如果有症状，患者最常报告疼痛，活动范围减少，无法完成日常生活[68, 70]。体检应测试腕部的力量、活动范围和稳定性，并与健侧进行对比。腕关节伸展、旋后和桡侧偏斜比屈曲、旋前和尺侧偏斜更常见[68]。应该测试双手的握力，因为多数有症状的患者会出现握力下降，这与手和腕关节的功能受限有关。压痛最常出现在解剖鼻烟窝和舟骨结节上。患者也可能表现出伸肌腱鞘炎的症状，伴有背部肿胀和伸手疼痛[68]。

无论是 X 线还是高级的成像技术，都有助于确定诊断和治疗计划。初始 X 线应包括标准的后前位、侧位、45° 旋前斜位和舟骨尺偏位（腕关节尺偏位为 PA）。对侧腕关节的 X 线用于比较很有用，需要找到以往所有的 X 线并进行评估。X 线最常见的表现是舟骨变形，在侧位片上有短缩和屈曲，在 PA 片上有远端极的尺骨偏斜。舟骨尺偏位上，舟骨可能与头状骨的放射状边缘重叠。远端骨折通常也是轴向旋转和旋前的[68]，还应在 X 线上观察是否合并早期退行性变，最常见的退行性变始于舟头关节。

三维计算机断层扫描提供了最为详细的舟骨解剖结构图像，可用于确定畸形的真实性质。CT 在确定移位和骨折愈合方面具有很高的可靠性[71]。CT 图像用于确定舟骨的角度和外侧舟骨内角或矢状面图像上的高度与长度比[71]。为了准确起见，CT 的方向应垂直于舟骨的长轴，而不是腕关节[72]。正常的外侧舟骨内角为 24°，即使在骨折愈合的情况下，夹角＞ 45° 仍预示着关节炎的风险增加[69]。舟骨塌陷高度与长度之比＞ 0.65，被认为是严重的并发症[73, 74]。CT 还可以评估治疗技术失误，如骨折复位不良。目前带有金属抑制的 CT 协议有助于最小化硬件伪影。对比 X 线平片，CT 可对早期关节的退行性变提供更为精确的影像。

（三）治疗

如前所述，尽管舟骨力线不良与早期退行性变之间存在明显的相关性，但文献对这些损伤的确定性处理缺乏共识。因此，治疗应该包括外科医生和患者之间的协作努力，不能仅根据力线不良制订治疗方案，而应根据每个人的症状、活动限制情况和功能目标综合考虑。第一步应该是通过如上所述的 X 线和 CT 检查准确地确定力线不良的程度。对于尚未完全愈合的新生畸形愈合，或者初次受伤后 3 个月内发生的骨折尚未完全愈合的情况，建议及早进行手术治疗，以纠正畸形，并有望防止进一步的负面后遗症。

对舟骨畸形愈合已建立的治疗更具争议性。早期的三项研究认为，症状性舟骨畸形愈合是腕关节进行性退行性关节炎的危险因素[69, 75, 76]。这必须与治疗前愈合的舟骨骨折相关的潜在医源性风险因素进行权衡（包括骨坏死和骨不连）[68]。在有症状的患者中，研究一直显示疼痛、活动范围和握力有所改善[68, 70, 77, 78]。无症状患者的决策更加复杂，因为手术的目的是防止在未来数年内出现症状。Forward 等在 1 年的随访中，舟骨骨折愈合不良和正常力线舟骨骨折患者在疼痛、活动范围或握力方面没有差异[79]。在平均 11 年的随访中，Jiranek 等比较了 Matti-Russe 植骨术后畸形愈合或力线正常的患者。他们发现，虽然客观结果有显著差异，包括退行性变、活动范围和握力，但患者的主观满意度没有差异[80]。

手术治疗舟骨骨折可采用掌侧入路（如 Russe 所述，并在其他章节中详细阐述），以精确纠正驼背畸形。根据畸形的严重程度和掌侧骨块的吸收程度，可能需要结构性植骨维持稳定。Fernandez 等首次描述使用髂嵴楔形皮质松质移植物矫正驼背畸形[77]。他们报道了 3 例

患者使用这种技术矫正常见的屈曲、旋前和尺侧偏斜的驼背畸形。至少随访 4 年，所有患者均无痛，活动范围和握力均有改善，对治疗满意[77]。在迄今为止的文献中，最大的一宗报道由 El Karif 报道了 13 例有症状的患者接受了三皮质髂骨植骨治疗[68]。在平均 42 个月的随访中，7 例患者为优，4 例为良，2 例一般。与对侧相比，握力和活动范围分别从 48% 和 47% 提高到最后随访时的 82% 和 79%。Nakamura 等治疗了 10 例有症状的舟骨畸形愈合患者，其中 7 例患者需要掌侧植入楔形移植物。他们报道了畸形程度与活动范围和握力下降之间的相关性。所有患者都取得了令人满意的结果[70]。最后，Lynch 和 Linscheid 报道了 5 例因症状性畸形愈合而接受矫正性截骨治疗的患者，平均术后 9 年。他们通过 CT 检查发现所有的截骨处均已愈合，舟骨和腕骨的力线保持良好。所有患者的握力和活动范围均有改善[78]。

退行性变的存在是治疗这些患者的最终考虑因素，影像学应仔细检查早期关节炎的改变。手术矫正畸形的目的是预防对功能要求较高的年轻患者的早发性关节炎。由于桡腕或腕中关节有明显的退行性改变，舟骨畸形愈合的外科治疗不太可能产生有意义的结果。正如本章前面提到的，舟骨塌陷可能导致腕关节不稳定的 DISI 模式，退行性变的进展类似于舟骨骨不连晚期塌陷。这种情况的处理包括基于患者症状的挽救性手术，并在其他章节中详细讨论。

三、拇指腕掌关节

拇指腕掌关节骨折虽然相对少见，但可能对拇指功能产生显著影响。它们往往呈双峰分布，最常见于儿童和老年人[81]。发生在年轻、活动需求量大的患者时，第一掌骨基底部愈合不良及不太常见的大多角骨不愈合会对拇指的

活动范围和力量产生不利影响[82, 83]。大多角骨构成第一掌骨基底部的马鞍形关节，允许一系列复杂的运动，其中包括屈曲和伸展、手掌外展内收及旋转。关节由韧带结构维持稳定，韧带结构也可能受到影响，具体取决于损伤类型。初始 X 线评估应包括标准 PA 拇指序列，以及真实拇指 AP 片和侧位片，被称为 Robert 位片。真正的拇指前后位片要求手旋前，使拇指背部靠在射线照相版上。为了获得真实的侧位或 Bett 位片，需将手掌平放在暗盒上，手在 15°～35° 旋前，光束呈 15° 由远端向近端。这使得我们可以观察到拇腕掌关节，以及大多角骨的其他三个关节，其中包括舟骨、多角骨和第一掌骨[81]。三维计算机断层扫描增强成像有助于确定畸形和评估退行性变。

四、第一掌骨

第一掌骨底关节内骨折可分为简单型和复杂型。1882 年，一位爱尔兰外科医生首次描述了 Bennett 骨折，该骨折是指掌骨掌尺侧基底部与其余掌骨的单关节内劈裂，最常见于掌骨部分屈曲的轴向负荷[81]。这种损伤实际上是一种骨折 - 关节半脱位，通过前斜韧带或附着在大多角骨上的喙状韧带，将掌侧尺骨骨折片复位至腕掌关节。同时，由于拇短展肌、拇内收肌和拇短屈肌的附着，掌骨干远端向背侧、近侧和桡侧移位[82]。1910 年，Silvio Rolando 最先将 Rolando 骨折称为第一掌骨基底部的三部分骨折。目前它泛指第一掌骨基底部的任何粉碎性骨折[81]。历史上，这些急性损伤的治疗包括闭合复位和石膏固定[82]。虽然目前的治疗有利于手术复位和稳定，但有相互矛盾的文献支持解剖复位，也没有关于处理畸形愈合的文献。Cannon 等和 Demir 等核查了闭合和开放治疗这些骨折后的长期结果，发现复位质量与放

射学或主观结果之间没有相关性[84, 85]。此外，Cullen 等的生物力学研究表明，只有当关节移位＞2mm 时，拇腕掌关节接触压力才会显著增加，从而导致接触压力的背侧移位。他们认为，高达 2mm 的关节台阶是可以接受的[86]。相比之下，Kjaer-Petersen 等经过平均 7.3 年随访，发现当复位后 X 线显示关节不匹配度超过 1mm 时，有症状的关节炎增加[87]。Livesley 等报道了 17 例患者闭合复位后，平均随访 26 年内持续移位或关节半脱位，其力量和活动范围减弱，并出现退行性关节炎[83]。其他研究也表明，解剖复位可改善主观症状和影像学结果[88-90]。

关节内骨折畸形愈合的治疗较为复杂，应取决于患者的个体功能、症状和期望。尝试确定患者的功能受限是否源于活动范围或疼痛的减少是有帮助的。对于活动范围受限且无关节内不匹配或疼痛的患者，可进行关节外截骨以恢复力线。拇指可以采用标准 Wagner 入路，在大鱼际肌和拇长展肌肌腱之间的掌骨背上方有一条纵翼，该纵翼从拇腕掌关节基底部近侧和尺侧向桡侧腕屈肌的桡侧缘延伸[80]。可在畸形部位或其远端截骨，利用代偿畸形恢复全长和对线。由于常见畸形的复杂性，其中包括屈曲、内收和旋转，代偿性远端截骨在技术上要求较低。此外，第一指蹼挛缩可能发生于最初的畸形或固定，需要软组织处理技术，如 Z 形成形术或指蹼松解植皮术，以完全恢复拇指的活动范围。

关节畸形的治疗在技术上要求更高，需要合理的术前计划。如果原始骨折线仍然可见且骨折块足够大，伤后 6～8 周内骨折愈合前出现明显关节不匹配的新生畸形愈合，可行骨折切开复位和固定。慢性损伤的矫正仅适用于年轻、需求高的患者，其症状明显不匹配（＞2mm），并且无影像学退行性变的证据。可再次通过

Wagner 切口显露，在畸形部位进行纵向截骨术，在更远端横向切开，将关节面复位，稳定骨折块。我们建议使用 2.0mm 或 1.5mm 的小螺丝或克氏针固定。

五、大多角骨

与第一掌骨相比，大多角骨骨折并不常见，仅占所有腕骨骨折的 1%～5%，很少单独发生。大多角骨骨折与第一掌骨和桡骨远端骨折、腕管综合征、肌腱炎及桡侧腕屈肌肌腱通过大多角骨时断裂有关[65]。骨折最常见于体部或纵嵴，纵嵴沿掌侧方向延伸，作为腕横韧带的附着点，FCR 穿过纵向嵴形成的凹槽。总的来说，直接打击导致的体部骨折更常见，从拇指基底部的掌骨轴向插入大多角骨[65]。随着关节内劈开，大多角骨的背侧和桡侧体部沿第一掌骨基底部向近侧移位，导致拇指腕掌关节半脱位。

与第一掌骨基底部骨折一样，也缺乏关于这些损伤治疗的文献。鉴于关节半脱位与关节内劈裂有关，多数作者建议急性解剖复位，并用克氏针或更常见的加压螺钉固定[91]。新生期存在关节半脱位或机械性活动范围受限应为复位和稳定的指针。此外，如果骨折线持续超过预期愈合时间，骨折移位与骨折延迟或骨不连的发生率高度相关[65]。由于属于压缩损伤，骨折块的嵌插较常见，可能需要植骨来支撑关节面[65]。与上述拇腕掌骨畸形愈合的治疗类似，一旦畸形愈合的骨折完全愈合，治疗应考虑患者年龄、功能需求、症状及畸形。对于年轻、需求高、有症状的患者，可以通过 Wagner 入路进行关节内截骨术。治疗的目标是重建关节的匹配性和拇腕掌关节的力线。对于畸形愈合和不愈合的大多角骨嵴骨折，FCR 肌腱可能存在风险，如果有症状，可以通过掌侧入路切除骨折块[65]。

六、补救措施

对拇腕掌关节畸形愈合患者的护理应包括对退行性变的密切放射学评估，这是关节整复手术的禁忌证。通常早期有症状的关节炎可以通过联合治疗、皮质类固醇注射和支具进行保守治疗。如果保守治疗失败，最后可采用补救手术。手术选择取决于患者的功能需求。对于年轻、活跃或从事繁重劳动的患者，拇指腕掌关节融合术是手术的首选[92, 93]。该手术在舟骨大多角骨的关节炎患者中是禁忌证。对于年龄较大、需求较低的患者，可采用拇指腕掌关节置换术。

七、第 2～5 腕掌关节

涉及第 2～5 腕掌关节的关节内骨折是相对罕见的损伤，但由于其影像学诊断困难可能漏诊[94]。由于掌侧和背侧腕掌韧带和骨间韧带的牢固附着，这些骨折通常相对稳定[94]。桡骨到尺侧的韧带活动度增加，导致第 4～5 腕掌关节的活动度明显高于第 2～3 腕掌关节，导致第 4～5 腕掌关节处骨折比其桡侧骨折的稳定性差。此外，桡侧腕长伸肌（第 2 掌骨）、桡侧腕短伸肌（第 3 掌骨）和尺侧腕伸肌（第 5 掌骨）肌腱的嵌入，导致其附着的掌骨基部撕脱骨折产生扭力引起骨折移位[94]。

由于这些损伤比较罕见，对其治疗还没有达成共识。疑似畸形愈合的初步处理应包括详细的外伤史和前期治疗。最常见的损伤机制是通过手腕施加轴向暴力，由于力线改变导致骨折畸形愈合。患者最常见的主诉是握力丧失，还会出现伸腕功能丧失、活动范围减少和疼痛[94]。应进行全面的神经肌肉功能检查。尺神经的深支紧邻第 4～5 掌骨的基底部，骨折移位有造成损伤的危险。如前所述，获得充分的影像可能具有挑战性。需要拍摄手和手腕的初始标准前后位、侧位和斜位 X 线。我们应仔细观察侧位片上腕掌关节半脱位的背侧移位，但大多角骨、头状骨和钩骨可能会影响观察[95]；30° 部分旋后和旋前侧片有助于显示掌骨半脱位[96]。三维计算机断层扫描成像可以提供更详细的关节半脱位、骨折类型和关节内不匹配的影像。

通常情况下，腕掌关节的关节内畸形愈合很少接受截骨矫形手术。对于骨折线仍可见的新生畸形愈合，截骨术可恢复关节的匹配性。与第 4～5 腕掌关节相比，第 2～3 腕掌关节骨折更为稳定。第 4～5 腕掌关节具有一定的桡尺侧方和旋前旋后运动，而第 2～3 腕掌关节仅能屈伸活动。文献缺乏关于移位骨折的治疗共识。文献中桡侧腕掌关节的急性期治疗包括少量病例系列或个案报道，共 15 例第 2 腕掌关节骨折和 7 例第 3 腕掌关节骨折。手术治疗的唯一共识是 ECRL 或 ECRB 撕脱伤导致伸腕功能丧失，以及骨折块移位导致肌腱激惹和肌腱断裂风险[94]。目前还没有详细研究早期退行性关节炎的长期功能或风险。与新生畸形愈合的处理类似，如果年轻活跃的患者骨折线仍可见，并且可以通过复位伸腕肌腱附着恢复伸腕功能，则可考虑行截骨矫形术。

第 4～5 掌骨基底部与腕骨中的钩骨形成关节。第 4 掌骨可通过桡侧小关节与头状骨形成次级关节。与其他掌骨不同，第 4 掌骨没有肌腱附着，通过与第 3 掌骨和第 5 掌骨基底部的关节连接增强稳定性。因此，第 4 掌骨骨折很少单独发生。第 5 掌骨基底部骨折被称为"婴儿 Bennett"和"反向 Bennett"损伤。由于尺侧腕伸肌附着产生分离暴力，导致掌骨基底部向近侧和背侧半脱位[82]。钩骨关节内骨折，以及第 4 掌骨和第 5 掌骨基底部骨折，都会影响关节的匹配性。与桡骨腕掌关节骨折一样，对

于第 4～5 腕掌骨折半脱位的急诊治疗仍缺乏共识。Petrie 和 Lamb 回顾了 14 例第 5 腕掌关节骨折半脱位的治疗结果，平均随访 4.5 年。尽管放射学检查存在持续异常，其中包括掌骨缩短、关节不匹配和关节增宽，但只有 1 例患者描述存在影响工作的严重疼痛[97]。Kjaer-Petersen 等比较闭合复位与手术固定共 50 例患者，64 个第 5 掌骨骨折脱位，平均随访 4.3 年。他们发现，尽管手术治疗降低了关节不匹配和早期退行性变的发生率，但对随访时的疼痛症状没有影响，随访时 38% 的患者（19/50）报告了明显的疼痛[98]。

因此，很难界定截骨矫形术在治疗第 4～5 腕掌关节处骨折畸形愈合中的作用。与第 2～3 掌骨骨折一样，在有症状的年轻活跃患者中，骨折线清晰的新生畸形愈合可能需要手术矫正。类似简单的钩骨关节面劈裂骨折导致第 4 腕掌关节或第 5 腕掌关节不匹配者，在退行性变发生之前，可以通过背侧入路截骨矫形，用小的加压螺钉固定。对于活动受限和退行性关节炎的患者，腕掌关节融合联合自体髂骨植骨术是一种合理的手术方式，已有报道成功地缓解了症状[99]。

最后要考虑的是掌骨关节内骨折、畸形愈合及由此导致的手指旋转异常的患者。邻近手指的剪刀状畸形会造成明显的外观畸形，并导致握力减弱。矫正关节内的任何不匹配，可以通过背侧入路在掌骨基底部进行关节外旋转截骨术，并用克氏针临时固定或钢板固定[81]。受掌横韧带的限制，食指、中指和环指的最大矫正角度通常为 18°～19°，小指的最大矫正角度为 20°～30°[100]。通过检查指甲平面，确认所有手指都指向舟骨结节，观察腕关节被动屈伸肌腱的固定效果，从而确定畸形是否得到矫正[81]。

八、掌骨骨折畸形愈合

掌骨骨折畸形愈合是创伤后最常见的并发症之一。最初损伤的性质通常会导致最终的畸形，并指导后期治疗。掌骨骨折可细分为累及掌骨干、掌骨颈、掌骨头骨折或关节内部分骨折。患者的特定需要和功能受限程度，以及骨折的部位和所涉及的特定手指，决定了可接受的成角、缩短和旋转的程度，并确定了什么是在合理范围内而不是畸形愈合。在评估这一并发症并确定适当的个性化治疗方案时，除了考虑患者特有的因素之外，还必须考虑患者的职业和职业需求。

在评估损伤后畸形时，了解掌骨的正常解剖结构并确定其在手的形态和功能中的作用是很重要的。掌骨是形成手的 3 个弓（1 个纵弓和 2 个横弓）的关键。腕掌关节处的掌骨基底部定义为近侧横弓，掌指关节水平的掌骨颈定义为远侧横弓，掌骨背侧表面形成纵弓。相邻的掌骨在其基底部由骨间韧带和掌骨间深横韧带在远端相互连接[101]。这些坚韧的纤维附着有助于保持手弓，但可能会被严重的挤压伤或多发性骨折破坏。此外，这些附着物限制了骨折后可能发生的整体缩短。

由于肌肉沿放射样附着，掌骨骨折可以预测成角的方式。虽然有几块肌肉附着在掌骨的基底部，但造成畸形最重要的是骨间肌活动。背侧和掌侧骨间肌均起源于掌骨，并附着在伸肌腱帽和外侧副韧带上[101]。在每个骨折块上的扭转力作用下，掌骨头部和干部的横形或短斜形骨折呈特征性的末端背侧移位。首先，骨间肌的非对抗性拉力导致骨折远端呈屈曲畸形。因此，畸形愈合通常发生在这个固定的位置。

掌骨骨折可以分为累及干骨、颈部或关节面（头部和基底部）的骨折，文献中关于可接受的畸形程度略有不同。通常情况下，食指和中指掌骨干的 10°、环指的 20° 和小指的 30° 是可以接受的，并且可以非手术治疗[1]。这种可接受的可变畸形程度是腕掌关节代偿运动的结果，越靠尺侧指，代偿性活动越大。食指和中指的掌骨最坚硬，是手部纵弓的一部分[82]。掌骨颈部骨折在出现明显缺损之前，可耐受更大的成角。对于末部背侧畸形，食指、中指可接受的成角为 10°～20°，环指为 30°～40°，小指可达 70°[102-105]。掌骨关节面骨折主要在关节不匹配时进行治疗，以降低加速关节形成的风险。当关节面台阶 < 1mm 或关节面受累 25% 时，骨折可采用非手术治疗[82]。此外，掌骨基底部骨折多伴有急性撕脱伤脱位，需要复位和固定[97]。

骨折后掌骨的短缩通常是由于成角畸形导致的相对长度损失，而不是真正的轴向短缩。尽管如此，减少掌骨的功能长度可能会改变协调手指活动的内在和外在系统的平衡。在这种情况下，共用的手指伸肌腱相对延长，导致掌指关节处伸肌腱松弛。经计算，指骨每短缩 2mm，伸肌腱松弛 7°，握力损失 8%[106, 107]。然而，腕掌关节的超伸展能力（平均 20°）提供了一种代偿这种松弛的机制，因此直到指骨出现 > 6mm 的短缩时，临床上才会出现明显的功能缺陷。

旋转畸形与成角和短缩不同，掌骨水平对旋转畸形的耐受性很差，需要在该平面进行解剖复位。掌骨水平相对少量的旋转不良在指端被放大。每一度掌骨旋转不良均可导致指端高达 5° 的旋转不良和 1cm 有症状的指端重叠[108]。最好的评估方法是，患者握拳，注意手指的任何重叠，更准确地说，是与指向舟骨结节的正常手指级联的任何差异。这可能是一个功能减退的问题，导致手灵活性丧失和握力不足。

九、指骨骨折畸形愈合

由于每个指骨的韧带附着和骨折线的相对位置导致指骨骨折的畸形可以预测。短而简单的指骨骨折表现出典型的成角方式和继发性畸形，这取决于初始骨折的部位和作用在每个骨折块的扭力。那些累及近节指骨干部的骨折由于腰部施加的暴力使近端骨折块屈曲，中央滑移至指骨中部，延伸到远端骨折块，导致末端掌侧成角。大多数近节指骨畸形愈合都发生在这个位置。

类似的中节指骨骨折可能会导致末端背侧或末端掌侧畸形，这取决于骨折相对于该骨上肌腱止点的位置。具体地说，关键是骨折相对于指浅屈肌（flexor digitorum superficialis，FDS）止点的相对位置。FDS 止点近端的骨折导致末端背侧畸形，这是由于 FDS 肌腱的不平衡拉力导致的骨折远端屈曲，以及由于中心滑脱的拉力导致骨折近端过伸。相反，指浅屈肌腱止点远端骨折则向掌侧成角，这是由于 FDS 对近端骨折块的屈曲力和伸肌末端对远端骨折块的拉伸力的作用结果。同样，正是在这些特殊的位置上经常发生畸形愈合。

更复杂的指骨骨折通常会导致不同程度的畸形，不符合上述的简单规则。长斜形或螺旋形骨折可能会表现出不同程度的成角和短缩，通常会导致多向畸形。

（一）病例 1：指骨骨折畸形愈合

一名 41 岁女性患者，试图固定第 5 指骨近端骨折。骨折已经愈合，但出现过伸和旋转畸形，导致手指重叠和功能障碍（图 7-3A 和 B）。X 线（图 7-3C 和 D）显示截骨和包括屈曲、旋转的多平面矫形后钢板内固定。随后拍摄的 X 线显示骨折已早期愈合（图 7-3E 和 F）。截骨边缘不匹配是由旋转畸形矫正所致。此外，

还注意到远节指骨弯曲，与对侧对称。

（二）病例 2：指骨骨折畸形愈合

一名 7 岁女性患儿，在拇指多指畸形早期矫正后，出现生长异常和继发性愈合不良样畸形（图 7-4A 和 B）。在远离骨骺处截骨后，采用光滑的钢丝进行固定，矫正功能畸形（图 7-4C 至 E）。X 线显示拔除第一枚克氏针后逐渐愈合。

十、非手术治疗

掌骨和指骨骨折畸形愈合治疗的成功率非常高，如果操作正确，并发症发生率相对较低，但如果没有合适的适应证，则不宜手术[109]。每个患者和个别病例均应仔细检查，以确定所考虑的畸形造成功能缺陷的量化。尽管可能存在畸形愈合的影像学证据，但对于无症状的畸形愈合不应考虑手术矫正，特别是那些临床稳定且较晚（伤后 10 周以上）出现骨痂桥接迹象的畸形愈合。单纯由于美容原因而矫正畸形并不合适。需要认真考虑确定手功能和需求的量化这些患者特定因素。为提高临床疗效，年轻患者、运动员和从事体力劳动或从事职业相关活动对手功能要求高的患者都具有良好的手术内固定适应证。对于所有指骨掌骨畸形愈合患者，即使考虑手术治疗，适当的手部力量和协调康复训练也是一个关键因素。术前进行充分的物理治疗，术后的长期疗效也会有所改善[109]。患者术前适当宣教是制订现实期望和真正为患者提供特殊护理的关键。

十一、手术治疗

在严重畸形或残疾的情况下，畸形愈合通常采用截骨矫形治疗。如果操作正确，这是

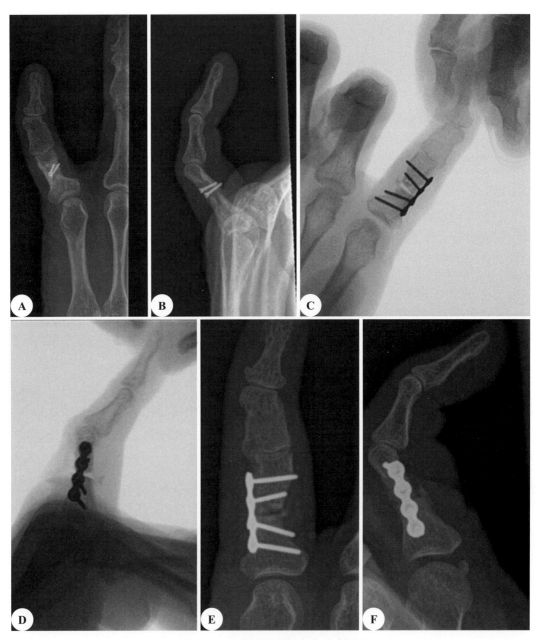

▲ 图 7-3　指骨骨折畸形愈合（病例 1）

A 和 B. 一名 41 岁女性患者，早期试图固定第 5 指骨近端骨折后畸形愈合，骨折已经愈合，但出现过伸和旋转畸形，导致手指重叠和功能障碍；C 和 D. X 线显示截骨和包括屈曲、旋转的多平面矫正后钢板内固定；E 和 F. 随后拍摄的 X 线显示骨折已早期愈合，截骨边缘不匹配是由旋转畸形矫正所致，还注意到远节指骨弯曲，与对侧对称

一个相当成功的手术，结果令人满意[109]。然而，这一过程并非没有风险，患者应该充分了解与每个病例相关的期望和局限性。与截骨矫形术相关的常见风险是感染（0.01%）、僵硬增加（10%）、植入物失效（8%）和骨延迟愈合（15%），需要长期治疗和保护下活动[110]。完全

恢复功能和外观的额外困难可能是由于肌腱或关节挛缩共同引起的，这些因素随着损伤的慢性化而加剧。正是基于这些原因，仔细选择患者和做好术前规划是成功的关键。

在进行手术治疗时，首先要考虑的问题是在畸形部位截骨，还是采用代偿性截骨，使骨

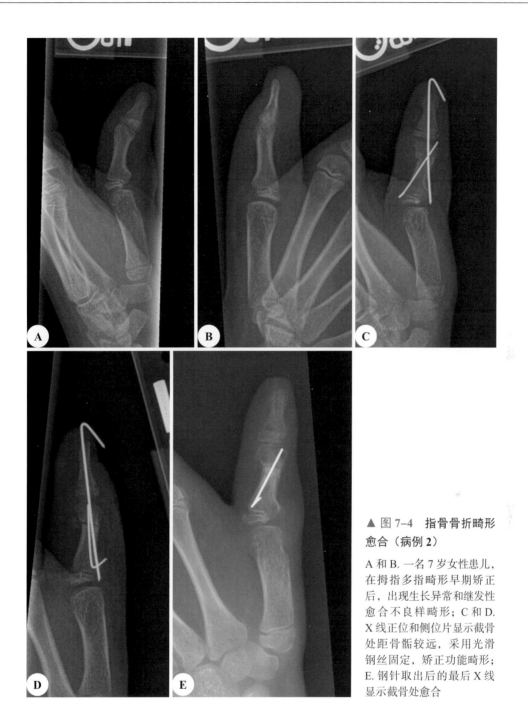

▲ 图 7-4　指骨骨折畸形愈合（病例 2）

A 和 B. 一名 7 岁女性患儿，在拇指多指畸形早期矫正后，出现生长异常和继发性愈合不良样畸形；C 和 D. X 线正位和侧位片显示截骨处距骨骺较远，采用光滑钢丝固定，矫正功能畸形；E. 钢针取出后的最后 X 线显示截骨处愈合

骼发生相互畸形，从而达到整体矫正的目的。原则上，损伤部位的截骨矫形较为理想，可以完全矫正各个平面的畸形愈合。然而，应该考虑到其他重要因素，如软组织或肌腱并发症，因为它可能接近内固定物。此外，与干骺端比，骨干骨折畸形截骨后愈合的可能性低，这是由于接近骨干剥离骨膜所致，并且皮质骨与松质骨的比率增加 [111, 112]。

一般来说，有症状的掌骨畸形愈合多由旋转畸形所致，而短缩或成角畸形较为少见。这不仅是因为前面提到的旋转畸形耐受性差，而且是由于掌骨间深韧带提供的保护，可防止＞3mm 的短缩和成角 [113]。当单独纠正旋转力线不良时，必须考虑在掌骨干骺端近侧或干骺端交界处进行截骨，而不是在畸形愈合的部位截骨。高达 20° 的单纯旋转畸形可以通过掌骨近端干骺端截骨术矫正，然后用克氏针或钢板螺钉固定[100]。这项技术可以促进骨愈合，也是成角畸形较小时的理想治疗方法。相反，当畸形是多向或有明显成角时，截骨矫正应该选择在畸形愈合的部位。

当计划截骨矫正时，类似的观念也适用于指骨。最小角度的旋转畸形可以通过畸形愈合部位外的截骨术来矫正，这有利于骨折愈合和局部组织生物学。髁下截骨和指骨基底部截骨均可用于矫正畸形。近节指骨截骨首选指骨基底部，如果采用髁下截骨，近侧指间关节相对于掌指关节僵硬的风险增加[114]。多平面畸形（除旋转不良外的矢状面畸形）通常需要在畸形部位进行截骨以获得充分的矫正。

掌骨和指骨关节内骨折的治疗遵循所有关节内骨折治疗的相同核心原则。关节表面的解剖重建和绝对稳定的固定以促进一期骨愈合是适当护理的原则，也是预防关节病的关键。早期出现的畸形愈合（10周内），在清除骨折块片上的所有软骨痂或嵌入的软组织并用微型螺钉固定后，可望通过骨折部位得到矫正。当关节内畸形愈合较晚时，髁间楔形切除和滑移截骨术可以帮助重建关节面[115]。除髁状突微型钢板外，还可采用植骨固定。然而，重要的是，矫正关节内畸形愈合的技术需要专业的知识，并且不能掉以轻心。即使是有经验的外科医生，如果髁突碎裂或复位困难，也应该准备关节置换或关节融合的设备。过度的操作和固定关节内小的骨折碎片，可能会增加缺血性坏死和加速随后关节炎形成的风险。

在掌骨和指骨畸形愈合的病例中，骨性畸形通常伴有明显的僵硬，而牢固的固定和术后制动则会加剧这种僵硬。因此，外科医生在固定时应考虑腱鞘松解术，以改善活动度，并允许早期指导治疗方案。屈伸肌腱松解术和关节囊切开术可成功缓解矫形固定术后急性期的肌腱粘连或关节挛缩[116, 117]。术后必须使用适当的夹板，以避免挛缩、控制水肿和充分止痛，以便在专业手部治疗师的指导下早期活动。

十二、手术入路／截骨技术

认识掌骨或指骨畸形愈合中畸形的几何结构可以指导治疗入路和技术。其他因素，如丢失的骨量、受损的软组织和神经血管、畸形部位，都是手术计划中应重要考虑的因素。就部位而言，所涉及的手指和骨所涉及的部分（基底部、干部、颈部、关节内）都会影响入路的选择。

由于腰部的扭力，掌骨骨折通常在矢状面上成角，向顶端背侧的方向移位。该平面上的畸形愈合，较少发生在冠状面上，可以通过在畸形部位进行简单的开放或闭合楔形截骨进行矫正。闭合楔形截骨有可能造成一定程度的掌骨相对短缩，如果发生明显的短缩，则可导致伸肌松弛。而其优点是在固定后只需要有一个骨界面愈合即可。另外，开放楔形截骨避免了长度的丢失，但也有其固有的风险。固定后需要两个骨界面骨愈合，并需要在截骨处植骨，其次，供区并发症和不愈合的风险略高[118, 119]。选定了截骨术后，需要固定才能充分愈合。这可以通过使用克氏针、骨间钢丝或最常见的牢固的钢板和螺钉结构来实现。使用T型钢板或微型接骨钢板方便术后早期活动，并有助于将僵硬和活动范围的损失降至最低。

在掌骨水平上，旋转畸形的耐受性很差，可能导致严重的功能损害。这个平面上的畸形可以在掌骨基底部或通过畸形愈合的骨折部位矫正。或者，可以使用Z形阶梯截骨术来矫正畸形[120, 121]。使用这项技术，一块楔骨被纵向移除，以允许不同程度的旋转，然后用拉力螺钉或环扎钢丝固定骨折块。但考虑到掌骨间深韧带的限制，食指、中指和环指的矫正角度只能达到 18°，小指的矫正角度可以达到 30°[100]。

当因挤压、爆炸伤或软组织剥离而继发的骨丢失导致骨骼失活时，如果在表现时不加以处理，可能会导致明显的骨缩短。当软组织可修复时，为减轻这类损伤可以进行相对简单的重建。最初的彻底清创和损伤控制通常是以外固定、桥式钢板或克氏针固定将相邻掌骨进行固定[122]。根据骨缺损大小采用皮质松质骨植骨延迟一期植骨和牢固的钢板螺钉固定是确定性的治疗方法。

关节内畸形愈合可能累及掌骨头或基底部。如果关节面复位不良，这些骨折除了可能通过成角或旋转力线不良限制活动范围导致残疾外，还可加速关节的退变和创伤性关节炎。前者可以通过关节外开放或闭合楔形截骨术治疗，同时治疗骨干畸形愈合。而关节退变或关节不协调应尽可能纠正，以限制关节退变和不可逆的关节病[123]。当关节内骨折导致髁状突劈裂或有简单的骨折线及相对较大的骨折块时，复位和固定骨折块是可能的。然而，更复杂的关节表面粉碎性或嵌插骨折不能用这种方法治疗。在这些情况下，可以前移在掌骨干内截骨，以形成较大的骨折块进行前移和固定。前移截骨后再回填植骨进行支撑，然后用小髁钢板或 T 型钢板固定整个结构[115]。如果关节内畸形愈合累及掌骨基底部，则不建议采用前移截骨术，最好采用腕掌关节融合术进行治疗，以减轻关节疼痛，避免功能缺陷[94]。

指骨干骨折引起的指骨近端最常见的畸形是末端掌侧成角。这是由腰部和伸肌腱的拉力不平衡造成的，通常相互抵消。成角超过 15°，伸肌结构相对短缩可导致伸肌松弛，超过 25°

可导致假爪和近侧指间关节挛缩[124]。侧方成角或短缩是较少见的畸形愈合原因。在软组织退变的有害影响开始之前，最好在畸形愈合的部位治疗这些畸形。在骨折部位的闭合楔形截骨是理想的选择，并用直板或 T 型钢板固定，而骨间钢丝固定也是一种选择[118, 119]。如果担心使用闭合楔形截骨会造成短缩，开放楔形截骨加其间植骨也是一种选择。

指骨中段需要处理的畸形通常取决于指浅屈肌腱止点相对于骨折线的位置。肌腱止点近端的骨折往往导致末端背侧畸形，而肌腱止点远端的骨折往往导致特征性的末端掌侧畸形。侧方成角或短缩较少见。与近节指骨一样，每种畸形的治疗都是通过原始骨折部位闭合楔形截骨和牢固钢板固定来实现的。如果短缩严重，也可采用开放楔形截骨术[118, 119]。

近节和中节指骨的长斜形或螺旋形骨折比单纯性成角畸形更容易导致旋转不良[116]。这些畸形导致功能缺陷，通常需要矫正。去旋转截骨术可以在掌骨底部进行，尽管这是治疗这类畸形的一种更为陈旧的方法[116]。随着低切迹钢板和螺钉的出现，通过在指骨上的横向截骨、去旋、1.3mm 或 1.5mm 钢板固定，可以更有效地矫正近节和中节指骨的旋转畸形[118]。

远端指骨畸形愈合很少引起功能缺陷[125]，可能是成角或旋转畸形，但愈合后很少会引起手功能受限。该水平的手指外观畸形通常不是无痛畸形愈合的治疗指征。当远端指骨畸形愈合导致功能障碍时，可选择截骨加克氏针或埋头螺钉进行固定[118]。由不稳定或关节疼痛导致握力下降的关节畸形愈合应予以治疗，可通过远端指间关节进行规范的关节融合术[125]。

参考文献

[1] Chung KC, Spilson SV. The frequency and epidemiology of hand and forearm fractures in the United States. J Hand Surg Am. 2001;26(5):908–15.

[2] Bushnell BD, Bynum DK. Malunion of the distal radius. J Am Acad Orthop Surg. 2007;15(1):27–40.

[3] Hirahara H, Neal PG, Lin YT, Cooney WP, An KN. Kinematic and torque related effects of dorsally angulated distal radius fractures and distal radial ulnar joint. J Hand Surg Am. 2003;28(4):614–21.

[4] Pogue DJ, Viegas SF, Patterson RM, Peterson PD, Jenkins DK, Sweo TD, et al. Effects of distal radius fracture malunion on wrist joint mechanics. J Hand Surg Am. 1990;15(5):721–7.

[5] Prommersberger KJ, Froehner SC, Schmitt RR, Lanz UB. Rotational deformity in malunited fractures of the distal radius. J Hand Surg Am. 2004;29(1):110–5.

[6] Prommersberger KJ, Fernandez DL. Nonunion of distal radius fractures. Clin Orthop Relat Res. 2004;419:51–6.

[7] Park MJ, Cooney WP III, Hahn ME, Looi KP, An KN. The effects of dorsally angulated distal radius fractures on carpal kinematics. J Hand Surg Am. 2002;27(2):223–32.

[8] Ladd AL, Heune DS. Reconstructive osteotomy for malunion of the distal radius. Clin Orthop Relat Res. 1996;327:158–71.

[9] Shin EK, Jones NF. Temporary fixation with the Agee-Wristjack during correctional osteotomies for malunions and nonunions of the distal radius. Tech Hand Up Extrem Surg. 2005;9(1):21–8.

[10] Shea K, Fernandez DL, Jupiter JB, Martin C Jr. Corrective osteotomy for malunited, volarly displaced fractures of the distal end of the radius. J Bone Joint Surg Am. 1997;79(12):1816–26.

[11] Rozental TD, Makhni EC, Day CS, Bouxsein ML. Improving evaluation and treatment of osteoporosis following distal radius fractures. A prospective randomized intervention. J Bone Joint Surg Am. 2008;90(5):953–61.

[12] Ring D. Treatment of neglected distal radius fractures. Clin Orthop Relat Res. 2005;431:85–92.

[13] Graham TJ. Surgical correction of malunited fractures of the distal radius. J Am Acad Orthop Surg. 1997;5(5):270–81.

[14] Ghormley RK, Mroz RJ. Fractures of the wrist: a review of 176 cases. Surg Gynecol Obstet. 1932;55:377–81.

[15] Campbell WC. Malunited Colles' fractures. JAMA. 1937;109:1105–8.

[16] Ring D, Prommersberger KJ, Gonzalez del Pino J, Capomassi M, Slullitel M, Jupiter JB. Corrective osteotomy for intra-articular malunion of the distal part of the radius. J Bone Joint Surg Am. 2005;87(7):1503–9.

[17] Jupiter JB. Fractures of the distal end of the radius. J Bone Joint Surg Am. 1991;73(3):461–9.

[18] Posner MA, Ambrose L. Malunited Colles' fractures: correction with a biplanar closing wedge osteotomy. J Hand Surg Am. 1991;16(6):1017–26.

[19] Watson HK, Castle TH Jr. Trapezoidal osteotomy of the distal radius for unacceptable articular angulation after Colles' fracture. J Hand Surg Am. 1988;13(6):837–43.

[20] Wolfe SW. Distal radius fractures. In: Wolfe SW, Hotchkiss RN, Pederson WC, Kozin SH, editors. Green's operative hand surgery. 6th ed. Philadelphia: Elsevier; 2011. p. 561–638.

[21] Athwal GS, Ellis RE, Small CF, Pichora DR. Computer-assisted distal radius osteotomy. J Hand Surg Am. 2003;28(6):951–8.

[22] Wolfe SW, Garcia-Elias M, Kitay A. Carpal instability nondissociative. J Am Acad Orthop Surg. 2012;20(9):575–85.

[23] Fernandez DL, Capo JT, Gonzalez E. Corrective osteotomy for symptomatic increased ulnar tilt of the distal end of the radius. J Hand Surg Am. 2001;26(4):722–32.

[24] Jupiter JB, Ruder J, Roth DA. Corrective osteotomy for symptomatic increased ulnar tilt of the distal end of the radius. J Hand Surg Am. 2001;26(4):722–32.

[25] Fernandez DL. Correction of post-traumatic wrist deformity in adults by osteotomy, bone-grafting, and internal fixation. J Bone Joint Surg Am. 1982;64(8):1164–78.

[26] Rieger M, Gabl M, Gruber H, Jaschke WR, Mallouhi A. CT virtual reality in the preoperative workup of malunited distal radius fractures: preliminary results. Eur Radiol. 2005;15(4):792–7.

[27] Oka K, Moritomo H, Goto A, Sugamoto K, Yoshikawa H, Murase T. Corrective osteotomy for malunited intra-articular fracture of the distal radius using a custom-made surgical guide based on three-dimensional computer simulation: case report. J Hand Surg Am. 2008;33(6):835–40.

[28] Schweizer A, Furnstahl P, Harders M, Szekely G, Nagy L. Complex radius shaft malunion: osteotomy with computer-assisted planning. Hand (N Y). 2010;5(2):171–8.

[29] Leong NL, Buijze GA, Fu EC, Stockmans F, Jupiter JB; Distal Radius Malunion (DiRaM) collaborative group. Computer-assisted versus non-computer-assisted preoperative planning of corrective osteotomy for extra-articular distal radius malunions: a randomized controlled trial. BMC Musculoskelet Disord. 2010;11:282.

[30] Jupiter JB, Ring D. A comparison of early and late reconstruction of malunited fractures of the distal end of the radius. J Bone Joint Surg Am. 1996;78(5):739–48.

[31] Orbay JL, Fernandez DL. Volar fixed-angle plate fixation for unstable distal radius fractures in the elderly patient. J Hand Surg Am. 2004;29(1):96–102.

[32] Gwathmey FW Jr, Brunton LM, Pensy RA, Chhabra AB. Volar plate osteosynthesis of distal radius fractures with concurrent prophylactic carpal tunnel release using a hybrid flexor carpi radialis approach. J Hand Surg Am. 2010;35(7):1082–8.

[33] Luchetti R. Corrective osteotomy of malunited distal radius fractures using carbonated hydroxyapatite as an alternative to autogenous bone grafting. J Hand Surg Am. 2004;29(5):825–34.

[34] Ring D, Roberge C, Morgan T, Jupiter JB. Osteotomy for malunited fractures of the distal radius: a comparison of structural and nonstructural autogenous bone grafts. J Hand Surg Am. 2002;27(2):216–22.

[35] Prommersberger KJ, Van Schoonhoven J, Lanz UB. Outcome after corrective osteotomy for malunited fractures of the distal end of the radius. J Hand Surg Br. 2002;27(1):55–60.

[36] Pennig D, Gausepohl T, Mader K. Corrective osteotomies in malunited distal radius fractures: external fixation as one stage and hemicallotasis procedures. Injury. 2000;31(Suppl 1):78–91.

[37] Linder L, Stattin J. Malunited fractures of the distal radius with volar angulation: corrective osteotomy in six cases using the volar approach. Acta Orthop Scand. 1996;67(2):179–81.

[38] Fernandez DL. Radial osteotomy and Bowers arthroplasty for malunited fractures of the distal end of the radius. J Bone Joint Surg Am. 1988;70(10):1538–51.

[39] Wada T, Tsuji H, Iba K, Aoki M, Yamashita T. Simultaneous radial closing wedge and ulnar shortening osteotomy for distal radius malunion. Tech Hand Up Extrem Surg. 2005;9(4):188–94.

[40] Thivaios GC, McKee MD. Sliding osteotomy for deformity correction following malunion of volarly displaced distal radial fractures. J Orthop Trauma. 2003;17(5):326–33.

[41] Arslan H, Subasi M, Kesemenli C, Kapukaya A, Necmioglu S. Distraction osteotomy for malunion of the distal end of the radius with radial shortening. Acta Orthop Belg. 2003;69(1):23–8.

[42] Flinkkila T, Raatikainen T, Kaarela O, Hamalainen M. Corrective osteotomy for malunion of the distal radius. Arch Orthop Trauma Surg. 2000;120(1–2):23–6.

[43] Yasuda M, Masada K, Iwakiri K, Takeuchi E. Early corrective osteotomy for a malunited Colles' fracture using volar approach and calcium phosphate bone cement: a case report. J Hand Surg Am. 2004;29(6):1139–42.

[44] Adams JE, Zobitz ME, Reach JS Jr, An KN, Lewallen DG, Steinmann SP. Canine carpal joint fusion: a model for four-

corner arthrodesis using a porous tantalum implant. J Hand Surg Am. 2005;30(6):1128–35.

[45] Gesensway D, Putnam MD, Mente PL, Lewis JL. Design and biomechanics of a plate for the distal radius. J Hand Surg Am. 1995;20(6):1021–7.

[46] Orbay JL, Fernandez DL. Volar fixation for dorsally displaced fractures of the distal radius: a preliminary report. J Hand Surg Am. 2002;27(2):205–15.

[47] Kamano M, Honda Y, Kazuki K, Yasuda M. Palmar plating for dorsally displaced fractures of the distal radius. Clin Orthop Relat Res. 2002;397:403–8.

[48] Smith DW, Henry MH. Volar fixed-angle plating of the distal radius. J Am Acad Orthop Surg. 2005;13(1):28–36.

[49] Orbay JL. The treatment of unstable distal radius fractures with volar fixation. Hand Surg. 2000;5(2):103–12.

[50] McQueen MM. Non-spanning external fixation of the distal radius. Hand Clin. 2005;21(3):375–80.

[51] Slater RR Jr, Bynum DK. Radius osteotomy assisted by temporary fixation with the Agee-Wristjack. Am J Orthop (Belle Mead NJ). 1997;26(11):802–3, 806.

[52] Leung KS, Shen WY, Tsang HK, Chiu KH, Leung PC, Hung LK. An effective treatment of comminuted fractures of the distal radius. J Hand Surg Am. 1990;15(1):11–7.

[53] Kapandji IA. The Kapandji-Sauvé procedure. J Hand Surg Br. 1992;17:125–6.

[54] Lamey DM, Fernandez DL. Results of the modified Sauvé Kapandji procedure in the treatment of chronic post-traumatic derangement of the distal radioulnar joint. J Bone Joint Surg Am. 1998;80(12):1758–69.

[55] Bowers WH. Distal radioulnar joint arthroplasty:hemiresection-interposition technique. J Hand Surg Am. 1985;10(2):169–78.

[56] Adams BD. Distal radioulnar joint instability. In: Wolfe SW, Hotchkiss RN, Pederson WC, Kozin SH, editors. Green's operative hand surgery. 6th ed. Philadelphia: Elsevier; 2011. p. 523–60.

[57] Scheker LR, Babb BA, Killion PE. Distal ulnar prosthetic replacement. Orthop Clin North Am. 2001;32(2):365–76.

[58] Bizimungu RS, Dodds SD. Objective outcomes following semiconstrained total distal radioulnar joint arthroplasty. J Wrist Surg. 2013;4:319–23.

[59] Savvidou C, Murphy E, Mailhot E, Jacob S, Scheker LR. Semiconstrained distal radioulnar joint prosthesis. J Wrist Surg. 2013;2(1):41–8.

[60] Scheker LR, Belliappa PP, Acosta R, German DS. Reconstruction of the dorsal ligament of the triangular fibrocartilage complex. J Hand Surg Br. 1994;19(3):310–8.

[61] Johnston Jones K, Sanders WE. Post-traumatic radioulnar instability: treatment by anatomic reconstruction of volar and radioulnar ligaments. Orthop Trans. 1995–1996;19:832.

[62] Adams BD, Berger RA. An anatomic reconstruction of the distal radioulnar ligaments for posttraumatic distal radioulnar joint instability. J Hand Surg Am. 2002;27(2):243–51.

[63] Palmer AK, Werner FW. Biomechanics of the distal radioulnar joint. Clin Orthop Relat Res. 1984;187:26–35.

[64] Chen NC, Wolfe SW. Ulna shortening osteotomy using a compression device. J Hand Surg Am. 2003;28(1):88–93.

[65] Geissler WB, Slade JF. Fractures of the carpal bones. In: Wolfe SW, Hotchkiss RN, Pederson WC, Kozin SH, editors. Green's operative hand surgery. 6th ed. Philadelphia: Elsevier; 2011. p. 639–707.

[66] Mayfield JK. Mechanism of carpal injuries. Clin Orthop Relat Res. 1980;149:45–54.

[67] Fisk GR. Carpal instability and the fractured scaphoid. Ann R Coll Surg Engl. 1970;46(2):63–76.

[68] El-Karef EA. Corrective osteotomy for symptomatic scaphoid malunion. Injury. 2005;36(12):1440–8.

[69] Amadio PC, Berquist TH, Smith DK, Ilstrup DM, Cooney WP 3rd, Linscheid RL. Scaphoid malunion. J Hand Surg Am. 1989 Jul;14(4):679–87.

[70] Nakamura R, Imaeda T, Miura T. Scaphoid malunion. J Bone Joint Surg Br. 1991;73(1):134–7.

[71] Buijze GA, Wijffels MM, Guitton TG, Grewal R, van Dijk CN, Ring D; Science of Variation Group. Interobserver reliability of computed tomography to diagnose scaphoid waist fracture union. J Hand Surg Am. 2012;37(2):250–4.

[72] Moon ES, Dy CJ, Derman P, Vance MC, Carlson MG. Management of nonunion following surgical management of scaphoid fractures: current concepts. J Am Acad Orthop Surg. 2013;21(9):548–57.

[73] Bain GI, Bennett JD, Richards RS, Slethaug GP, Roth JH. Longitudinal computed tomography of the scaphoid: a new technique. Skelet Radiol. 1995;24(4):271–3.

[74] Bain GI, Bennett JD, MacDermid JC, Slethaug GP, Richards RS, Roth JH. Measurement of the scaphoid humpback deformity using longitudinal computed tomography: intra- and interobserver variability using various measurement techniques. J Hand Surg Am. 1998;23(1):76–81.

[75] Lindström G, Nyström A. Incidence of post-traumatic arthrosis after primary healing of scaphoid fractures: a clinical and radiological study. J Hand Surg Br. 1990;15(1):11–3.

[76] Condamine JL, LeBourg M, Raimbeau G. Pseudarthroses du scaphoïde carpien et intervention de Matti-Russe. Anales Orthop de L'Quest. 1986;18:23–31.

[77] Fernández DL, Martin CJ, González del Pino J. Scaphoid malunion. The significance of rotational malalignment. J Hand Surg Br. 1998;23(6):771–5.

[78] Lynch NM, Linscheid RL. Corrective osteotomy for scaphoid malunion: technique and long-term follow- up evaluation. J Hand Surg Am. 1997;22(1):35–43.

[79] Forward DP, Singh HP, Dawson S, Davis TR. The clinical outcome of scaphoid fracture malunion at 1 year. J Hand Surg Eur Vol. 2009;34(1):40–6.

[80] Jiranek WA, Ruby LK, Millender LB, Bankoff MS, Newberg AH. Long-term results after Russe bone-grafting: the effect of malunion of the scaphoid. J Bone Joint Surg. 1992;74(8):1217–28.

[81] Carlsen BT, Moran SL. Thumb trauma: Bennett fractures, Rolando fractures, and ulnar collateral ligament injuries. J Hand Surg Am. 2009;34(5):945–52.

[82] Day CS, Stern PJ. Fractures of the metacarpals and phalanges. In: Wolfe SW, Hotchkiss RN, Pederson WC, Kozin SH, editors. Green's operative hand surgery. 6th ed. Philadelphia: Elsevier; 2011. p. 239–90.

[83] Livesley PJ. The conservative management of Bennett's fracture-dislocation: a 26–year follow-up. J Hand Surg Br. 1990;15(3):291–4.

[84] Cannon SR, Dowd GS, Williams DH, Scott JM. A long-term study following Bennett's fracture. J Hand Surg. 1986;11(3):426–31.

[85] Demir E, Unglaub F, Wittemann M, Germann G, Sauerbier M. Surgically treated intraarticular fractures of the trapeziometacarpal joint-a clinical and radiological outcome study. Unfallchirurg. 2006;109(1):13–21. (Article in German).

[86] Cullen JP, Parentis MA, Chinchilli VM, Pellegrini VD Jr. Simulated Bennett fracture treated with closed reduction and percutaneous pinning. A biomechanical analysis of residual incongruity of the joint. J Bone Joint Surg Am. 1997;79(3):413–20.

[87] Kjaer-Petersen K, Langhoff O, Andersen K. Bennett's fracture. J Hand Surg Br. 1990;15(1):58–61.

[88] Oosterbos CJ, de Boer HH. Nonoperative treatment of Bennett's fracture: a 13–year follow-up. J Orthop Trauma. 1995;9(1):23–7.

[89] Thurston AJ, Dempsey SM. Bennett's fracture: a medium to long-term review. Aust N Z J Surg. 1993;63(2):120–3.

[90] Timmenga EJ, Blokhuis TJ, Maas M, Raaijmakers EL. Long-term evaluation of Bennett's fracture: a comparison between open and closed reduction. J Hand Surg. 1994;19(3):373–7.

[91] Pointu J, Schwenck JP, Destree G. Fractures of the trapezium. Mechanisms. Anatomo-pathology and therapeutic indications. Rev Chir Orthop Reparatrice Appar Mot. 1988;74(5):454–65. (Article in French).

[92] Goldfarb CA, Stern PJ. Indications and techniques for thumb carpometacarpal arthrodesis. Tech Hand Up Extrem Surg. 2002;6(4):178–84.

[93] Fulton DB, Stern PJ. Trapeziometacarpal arthrodesis in primary osteoarthritis: a minimum two-year follow- up study. J Hand Surg Am. 2001;26(1):109–14.

[94] Bushnell BD, Draeger RW, Crosby CG, Bynum DK. Management of intra-articular metacarpal base fractures of the second through fifth metacarpals. J Hand Surg. 2008;33(4):573–83.

[95] Crichlow TP, Hoskinson J. Avulsion of the index metacarpal base: three case reports. J Hand Surg. 1988;13(2):212–4.

[96] Bora FW Jr, Didizian NH. The treatment of injuries to the carpometacarpal joint of the little finger. J Bone Joint Surg Am. 1974;56(7):1459–63.

[97] Petrie PW, Lamb DW. Fracture-subluxation of base of fifth metacarpal. Hand. 1974;6(1):82–6.

[98] Kjaer-Petersen K, Jurik AG, Petersen LK. Intra-articular fractures at the base of the fifth metacarpal. A clinical and radiographical study of 64 cases. J Hand Surg Br. 1992;17(2):144–7.

[99] Clendenin MB, Smith RJ. Fifth metacarpal/hamate arthrodesis for posttraumatic osteoarthritis. J Hand Surg Am. 1984;9(3):374–8.

[100] Gross MS, Gelberman RH. Metacarpal rotational osteotomy. J Hand Surg Am. 1985;10(1):105–8.

[101] Chin SH, Vedder NB. MOC-PSSM CME article: Metacarpal fractures. Plast Reconstr Surg. 2008;121(1 Suppl):1–13.

[102] Holst-Nielsen F. Subcapital fractures of the four ulnar metacarpal bones. Hand. 1976;8(3):290–3.

[103] Hunter JM, Cowen NJ. Fifth metacarpal fractures in a compensation clinic population. A report on one hundred and thirty-three cases. J Bone Joint Surg Am. 1970;52(6):1159–65.

[104] Statius Muller MG, Poolman RW, van Hoogstraten MJ, Steller EP. Immediate mobilization gives good results in boxer's fractures with volar angulation up to 70 degrees: a prospective randomized trial comparing immediate mobilization with cast immobilization. Arch Orthop Trauma Surg. 2003;123(10):534–7.

[105] Theeuwen GA, Lemmens JA, van Nickerk JL. Conservative treatment of boxer's fracture: a retrospective analysis. Injury. 1991;22(5):394–6.

[106] Strauch RJ, Rosenwasser MP, Lunt JG. Metacarpal shaft fractures: the effect of shortening on the extensor tendon mechanism. J Hand Surg. 1998;23(3):519–23.

[107] Meunier MJ, Hentzen E, Ryan M, Shin AY, Lieber RL. Predicted effects of metacarpal shortening on interosseous muscle function. J Hand Surg Am. 1998;23(3):519–23.

[108] Opgrande JD, Westphal SA. Fractures of the hand. Orthop Clin North Am. 1983;14(4):779–92.

[109] Gollamundi S, Jones WA. Corrective osteotomy of malunited fractures of phalanges and metacarpals. J Hand Surg (Br). 2000;25(5):439–41.

[110] Fusetti C, Meyer H, Borisch N, Stern R, Santa DD, Papaloïzos M. Complications of plate fixation in metacarpal fractures. J Trauma. 2002;52(3):535–9.

[111] Claes L, Heitemeyer U, Krischak G, Braun H, Hierholzer G. Fixation influences osteogenesis of comminuted fractures. Clin Orthop. 1999;365:221–9.

[112] Fusetti C, Della Santa DR. Influence of fracture pattern on consolidation after metacarpal plate fixation. Chir Main. 2004;23(1):32–6.

[113] Eglseder WA Jr, Juliano PJ, Roure R. Fractures of the fourth metacarpal. J Orthop Trauma. 1997;11(6):441–5.

[114] Freeland AE. Union with deformity (malunion). In: Freeland AE, editor. Hand fractures: repair, reconstruction, and rehabilitation. Philadelphia: Churchill Livingstone; 2000. p. 232–47.

[115] Teoh LC, Yong FC, Chong KC. Condylar advancement osteotomy for correcting condylar malunion of the finger. J Hand Surg Br. 2002;27(1):31–5.

[116] Weckesser EC. Rotational osteotomy of the metacarpal for overlapping fingers. J Bone Joint Surg. 1965;47(4):751–6.

[117] Creighton JJ, Steichen JB. Complications in phalangeal and metacarpal fracture management. Results of extensor tenolysis. Hand Clin. 1994;10(1):111–6.

[118] Froimson AI. Osteotomy for digital deformity. J Hand Surg. 1981;6(6):585–9.

[119] Luca GL, Pfeiffer CM. Osteotomy of the metacarpals and phalanges stabilized by AO plates and screws. Ann Chir Main. 1989;8(1):30–8.

[120] Manktelow RT, Mahoney JL. Step osteotomy: a precise rotation osteotomy to correct scissoring deformities of the fingers. Plast Reconstr Surg. 1981;68(4):571–6.

[121] Jawa A, Zucchini M, Lauri G, Jupiter J. Modified step-cut osteotomy for metacarpal and phalangeal rotational deformity. J Hand Surg. 2009;34(2):335–40.

[122] Freeland AE, Jabaley ME, Burkalter WE, Chaves AM. Delayed primary bone grafting in the hand and wrist after traumatic bone loss. J Hand Surg. 1984;9A(1):22–8.

[123] Lester B, Mallik A. Impending malunions of the hand. Treatment of subacute, malaligned fractures. Clin Orthop. 1996;327:55–62.

[124] Vahey JW, Wegner DA, Hastings H III. Effect of proximal phalangeal fracture deformity on extensor tendon function. J Hand Surg. 1998;23(4):673–81.

[125] Buchler U, Gupta A, Ruf S. Corrective osteotomy for post-traumatic malunion of the phalanges of the hand. J Hand Surg. 1996;21(1):33–42.

第 8 章 骨盆和髋臼骨折畸形愈合

Malunions of the Acetabulum and Pelvis

Kyle F. Dickson 著

一、概述

骨盆骨折畸形愈合和骨不连对患者和外科医生都是一个难题。虽然最佳的初始治疗可以潜在地预防这些并发症，但骨不连和畸形愈合仍然会发生[1-10]。Tile 估计骨盆环严重断裂时残余严重畸形的发生率为 5%[11]。然而，对于垂直不稳定的骨盆骨折，非手术处理可导致 55%~75% 的病例畸形愈合和骨不连[3, 6, 12, 13]。在髋臼骨折的病例中，只有 0.7% 的髋臼骨折发生骨不连[14]。如果手术治疗延迟[15]，结果会恶化。虽然最佳的初始治疗可以潜在地预防这些并发症，但在某些临床情况下，其他患者因素，如软组织损伤，可阻碍手术干预导致畸形愈合或骨不连（图 8-1A）。如果可以早期进行手术干预，解剖复位在大多数情况下可以防止畸形愈合和骨不连。

当评估骨盆畸形愈合或骨不连时，需要进行彻底的检查，以明确患者疼痛的原因、诊断骨盆畸形、评价患者的期望，并计划治疗方案。对于骨不连的患者，相关的疾病需要在术前明确诊断和纠正（如吸收不良、维生素 D 缺乏、糖尿病等）。

这方面的同行评议文献数量非常少。出自我们出版物[1, 5, 10, 13]的数据（如体格检查、影像学、畸形定义等）被用来突出评估的要点及指导这些困难和潜在致残问题的处理。手术治疗的关键是确定畸形，并对软组织、骨骼进行充分的松解，以便实现解剖复位。

髋臼的畸形愈合和骨不连比骨盆的畸形愈合困难得多，因为髋臼软骨需要完全复位。在髋臼骨折的病例中，手术治疗延迟[15] 会导致预后不良。本章髋臼部分也可以命名为"使用扩大髂股（extended iliofemoral，EIF）入路延迟治疗髋臼骨折"，因为大多数情况下选择 EIF 是因为治疗延迟。由于瘢痕、骨痂的形成使对侧或间接柱解剖位置缩小，而此时选择髂腹股沟（ilioinguinal，Ⅱ）或 Kocher-Langenbeck（KL）入路可能不现实。联合 Ⅱ 和 KL 入路可以作为 EIF 入路的替代选择。然而，在已确定的髋臼入路中，Ⅱ 和 KL 不能充分发挥以实现解剖复位。如果第二种方法是 EIF（图 8-1 和图 8-2），那么这样顺序的入路将是有效的。因为髋臼连续统一体的存在，延迟固定的定义是非常困难的。对于横行跨顶盖（Tr）和 T 型骨折，延迟 5 天以上可使对面的柱切开复位不可能，即经 KL 入路复位前柱或经 Ⅱ 入路复位后柱（图 8-3 和图 8-4）。大多数其他髋臼骨折可以在 2 周内手术而没有额外的问题。Letournel 认为，3 周后髋臼手术难度显著增加。当评估髋臼骨折畸形愈合的患者时，需要进行检查以明确髋臼畸

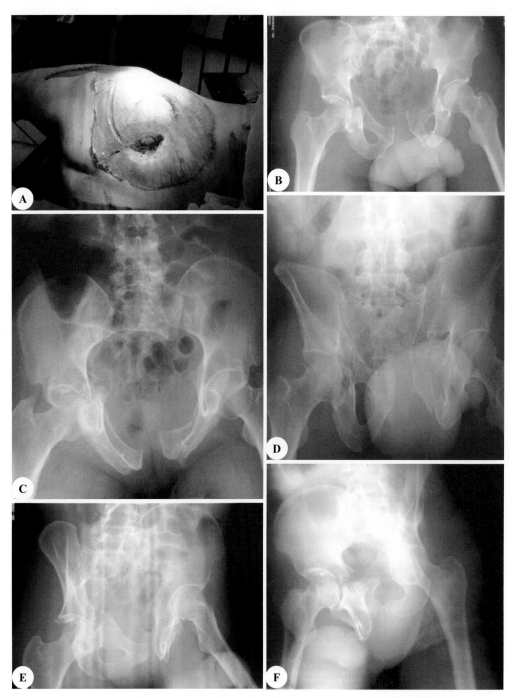

▲ 图 8-1　合并左侧骨盆环断裂右侧 T 型髋臼骨折患者。治疗延迟 3 个月继发真菌感染"Morel-Lavallee 病变"

A. 手术部位真菌感染的临床照片；B 至 F. 损伤时骨盆正位、入口、出口、闭孔斜位和髂骨斜位 X 线

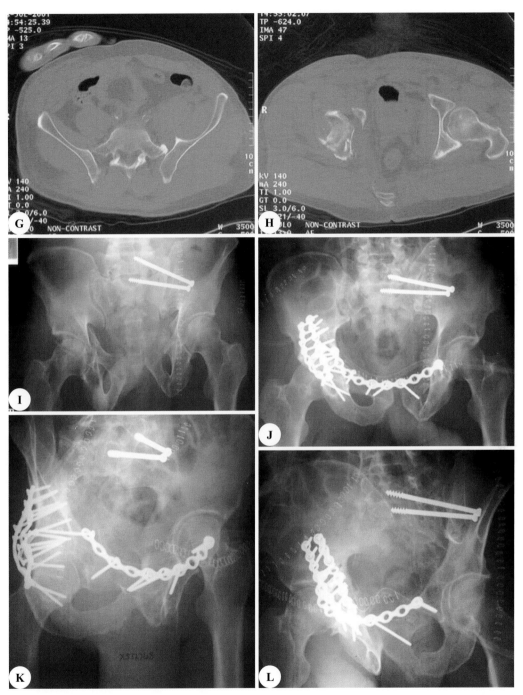

▲ 图 8-1（续）　合并左侧骨盆环断裂右侧 T 型髋臼骨折患者。治疗延迟 3 个月继发真菌感染 "Morel-Lavallee 病变"

G. 轴位 CT 显示左侧骶髂关节损伤；H. 轴位 CT 扫描图像显示右侧 T 型髋臼后壁骨折；I. 前面松解 T 型髋臼骨折前骶髂关节和前柱（第 1 阶段），后面松解、复位、固定骶髂关节（第 2 阶段），术后骨盆正位 X 线；J 至 L. 采用扩大髂股入路，对髋臼 T 型骨折的后壁和后柱进行后路松解、切开复位内固定术（第 3 阶段）和骨盆前环骨折切开复位内固定术（第 4 阶段）的骨盆正位、髂骨双斜位片

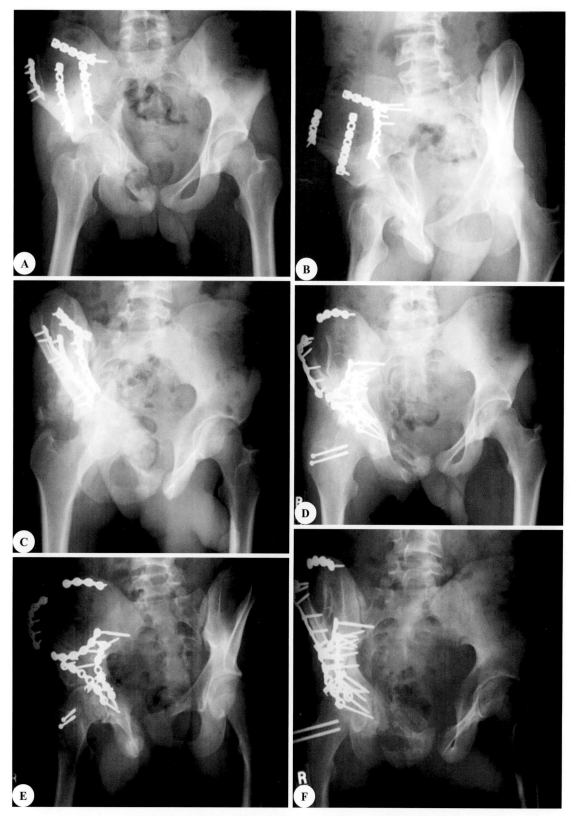

▲ 图 8-2　合并双柱髋臼骨折，最初在其他机构治疗超过 3 个月后出现畸形愈合的患者

A 至 C. 骨盆正位、髂骨斜位和闭孔斜位 X 线显示前后柱畸形愈合；D 至 F. 两期重建术后骨盆正位、髂骨斜位和闭孔斜位 X 线，通过髂腹股沟入路采用前柱截骨术，去除硬骨和骨痂（第 1 阶段），然后通过扩大髂股入路行髋臼和骨盆骨折切开复位内固定术（第 2 阶段）

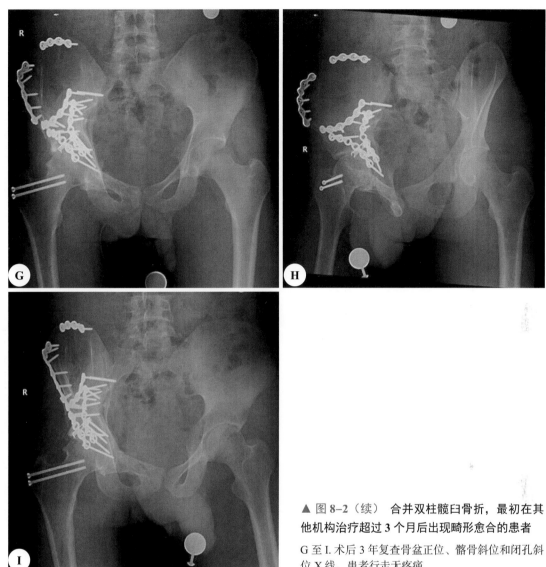

▲ 图 8-2（续）　合并双柱髋臼骨折，最初在其他机构治疗超过 3 个月后出现畸形愈合的患者

G 至 I. 术后 3 年复查骨盆正位、髂骨斜位和闭孔斜位 X 线，患者行走无疼痛

形、评估患者的期望，并确定患者是否有可挽救的髋关节，或者患者是否能更好地接受全髋关节置换术（total hip arthroplasty，THA）。如果需要全髋关节置换术，外科医生必须在进行全髋关节置换术前评判是否有足够的骨量（通常存在骨不连，需要在全髋关节置换术前进行内固定）进行原位全髋关节置换术，或者是否需要行截骨和软组织松解术来复位前后柱（以防严重的髋关节外展）。本章将集中讨论可挽救的髋关节。关于这一主题的同行评议文献数量非常少，但有详细的病例，我们将突出评估要点（如体格检查、影像学、畸形定义）和如何

处理这些困难和潜在致残问题[4, 7, 9, 10]。在髋臼上进行这些困难手术的外科医生的心态不是要让手术变得更好，而是要使手术能够实现解剖复位，否则并发症过多，需保守治疗。

二、骨盆的临床评估

手术适应证包括疼痛、骨盆环不稳定和与骨盆畸形有关的临床问题（步态异常、坐姿问题、卧位问题、肢体缩短、泌尿生殖系统症状、阴道壁撞击症等）。

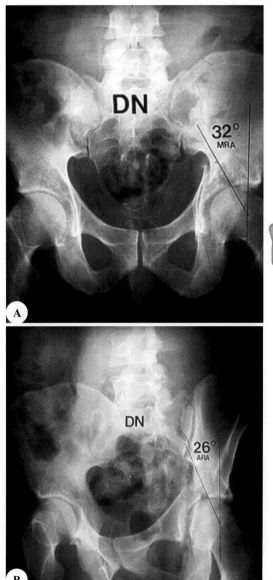

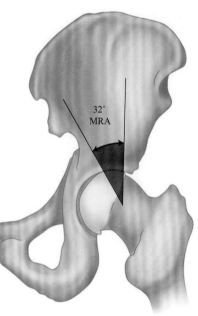

▲ 图 8-3　T 型（后柱前半横位）髋臼骨折延迟复位

A. 伤后 4 周 T 型（LETOURNEL 将其归类为 T 型后柱前侧半横断面）的骨盆正位片，显示中顶弧角为 32°；B. 闭孔斜位片显示前顶弧角为 26°

（一）疼痛

虽然疼痛并不总是出现在畸形愈合和骨不连中，但它通常是患者求医的主要原因。这种疼痛通常继发于骨盆不稳定或复位不良，最常发生在骶髂关节后部区域[4]。与畸形愈合相关的骨盆后部疼痛通常在畸形愈合矫正后有所改善，尽管其不如骨不连矫正明显[1, 2, 8, 13]。对腰骶干或腰椎神经根的直接压迫 / 刺激可能非常强烈，以致疼痛导致无法走动（图 8-5A 至 D）。畸形愈合的解剖复位后，仍有一些残存的慢性

疼痛。在急性损伤中，骨盆骨折的体格检查很容易发现其不稳定。在慢性畸形愈合和骨不连中，这一点更难鉴别。在这些情况下，医生的手放在双侧髂前上棘上，可以感觉到骨盆从一边到另一边摇摆。通过这种方法可以检测到骨盆的细微运动或后部疼痛。在这些慢性病例中，单腿站立的前后位视图（骨盆正位片）通常对诊断更有帮助，我们将在后面回顾。

骨盆畸形愈合或骨不连继发的疼痛常在负重时出现，休息时疼痛会减轻。由于体重经骨盆后传，骶髂关节畸形愈合和骨不连更常

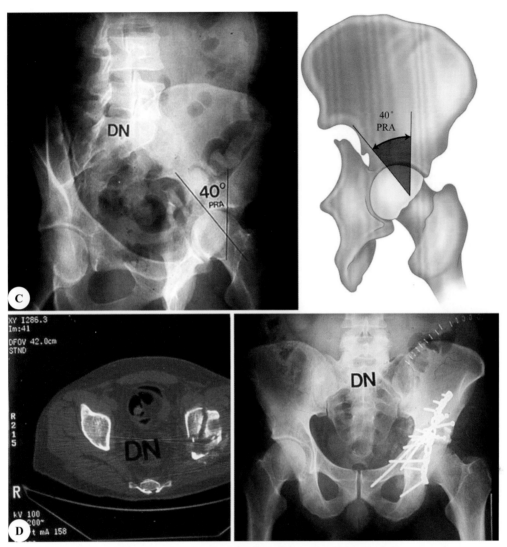

▲ 图 8-3（续）　T 型（后柱前半横位）髋臼骨折延迟复位

C. 髂骨斜位片显示后顶弧角为 40°；D. CT 扫描显示广泛的骨痂已经存在，以及扩大髂股入路（没有行大转子截骨术）术后当时的骨盆正位片

见。骨盆前环的畸形愈合和骨不连很少引起疼痛，因为只有不到 10% 的身体重量通过骨盆前部传递。在骨盆前环畸形愈合或骨不连导致疼痛的罕见病例中，患者的诊治通常会经过一个漫长的过程，并多次咨询医学专家（包括妇科医生、普外科医生、泌尿科医生、风湿病学家等）（参见参考文献 [16]）。患者还可能经历骨盆畸形继发的腰背痛，以及神经根、腰骶神经丛受压、损伤或牵拉导致的踝关节神经源性疼痛。神经内的瘢痕形成是慢性疼痛的常见原因。

患者也主诉坐卧时出现疼痛（图 8-6A 至 E）。疼痛可由骨不连部位的局部运动（如坐骨不连）或畸形愈合（如坐骨垂直方向升高）引起。坐位不平衡是由于坐骨结节高度不同引起的（图 8-6H 和图 8-8H）。骨盆正位片通常用于确定坐骨结节的高度差。当其中一侧骨盆发生内部旋转和（或）垂直移动时，使得该侧髂后上棘突出，通常会发生卧位不平衡（图 8-8A 至 D，图 8-7A 和 B）。然而，不管有无一侧骨盆的垂直移位，前后移位也可能发生，从而导致髂后上棘突出。

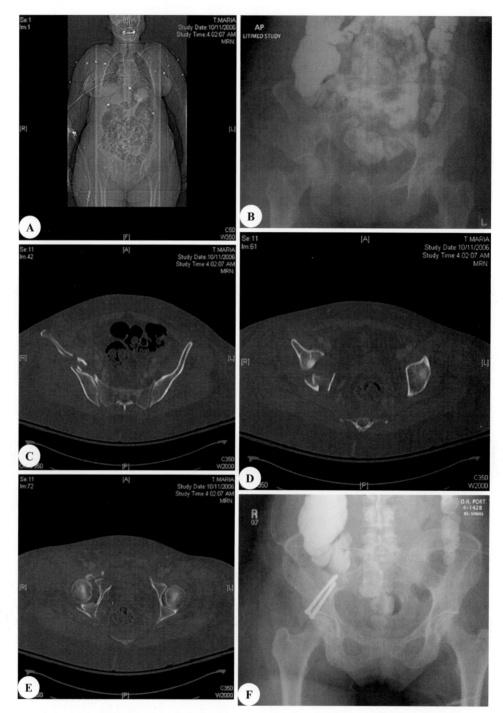

▲ 图 8-4　患者经皮双柱髋臼后壁骨折固定失败。**52 岁，有肥胖、高血压和纤维肌痛病史，患有 MVA（包括足的挤压伤）**

A. 显示患者体型大小的 CT 片；B. 骨盆正位片显示双柱骨折，前后柱均移位，部分股骨头突出；C. 二维 CT 显示髂骨翼粉碎性骨折；D. 二维 CT 显示前后柱和髂骨翼完整部分（"骨刺征"）；E. 二维 CT 显示髂骨翼前壁粉碎骨折，后柱近端移位后髂骨翼出现的"长钉"；F. 术后最早的骨盆正位片显示显著的髂嵴移位，以及髂耻线和髂坐线分离，证实无法实现关节内复位

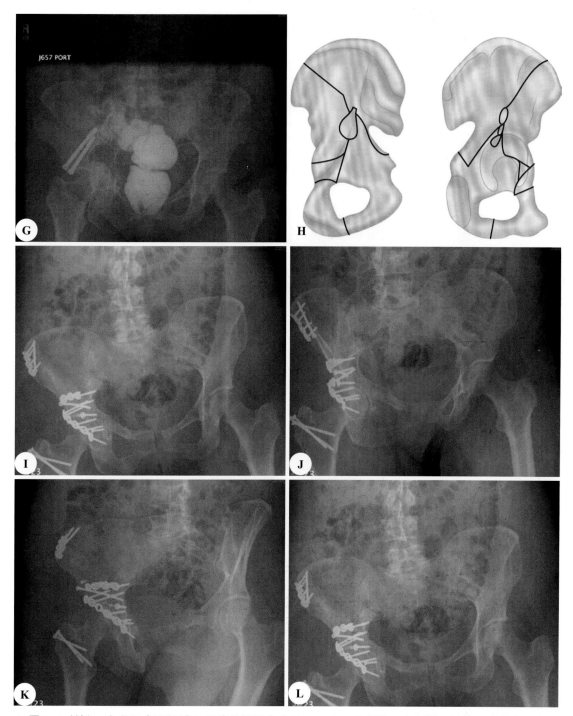

▲ 图 8-4（续）　患者经皮双柱髋臼后壁骨折固定失败。**52 岁，有肥胖、高血压和纤维肌痛病史，患有 MVA（包括足的挤压伤）**

G. 骨盆正位片，证实股骨头突出导致本已较差的复位进一步丢失；H. 术前双柱骨折模拟图；I 至 K. 扩大髂股入路术后的骨盆正位片、髂骨斜位片和闭孔斜位片，显示了关节解剖复位和良好的内固定；L. 术后 3 年骨盆正位片，患者术后 5 年髋部无疼痛，但挤压伤后的对侧足部有疼痛

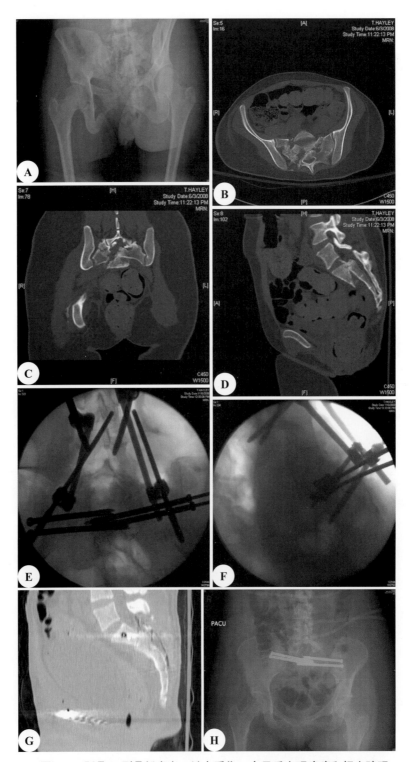

▲ 图 8-5 **骶骨 H 型骨折患者，她在受伤 6 个月后出现疼痛和行走障碍**

A. 伤后最初 6 个月的骨盆正位片；B. 轴位 CT 扫描图像；C. 冠状位 CT 扫描图像；D. 矢状位 CT 扫描图像；E 和 F. 骨盆正位片和 LAT 术中透视图像显示使用髂腰固定复位，在前方双侧骶骨截骨和后方双侧骶骨截骨、韧带松解完成后，通过双侧下肢过伸进行复位，沿弯曲棒撑开脊柱骨盆，减少后凸畸形，使用 Cobb 钳在神经根之间撬开椎间隙（S_1 以下，S_2 以上），术中双侧放置两枚髂骶螺钉，并拆除辅助复位的髂腰固定系统；G. 术后矢状 CT 扫描图像显示骶骨骨折复位；H. 术后骨盆正位片，现在患者术后超过 5 年，行走时疼痛程度轻（不使用麻醉药或非甾体抗炎药）

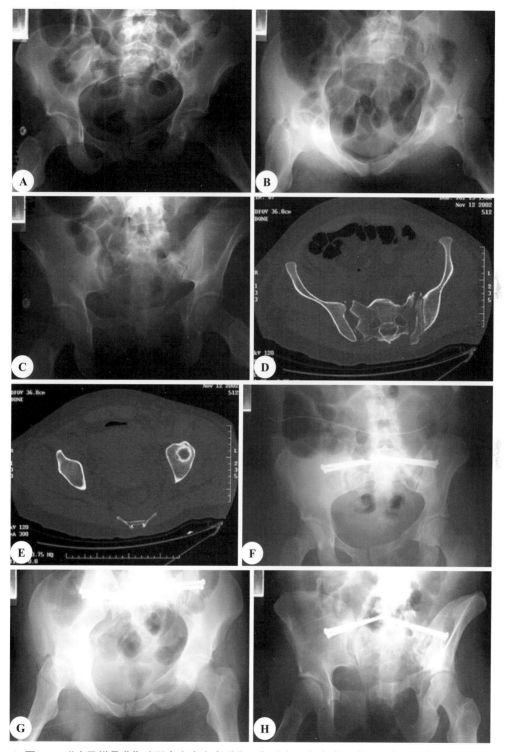

▲ 图 8-6　"吹风样骨盆"畸形愈合患者在受伤 1 年后表现为疼痛、畸形，感觉好像"走路歪斜"

A 至 C. 受伤时骨盆正位、入口位、出口位 X 线；D. 轴位 CT 显示双侧骶骨损伤；E. 轴位 CT 扫描图像显示最初的旋转畸形；F 至 H. 最初的骶髂螺钉固定后的骨盆正位、入口位和出口位 X 线显示该方案未解决畸形

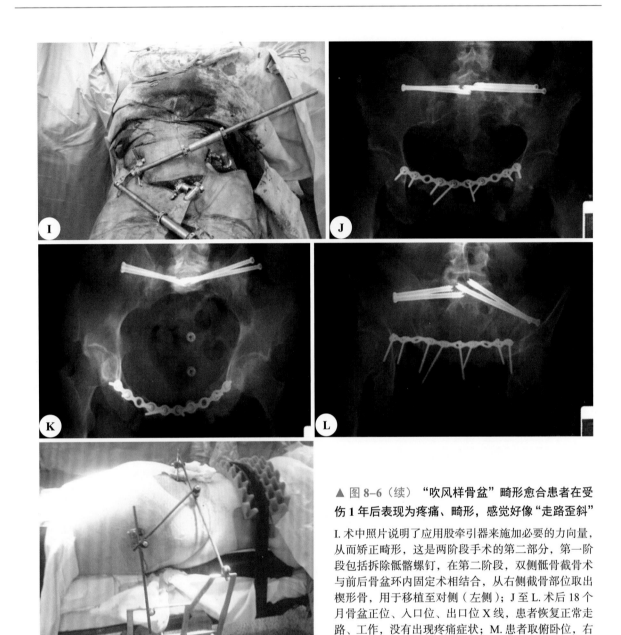

▲ 图 8-6（续）"吹风样骨盆"畸形愈合患者在受伤 1 年后表现为疼痛、畸形，感觉好像"走路歪斜"

I. 术中照片说明了应用股牵引器来施加必要的力向量，从而矫正畸形，这是两阶段手术的第二部分，第一阶段包括拆除骶髂螺钉，在第二阶段，双侧骶骨截骨术与前后骨盆环内固定术相结合，从右侧截骨部位取出楔形骨，用于移植至对侧（左侧）；J 至 L. 术后 18 个月骨盆正位、入口位、出口位 X 线，患者恢复正常走路、工作，没有出现疼痛症状；M. 患者取俯卧位，右侧骨盆和股骨固定在床上（半针插入髂后上棘和大转子），因此左侧可以进行骨骼牵引，从而减少垂直移位

（二）畸形

骨盆畸形会表现出多方面的临床症状，如疼痛、步态异常、泌尿生殖系统症状等。最常见的畸形包括头侧和后侧的移位和一侧骨盆的内旋[1, 2, 5, 13]。人们常常可以通过体格检查发现这种畸形。伴随一侧骨盆向头侧显著的移位，常常可以观察到体表的畸形。当患者站立面对检查者时，不管是靠近检查者还是远离检查者，短缩的一侧大粗隆区会呈扁平状。相反，对侧髋部会有一个夸张的向外成角的外观。不肥胖的女性患者通常会发现并抱怨这种畸形。随着髋骨的移位加剧（如内收或内旋），这种畸形会变得更明显（图 8-6A 至 C）。

其他患者则主诉后方的突出。由于躺卧不平衡，患者在仰卧时会注意到这一点。当患者俯卧时，通过比较髂后上棘的高度可以看到这种畸形。髂后上棘后凸的主要原因是髋骨的内

旋畸形，这会导致髂后上棘变得更加突出（图 8-6A 至 C，图 8-8A 至 D）。然而，这种情况也可能发生于髋骨的后方移位。此外，一侧骨盆向头侧的移位会导致骶骨和尾骨变得相对突出，这种畸形可能表现出临床症状（图 8-6A 至 C）。发生双侧一侧骨盆移位（U 型或 H 型）时，骶骨突出会变得特别严重（图 8-5A 至 D）。我们已经见过许多因骶骨突出引起皮肤破裂的病例。

这种头侧移位也会造成坐位问题，尤其是坐在硬椅子上时（图 8-7A 和 B）。坐位不平衡是由坐骨位于不同高度造成的。除了一侧骨盆垂直移位外，这种情况可能是由一侧骨盆的屈伸畸形引起的（图 8-6A 至 C）。患者在坐立时经常会向一侧倾斜，尽管他倾斜的方向并不总是一致的。当患者试图均等地坐在臀部每一侧时，会向短缩的一侧倾斜。一些严重畸形的患者只能坐在未受伤的一侧，并尽量避免坐在发生垂直移位的一侧。有的患者则经常改变体位或将手置于发生垂直移位的一侧臀部下以获得支撑。

步态异常也可由畸形愈合引起。向头侧的移位会导致同侧肢体缩短。在我们对不稳定垂直骨折导致的骨盆畸形愈合的研究中，平均腿长差异 > 3cm，范围可达 6cm[1, 5]。骨盆畸形也可能导致下肢内外畸形，从而改变患者的步态。例如，在图 8-6B 中，患者有一个"吹风样骨盆"，其中一边向内旋转，另一边向外旋转，患者走路时会感觉自己像"走歪了"一样。

（三）泌尿生殖系统

当一侧骨盆明显内旋或耻骨上下支骨折旋转移位时，可发生膀胱或阴道撞击症状。这通常是由耻骨上支骨折引起的，它在旋转不良的位置可以造成撞击。撞击的症状包括频率、紧迫性和犹豫感。此时，应该完善的检查包括逆

行尿道造影和膀胱造影。

在非常罕见的病例中，坐骨可能向内侧移位，以致撞击阴道壁而随后出现性交困难。也曾有报道，不稳定的耻骨联合负重时会出现阴蒂刺激症状[11]。此外，也有可能发生通过腹直肌的肠疝或通过耻骨联合的膀胱疝。

（四）神经系统损伤

永久性神经损伤是骨盆损伤后致残的常见原因。46% 骨盆垂直不稳定的患者发生神经损伤[15]。最常受累的神经根是 L_5 和 S_1，但是 $L_2 \sim S_4$ 的任何神经根都有受损的可能。Huittinen 研究的 40 例神经损伤中，21 例（52.5%）为牵引损伤，15 例（37.5%）为完全断裂，4 例（10%）为压迫损伤。有趣的是，腰骶干和臀上神经发生持续牵拉损伤，而大部分神经断裂的情况则发生在马尾神经根。骶骨骨折患者通常发生上三位骶神经孔受压损伤（图 8-5A 至 D）。此外，垂直不稳定的骨盆损伤会发生神经牵拉和损伤，而骨盆侧向受压性损伤则会发生压迫性神经损伤。骨盆侧向受压性损伤常常使骶骨部分骨块凸入椎间孔，导致神经受压。如果神经检查结果显示情况恶化，则需要神经减压。

全面彻底的神经检查是必要的，以明确术前问题和指导术中、术后的神经检查。周围神经的损伤可以通过神经传导或肌电图试验来进行评估。周围神经损伤可以通过一些抢救或保护感觉和功能的手段来康复，而脊髓神经的撕脱损伤则可以通过脊髓 X 线检查和磁共振成像来排除。

我们对畸形愈合和骨不连的研究表明，57% 的患者术前有神经损伤，只有 16% 的患者术后出现神经功能恢复[1, 5]。在我们的研究中，只有 1 例患者没有再次进行骨不连或畸形愈合手术，这是因为术后出现神经并发症。该患者在 16 岁时因为十分不稳定的骨不连而

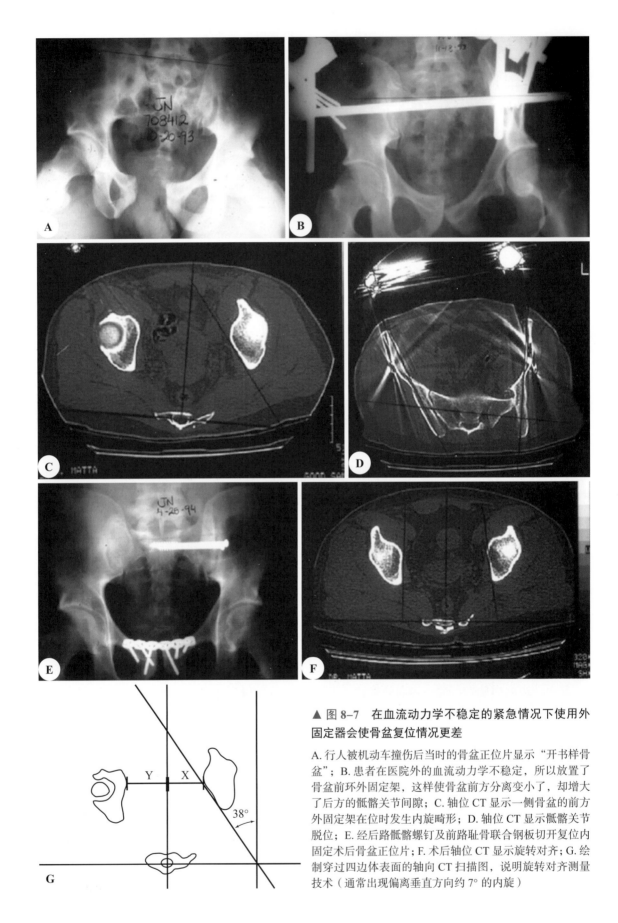

▲ 图 8-7　在血流动力学不稳定的紧急情况下使用外固定器会使骨盆复位情况更差

A. 行人被机动车撞伤后当时的骨盆正位片显示"开书样骨盆"；B. 患者在医院外的血流动力学不稳定，所以放置了骨盆前环外固定架，这样使骨盆前方分离变小了，却增大了后方的骶髂关节间隙；C. 轴位 CT 显示一侧骨盆的前方外固定架在位时发生内旋畸形；D. 轴位 CT 显示骶髂关节脱位；E. 经后路骶髂螺钉及前路耻骨联合钢板切开复位内固定术后骨盆正位片；F. 术后轴位 CT 显示旋转对齐；G. 绘制穿过四边体表面的轴向 CT 扫描图，说明旋转对齐测量技术（通常出现偏离垂直方向约 7° 的内旋）

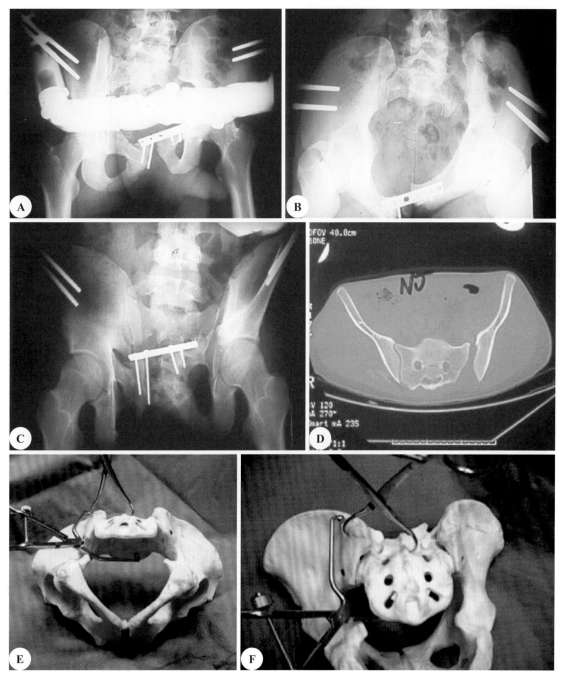

▲ 图 8-8　垂直不稳的骨盆骨折病例在初期治疗效果不佳。这名大学橄榄球运动员因垂直不稳定的骨盆损伤最初在另一家医院治疗

A 至 C. 初次手术后超过 3 个月复查的骨盆正位片、入口位和出口位 X 线，检查结果显示固定不充分，骨盆复位不良；D. 轴位 CT 扫描图像显示骶髂关节脱位，伴有骶骨嵌塞；E 和 F. 后侧入路复位骶髂关节的复位钳夹持位置图解（第 2 阶段）

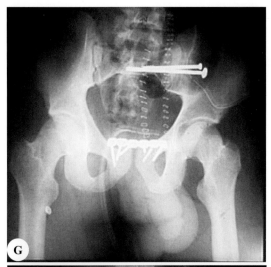

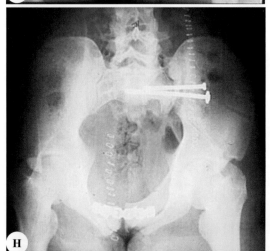

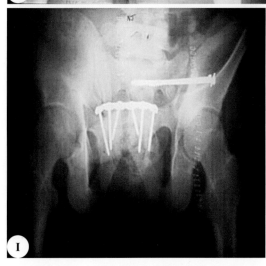

▲ 图 8-8（续） 垂直不稳的骨盆骨折病例在初期治疗效果不佳。这名大学橄榄球运动员因垂直不稳定的骨盆损伤最初在另一家医院治疗

G 至 I. 骨盆环三期（前 / 后 / 前）翻修切开复位内固定术后骨盆正位、入口位和出口位 X 线，这名患者术后10 年再踢足球时并无疼痛症状

接受了两次手术。垂直方向的复位或经后路内固定术导致了 L_5 神经根损伤。因为持续的骨不连，该患者需要再次行手术治疗。第二次手术时，手术医生改变了后路内固定方式。术后患者骨盆畸形的问题彻底解决了，但是尽管患者骨盆是稳定的，他的 L_5 神经分布区域仍有疼痛症状。

（五）患者的期望

术前评估的一个重要方面是了解患者对他们的临床问题的理解程度和期望。在决定是否进行手术之前，这些重要的讨论是必要的。患者必须根据他们实际的目标和对并发症风险的理解做出最后的决定。特征性的畸形症状，如肢体短缩、坐姿不稳、阴道撞击症和外观畸形等，都有望通过手术得到可靠的解决。然而，必须提醒患者，虽然大多数畸形可以矫正，但实际解剖结果往往不理想。在我们诊治的骨盆畸形愈合患者中，只有 76% 的患者复位后仍有 < 1cm 的畸形。

如果没有明显的骨不连或不稳定，骨盆后部疼痛往往难以解释，这种情况可能无法通过纠正骨盆畸形得到完全或可靠的改善。95% 的骨盆畸形愈合患者报告他们的疼痛得到改善。然而，只有 21% 的患者后部疼痛得到完全缓解[1, 5]。骶髂关节的影像学证据并不是骨盆后部疼痛的可靠指征。然而，在骨盆不愈合的患者中[8]，明显减轻了疼痛。

三、骨盆影像学评估

影像学评估包括 5 个标准骨盆 X 线切面（骨盆正位片、45° 斜位、40° 尾侧和 40° 头侧）、负重骨盆正位片、CT 平扫和三维 CT。CT 扫描可以用来制作三维骨盆模型。这个模型可以帮助外科医生了解骨盆畸形情况和进行术前计划。我们需要了解所有骨块的移位和旋转情况，以便获得良好复位。闭孔斜位片能清晰显示同侧骶髂关节，而单腿负重骨盆正位片能用来确定骨不连时骨盆的稳定性。

锝骨扫描可能有助于鉴别骨不连（萎缩性或肥厚性骨不连），但不是常规安排的检查。同样，可以利用多个角度的平片检查和 CT 扫描来评估骨盆骨不连和畸形情况。描述位移通常比较复杂，其中包括旋转位移和平移位移，可以在三轴坐标系中创建一个位移矢量。虽然这样不能表示发生旋转移位的情况，但是通过与正常的一侧骨盆相比较，也可以对骨盆畸形进行分类（图 8-9）[13]。最常见的畸形为后侧和头侧的移位、一侧骨盆的内旋和屈曲[5, 13]。

骨盆从正常解剖位置开始产生的移位可以用一个三向量坐标轴系统来描述。骨盆的移位畸形有以下几种。

- 嵌入 / 分离（x 轴）。
- 头侧 / 尾侧（z 轴）。
- 前侧 / 后侧（y 轴）。

通过测量骨盆上两个固定点（通常是坐骨、髋臼或髂嵴）之间的高度差，可以很容易地在骨盆正位片上测量出头侧的移位。典型的后侧移位是通过尾端（入口位）视图来确定的。然而，由于髂后上棘变得更加突出，一侧

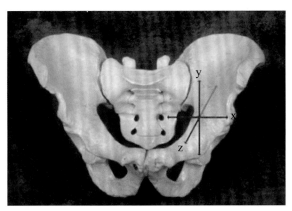

▲ 图 8-9　三轴坐标系用来评估旋转和平移位移的示意图

骨盆直接的头侧移位会导致尾侧（入口位）视图上表现出明显的后侧移位和躺卧不稳。因此，最好在 CT 扫描图像上测量后侧移位。可以在骨盆正位片上于骶骨平面上的画一条参考线测量来实际的头侧平移。从这条线到坐骨、髂骨翼顶部或髋臼顶的垂直距离反映出垂直移位的程度。这个垂直距离需要与另外一侧骨盆相比较。坐骨测量值的差异与坐姿不平衡有关。而髋臼顶测量值的差异则反映了腿长的差异。坐姿不平衡和腿长不一致是由严重移位的骨盆畸形愈合引起的主要症状。例如，由于两侧骨盆之间的屈曲或伸展程度不同，两者坐骨高度和髋臼顶高度的垂直移位测量值可能有所不同。

每个轴也有一个旋转分量。一侧骨盆的屈伸定义为该侧骨盆绕 x 轴旋转。可以用不同的解剖关系来定义一侧骨盆的屈伸程度。

- 到泪滴的闭孔髋臼线（这条线越向头侧穿过泪滴，一侧骨盆屈曲就越大）。
- 头侧位片（出口位片）或骨盆正位片上闭孔的形状（闭孔随着屈曲增大变得更细长和椭圆形）。
- 在出口位片上坐骨棘在闭孔内的位置（坐骨棘越靠近闭孔，屈曲越大）。

通过三维 CT 得到的屈曲程度测量值是最好的。可以将正常的一侧骨盆和骶骨从解剖位置的骨盆中移除出来。从髂前上棘到耻骨联合画一条参考线，再画一条垂直于地板的参考线（通常这是 90°），测量两者的夹角。

一侧骨盆的内旋和外旋是围绕 y 轴定义的，可通过以下步骤在平片上诊断骨盆的内旋。

- 比较坐骨宽度（宽度增加表示内旋）。
- 比较髂骨翼宽度（外旋时更宽）。
- 评价髂坐线与泪滴的关系（线越偏外，内旋程度越大）。

CT 扫描能准确判断旋转的程度（图 8-7C、

D、F 和 G）。画一条平行于四边体表面（穹顶上方 2～5mm）的线，它与骶骨平面上的水平线形成的角度仅仅是测量旋转（图 8-7G）。Sponseller 使用从髂前上棘到髂后上棘的线来测量先天性盆腔畸形患儿的一侧骨盆畸形[17]。然而，这是包括了内旋 / 外旋和外展 / 内收的一种测量方法。

外展 / 内收畸形定义为一侧骨盆绕 z 轴旋转。这条轴由前到后。真正的旋转轴可能更靠近骶髂关节后方，但旋转轴可以定在任何解剖位置上。与正常位置的一侧骨盆相比，重要的是旋转畸形。因此，单纯的外展 / 内收不会影响内旋 / 外旋的测量。

单纯的外展 / 内收畸形很少见，通常伴有其他旋转畸形。如果不存在内旋 / 外旋，也可以在尾侧（入口位）视图上定义外展 / 内收畸形的旋转程度。可以用髂后上棘到耻骨联合连线和骶骨平面的平行线形成的角度来估计外展 / 内收畸形程度。CT 扫描可以通过比较损伤侧和非损伤侧四边体中心到中线的距离来估计外展 / 内收的程度；然而，这并不能给出一个实际的旋转程度。

四、骨盆畸形愈合的治疗

如前所述，最好的治疗是预防[1, 2, 5]。畸形愈合和骨不连最常出现在移位骨折和不稳定骨盆环损伤早期治疗不当的结果（图 8-5A 至 D、图 8-6A 至 E 和图 8-8A 至 D）[1, 5]。从技术角度来看，后期矫正是非常困难的，因为解剖结构已经改变，不容易识别，增加了潜在的并发症。神经软组织已经瘢痕化难以松解。截骨术很容易破坏对侧骨骼的结构。

手术适应证包括疼痛、骨盆环不稳定，以及骨盆畸形引起的临床问题（异常步态、坐卧问题、肢体短缩、泌尿生殖系统症状、阴道壁

受压等）。只有对骨盆解剖学有透彻的了解，才能掌握三维解剖结构以获得理想复位效果。此外，需要进行周详的术前计划，以确定切开、复位和固定的正确步骤顺序。因患者个体差异，手术应该遵循个性化治疗原则。

既往的文献侧重简单的骨不连和畸形愈合，这些患者通常不需要广泛的骨盆环前后松解和复位，只需要对原位融合（参见参考文献 [16]）。Pennal[8] 的研究表明，接受手术治疗的患者的疗效明显优于保守治疗的患者，18 例手术患者中有 11 例重返工作岗位，而 24 例保守治疗患者中仅 5 例重返岗位。在严重移位的骨不连病例中，原位融合术是无效的，会带来明显畸形和疼痛的相关并发症。

手术技术通常包括三个步骤（图 8-8E 至 I）。Letournel 所提及的三步骤重建能达到最大限度的畸形矫正和安全固定[4]。这三个步骤分别是在患者仰卧 – 俯卧 – 仰卧，或者俯卧 – 仰卧 – 俯卧的体位下进行操作，每一步骤结束后需要闭合伤口，然后将患者转向相反体位。第一步，通过对畸形愈合进行截骨或松解骨不连使前方或后方的损伤恢复。第二步，骨盆环的复位（最重要），其中包括截骨和松解，或者同时进行。成功复位后，第二步完成固定骨盆环的一侧。第三步，完成对侧骨盆环的复位和固定（相对于第 2 阶段）。

为了矫正单侧骨盆骨折的移位，有必要切断与骶骨相连的骶结节韧带和骶棘韧带。最好是在陈旧损伤部位进行截骨，但大多数后方松解术是通过对外侧骶骨进行截骨（图 8-5 和图 8-6）。随着手术台设备技术的发展，能够将患者正常侧骨盆顺利固定于台上[18]（图 8-6M），部分畸形愈合类型可以在前 1～2 个步骤中就得到矫正（图 8-5）[2]，尤其是旋转畸形愈合（图 8-6）。而垂直畸形愈合至少需要 2 个步骤才能充分松解半侧骨盆。例如，先在俯卧位进行后

路截骨和半侧骨盆松解，然后是前方松解和垂直及旋转移位的复位，并在仰卧位时进行前后联合固定。

三段式手术通常会使用带有图像增强功能的放射台，Judet 手术台也很有用。一些需要大量纠正垂直位移的患者需要测量躯体感觉诱发电位和运动诱发电位，但不是常规使用。

（一）单纯骨盆骨不连及手术入路

单纯骨不连参见参考文献 [16]。不伴有畸形的疼痛性骨不连可以通过提供稳定性、改善骨和软组织及骨移植来治疗。

术前常规留置导尿管。在距髂前上棘 2cm 处做 Pfannenstiel 切口。腹直肌筋膜纤维的交叉标志腹直肌两个头之间的分界。切开这两个头时要特别小心，以避免进入膀胱。检查膀胱是否存在任何穿孔，触摸输尿管以确保尿道是否完整。使用可伸展的牵开器或者圈状海绵将膀胱从耻骨联合处牵开。使用两个 Hohmann 拉钩将腹直肌两个头从耻骨联合上牵引出来。上支的上表面被清理以获得钢板，但腹直肌的前部保持完整。在前方放置一把 Weber 点状复位钳于耻骨体上进行复位。根据需要固定的具体部位植入 6~24 孔 3.5mm 重建板（图 8-6 至图 8-8）。有关的临床研究结果支持该内固定装置的植入 [19]。当需要融合耻骨联合时，在其前方再使用一个 4 孔板。此外，当引导融合耻骨联合时，应该使用 8~10 孔板而不是 6 孔板。通过 Pfannenstiel 方法，可以目视到骶髂关节，并通过改良的 Stoppa 方法充分显露表面 [20]。因此，可以从联合到 SI 关节沿边缘在双侧上方放置一块钢板。此外，可以在骨盆内从耻骨联合沿髂骨四边形骨面到骶髂关节处放置钢板。

可采用髂腹股沟入路来进行骶髂关节融合术、髂骨翼固定术和骶骨截骨术（图 8-5 和图 8-6）。L5 神经在骶髂关节内侧 2cm 处，有轻微的内侧到外侧方向（几乎触及骶髂关节尾部），因此必须加以保护。如果发生了垂直平移，需要探查神经以免引起神经麻痹。对于采用前方入路的骶髂关节融合术（很少使用），在刮除关节后（首先从骶髂关节髂侧较好的骨质开始），在骶髂关节前方中打孔，并用松质骨填充臀肌结节处，以大约 70° 的角度放置两个 3 孔板。将第一块板尽可能地放在尾端，在骶骨中放置一个螺钉，而在髂骨中放置两个螺钉。由于骶骨的解剖结构，这种尾端位置允许将最长的螺钉置入骨质中，使其稍向内侧倾斜以与骶髂关节平行。建议使用长振动钻头的双皮质 3.5mm 螺钉，因为它的灵活性和安全性较好，可以在钻孔时感觉到皮质骨。第二块钢板放在第一块钢板的头侧，形成一个 70° 角。另外，也可以经皮置入髂骶骨螺钉。髂骨翼骨不连通常只需要钢板固定，不涉及骶髂关节。

由于前路视野受限，骶骨骨不连的手术几乎总是通过后路进行手术 [21]。在髂后上棘外侧 2cm 处进行纵向入路。将臀大肌从髂嵴、腰背筋膜和棘旁肌处抬起，露出后方的骶髂关节和韧带。对于通过后路进行的骶髂关节融合术，纤维和软骨组织被从关节中移除，而髂后上棘的松质骨被用来融合关节。首先使用骨凿从髂骨侧去除关节软骨，然后使用刮匙从骶骨一直到前缘去除软骨。固定通常采用 2 枚直径 6.5mm、长 16mm 的髂骶骨螺钉。同样，为了安全起见，建议使用摆动式钻头，这样可以穿过 3 层而不是 4 层皮质。在双侧髂嵴后侧之间放置 1 块或 2 块重建钢板可以获得额外的稳定性。这些钢板起到张力带的作用，如果放在髂后上棘的尾部，则不那么突出。髂骶棒也是一种选择，然而它们通常很突出，在我们的研究中没有使用 [1, 5]。最近，经骶骨螺钉固定被认为 [22] 可防止骶骨骨折复位失败 [23]。然而，即使在节段性粉碎性骶骨骨折中，也可以将两枚髂

骶螺钉置入 S_1 端板，使用简单的髂骶螺钉便可以维持解剖复位[21]。

患者在术后 12 周内可负重下地。在融合或存在骨质疏松的情况下，双下肢不能负重，只能通过轮椅代步，持续 12 周。充分愈合后，开始进行功能锻炼。

（二）骨盆畸形愈合与移位性骨不连

为了治疗与骨盆畸形有关的症状，需要复位骨盆，因为简单的原位融合效果不佳，也不能完全缓解疼痛（参见参考文献 [16]）。如前所述，这通常涉及几个步骤的手术[1, 2, 5]。如果合并髋臼移位，可能需要四个步骤（图 8-1）。在分离所有相关的部件后，从后骨盆到前骨盆进行复位和固定是骨盆髋臼是否存在畸形愈合或骨不连的关键 [即后骶髂关节、髋臼，然后是骨联合和（或）Rami 截骨]（图 8-1）。

第一步包括分离骨盆环的一侧（即通过旧的髂骨翼 / 骶髂关节损伤、骶骨和横突的后方截骨，以及分离所有的韧带和瘢痕组织，其中包括骶棘肌、骶骨、髂腰部韧带等）。第二步包括分离骨盆环的另一侧（即双侧上下截骨，并进一步分离骶髂关节、骶棘韧带和骶骨韧带及骶骨截骨），减少骨盆畸形，并稳定该侧骨盆（即横跨耻骨联合的 10 孔重建板）。第三步进行第一步的一侧骨盆的额外复位和固定（即两个 6.5mm 髂骶骨螺钉）。显然，如果骨盆已经很好地复位，并且可以进行对侧固定，则不需要第三步（即在第二步使用经皮髂骶骨螺钉在仰卧位固定后环）。阶段的顺序取决于骨盆畸形，最初的损伤发生在哪里，以及哪一侧（前部或后部），可以在完全分离后的第二步中实现最佳的复位。通常情况下，旋转畸形在患者仰卧的情况下复位效果最佳（图 8-6）。由于能够将正常的一侧骨盆稳定在床上，可以使用前部或后部方法矫正垂直平移（图 8-7）。然而，双侧垂直平移（H

型或 U 型骶骨骨折）最好在前部充分分离后从后方入路进行复位（双侧骶骨前部截骨），使用椎弓根螺钉和固定到髂后上棘（图 8-5）。

根据具体的畸形情况，采用不同的复位技术。在患者俯卧的情况下，后方复位技术包括手术台牵引（Judet 手术台）或将骨盆的另一侧固定在手术台上的骨牵引（图 8-6），骨盆 C 钳（以帮助减少腹壁损伤），尖头复位钳（Weber 钳在棘突和髂骨翼之间）（图 8-8）[21]，连接在髂后上棘上的椎弓根螺钉进行牵引（图 8-5），两个髂后上棘之间的股骨牵引器，以及穿过切口的斜面 Matta 钳（一个钳子在骶骨前方，另一个钳子在髂骨翼外侧皮质）。在患者仰卧位的情况下，各种前路操作包括 Weber 钳、横跨耻骨联合的大 Jungbluth 骨盆复位钳、骨盆 C 钳、外固定压缩牵引装置（取决于畸形）、手术台牵引，以及在骶髂关节外侧的两个髂骨翼之间和髂骨翼与对侧四边形骨面之间使用股骨牵引器来外旋骨盆（图 8-6）。复位畸形的关键是识别畸形，充分分离畸形周围组织结构，并通过一个力矢量来复位畸形。

手术入路也因骨盆的特殊畸形而异。前路方法包括双侧腹股沟切口、单侧腹股沟切口、Pfannenstiel（改良 Stoppa）切口或腹股沟外侧切口。后路方法包括后纵切口（有时为双侧）[21]髂股骨延长切口（如果合并髋臼畸形愈合）（图 8-1），后正中切口（用于 H 型或 U 型骶骨骨折）（图 8-5），或者从髂后上棘到髂前上棘的横向切口。

典型的骨盆垂直移位的手术计划如下。

- 第一步：患者取仰卧位，在双侧骶髂关节的内侧上下进行截骨，并松解截骨处周围软组织，如与 L_5 神经根相关的软组织、骶棘韧带和骶结节韧带。这是通过 Pfannenstiel 切口和髂腹股沟入路的侧窗完成的。

- 第二步：患者取俯卧位，从后路进行髂骨截骨术。进一步松解骶结节和骶棘韧带及髂骨翼周围的软组织（包括髂腰韧带）。通过将对侧骨盆固定在手术台上的同侧股牵引针、Weber 钳和倾斜 Matta 钳进行半侧骨盆垂直移位复位。采用 2 枚髂骶螺钉进行固定。

- 第三步：患者再次仰卧位，进一步复位旋转畸形，同时行双侧上支截骨（图 8-6）。另外，如果垂直畸形较小（即不需要后方松解就可以用手术台牵引获得矫正）而旋转畸形更大，松解、复位和固定可以在前一步骤内完成[2]（图 8-6）。

骨盆的稳定也取决于骨折的位置和适当复位所需的松解程度。标准前方固定包括沿边缘和联合体前方的各种尺寸的 3.5mm 重建弧形钢板。

在后侧，使用 16mm 螺纹长度的 6.5mm 松质髂骶螺钉，3.5mm 和 4.5mm 截骨拉力螺钉，以及髂后上棘之间的大型重建钢板。无论如何，实际固定类型只有在复位后才能确定。由于减少骨盆畸形需要的广泛松解软组织，术后应指导患者限制负重 3 个月，然后进行积极的物理治疗，逐步恢复至可耐受负重。

（三）结果

在我们的病例中，从受伤到手术的平均时间为 42 个月（4 个月～14 年）[1, 5]。平均手术时间 7h（1.5～10.4h）。手术平均出血量为 1977ml（200～7200ml）。

平均随访时间为 3 年 11 个月（9 个月～11 年），除 1 例患者外，所有患者骨盆环均愈合良好。95% 的患者对手术疗效满意，100% 的患者对术前畸形的改善表示满意，如前所述，余下患者遗留有 L_5 神经麻痹。现在已有 100 多例骨盆骨不连的患者，预防仍然是关键。此外，

考虑到截骨术和软组织松解可能会导致失血，若出现血容量减少，最后的 1 个步骤或 2 个步骤可能会延迟 5～7 天。76% 的患者术后 X 线上的位移 < 1cm[24]。

并发症包括复位失败、神经损伤和血管损伤（髂外静脉）。研究没有观察到术后感染的发生。大多数患者术前存在腰痛，95% 的患者术后疼痛减轻，21% 的患者术后疼痛消失。

五、髋臼临床症状评估

（一）疼痛

与髋臼骨折畸形愈合相关的疼痛通常发生在急性骨折后、发生髋关节病前。无论是延迟复位还是髋臼复位不良，都会发生这种情况（图 8-1、图 8-2 和图 8-4）。移位的髋臼骨折之所以会产生疼痛，是因为在负重过程中由于关节不协调导致关节内压力增加，减少了股骨头和髋臼之间的接触面积，股骨头在骨折线上滚动引起缺血性坏死，进而引起关节处的小骨折或髋关节炎。症状包括髋关节运动时疼痛加重、跛行和髋关节运动受限。使用放射学检查（如后所述）来确定骨折类型、是否有骨痂及髋部损伤的程度和位置。术前评估的关键是股骨头的状况（图 8-1 至图 8-4、图 8-10）（参见参考文献 [16]）。髋关节的评估对于确定剩余的软骨量也很重要。有关补偿股骨头或软骨物质损失的试验没有获得成功。骨关节炎很少得到彻底治愈，充其量也只是停止了恶化。在尝试重建髋臼畸形愈合之前，必须了解以下内容。

- 不同的关节碎片和支撑它们的骨柱的位置和状况。
- 股骨头磨损的程度和位置。
- 骨关节炎的存在、位置和范围。
- 缺血性坏死的存在、位置和范围[4]。

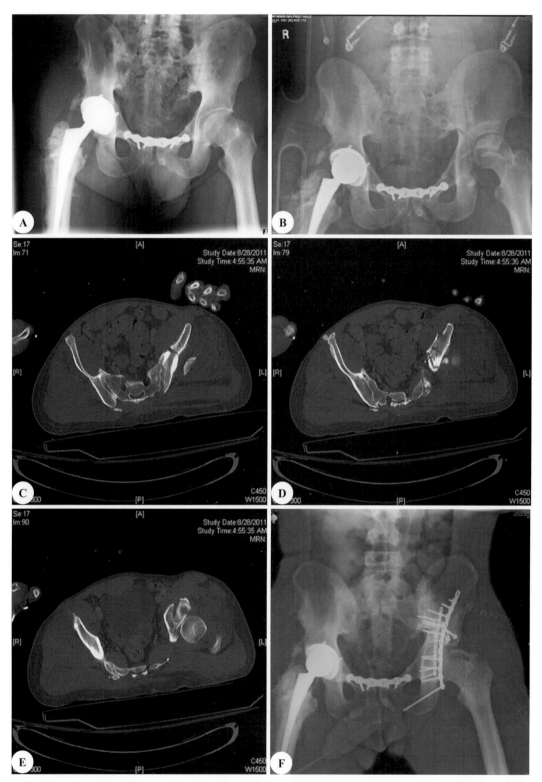

▲ 图 8-10　一名 35 岁的患者患有双柱后壁畸形愈合（前柱后半横和后壁型），这是不可修复的。患者既往有 MVA 伴双侧骶髂关节不稳定和股骨颈骨折。股骨颈最初用切开复位内固定治疗，但后来失败，需要行右髋关节置换。下一个 MVA 能导致右侧 L₅、S₁ 不稳定和左侧髋关节脱位、双柱后壁骨折

A. 第二次 MVA 前的骨盆正位 X 线；B. 骨盆正位片显示左侧髋臼骨折；C. 轴位 CT 显示髂骨翼前柱骨折；D. 轴位 CT 显示后半横位骨折；E. 轴位 CT 显示左髋关节脱位和后壁骨折；F 至 H. 外院的术后骨盆正位片、髂骨斜位和闭孔斜位 X 线显示经 KL 入路切开复位内固定术后前柱、后柱和后壁复位不良

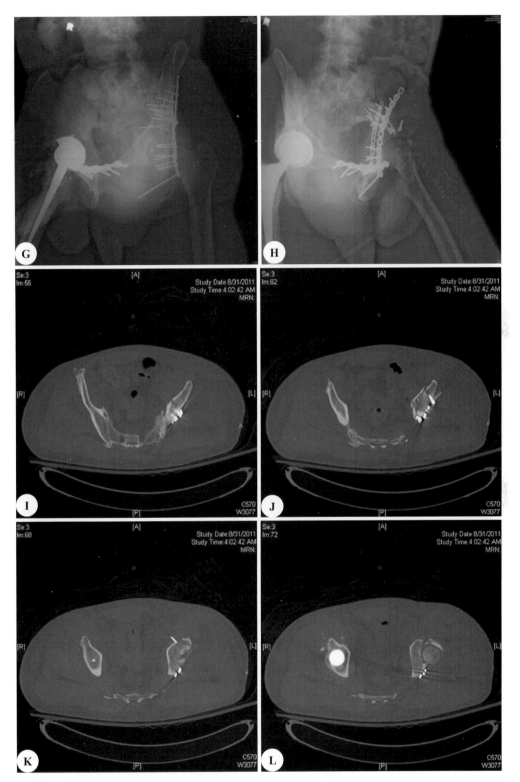

▲ 图 8-10（续）　一名 35 岁的患者患有双柱后壁畸形愈合（前柱后半横和后壁型），这是不可修复的。患者既往有 MVA 伴双侧骶髂关节不稳定和股骨颈骨折。股骨颈最初用切开复位内固定治疗，但后来失败，需要行右髋关节置换。下一个 MVA 能导致右侧 L_5、S_1 不稳定和左侧髋关节脱位、双柱后壁骨折

I. 轴位 CT 显示前柱复位不良；J. 轴位 CT 显示后壁复位不良；K. 轴位 CT 显示圆顶畸形；L. 轴位 CT 显示半横位和后壁骨折畸形复位

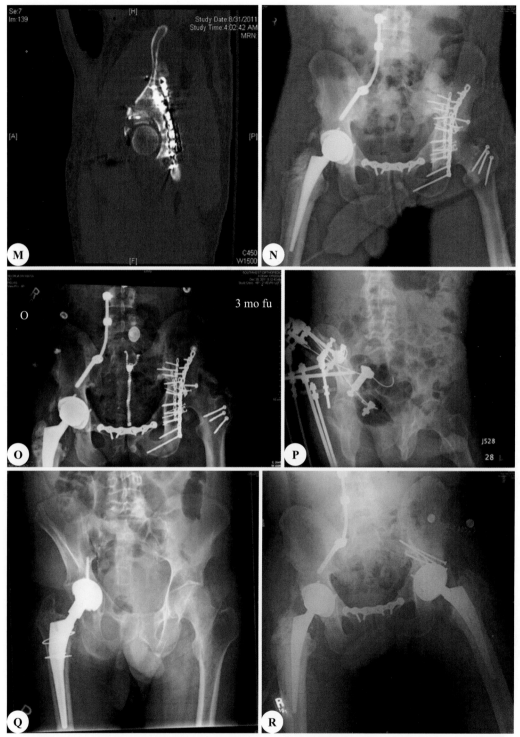

▲ 图 8-10（续） 一名 35 岁的患者患有双柱后壁畸形愈合（前柱后半横和后壁型），这是不可修复的。患者既往有 MVA 伴双侧骶髂关节不稳定和股骨颈骨折。股骨颈最初用切开复位内固定治疗，但后来失败，需要行右髋关节置换。下一个 MVA 能导致右侧 L₅、S₁ 不稳定和左侧髋关节脱位、双柱后壁骨折

M. 矢状面重建 CT 扫描显示前柱和后半柱之间存在不可接受的分离；N. 在外部机构第二次尝试切开复位内固定术后，使用其他的钢板和螺钉，但前后柱仍未复位；O. 这是术后 3 个月该患者在我们机构就诊时的骨盆正位片，显示股骨头上升 < 3cm 且髋关节不可复位；P. 另一位髋关节抬高 > 7cm 的患者，在髋关节置换前使用环形固定器将髋关节降至正常位置；Q. 患者固定器和髋关节置换取出后的骨盆正位片；R. 上、后壁同种异体大块移植物分期取出硬体和 THA 后的术后骨盆正位片

在所有病例中，全髋关节置换术被认为是备选方案（图 8-10）。如果有超过 50% 的髋臼顶软骨完全损伤，则可能需要全髋关节置换术。根据畸形的不同，全髋关节置换术可能需要结合截骨和髋臼前后柱复位进行。

（二）畸形

髋臼畸形和（或）髋关节突出可引起步态异常、坐姿不平衡和肢体长度不一（即横向骨折缩短）的症状。此外，股骨头中央突出会导致运动能力的显著下降。髋臼骨折畸形愈合需要早期诊断，以防止发展为严重关节炎，导致髋关节无法挽救（图 8-10）（参见参考文献 [16]）。X 线检查是至关重要的，以确定存在的骨折类型及错位的数量和方向。

（三）泌尿生殖系统

泌尿生殖系统症状源自髋臼畸形愈合，如骨折端压迫或刺穿膀胱。这将使患者出现尿急、尿频的症状。阴道挤压或穿孔会导致引起性行为障碍。

（四）神经损伤

与髋臼骨折相关的神经损伤主要是坐骨神经的腓总束，导致足下垂。其他神经损伤包括臀上神经（致外展肌无力）和闭孔神经（致内收肌无力和大腿内侧麻木）。股神经则很少会受伤。术前检查通常可以发现部分或完全的肌力减退。只有对解剖结构有完整的认知，才能在矫正髋臼畸形愈合时，游离受累神经而不造成额外的牵引损伤。Mayo 等描述了 6% 的病例在矫正髋臼畸形愈合后出现的术后神经麻痹（3% 的臀上神经和 3% 的坐骨神经）[10]。

（五）患者期望

矫正髋臼畸形愈合的手术疗效不甚乐观，

手术难度和对解剖复位精确性的需求远非初始骨盆骨折手术可比。尽管髋臼的完美复原更容易被接受，但即使经有丰富经验的医生，也会有 58% 的患者后期进展成髋关节炎 [10]。时间也是一个重要的因素，如果在受伤后 3 周内进行手术，57% 的患者可以获得良好的效果；如果从受伤时间算起超过 12 周，仅 29% 的患者可以获得良好的效果。再次强调，在做出手术决定之前，详尽的术前讨论是必要的。患者术前需要有符合现实的目标，并了解手术的风险和好处，认清手术是有限的，未来仍有需要行全髋关节置换术的可能性。

六、髋臼的影像学评估

髋臼畸形愈合的影像学分析类似于急性损伤（5 张 3mm 薄间隔的骨盆矢状面和冠状面 CT 重建视图），MRI 检查可评估软骨损伤和缺血性坏死。通常，在同一骨折线上有骨痂和骨不连区域，也就是说，在横型骨折中，骨折在上内侧愈合而在后下方不愈合。靠近关节的骨折最晚愈合。有些骨折类型的移位模式已经确定，双柱（图 8-2、图 8-4 和图 8-10）和 T 型（图 8-1 和图 8-3）骨折的位移方式是一致的。当头部向内侧推动时，前后柱像"轿车门"一样打开。为了获得解剖复位，必须在模型上画出骨折，以确定骨折块的旋转情况，这些骨折块要么需要进行松解（不愈合），要么需要进行骨化和松解（畸形愈合）。例如，横型骨折有两个畸形轴。下块围绕一个轴旋转，沿着耻骨联合向下移动，后部位移比前部更大。当股骨头向内侧推动时，下横向骨折段通过后柱围绕第二个轴从耻骨联合到骨折部位旋转。

游离骨折碎块的松解到允许骨折块的解旋和关节面的解剖复位。通常，需要大段骨清除，使骨折块足够旋转以恢复关节面的解剖复位。

典型的骨不连边缘在 X 线上表现为骨肥厚。髋臼顶损伤超过 50% 是全髋关节置换术的指征，而关节其他部位的损伤可以容忍。有意思的是，有些双柱骨折会使整个关节面脱离。尽管双柱之间的内侧增宽和整个关节的内侧平移，哪怕内侧增宽至 1cm，股骨头仍然与髋臼顶保持良好吻合，因此对于这些髋臼移位病例，保守治疗可能是最好的选择。

七、髋臼骨折畸形愈合的治疗

手术指征与急性髋臼骨折相似（即股骨头不协调或在承重圆顶中台阶超过 1mm）。如果圆顶关节软骨已经完全丧失，外科医生必须确定是否可以成功地进行全髋关节切除，或者不切除骨板（即严重的前突）。如果出现骨不连，则必须先将骨折稳定下来，然后在相同的条件下进行全髋关节置换术（参见参考文献 [16]）。如果髋关节从髋臼内侧或外侧脱离，或者承重延迟，通常保留软骨，即使手术延迟很长时间（6 个月），关节仍可挽救。

足够的松解和骨折碎片的活动是成功切开复位的必要条件。一般来说，需要两期重建。根据骨折类型可采用 Pfannenstiel 前入路、改良的 Stoppa 或全髂腹股沟入路。例如，在双柱髋臼骨折中，髂腹股沟入路用于松解和截骨上支和下支（通过以前的骨折线），并沿着前柱的四边体表面将双柱分开。重要的是，所有妨碍解剖复位的骨痂或愈合的骨都要去除。随后采用扩大髂股入路解剖复位髋臼（图 8-2）。

（一）单纯骨折延迟愈合

不幸的是，更常见的情况是，当髋臼畸形愈合被诊断时，患者已经完全失去髋臼关节面。因此，在进行全髋关节置换术之前，必须复位和固定延迟愈合。如果在延迟愈合不稳定的情况下进行 THA，超过 80% 的病例会出现髋臼假体松动。

如果没有关节炎的发生，延迟愈合的入路选择类似急性情况：后柱和壁的延迟愈合采用 Kocher-Langenbeck，前壁和柱的延迟愈合采用髂腹股沟，其他骨折采用 EIF。在所有病例中，纤维组织从骨折部位去除（包括通过关节内囊切开术）。延迟愈合的骨端可能会发生硬化，需要新鲜化，因此两端会有出血。如果加压固定导致髋臼畸形愈合，可用松质或皮质骨移植作为间隙内植骨从解剖复位髋臼。术中牵引髋关节半脱位 / 脱位可解剖复位关节内延迟愈合，使用标准加压钢板技术[7] 进行稳定。移位的延迟愈合需要在关节内直视下移动和固定碎片。如果＞ 50% 的穹顶有骨关节炎，通常选择全髋关节置换术（图 8-10），除非存在股骨头部骨赘，可在进行 THA 之前在处理股骨头突出骨块的同时复位和固定髋臼的两个柱。

（二）髋臼畸形愈合

对于髋臼畸形愈合，外科医生必须对骨折碎片的移位规律有充分的了解，并能在术前将其绘制在模型上。关节解剖复位需要完全松解骨及相关软组织。有趣的是，骨愈合比软骨愈合快得多，因此通过畸形愈合进行的截骨术在关节内比关节外更容易显示。此外，复位时需直视关节内，以确保一致性。

在许多髋臼畸形愈合中，截骨术需要楔形切除来恢复髋臼的一致性。这取决于受伤的时间和骨折畸形愈合的类型。在 T 型畸形愈合中，可能需要从四边体表面去除楔形骨（图 8-1）。这是对上支和下支截骨和软组织松解的补充，以使前后柱旋转和解剖复位。

孤立的柱或柱壁畸形愈合通常可以通过一个单一的入路通过松解、复位和固定一次性得到纠正（即前壁和柱壁畸形愈合和移位的不愈合可以通过髂腹股沟入路或髂腹股沟入路的一部分来纠正，后柱或后壁骨折可通过 Kocher-Langenbeck 入路矫正）。双柱骨折（横、横后壁、前柱 / 壁后半横、T 型，以及相关的双柱）通常需要扩大髂股入路（图 8-3 和图 8-4），可能需要两个阶段（即通过髂腹股沟入路放松前柱，并通过 EIF 入路进一步放松和解剖复位）（图 8-1 和图 8-2）。只要没有相关的耻骨联合、支或骨盆后畸形愈合，横断面和横断面后壁畸形愈合 / 不愈合通常可以通过单一的髂股入路进行充分的松解、复位和固定。典型的是，T 型、前壁 / 柱后半横断和相关的双柱骨折需要两个阶段来实现关节面充分的松解、活动和解剖复位 [例如，由于整个关节与完整的髂骨翼分离（图 8-2），髂腹股沟前关节随后 EIF 合并双柱畸形愈合]。对于双柱骨折，下支和四边体骨折线需要旋转髋关节来获得解剖复位。有时，即使整个关节处于非解剖位置（即非原解剖部位的关节匹配），关节也可以进行解剖复位。EIF 很少用于急性骨折（见下文），但在延迟骨折中很常见。固定与急性骨折相似，与急性骨折相比，术后患者触地负重的时间更长（12 周 vs. 8 周）。

如果关节软骨丢失累及超过 50% 的髋臼，则在髋臼稳定后行 THA（图 8-10）。在严重的前脱位的病例中，在 THA 前需要进行截骨术（包括松解、股骨头复位和固定）。全髋关节置换术可以同期进行，也可以在 5～7 天后进行。

（三）特殊骨折的治疗

1. 双柱骨折

对于双柱骨折，当有单独的节段性后柱或后壁骨折块移位，或者移位的后壁碎片无法通过髂腹股沟入路间接复位时，EIF 入路优于髂腹股沟入路。如果有复杂的后壁骨折合并移位的边缘骨折，我们可能需要采用两种入路进行

治疗，即髂腹股沟入路和 Kocher-Langenbeck 入路。通过髂腹股沟入路或对侧耻骨支骨折（通过髂腹股沟入路很难复位前柱骨折）无法解锁的后柱碎片可能是 EIF 入路的指征。单独移位的骶髂关节不能通过 KL 或髂腹股沟入路复位。当延迟手术 5 天以上时，EIF 入路可使前柱和移位后柱骨折更容易松解和解剖复位，因为骨痂形成使间接复位技术困难。高位后柱骨折进入骶髂关节或低位后柱骨折（靠近坐骨棘）有时难以通过髂腹股沟入路复位，可能需要扩展的 Kocher-Langenbeck 入路。可以选择 EIF 入路。

23% 的 Letournel 的 [14] 双柱骨折和 44% 的我们的双柱髋臼骨折通过 EIF 入路进行手术。88% 的患者有相关的后壁骨折，我们认为不能通过髂腹股沟入路复位，25% 的骨折超过 3 周，25% 有对侧耻骨支骨折和（或）对侧或同侧骨盆后环损伤。

通过 EIF 入路治疗双柱骨折通常从减少髂嵴（通常包括前柱）和恢复髂骨翼弧度开始（错误是从外台压平髂骨翼导致外部髂嵴或前柱旋转畸形愈合）。Ⅱ 入路可导致内部旋转畸形愈合（图 8-2）。在初步固定髂骨翼之前，应确保前柱没有阻碍后柱复位，通过牵引和通过切迹放置骨钩可以复位后柱。这证实了前柱有一定的可动性，它不会因前柱复位而受阻。典型的双柱骨折在股骨头向内侧移位时，碎片或柱围绕股骨头旋转。因此，复位技术包括去除碎片和通过四边体对前柱和后柱复位。股骨头的牵引有助于立柱的复位。

双柱的一个特征放射学标志是"马刺征"。除了碎块的旋转外，双柱还需要向外牵引复位。一个可股骨颈外向可调的牵引可以将股骨头带出骨盆，纠正双柱的内侧移位，并极大地帮助解剖复位。此外，通过手术台进行不同程度的纵向牵引也有助于解剖复位。

在复位柱之前，必须对骨折部位进行彻底清创，以确保双柱都是可移动的，复位才有可能。通常在骨折线两旁清除约 2mm 的软组织，髂嵴可解剖复位。通常髂嵴部位蝶形骨片需二次复位。这通常是用 Weber 钳和（或）Farabeuf 钳来完成的，Farabeuf 钳使用螺丝将骨折块固定在一起。临时固定可以在髂骨翼之间使用拉力螺钉，但复位时通常需要沿髂嵴放置钢板以防止移位。考虑到髂骨翼的曲率，有必要了解骨折类型以确定拉力螺钉的放置位置。当前柱压缩并使髂嵴扁平时，会导致常见的前柱外旋畸形愈合，使后柱复位更加困难。同时进行前柱复位可能也需要在关节水平使用一个大的 Jungbluth 复位钳。当使用 Jungbluth 复位钳的螺钉时，螺钉可以稍微偏向骨折平面，以帮助从钳夹复位对侧皮质。复位髂骨翼可以使髋臼顶复位，因此股骨头模板有助于复位臼顶穹窿。正确旋转前柱是非常重要的，否则后柱解剖复位是不可能的。

当骶髂关节和坐骨大切迹出现单独 U 型骨折时，应先于前柱复位。这种 U 型骨折在 X 线上并不常见，如果存在，需要诊断。它有时不在 X 线显示的原因是因为旋转不明显。然而，在 CT 扫描上可以看到该骨折。

在双柱髋臼骨折中，想象双柱就像"沙龙门"一样向内旋转。前柱的旋转可以通过剥离股直肌或缝匠肌后触诊证实也可以用于评估复位质量。同样，缝匠肌或股直肌与前柱相连以便维持其血液供应。除了沿髂嵴放置钢板外，在髋臼上区域放置另一块钢板以提供更大的稳定性（图 8-2 和图 8-4）。通常在髋臼上方应用 Jungbluth 复位钳复位旋转的前柱至完整的髂骨翼。此外，一个有角度的复位钳或大单齿复位钳可以放置在骨折处，其中一个齿位于髂骨翼前部，另一个齿位于髂骨翼后部的完整部分。髋臼后壁或穹窿骨折同样可以复位，一个钳用于内侧，另一个钳用于外侧。从 AIIS 到完整髂骨翼的两颗螺钉和（或）相同位置的钢板可以稳定前柱。穹窿下方前柱（关节软骨上 12mm）的继发性骨折线可以忽略不计（即它们需要被松解以获得复位，但不需要解剖复位）（图 8-2）。

接下来，将后柱复位至前柱和髂骨翼的完整部分和（或）后上后壁碎片。一种方法是使用 Jungbluth 复位钳完成，其中一颗螺钉放置在前柱的髋臼上部分，第二颗螺钉放置在坐骨棘周围。后者的位置尽可能靠后，这样就可以在更前面放置钢板。复位螺钉的方向是关键的，可以定位，使断裂的部分通过 Jungbluth 复位钳旋转和复位。另一种方法是，使用 Farabeuf 钳和每个碎片上的螺钉将后柱复位到完整的髂骨翼。如果有游离后柱骨块，可用 Weber 钳和克氏针联合暂时复位。Schantz 钉可用于坐骨，帮助旋转后柱。Schantz 钉向后和向下旋转，以纠正后柱的旋转，并有望复位四边体。沿四边体触诊可保证柱的旋转复位。关节内复位可以通过关节囊切口或后壁骨折部位直接观察。后柱固定可采用拉力螺钉和（或）钢板。最初的拉力螺钉固定可以从臀中肌结节向下至后柱至坐骨。如果可能，从前柱到后柱的切迹也放置拉力螺钉。这通过良好的髋臼上骨加压固定前柱和后柱。加压或中和板可沿后柱后前边缘应用于坐骨完整部分和（或）前柱（图 8-2 和图 8-4）。有时，如果存在后壁骨折，则需要在离关节更近的后壁上方放置第二块钢板（图 8-2）。

大多数时候，前柱有一个节段性的部分，但这通常可以被忽略，除非它在距圆顶 12mm 以内。如果需要固定，可在解剖复位后放置前柱螺钉。这种螺钉通常用于 T 型骨折。

有时先复位后柱，特别是如果通过适当的旋转可以很容易地复位到髂骨的完整部分。这样，前柱可以复位至后柱及完整的髂骨翼。复位困难通常意味着有嵌顿的碎片需要松解移除。

只有在双柱髋臼骨折中才能得到二次关节适配。这时关节被向内侧平移但关节表面很好地复位。这意味着碎片被正确地旋转复位了；然而，整个关节位于原始位置的内侧。

对于一些较陈旧的骨折，即大于 3 周的骨折，必须首先通过髂腹股沟入路清理和松解前柱和耻骨支骨折块。否则，无法通过延长髂股进行前柱解剖复位（图 8-2）。在这些情况下，可以通过髂腹股沟标准入路或部分入路［即 Pfannenstiel、改良 Stoppa 和（或）髂腹股沟髂部分，然后采用扩大髂股入路］来松解前柱。

如前所述，对于边缘粉碎性骨折和 EIF 适应证，应选择顺序入路（Ⅱ 接 KL）。这假设存在复杂的后柱和（或）后壁，不能通过髂腹股沟入路复位。如果有后壁或后柱骨折，不能通过髂腹股沟入路解剖复位，可采用 Kocher-Langenbeck 入路。

复位固定后，使用 C 臂以确保所有螺钉均在关节外。通过 EIF 入路，外科医生可以将髋臼穹隆周围的骨折完全复位。

2. T 型骨折

T 型骨折和横型骨折非常适合 EIF 方法。这是因为腰肌沟、髂前下棘和耻骨肌间隙之间的区域通常是前柱骨折发生的地方。对于 T 型骨折，延伸髂股入路的好处超过微创 Kocher-Langenbeck 入路。

- 如果有一个单独的和移位的更大的切口碎片，这些通常很难通过 Kocher-Langenbeck 方法来减少。
- 移位的直肠 T 型骨折由于髋臼上显露有限和 Kocher-Langenbeck 入路前柱旋转困难，在解剖学上很难复位。
- 后壁碎片碎裂延伸至髂窝和 AIIS 前，很难通过 Kocher-Langenbeck 入路观察和固定。

- 通常 T 型骨折有完整的前唇，允许前柱间接复位。然而，当前柱有明显的旋转和移位时，前唇被破坏，阻止通过 Kocher-Langenbeck 入路间接复位前柱。同样，通过髂腹股沟入路这些 T 型骨折也不能很好地固定，因为后唇经常被破坏。此外，相关的骨盆损伤，包括对侧或对侧上、下支骨折或联合韧带损伤，使前柱的解剖间接复位无法通过 KL 入路。
- 延迟超过 5 天，尤其是在横型骨折中，可能无法通过更简单的方法进行解剖复位（图 8-1 和图 8-3）。

Letournel[14] 的 T 型骨折中有 29% 采用 EIF 手术，而我们的 T 型骨折中这一比例为 52%。这种增长可能是由于我们的转诊模式。Letournel 认为，EIF 的适应证包括顶盖 T 型骨折。许多经椎体 T 型骨折仍采用 Kocher-Langenbeck 入路治疗。然而，我们的一些病例有超过 3 周的（甚至 5 天，可以使对柱的间接复位困难），并且前后柱有明显的移位。60% 的 T 型骨折发生了横向骨折线移位，40% 是平行移位，50% 的 T 型骨折伴有后壁骨折。30% 的患者在损伤后 3 周以上进行手术（图 8-1 和图 8-3），50% 的患者有对侧耻骨支骨折和（或）移位的骨盆后环损伤。20% 的患者有节段性后柱。

当为这些类型的骨折选择 EIF 入路时，通常从髂前内棘取下股直肌（将缝匠肌留给 ASIS），并将前骨折线一直显露到边缘和四边体表面。在骨折清创后，一个较小（3.5mm）的 Jungbluth 复位钳或 Farabeuf 钳可以放置在前方，骨折线上方放置一颗螺钉，下端放置一颗螺钉，与关节面平行。重要的是，当放置这些螺钉时，它们要与骨折线平行，不要越过骨折线。此外，这些螺钉必须接近关节表面，以允许两个 3.5mm 前柱螺钉。这样就可以复位前柱并复位部分横向骨折。根据横骨折的倾斜角，从前面开始，可以使用 Weber 钳或有角度的 Matta 钳，其中一个齿位于耻骨隆起处，另一个齿位于臀中肌结节圆顶上方的后侧表面，以实现解剖复位。可以用两颗前柱螺钉从臀中肌结节后沿前柱向下至耻骨上支进行固定（图 8-3）。

T 型骨折固定的顺序通常与双柱髋臼骨折相反，但处理柱在头部周围旋转的需要是相似的，因为它向内侧推动。我们的目标还是减少"轿车门"。使用带有 4.5mm 螺钉的大型 Jungbluth 复位钳进行后柱的初始复位。同样，这些部位放置在靠近坐骨切迹的位置，为复位及钢板和拉力螺钉的放置留下足够的空间。一颗螺钉位于坐骨棘，另一颗位于坐骨切迹上缘上方。这使得 Jungbluth 复位钳可以广泛使用，因此可以在 Jungbluth 复位的两臂之间放置一个有角度的复位钳，以帮助骨折碎片的旋转。Jungbluth 复位钳常能矫正平移，但在后柱旋转有困难。在 Jungbluth 复位钳之间放置一个有角度的钳夹，其中一个齿位于髋臼上后部，另一个齿位于四边形表面 / 边缘，可使后柱旋转，压迫骨折线，可明显改善复位。复位螺钉的方向和坐骨内 Schantz 钉的放置也有助于矫正后柱的旋转。Schantz 钉放置于靠近股骨的坐骨，牵拉方向为后下旋转，解剖复位后柱。一旦获得复位，则拧紧 Jungbluth 卡箍。

由于横向骨折的倾斜度，随着 Jungbluth 复位钳的收紧，导致剪切和复位丢失。通常，按顺序复位后柱和前柱可以更精确地复位柱。对于陈旧性骨折，即 > 5 天，需清除前后柱之间沿四边形钢板骨折线的碎片；否则就不可能使柱发生旋转。此外，可能还需要松解下支来松解每个柱（图 8-1）。T 型骨折和双柱骨折的关键区别在于，关节表面的一部分仍然附着在髂骨翼的完整部分；因此，前柱和后柱必须完全复位。

在髋臼上骨的后柱和前柱之间用拉力螺钉固定，用长前柱螺钉用后柱钢板分别固定前后柱，如果有后壁，用拉力螺钉固定前柱和用钢板固定后壁（图 8-1 和图 8-3）。

3. 横型和横型伴后壁骨折

大多数急性骨折采用 Kocher-Langenbeck 入路治疗。然而，如果是髋臼横型或横型伴后壁骨折，Letournel[14] 更倾向于在这些骨折应用髂腹股沟入路。作者通常会尝试通过 Kocher-Langenbeck 入路，但如果存在以下任何一种情况，可选择横型骨折的 EIF 入路。

- 对侧耻骨支骨折或耻骨联合损伤（使横型骨折前柱复位更难复位）。
- 相关的骶骨后部、髂骨翼或骶髂关节损伤。
- 单一的坐骨大切迹骨折。
- 并列或横型前柱的显著位移，即 > 5mm 位移的骨折。
- 外伤后 7 天以上发生白顶区横型骨折，或头部损伤后出现明显的骨痂（由于横型骨折前后柱同时出现，略长于 5 天的 T 型骨折）。

Letournel[14] 的 21% 的横型和横型伴后壁骨折通过 EIF 入路手术。我们的 24% 的横型和横型伴后壁骨折是通过 EIF 入路手术的。100% 都是跨顶区的。43% 的患者有相关的耻骨支和（或）移位的骨盆后环损伤。43% 受伤后超过 3 周。无相关骨盆损伤的孤立性跨臼顶区骨折和损伤后不到 3 周的患者均发生明显的前柱移位（> 1cm），并且损伤后 > 7 天。如果在早期受伤的几天内进行治疗，其中一些可以通过 Kocher-Langenbeck 方法进行。

横型骨折的旋转位移发生在两个平面上。一个旋转轴是沿着耻骨联合，当耻骨联合周围的下部分旋转时，后柱大于前柱。第二个旋转轴是从耻骨联合点到骨折离开后柱的点。当股骨头部向内推时，横型骨折变宽。减少这两种旋转畸形对切开复位至关重要。这就解释了为什么联合或对侧耻骨支骨折的横型骨折更难以通过标准的 Kocher-Langenbeck 入路复位，因为它们已经失去了部分稳定性（"铰链"），这使得间接复位更难。

类似于 T 型骨折，前柱骨折线位于髂前下棘和髂耻肌之间。在 T 型骨折中提到可以通过解剖复位的横向移位的骨折块进行复位。在靠近股骨的坐骨处使用 Schantz 钉，并向后旋转远离股骨，将有助于旋转 T 型骨折的下横段使其解剖复位。此外，在 EIF 入路时，可以使用一个有角度的钳夹或一个大单齿复位钳钳夹，其中一个齿放在边缘块上，另一个齿在髂骨完好部分的前面，以减少骨折。从外侧到内侧的拉力螺钉通常垂直于骨折线，提供良好的固定。无论是横向骨折还是横向后壁骨折，拉力螺钉固定和钢板放置都与 T 型骨折或双柱骨折非常相似（见上文）。

4. 前柱后半横型骨折

大多数骨折通过髂腹股沟入路得到充分复位。偶尔，后柱发生明显移位，特别是与手术延迟或骨愈合不良相关时，可能需要外科医生进行扩大髂股入路。虽然通过髂腹股沟入路更容易复位前柱，但通过一个切口同时复位前柱和后半横截面是有益的。另外，如果不能通过髂腹股沟入路解剖复位后柱，可以采用连续的 Kocher-Langenbeck 入路来复位后柱。前柱复位与双柱骨折部分所描述的非常相似，后柱复位与 T 型骨折部分所描述的相似。

只有 4% 的相关前柱后半横型骨折通过 EIF 入路固定。我们所有的病例都是由于骨折治疗延误造成的。

八、结论

稳定非移位的骨盆骨不连，特别是后侧骨不连，已被证明可成功地使患者恢复损伤前状态[8]。一期、二期或三期骨盆重建对大多数骨盆骨折畸形愈合或移位不愈合的患者也有好处[1, 5]。骨盆环损伤畸形愈合或骨不连的手术治疗效果不如急性治疗。一旦畸形形成并出现慢性症状，通过手术重建使患者恢复到损伤前状态的可能性就会降低。另外，晚期手术治疗的并发症发生率较高[5]。通过解剖复位和内固定预防不稳定骨盆损伤是治疗骨盆畸形愈合和骨不连的最佳方法。

如果髋臼没有明显损伤，手术矫正髋臼畸形愈合和移位的骨不连可取得很好的效果[10]。手术治疗髋臼骨折畸形愈合或骨不连的效果不如急性治疗髋臼骨折。一旦畸形形成并出现慢性症状，通过手术重建使患者恢复到损伤前状态的可能性就会降低。在髋臼愈合不良的情况下，需要确定关节面状态，以区分可修复髋关节和需要 THA 的患者。另外，晚期手术治疗的并发症发生率较高[10]。急性切开复位内固定预防髋臼骨折是治疗髋臼畸形愈合和骨不连的最佳方法。

参考文献

[1] Dickson KF, Matta JM. Surgical reduction and stabilization of pelvic nonunions and malunions. Paper presented at the 63rd Annual Meeting of the American Academy of Orthopaedic Surgeons; 1996, Atlanta, Georgia.

[2] Frigon VA, Dickson KF. Open reduction internal fixation of a pelvic malunion throan anterior approach. J Orthop Trauma.

2001;5(7):519–24, 2001.

[3]   Hundley J. Ununited unstable fractures of the pelvis. In: Proceedings of the 33rd Annual Meeting of the American Academy of Orthopaedic Surgeons. J Bone Joint Surg Am. 1966:46A.

[4]   Letournel E. Diagnosis and treatment of nonunions and malunions of acetabular fractures. Orthop Clin North Am. 1990;21(4): 769–88.

[5]   Matta JM, Dickson KF, Markovich GD. Surgical treatment of pelvic nonunions and malunions. Clin Orthop Relat Res. 1996;329:199–206.

[6]   Matta JM, Saucedo T. Internal fixation of pelvic ring fractures. Clin Orthop Relat Res. 1989;242:83–97.

[7]   Mohanty K, Taha W, Powell JN. Non-union of acetabular fractures. Injury. 2004;35(8):787–90.

[8]   Pennal GF, Massiah KA. Nonunion and delayed union of fractures of the pelvis. Clin Orthop Relat Res. 1980;151:124–9.

[9]   Zura RD, Kahler DM. A transverse acetabular nonunion treated with computer-assisted percutaneous internal fixation. A case report. J Bone Joint Surg Am. 2000;82(2):219–24.

[10] Mayo KA, Letournel E, Matta JM, Mast JW, Johnson EE, Martimbeau CL. Surgical revision of malreduced acetabular fractures. Clin Orthop Relat Res. 1994;305:47–52.

[11] Tile M. Fractures of the pelvis and acetabulum. Baltimore: Williams & Wilkins; 1984.

[12] Kellam JF. The role of external fixation in pelvic disruptions. Clin Orthop Relat Res. 1989;241:66–82.

[13] Dickson KF, Matta JM. Skeletal deformity after anterior external fixation of the pelvis. J Orthop Trauma. 2009;23(5):327–32.

[14] Letournel E, Judet R. Fractures of the acetabulum. (Elson RA, translator. Original French edition published by Masson et Cie.,

Paris; 1974). Berlin/ Heidelberg: Springer-Verlag; 1993.

[15] Huittinen VM, Slatis P. Nerve injury in double vertical pelvic fractures. Acta Chir Scand. 1972;138(6):571–5.

[16] Dickson KF. Acetabular and pelvic nonunions. In: Agarwal A, editor. Nonunions: diagnosis, evaluation and management. New York: Springer Science+Business Media; 2018. p. 183–206.

[17] Sponseller PD, Bisson LJ, Gearhart JP, Jeffs RD, Magid D, Fishman E. The anatomy of the pelvis in the exstrophy complex. J Bone Joint Surg Am. 1995;77(2):177–89.

[18] Matta JM, Yerasimides JG. Table-skeletal fixation as an adjunct to pelvic ring reduction. J Orthop Trauma. 2007;21(9):647–56.

[19] Matta JM, Tornetta P 3rd. Internal fixation of unstable pelvic ring injuries. Clin Orthop Relat Res. 1996;329:129–40.

[20] Cole JD, Bolhofner BR. Acetabular fracture fixation via a modified Stoppa limited intrapelvic approach. Description of operative technique and preliminary treatment results. Clin Orthop Relat Res. 1994;305:112–23.

[21] Hsu JR, Bear RR, Dickson KF. Open reduction of displaced sacral fractures: techniques and results. Orthopedics. 2010;33(10):730.

[22] Beaule PE, Antoniades J, Matta JM. Trans-sacral fixation for failed posterior fixation of the pelvic ring. Arch Orthop Trauma Surg. 2006;126(1):49–52.

[23] Griffin DR, Starr AJ, Reinert CM, Jones AL, Whitlock S. Vertically unstable pelvic fractures fixed with percutaneous iliosacral screws: does posterior injury pattern predict fixation failure? J Orthop Trauma. 2006;17(6):399–405.

[24] Semba RT, Yasukawa K, Gustilo RB. Critical analysis of results of 53 Malgaigne fractures of the pelvis. J Trauma. 1983;23(6):535–7.

第9章 股骨近端骨折畸形愈合

Malunions of the Proximal Femur

Case W. Martin   Animesh Agarwal   著

一、概述

股骨近端骨折是全世界骨科医生遇到的最常见的损伤之一。在社区和三级转诊创伤中心的骨科医生会定期治疗这类包括股骨头、股骨颈、粗隆间和粗隆下区域的骨折。这个区域几乎所有的骨折都要接受手术治疗，减少对活动能力受限。

这一区域的损伤是由各种机制造成的，从站立位时低能量跌倒到高能量机动车事故。虽然这种机制与患者特有的因素结合在一起可以改变骨折类型和治疗方法，但治疗这些骨折的基本原则仍然是医生处理这些骨折的基础。系统的治疗方法有助于最大化促进骨折愈合和功能恢复，但就像其他地方的骨折一样，股骨近端也可能发生骨不连和骨折畸形愈合。虽然骨不连在文献中有广泛的描述，尤其是股骨颈骨折，但迄今为止，股骨近端的畸形愈合受到的关注较少。

当骨骼在非解剖位置愈合时，就会发生畸形愈合。对位不良包括冠状面、矢状面和轴面，或者这些平面组合中的角度变形，以及旋转、平移或长度差异。在股骨近端，非手术治疗骨折后可能发生畸形愈合。畸形愈合在骨折手术复位不完全或固定稳定性不足时也会发生。此外，依从性不佳的患者，可能会导致固定丢失，并有可能增加畸形愈合的风险。股骨近端的畸形愈合可导致功能受限、疼痛和破坏性的关节改变。最常见的情况是，患者不能容忍股骨近端的内翻和旋转畸形，而外翻和长度相关的畸形愈合在一定程度上可耐受。

（一）股骨近端骨折流行病学

骨科医生遇到股骨近端骨折的频率估计各不相同。股骨近端骨折占创伤中心所有骨折的近12%。根据 Court-Brown 和 Caesar 的流行病学研究，在发生骨折最常见的位置中，股骨近端位列第三[1]。丹麦骨折数据库显示，在接受手术治疗的成人骨折中，股骨近端骨折占1/3[2]。Burger 等研究表明该类骨折是骨质疏松相关骨折的第三大常见部位，而且这些骨折治疗费用占整个骨质疏松相关骨折费用的近3/4[3]。尽管股骨近端开放性骨折的发生率在所有开放性骨折中所占比例还不到0.05%[4]，可能是由髋部周围软组织保护及这些类型骨折的损伤机制所致，这些骨折倾向发生于低能量跌倒。然而，随着人口老龄化，这些骨折的发生率似乎在增加[5, 6]。

从历史上看，股骨近端骨折的发生率较低。1959年来自英国牛津的一项里程碑式的流行病学研究显示，股骨近端骨折约占所有治疗骨折的 5%。Buhr 和 Cooke 还指出，80 岁以上的男性和女性发生股骨颈骨折的风险分别是 40 岁以下的男性和女性的 30 倍和 300 倍[7]。

过去半个世纪的研究证实，股骨近端骨折的发病率随着年龄的增长而成倍增加。寿命的延长和世界范围内骨质疏松症的相应增加助长了骨折患者数量的增加，从而增加了卫生系统的成本和负担。1992 年，Cooper 等估计，1990 年全球约有 166 万人患有髋部骨折，并预测至 2050 年，每年将有 626 万人遭受髋部骨折[8]。仅在 2005 年，美国就发生了 200 多万与骨质疏松相关的骨折，其中约 15% 涉及股骨近端。到 2025 年，仅骨质疏松性骨折预计每年就会超过 300 万例[9]。与随年龄线性增长的桡骨远端骨折不同，股骨近端骨折呈指数增长，因为髋部骨折与低骨密度密切相关[10, 11]。Bouyer 等使用法国的国家健康数据系统证明，老年患者股骨颈和股骨近端骨折的发病率呈指数级上升。2016 年，发生股骨颈和近端骨折的平均年龄分别为 82 岁和 77.6 岁，分别占所有骨折的 14% 和 3%[12]。虽然大多数股骨近端骨折发生在转子周围，但骨质疏松也增加了人们发生转子下骨折的频率。

在韩国，股骨颈骨折、转子间骨折和转子下骨折的发病率分别为 29.3/10 万人、26.8/10 万人和 2.0/10 万人。60 岁以上的人患髋部骨折（包括股骨颈或转子间骨折）的概率也要高得多，正如其他研究显示的那样，女性比男性更容易发生髋部骨折，分别约为每 10 万人中有 527.0 人和 260.0 人。然而，60 岁以上股骨转子下骨折的发生率较低，在女性和男性分别为每 10 万人 13.2 和 7.2 人。在超过 28 000 个股骨近端骨折中，Yoon 等研究发现，在所有年龄段中股骨颈骨折的男女比例为 2.534，转子间骨折为 2.165，转子下骨折为 1.435，而转子下骨折仅

占所有股骨近端骨折的 3.4%[13]。

尽管与欧洲人和北美人骨质疏松症发病率较高一致，但在骨质疏松患者中，美国人的髋部骨折发病率甚至高于韩国。在 65 岁及以上的患者中，Brauer 等研究发现，1986—2005 年，77.2% 的髋部骨折发生在女性身上。经计算，女性和男性每年发生髋部骨折的平均数为每 100 000 人中分别有 957.3 人和 414.4 人。1995—2005 年，患者群体中的并发症有所增加，但 1995—2005 年，髋部骨折的总体发病率有所下降[14]。许多其他研究也表明，髋部骨折的发病率和死亡率在 20 世纪 90 年代达到顶峰后，在过去的几十年里有所下降[15-17]。

造成这一下降的原因是多方面的。一些作者推测，随着人们对骨质疏松症的了解、预防和治疗的增加，以前的高危人群现在更健康了。这些措施包括但不限于更频繁的体力活动，增加维生素 D 和钙的摄入，以及开具双膦酸盐的处方。培育良好身体习惯也可能起到一定作用。在过去的半个世纪里，肥胖患者的数量显著增加，自 1975 年以来，全球肥胖人口数量增加了 2 倍。根据世界卫生组织的数据，全世界 39% 的成年人超重，每年有超过 280 万人死于超重或肥胖[18]。肥胖的人往往有较高的骨密度，这将使他们的骨折风险降低，而体重过轻且骨密度较低的人面临较高的骨折发生率。多项研究表明，肥胖患者髋部骨折的发生率有所降低[19-22]。因此，正如 Court Brown 等证明的那样，肥胖和股骨近端骨折之间的关系在男性和女性中都是负相关的[23]。

体重不足的绝经后女性特别容易发生股骨近端骨折。男性和女性之间的差异在于女性绝经后随着雌激素水平的下降而显现，雌激素是实现和维持骨量峰值的最重要的性激素。雌激素抑制骨吸收，因此女性通常从青春期后期到绝经前骨密度保持不变，绝经后雌激素水平急

剧下降，从而增加骨折的风险[24]。绝经后女性髋部骨折的发生率是绝经前女性的 2 倍，但在绝经后女性中，年龄成为股骨近端骨折发生率最重要的决定因素[25]。体重过轻的患者一开始就处于劣势，因为他们通常有较低的峰值骨量，这通常发生在 20 岁出头的女性和快 30 岁的男性身上。由于绝经后没有雌激素的保护作用，峰值骨量较低的老年女性患者在发生骨量减少和骨质疏松之前骨量储备较少，从而使她们面临更大的骨折风险。随着男女患者年龄的增长，他们中的许多人也会出现骨质疏松症，更容易摔倒，再加上晚年骨骼质量较差，增加了骨折的风险[26]。

（二）股骨近端骨折畸形愈合发生率

尽管骨科医生治疗股骨近端骨折的频率很高，但人们对这一领域的畸形愈合发生率知之甚少。如上所述，这些骨折中的大多数都是通过手术治疗的，特别是在发达国家。因此，由于非手术治疗这些骨折而导致的畸形愈合并不常见。考虑到股骨近端骨折相关的功能限制，股骨近端畸形愈合最常见的原因是骨折复位不良和植入物的选择和放置不佳。骨质疏松症的患者和依从性不佳的患者会加剧此问题，从而导致复位丧失和随后的畸形愈合。

股骨近端骨折内固定失败困扰骨科医生数十年。1975 年 Hunter 总结，与保守治疗相比，手术治疗转子间骨折没有任何好处，因为它的内固定并发症发生率约为 14%，骨不连发生率约为 7%[27]。Davis 等 1990 年的研究成果显示，转子间骨折的机械失败率为 16.5%[28]。20 世纪 90 年代后期，Baumgaertner 等发表了一项里程碑式的研究，关于尖顶距在预测滑动髋部螺钉在转子间骨折固定失败中的价值，这有助于显著减少螺钉切出的发生。在作者强调螺钉位于股骨头中心和尖顶距＜ 25mm 的重要性后，他

们注意到内固定失败率有 10% 下降[29]。随着人们对股骨近端骨折周围手术固定的认识不断提高，固定失败的发生率也降低了。不幸的是，尽管在植入物和骨折复位方面有所改进，股骨近端骨不连和畸形愈合仍然相对常见。

到目前为止，股骨近端骨折畸形愈合的发生率很难确定，而且根据股骨近端区域的不同有很大的不同。如下所述，少数病例报道描述了股骨头畸形愈合。许多研究表明股骨颈畸形愈合的发生率在 6%～40%[30-38]，但这些数字可能低估了骨折后股骨颈畸形愈合的总体发生率，因为股骨颈短缩、外翻嵌顿、股骨头骨骺滑脱和凸轮型撞击损伤都很常见。与股骨颈不同，股骨转子间和转子下骨折畸形愈合的发病率较低。一项研究报道，转子下畸形愈合率为 16.7%[39]，另一项研究则指出，手术时的复位不良率为 20%[40]。股骨转子间和转子下区域的畸形愈合通常是由非手术治疗、复位不当或内固定失败所致。

（三）股骨近端骨折畸形愈合的危险因素

股骨近端畸形愈合的原因有很多。相对于身体其他部位的骨折，股骨近端骨折是独一无二的，因为考虑到它们对活动能力的显著作用，它们几乎都常规进行手术治疗。因此，在发达国家，股骨近端畸形愈合很少是由于非手术治疗或被忽视的骨折造成的。相反，股骨近端的畸形愈合通常是由各种因素中的一种或多种因素的组合引起的。首先，骨折复位不良或不充分可能导致畸形愈合。复位不良还会增加对内固定的应力，从而导致另一个风险因素，即内固定失败。如果应力过大，植入物本身可能会疲劳并失效。宿主因素，如患者的骨骼质量差，也可能导致植入物切出和失败，如果忽略这些因素，内固定在非解剖位置下固定导致骨折愈合。最后，患者非依从性是一个额外的风险因

素，而这个因素外科医生很难控制，然而它也会给内固定带来过度应力。

最佳复位与正确的术中透视密切相关。如果术中没有得到理想的 X 线切面，复位不充分的概率会增加。最佳的植入物放置通常需要正确的复位，因为许多植入物在解剖学上都是为配合复位后的骨骼而设计的[41]。无论是成像问题还是植入物因素，外科医生的错误仍然可能发生。Ramanoudjame 等报道，进行闭合头髓内钉治疗股骨粗隆间骨折时，内旋超过 15° 时的复位不良发生率为 40%[42]。由复位不良导致的植入物位置不正确也会导致更多的内固定失败[43-45]。使得这一潜在陷阱更具挑战性的是，外科医生对什么是充分的骨折复位意见不一。Heetveld 等的研究结果表明，尽管在冠状面 X 线上对移位的股骨颈骨折的充分复位的意见是一致的，但对于侧位片上可接受的骨折复位的定义，外科医生之间有相当大的差异[46]。

考虑到这种可变性，外科医生的经验似乎有助于更好的复位，从而最大限度地减少并发症包括固定失败和随之而来的畸形愈合。Browne 等总结得出，手术量与降低髋部骨折治疗死亡率有关[47]。Kukla 等证实，随着科室经验的增加，股骨转子间骨折的术中和术后早期并发症发生率降低[48]。Auten 等回顾了 30 000 多例髋部骨折手术得出结论，经验不足 3 年的外科医生再次手术的风险增加，这表明有经验的外科医生更有能力处理移位的股骨颈骨折[49]。数据显示，延迟手术治疗移位的股骨颈囊内骨折超过 48h，并发症不会增加，这也使得患者等待经验丰富的外科医生更加合理[50]。相反，Malik 等对髋部骨折发病率和死亡率进行系统综述，发现医院规模比手术量更能预测术后并发症[51]。在股骨颈骨折的半髋关节置换术中，Spaans 等证实手术量不会影响术后早期结果或并发症发生率[52]。此外，Wieggers 等在一项对 200 多万个髋部骨折进行的系统回顾和 Meta 分析中得出结论，医院规模和手术量都不会对手术后结果产生影响[53]。尽管股骨近端骨折治疗存在诸多挑战，但文献尚未证明手术量与并发症风险之间存在明确的联系。

有许多患者特有的危险因素可能导致股骨近端骨折畸形愈合。例如，肥胖、软组织增多会增加患者定位、骨折的可视化和复位及术中成像的难度。在治疗的困难增加可能会导致复位不良、内固定位置不佳及随后发生的并发症。肥胖也是骨科创伤患者发病率增加的一个危险因素，这些患者的手术部位并发症增加，住院时间延长，治疗费用增加，内固定愈合延迟[54, 55]。特别是股骨转子间骨折，Kempegowda 等发现确诊为肥胖的患者比非肥胖患者更容易出现伤口感染和全身并发症[56]。跨多个亚专科的骨科文献显示，肥胖患者的手术时间和失血量也有所增加[57-59]。体重指数（body mass index，BMI）在 18.5 以下的患者围术期并发症的概率也会增加，因此，骨科创伤患者在 BMI 谱的每一个极端都会增加并发症发生率[60]。这种与体重指数相关的双峰并发症特征与体重不足和肥胖患者中普遍存在的营养不良有关[61]。营养不良与伤口愈合和骨骼质量密切相关，因为营养不良影响会导致内固定的失败和畸形愈合的形成。

骨骼质量和血管解剖也有助于提高骨骼的愈合能力。由于骨质疏松症时会出现骨小梁丢失，它使股骨近端容易骨折，部分原因是载荷代偿性地转移到股骨颈底部的内侧皮质。股骨近端的血供也可能很薄弱，这在确定最佳治疗方式及确定血管受损和骨不连或缺血性坏死的可能性中起着关键作用。囊内骨折常常危及股骨头的血液供应，增加了股骨头坏死和骨不连的风险。最常见的情况是，骨骺外侧血管穿透股骨头颈部交界处的外侧边缘，使该区域的骨折有很高的血管损伤风险。然而，随着股骨颈远端骨折的发生，这种风险通常会降低，因为股骨颈基底部骨折及囊外的转子间和转子下骨折发生股骨头血液供应中断的风险明显较小[62]。尽管血管供应受损通常被认为是骨不连的较高风险，它可能会通过延长愈合时间而导致畸形愈合。在此期间，植入物的应力可能达到疲劳和失败，导致复位的丢失和骨骼在非解剖位置的愈合。

在股骨近端骨折中，内固定失败是导致畸形愈合、骨不连和其他并发症的常见原因。这种并发症是多因素的，受患者年龄、骨骼质量、骨折类型、复位质量、股骨头螺钉位置及内固定设计和选择的影响。每种骨折类型也都有不同程度的与植入物切出和固定失败相关的风险。例如，更垂直类型的股骨颈、不稳定的转子间和复杂的骨折类型都有更高的内固定失败风险。尽管外科医生不能改变骨折类型或患者的相关因素，他们可以控制内固定在复位质量和股骨头内假体位置，这对内固定切出率有很大的影响[28, 29]。骨折非解剖复位及拉力螺钉次优位置是相互依赖关系，难以复位的复杂骨折往往存在植入物正确安放问题[63]。

股骨近端骨折内固定术后最常见的并发症是内固定的切出。Baumgartner 等描述了股骨近端植入物切出的并发症，如颈干角塌陷导致内翻和股骨头内螺钉的切出[29]。在研究中，加压髋螺钉和髓内装置的切出发生率为 0%～16.5% 不等[28, 64, 65]。对于滑动髋部螺钉，作者报道了稳定型转子间骨折失败率高达 10%，不稳定转子间骨折失败率高达 15%。通常，拉力螺钉切出股骨头是由于螺钉的位置不良，穿透关节是由于拉力螺钉无法滑动，短缩和内翻伴有股骨内移是由于骨折部位塌陷、拉力螺钉滑动及外侧皮质断裂。虽然头髓装置的出血量和透视时间较少，但其术后并发症的发生率也相似[65]。

Bartoníček 等强调了与股骨近端头髓内钉相关的许多并发症可能导致内固定失败和复位不良，这是最常见的导致内翻愈合的原因。因此，作者建议在使用头髓内钉复位股骨近端骨折时轻度外翻，以最大限度地减少内固定并发症[66]。由于髓内和髓外植入物固定的股骨近端骨折并发症发生率高，Nyholm 等对股骨近端骨折植入物的选择进行了系统综述，得出结论：股骨近端骨折使用特定的植入物缺乏高质量的系统水平的临床证据。作者建议建立大型植入物专用登记系统，以帮助监测和定性评估临床结果[67]。尽管如此，大多数作者认为，大多数并发症与复位不充分或不正确的内固定位置等技术错误有关，这可能导致股骨近端内固定失败和畸形愈合。

二、患者评估

（一）临床检查

对疑似股骨近端畸形愈合患者的临床评估始于病史。大多数患者会回忆起股骨近端的骨折，其中绝大多数人会接受手术来治疗这种损伤。医生应评估患者是否继续存在疼痛、功能受限、感觉双下肢不等长或旋转受限。不过，许多股骨近端畸形愈合的患者可能会否认有任何显著的缺陷，而股骨近端的受伤史和手术史，可以提示医生通过影像资料来诊断畸形愈合。骨折畸形愈合的患者可能不会有像骨不愈合时那样的疼痛，尽管处于不正常的位置，此时骨折愈合已经发生。患者也可能没有明显的功能缺陷，因为许多股骨近端的畸形愈合是轻微的，不会像骨不连和固定装置失败往往会给患者带来更严重的并发症，以致作者经常不会报道股骨近端骨折畸形愈合是不利的结果。然而，获取患者的病史不应仅限于受伤史。患者的用药史和代谢史也是帮助指导治疗的重要信息。骨量减少或骨质疏松的病史会显著增加固定失败和随后畸形愈合的风险。同样，成骨不全、Paget 病、营养不良和癌症等医疗因素也会减少骨量，从而延长骨折愈合的时间，并增加对植入物的要求。

一旦完成了对病史的采集，医生应该评估患者步态，特别是注意下肢跛行和旋转的差异，以及评估患者两侧大转子和髂嵴最高点的高度来观察下肢长短差异。髋关节和膝关节的活动范围及疼痛弧可以提供重要的数据参考，因为股骨近端的畸形愈合可能导致或加剧髋关节炎的改变。任何可触摸到的畸形或在髋关节外侧触及内固定也可能提示着随着时间的推移，骨折复位丢失或内固定失效。检查患者以前的瘢痕不仅可以帮助外科医生确定在看 X 线之前可能使用了什么手术入路和植入物，而且还可以制订治疗畸形愈合的手术计划。此外，双下肢远端的神经血管检查对于预测未来跌倒的风险非常重要，如神经病变，因为这可能会使患者面临更大的再次骨折、内固定失败或手术治疗后复发畸形愈合的风险。

一些股骨近端畸形愈合的患者可能出现功能活动度降低。如果情况严重，畸形愈合时骨形态的改变会改变软组织运动力学。因此，由于异常的非解剖张力，近端的肌肉特别是髋外展肌和股骨近端周围的肌腱可能很快就会疲劳。如果该因素长时间存在，畸形愈合可能会导致髋关节周围肌肉相对于对侧明显萎缩。虽然股骨近端畸形愈合的患者可能会有疼痛，但这种疼痛通常与软组织劳损和疲劳相关的活动有关，与骨不连导致的疼痛不同，后者通常更恒定，而且会因负重而加剧。

股骨近端畸形愈合的患者也可能有软组织挛缩，这不仅限制了髋关节的活动范围，而且还限制了下肢远端的关节。挛缩的严重程度与制动时间有关。如果骨折后接受非手术治疗，这些疾病可能会发展为长期制动的后遗症。绝大多数股骨近端骨折都是手术治疗，以避免与长时间制动相关的并发症，但对于股骨近端很不稳定而不能手术固定的且危及生命的患者，也可以进行非手术治疗。同样，在世界上医疗和骨科护理条件较差的地区而被忽视骨折也可以进行非手术治疗。此外，接受手术固定治疗的股骨近端骨折的患者可能会内固定失败，继而因其他意外如摔倒、骨骼质量差或内固定失败而出现复位丢失。如果不及早发现，这些患者有发生畸形愈合和挛缩的风险。

（二）影像

在安排检查项目时，医生应考虑从每项检查获得的信息将如何影响诊断和后续治疗。成本和辐射暴露是需要考虑的因素。股骨近端畸形愈合的放射学评估始于标准的骨盆正位、髋关节正侧位。前后位 X 线的一个常见错误是忽略下肢的位置，使髋关节向外旋转。因此，在拍摄前后位片时，应注意保持两侧髌骨与患者冠状面成 90° 角；或者下肢内旋 15°～20°，以匹配前后位 X 线上的股骨前倾角，抵消股骨正位片前倾角，将提供一个垂直于透视平面真正的股骨近端正位片。然而屈曲挛缩可能会改变图像放大倍数，并影响医生仔细观察股骨方向的能力。在这种情况下，可能需要以倾斜的方式获得前后位 X 线，以确保 X 线在屈曲挛缩位置垂直于股骨的冠状面。股骨近端侧位 X 线有多种成像技术，其中包括蛙式位、45° 或 90° Dunn 位、髋关节穿桌侧位和假斜位。这些方法都存在各自的优缺点。蛙式位通常勾勒出头颈部交界处的轮廓，但大粗隆这一区域的解剖结构会显得模糊。通常情况下，下肢内旋不足的摄片是可以通过穿桌侧位实现的，是否可以看到小粗隆是一个值得注意的问题。患者的身体习性也会遮挡穿桌侧位摄片时的骨性标志，因为软组织放射密度会干扰骨性标志[68, 69]。对于股骨头骨折的患者，Judet 骨盆 X 线也应该用于评估是否可能合并髋臼壁骨折。

　　同样，考虑到股骨颈和股骨干骨折的发生率，股骨正侧位 X 线也是有帮助的。此外，股骨全长 X 线使医生能够更好地评估冠状面和矢状面的骨性对合情况，这对股骨转子下骨折尤为重要。这些图像将有助于指导治疗，告知医生该患者是否存在明显的股骨前弓，这可能会增加顺行股骨头髓内钉治疗股骨颈、转子间或转子下骨折时前皮质穿透的风险。它也可以影响外科医生对于装置长度的需求。例如，如果患者的膝关节远端有内固定，无论是股骨远端骨折还是全膝关节置换术，在这种情况下，外科医生可能希望使用桥接固定结构，以最大限度地减少应力上升的风险。

　　在畸形愈合的诊断中，高级成像通常是不必要的，因为在平片上通常很明显。许多股骨近端畸形愈合在一个平面上很明显，在内固定失败后会更加明显。例如，由于技术错误（如复位不完善或植入物位置不正确）、骨骼质量差或两者的组合使得头髓螺钉从股骨头穿出导致的畸形愈合，这在平片上很明显。同样，X 线也很容易让提供者诊断股骨转子下骨折畸形愈合，非手术治疗的股骨转子下骨折有明显的内翻和前倾畸形。

　　然而，旋转畸形也可能发生在股骨近端的畸形愈合中。在手术室中，外科医生经常利用小转子轮廓评估患侧相对于健侧股骨的位置，也可通过比较小转子轮廓与髌骨或胫腓骨重叠位置判定旋转畸形情况。Marchand 等认为，尽管患者对侧下肢旋转有一些自然变异可能，但该方法在术中重现了自然旋转[70]。在门诊中，虽然站立的双下肢全长正位片提供了一些旋转的对比数据，但相对于术中透视技术，它往往是不准确的，仅提供了对股骨旋转不良的非常粗略的估计。因此，计算机断层扫描使医生能够测量股骨颈相对于股骨髁部的旋转角度，从而更精确地测量股骨近端的旋转不良。双下肢站立正位片应该是评估双下肢不等长患者的初步资料[71]，这种情况可能发生在股骨近端的畸形愈合中。下肢的全长影像也是评估机械轴的关键。通过双下肢的站立正位片，医生可以测量和评估畸形对股骨近端外侧力线角（mLPFA=90°±5°）和股骨近端内侧解剖角的影响（aMPFA=84°±4°）。计算机断层扫描可用于诊断疑似股骨近端畸形愈合的各种原因。因为在临床环境下对骨折愈合的评估仍然是一种不完善的做法[72]，CT 扫描可以用来描述骨折是否愈合或是否不愈合。如果扫描发现的是骨不连，医生应该开始为可能存在的感染和代谢障碍进行实验室测试或额外的先进成像，如镓扫描或放射性标记的白细胞扫描。此外，CT 扫描结合二维和三维重建可以对粗隆畸形愈合、股骨头空洞、骨小梁丢失、旋转不良和髋关节关节炎改变进行更全面的评估。所有这些变量都可能改变对股骨近端畸形愈合治疗的选择。

三、股骨头

（一）股骨头骨折

　　股骨头骨折是一种罕见的损伤，通常由髋部或下肢的高能量创伤引起，还合并有髋关节脱位。大多数股骨头骨折发生在机动车事故后髋关节后脱位，很少发生在髋关节前脱位或单纯股骨头骨折而无脱位的情况下。事故发生时髋关节处于屈曲、外展或内收、旋转时的位置，再加上外力的方向和大小，决定了骨折的类型和严重程度。6%～16% 的髋关节后脱位伴有股骨头骨折，考虑到延迟复位增加了股骨头坏死的概率，髋关节脱位的复位是紧急的[73]。嵌在关节中的股骨头碎片会阻止髋关节脱位复位，增加关节的不稳定性，并可能对关节面造成损害。然而，考虑到股骨头骨折发生的频率很低，缺乏对患者群体大样本的研究。因此，有关股骨头畸形愈合的文献很少。

Giannoudis 等发表了关于 29 篇文献的系统文献综述，共报道了 453 例股骨头骨折。在纳入综述的论文中，大多数作者使用了 Pipkin 股骨头骨折分类方案。超过 85% 的骨折是由车祸造成的，与常见于高能量创伤事件中情况一样，大多数患者年龄较小，平均年龄为 38.9 岁。年轻患者给外科医生带来了治疗挑战，因为关节置换术通常对于老年患者来说是一种可行的治疗方法，因为他们有较低的远期髋关节翻修的概率。然而，在年轻患者中，避免骨丢失必须与保留股骨头的稀薄血液供应的需要相平衡。因此，在治疗方式、手术方式和固定技术上存在争议。目前，对于大多数的病例，这些损伤的建议包括进行紧急闭合复位和明确的手术处理，对于 Pipkin I 型骨折，切除骨块是合理的选择，而对于较大的骨块则建议切开复位内固定。对于对合关系较好的股骨头骨折应保留非手术治疗，并使用先进的成像技术密切关注关节的完整性和关节间隙，以确保没有松动的碎片残留。作者还指出，11.8% 的病例发生了缺血性坏死，尽管没有统计学意义，但当外科医生使用后入路而不是粗隆翻转截骨入路或前入路时，这种情况往往更有可能发生。此外，他们还发现，与粗隆翻转截骨入路相比，前入路和后入路的创伤后关节炎发病率分别高出 20 倍和 30 倍。因此，作者认为粗隆翻转截骨术是股骨头骨折手术固定的最佳选择[74]。

Scolaro 等在文献中描述了接受切开复位内固定治疗的大队列的股骨头骨折患者的处理方式和结果。在他们的论文中，作者指出，53.1% 的股骨头骨折患者接受了切开复位内固定，25.1% 只接受了骨碎片清除，19% 接受了非手术治疗。至少随访 6 个月，90% 的患者骨折愈合，部分患者发生内固定失败，8.7% 的患者发生股骨头缺血性坏死。大多数接受手术治疗的骨折都接受了 Smith-Peterson 前入路手术，他们得出结论，Pipkin III 型骨折可能无法接受手术固定，因为它们的固定失败率和股骨头缺血性坏死发生率很高，需要改行关节置换术[75]。

（二）股骨头骨折畸形愈合

考虑到股骨头骨折的稀缺性，股骨头畸形愈合更是罕见，并构成关节内畸形愈合。上述文献综述和队列研究并未描述股骨头骨折畸形愈合的发生率，但一旦出现，股骨头畸形愈合对髋关节可能是毁灭性的。通过改变关节内应力，软骨和唇部损伤可导致疼痛、关节炎改变和跛行。股骨头畸形愈合也可能导致撞击和活动范围受限。因此，对于有股骨头骨折病史、持续疼痛和活动范围受限的患者，应该特别关注是否有股骨头畸形愈合。如果发生股骨头畸形愈合，并在临床和放射检查中确诊，可以有许多治疗方案可供选择。有严重的关节炎改变的特别是老年患者，全髋关节置换术是最好的挽救方法（图 9-1）。然而，在没有关节炎改变的年轻患者中，少数作者提供了病例报道来描述他们首选的治疗方法。

Matsuda 描述了关节镜下对股骨头骨折进行切开复位内固定治疗的一种方法，一名依从性不佳的患者发生内固定断裂后进展为畸形愈合。这位患者术前没有骨坏死的影像学证据，表现为疼痛而活动范围减少和自我感觉双下肢不等长，临床检查照片与髋臼撞击

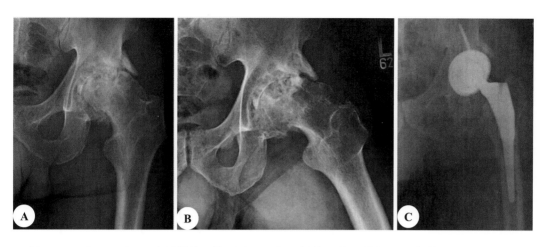

▲ 图 9–1　A 和 B. 一名 58 岁男性的正位（A）和（B）侧位 X 线，他在 20 多年前遭受了股骨头骨折脱位后进行了非手术治疗；C. 随后，他出现了关节内股骨头畸形愈合和严重的关节炎改变，为此他接受了全髋关节置换术

（femoroacetabular impingement，FAI）一致。在经皮取出螺钉后，作者使用一个小骨钻通过关节镜入口，然后在关节镜下通过直示下获得复位，然后放置植骨和经皮螺钉，进行畸形愈合的截骨手术。骨赘也是在关节镜下去除的[76]。尽管髋关节镜不是由普通的或创伤骨科医生进行的，但如果不进行切开复位，对于熟练使用髋关节镜治疗股骨头畸形愈合和评估股骨头复位的外科医生来说，髋关节镜是一种有价值的工具。值得注意的是，关节镜也可用于取出嵌顿的碎片或辅助固定股骨头骨折[77]。

　　大多数骨科医生可能更擅长处理髋关节脱位手术，而不是髋关节镜检查。Ross 等报道了一个年轻的活跃的男性的髋关节撞击病例，他在股骨头骨折后发展成股骨头畸形愈合。这位特殊的患者在受伤时是 Pipkin Ⅱ 型股骨头骨折，当时他接受了非手术治疗。骨折愈合后患者恢复负重后，仍有屈髋疼痛。临床检查显示髋关节疼痛和活动范围受限，高级影像显示盂唇撕裂和软骨病及股骨头畸形愈合。作者采用 Ganz 粗隆截骨术和保留旋股内侧动脉的髋关节脱位手术治疗患者。他们修复了盂唇部撕裂，使用截骨术松解了畸形愈合的股骨头，准备了

股骨头松质床，并使用无头加压螺钉对股骨头进行了解剖复位。在手术完成之前，他们利用骨锉去除凸轮型畸形，以改善股骨头和股骨颈前外侧对髋臼的撞击，并保护修复后的盂唇部。据报道，这名患者术后情况良好[78]。Yoon 等还报道了 3 例采用部分截骨治疗的 Pipkin Ⅰ 型股骨头畸形愈合。患者最初采用了非手术牵引治疗内下方股骨头骨折 6～8 周，随后他们告知作者出现疼痛和髋关节活动受限。作者观察到采用前方 SP 入路进行畸形愈合截骨、术后立即负重及髋关节活动度训练课产生良好的临床效果[79]。正如 Sontich 等报道的那样，畸形愈合不仅可能发生在股骨头上，也可能发生在髋臼上。他们的患者 Pipkin Ⅰ 型股骨头骨折后进行了非手术治疗，随后股骨头碎片与髋臼相结合导致了畸形愈合，引发了功能缺陷，随后患者接受了手术清创，并取得了很好的效果[80]。

　　因此，股骨头畸形愈合的表现和治疗因医生的不同而有很大不同。由于缺乏报道，没有手术途径或治疗方法被证明有更好的结果。如上所述，不管是股骨头畸形愈合导致的关节破坏增加，还是股骨头缺血性坏死后继发的显著

的关节炎改变，关节置换术仍然是治疗股骨头畸形愈合的一个可行的选择。然而，在那些可以保留关节和骨骼的患者中，无论采取何种手术方法来纠正畸形愈合，保留血液供应都是重要的。股骨颈和股骨头的血供有三个不同的部分，一个囊外动脉环来自旋股外侧动脉前和旋股内侧动脉后方，囊外支持动脉的囊内上行支和圆韧带动脉。旋股内侧动脉通常通过骨骺外侧动脉复合体为股骨头提供最大的血供，尤其是上外侧负重部位，而旋股外侧动脉通过干骺端下动脉供应股骨头前下部[62]。考虑到血液供应对于避免术后发生股骨头坏死的重要性，治疗股骨头畸形愈合的方法应该以现有的股骨头骨折文献为指导，这是理所当然的。Ganz等在2001年首次描述了利用粗隆旋转截骨术进行髋关节脱位的外科手术，该截骨术提供了360°的股骨头视角[81]。许多作者已经证明，用这种方法固定股骨头骨折和骨软骨移植治疗股骨头骨软骨缺损的效果好，而且股骨头缺血性坏死的发生率低[74, 82-86]。其他作者也主张采用直接前路固定股骨头骨折[75, 87-89]。考虑到相互矛盾的数据，外科医生在治疗股骨头畸形愈合时，可能应该选择他们最熟练和认为能提供最好的畸形愈合途径的任何一种方法。

四、髋部

髋部骨折占股骨近端骨折的绝大部分。髋部骨折可分为四种类型：①无移位或股骨颈嵌顿；②股骨颈移位；③稳定的转子间骨折；④不稳定的转子间骨折。由于这些骨折主要影响老年患者，治疗这些损伤的目标是通过尽快允许负重来最大限度地发挥损伤后的功能。因此，将髋部骨折分为这四种亚型有助于决定首选的治疗方法。虽然许多研究已经评估了髋部骨折的结果和发病率，Cornwall等根据

髋部骨折的四种亚型对其进行进一步分析。他们发现损伤前功能是死亡率的最好独立预测因子，而未移位的股骨颈骨折的6个月死亡率最低[90]。

髋部骨折后，特别是如果随后发生畸形愈合的话，患者也会遭受损伤后功能的显著下降。在现代外科技术和植入物出现之前，当对感染和手术并发症的恐惧超过了手术干预的潜在好处时，大多数股骨近端骨折都是通过非手术牵引治疗的。在包括长时间卧床和不负重的治疗过程中，许多患者出现压疮、静脉血栓栓塞、肺部并发症和显著的肌肉萎缩。对于那些幸存下来的患者，他们的骨折通常在内翻、短缩和旋转的位置愈合[91]。非手术治疗导致的股骨近端畸形愈合导致髋外展肌无力和跛行。随着髋部骨折手术技术和植入物的创新，手术治疗的好处超过了风险。因此，大多数股骨近端骨折都采用手术固定或关节置换术治疗，以降低与保守治疗相关的发病率和死亡率。然而，术中复位不良和术后植入失败都会导致有症状的骨折畸形愈合，导致股骨近端变短并形成内翻畸形。此外，一些髋部骨折植入物的设计允许缩短，以最大限度地减少骨不连的发生率，这可能导致髋关节内翻。

关节置换文献显示股骨偏心距、外展肌杠杆臂和髋外展肌力量之间有很强的相关性。具体地说，髋外展肌的杠杆臂与臀中肌机械角有很强的相关性。在全髋关节置换术中，最大限度地增加偏心距以匹配正常的对侧，可以减少关节反作用力，并通过增加杠杆臂来提高外展肌力，这也减少了术后Trendelenburg步态的发生率。Ford等认为股骨偏心距是减少全髋关节置换术后脱位的最重要因素，比双下肢等长和髋臼假体位置更重要。年轻患者的年龄和较小的假体头部尺寸也会增加脱位的风险[92]。在全髋关节置换术中，撞击通常是脱位的原因，众

所周知，在股骨头或颈部撞击髋臼或突出的髂前下棘之前，较大直径的股骨头假体会增加活动范围，从而增加植入物的稳定性[93-97]。活动范围也随着股骨偏心距的增加而改善，这是因为在屈曲、外展、内外旋过程中减少了大转子对髋臼的骨质撞击[98-107]。虽然增加股骨偏心距不会增加疼痛，但它确实保留了全髋关节置换术的功能和寿命，相反，股骨偏心距减少的患者功能减弱[108, 109]。

如关节置换术文献中所述，股骨偏心距减少和肢体缩短，例如畸形愈合导致股骨颈缩短，可能会产生衰弱效应。Slobogean 等发表了一项关于年轻股骨颈骨折的研究，在该研究中，18—55 岁接受股骨颈固定治疗的患者发生严重短缩的可能性为 13%，他们将严重短缩定义为 10mm 或更长。这些患者的功能结果都明显较差[30]。最近的使用替代性内固定治疗髋部骨折（Alternative Implants for the Treatment of Hip Fractures，FAITH）试验也显示，股骨颈短缩程度越大，髋关节功能越差[110]。股骨颈缩短不仅会影响股骨偏心距，从而改变髋外展肌的杠杆臂，而且还会改变相对于对侧的腿长，从而导致感知或实际的腿长差异。患者注意到全髋关节置换术后仅有 5～7mm 的腿长差异，这可能会改变步态机制并引起不满意[111-114]。这种不满使得术后双下肢不等长成为全髋关节置换术后医疗事故诉讼中最常见的索赔之一[115]。

（一）股骨颈

股骨颈骨折是股骨近端骨折中最常见的骨折之一。通常情况下，老年人在低能量机制跌倒后会受伤，但年轻人也可以承受高能量的股骨颈骨折。在老年人中，移位的股骨颈骨折经常接受半髋关节置换术或全髋关节置换术，从而允许立即负重，并将与保持固定状态相关的风险降至最低。医生一般选择用内固定治疗年

轻患者的股骨颈骨折。在康复过程中，这些患者往往比老年患者更能承受和从患肢非负重的限制中恢复过来。如果立即接受关节置换术，年轻患者在晚年更有可能需要行关节翻修术。因此，保持骨量可以最大限度地减少与关节置换术相关的并发症，并有可能完全避免关节置换术的需要。

年轻的股骨颈骨折患者经常有其他部位的损伤，特别是如果损伤是由高能机制造成的。对于下肢受伤的患者，有必要评估患者并仔细检查股骨颈骨折的影像学检查，特别是当患者有腹股沟区疼痛或试图负重引起的疼痛或有同侧股骨干骨折时。高达 8% 的股骨干骨折也伴随有股骨颈骨折，然而医生遗漏了高达 30% 的股骨颈骨折[116]。股骨颈骨折漏诊会导致骨折移位、股骨头坏死和股骨颈骨不连或畸形愈合[117]。因此，出现了各种方案试图更好地识别这些损伤，因为预防股骨不愈合或畸形愈合和股骨头坏死比治疗它们要容易得多。这些方案包括使用专用的术前内旋髋关节 X 线和精细的计算机断层扫描[118]、术中透视影像与术后 X 线[119] 和快速序列磁共振成像[120]。

1. 股骨颈骨折畸形愈合

虽然股骨颈骨折有一段复杂的病史，其中包括骨不连、股骨头坏死和经常被认为是并发症的内固定失败，但迄今为止，股骨颈畸形愈合受到的关注要少得多。从历史上看，股骨颈骨不连的比率接近 60%[121]，但随着技术的进步和更好的骨折护理，年轻患者的这一比例已降至 0%～30%[122-124]。最近的 Meta 分析计算出股骨颈骨折后的并发症发生率为 20%～30%。Damany 等回顾了 18 项研究共 564 个股骨颈骨折，寻找报道的股骨头骨不连和缺血性坏死的发生率，他们发现这两个发生率分别为 8.9% 和 23%。在 Meta 分析中有 13 篇文章报道骨折类型和复位类型，超过 75% 的患者接受闭合复

位治疗，这组闭合复位队列的骨不连和股骨头缺血性坏死发生率分别为 4.7% 和 28%。切开复位组骨不连发生率较高，为 11.2%，股骨头缺血性坏死发生率较低，为 10.1%。这一 Meta 分析表明，不仅切开复位可能与较高的骨不连发生率相关，而且术前等待手术时间对股骨头缺血性坏死的发生率也没有显著影响[125]。

Slobogean 等发表了另一项评估年轻股骨颈骨折并发症的 Meta 分析，该分析提供了迄今为止对包括畸形愈合在内的股骨颈并发症发生率的最全面的分析。他们纳入流量包括 41 篇研究超过 1500 例骨折，并观察了一些额外的结果。作者发现孤立性股骨颈骨折的再手术率为 18%，尽管所有未移位的股骨颈骨折的再手术率为 6.9%，低于移位骨折的再手术率 17.8%，但差异无统计学意义。另外，移位骨折的股骨头缺血性坏死发生率明显高于非移位骨折，总发生率为 14.3%。这项 Meta 分析还显示骨不连的发生率为 9.3%。有趣的是，同时伴随股骨干和股骨颈骨折并发症发生率反映了单一的、无移位的股骨颈骨折。植入物失败、感染和畸形愈合在纳入的研究中没有广泛报道。在病例中，

植入物失败的发生率为 9.7%，手术部位感染发生率为 5.1%[32]。总的来说，在所有股骨颈骨折中，股骨颈畸形愈合的发生率为 6.4%，7.1% 为单纯性股骨颈骨折，5.6% 为股骨干合并股骨颈骨折。

尽管文献中对股骨颈畸形愈合的统计很少。考虑到与畸形愈合相关的严重问题，骨不连、缺血性坏死和内固定失败往往是许多研究的主要结果指标，然而在股骨颈研究中，畸形愈合很少被评估。许多股骨颈畸形愈合是无症状的。例如，患者很少有外翻畸形愈合的问题，这一点从外翻嵌压股骨颈骨折时，不经复位经皮螺钉治疗就可以获得可以接受的效果。虽然他们的股骨颈骨折在解剖学上并没有复位，除非他们有股骨头缺血性坏死或内固定失败，否则这些患者往往不会有问题（图 9-2）。类似的是，股骨近端外翻闭合楔形截骨术通常是治疗股骨颈骨不连的方法，因为它将垂直方向骨折相关的高剪切力重新定向为压缩力。当治疗骨不连时，外翻粗隆截骨术故意造成畸形愈合，但文献中很少将它们描述为畸形愈合，因为它们仍然没有症状，特别是与骨不连相比。此外，许

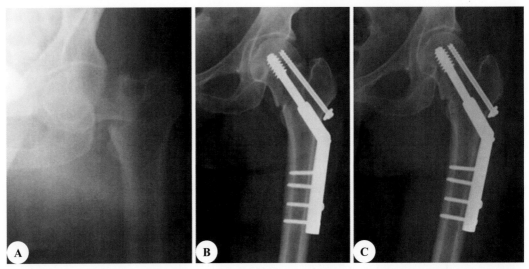

▲ 图 9-2　**A.** 一名 **48** 岁女性股骨颈骨折患者损伤后的正位 **X** 线；**B.** 滑动髋关节抗旋螺钉治疗外翻畸形术后 **X** 线；**C.** 股骨颈骨折外翻畸形愈合术后 **6** 个月 **X** 线。患者仍然没有症状，无障碍地恢复了正常的活动

多股骨颈固定构造被设计成允许压缩和缩短，尽管它本身就是畸形愈合，但是可以将不愈合的可能性降到最低。因此，股骨颈植入物（如滑动髋部螺钉）故意允许畸形愈合，这些经常被低估。

不过，股骨颈短缩可能会有明显的不良反应，而且相当常见。Stockton 等回顾了股骨颈骨折中短缩的发生率和程度。在他们的一项研究中，65 例患者中有 3/4 的人股骨颈骨折移位。超过 75% 的患者接受了松质骨螺钉的治疗，外科医生使用滑动髋部螺钉和防旋螺钉治疗其余患者。值得注意的是，54% 的患者至少有 5mm 的短缩，22% 的患者短缩 5～9mm，32% 的患者短缩 10mm 或更多。根据他们的数据，移位的骨折比非移位的骨折短缩显著得多，也许并不令人惊讶的是，考虑到结构的设计，滑动髋部螺钉的长度比松质骨螺钉短得多（图 9–3）。作者的结论是，近 1/3 的股骨颈骨折患者可以在严重短缩的位置下愈合，但是可能会导致临床后遗症[34]。

另一项研究评估了松质骨螺钉固定骨折后股骨颈缩短的发生率及其对功能的影响。

Zlowodzki 等进了松质骨螺钉连续治疗 56 例股骨颈骨折的临床观察。他们发现，使用松质骨螺钉治疗的所有股骨颈骨折中，30% 的股骨颈骨折的外展力矩臂比对侧完整一侧短至少 10mm，而在无移位骨折和移位骨折之间没有显著差异。骨折短缩愈合的患者，他们的 SF-36 功能评分显著低于未经历短缩愈合的患者。由于强调骨折生物学愈合，目前的股骨颈固定结构允许以生物力学为代价缩短股骨颈。作者推测，允许压缩以保持骨折部位的积极生物效应，同时防止股骨颈缩短的内固定技术可能会改善股骨颈骨折固定后的生物力学和功能结果[37]。

类似的是，Chen 等对 60 岁及以上接受了闭合复位和松质骨螺钉治疗的股骨颈骨折的患者中发生了股骨颈缩短的患者进行了分析。在 110 例患者中，71% 为移位的股骨颈骨折，41.8% 的患者在随访期间股骨颈短缩，短缩组的 Harris 髋关节评分明显低于非短缩组。他们发现患者的短缩与骨密度差、年龄超过 70 岁、女性、移位骨折类型和复位质量显著相关[38]。

Zlowodzki 等还发表了一项多中心队列研

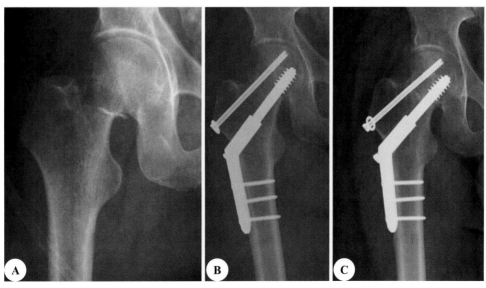

▲ 图 9–3　A. 一名 40 岁患者有移位股骨颈骨折，采用滑动髋关节加防旋螺钉治疗的正位 X 线；B. 术后即刻 X 线；C. 随访 6 个月的 X 线显示股骨颈轻度缩短

究，分析了内固定后股骨颈缩短和内翻塌陷的影响。在这项研究中，70 例患者中没有一人接受滑动髋部螺钉固定。除 1 例患者用四枚松质骨螺钉固定外，其余患者均用三枚松质骨螺钉固定。大多数骨折（64%）为无移位的股骨颈骨折。随访时，66% 的骨折短缩超过 5mm，39% 的骨折内翻角度 > 5°。近 1/3 的患者有超过 10mm 的严重短缩，近 30% 的患者有超过 10° 的严重内翻塌陷。只有 1/3 的患者既没有缩短 5mm，也没有 ≥ 5° 的内翻角度。再次短缩的股骨颈预示着身体功能评分较低[36]。

简而言之，股骨颈骨折在缩短的位置愈合后会改变股骨偏心距，并造成外展肌失衡、步态问题、髋关节撞击和活动范围受限。因此，显著缩短导致的畸形愈合是股骨颈骨折的另一个常见风险，同时也是骨不连、缺血性坏死、内固定失败和再次手术的高发生率。股骨颈缩短畸形愈合经常发生，可能导致终生的身体障碍，并增加再次手术的风险，特别是在年轻患者中。

2. 凸轮型撞击

撞击、活动范围受限和髋部疼痛的另一个潜在原因是股骨颈的凸轮型病变。虽然凸轮损伤的病因尚不完全清楚，但这是导致股骨髋臼撞击的常见表现。Wendt 等描述了 50 岁以下股骨颈骨折内固定术后凸轮型撞击的发生率。作者发现，在这项研究的 70 例患者中，46% 的人在侧位 X 线上的 α 角 > 42°，提示存在凸轮型畸形。移位的头下型股骨颈骨折术后发生凸轮型畸形的发生率最高。髋关节撞击不仅会导致疼痛和活动受限，而且越来越多地被认为是导致盂唇撕裂、软骨损伤和骨关节炎的原因。作者指出，31% 的股骨颈骨折和 58% 移位的头下型股骨颈骨折在最终随访中有退行性关节炎的放射学证据，而 17% 的股骨颈骨折发展为缺

血性坏死。在这项研究中，21% 的患者需要转换为全髋关节置换术。在 5 例接受全髋关节置换术的患者中，没有股骨头缺血性坏死的迹象，所有患者都有股骨头非球面或凸轮型撞击。因此，作者得出结论，及早发现股骨颈畸形愈合可能有助于及早干预和保留髋关节[35]。

不同文献对凸轮型病变的定义各不相同，放射学上的患病率是否与症状相对应还没有很好的明确。然而这些病变在普通人群中很常见，患病率为 14%～17%（图 9-4）。Gosvig 等报道，根据标准化正位 X 线测量的 α 角，17% 的男性和 4% 的女性有凸轮型撞击，这可能是由于隐性的股骨头骨骺滑脱（slipped capital femoral epiphysis，SCFE）造成的，但与髋关节疼痛、体重指数、重负荷的职业暴露或髋臼发育不良无关[126]。Hack 等使用磁共振成像技术评估了 200 例无髋关节手术史或儿童髋关节问题的无症状患者，14% 的受试者有凸轮型撞击的证据，而在男性和内旋转受限的人群中患病率增加[127]。儿童骨科文献表明，Legg-Calvé-Perthes 病和股骨头骨骺滑脱与髋关节撞击综合征的发展有很强的相关性[128]。考虑到目前治疗股骨头骨骺滑脱的标准是一种无复位的原位螺钉固定[129, 130]，外科医生接受畸形愈合作为一种尽量减少股骨头坏死让步，但临床和亚临床股骨头骨骺滑脱都可能造成凸轮型撞击并导致股骨颈畸形愈合。随之而来的畸形会导致髋臼软骨受损和髋臼前部扁平，从而导致早期髋关节病变[131, 132]。

凸轮型撞击损伤的治疗既可以通过髋关节外科脱位手术进行，也可以在关节镜下进行。外科脱位提供了完整的显露，允许可以通过股骨头和股骨颈部成形术来直接治疗畸形。在评估复杂撞击及其后遗症时，它也可能比关节镜能够更好地进入髋臼。如前所述，在股骨头畸形愈合的治疗中，大多数骨科创伤外科医生更

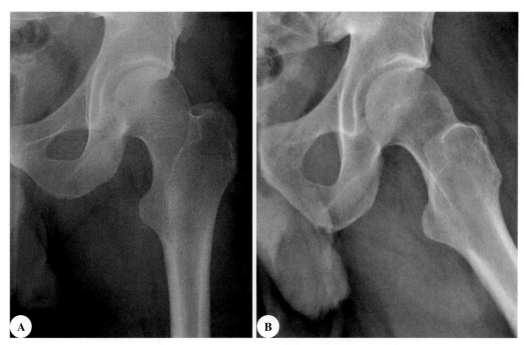

▲ 图 9-4 一名 36 岁男性左髋关节的正位（A）及侧位（B）X 线，由于股骨颈前上部位的凸轮样损伤造成的髋关节撞击，引起屈曲、外展、外旋时的左髋关节疼痛

有可能熟悉髋关节脱位的外科手术。但在美国，髋关节镜手术的总数及复杂性和多样性持续上升。此外，髋关节撞击和盂唇部修复手术在年轻的患者中进行得更频繁，这可能既反映了早期治疗髋关节撞击的患者的治疗效果有所改善，也反映了外科医生的技能的提高[133]。考虑到微创的原因，许多外科医生现在倾向于用髋关节镜治疗髋关节撞击，而另一些外科医生则将其作为治疗关节内疾病的辅助手段，并采用"小切口"前入路切除凸轮病变[134]。在过去的 10 年中，关节镜辅助复位和内固定已成为外科医生治疗各种关节内骨折和验证复位质量的一种越来越常用的方法[135]。尽管并非没有风险，但鉴于解剖复位在减少畸形愈合、骨不连、缺血性坏死和内固定失败的发生率方面日益明显的重要性，髋关节镜在未来可能会在治疗凸轮样损伤和协助移位股骨颈骨折复位固定时发挥更大的作用。

3. 固定失效

股骨颈畸形愈合的另一个常见原因是固定失效或植入物失败，这是一个多因素的问题。考虑到治疗股骨颈骨折并发症的高发生率，外科医生数十年来一直在争论固定股骨颈骨折的最佳方法。目前的共识是，考虑到内固定治疗时固定失败率和再手术率较高，老年患者移位的股骨颈骨折采用初次关节置换术效果更好（图 9-5）。年轻患者仍有可能固定失效，导致内翻塌陷、缩短和症状性畸形愈合。大量研究表明，这种进展可继发于骨不连、复位不良、植入物选择和放置不当、骨坏死和骨骼质量差。股骨颈骨折行内固定治疗后的不愈合率为 7%～20%[50, 125, 136]。这些数据比 Mills 等计算的所有类型骨折的总体骨不连风险明显更高[137]。

股骨颈骨折复位不充分是股骨颈骨折固定术后并发症最常见的原因之一，这在文献中很常见。Slobogean 等在国内三个股骨颈骨折内固定治疗中心的进行的前瞻性观察中，报道了 6.5% 的畸形愈合率。在纳入的 107 例骨折中，8.4% 的骨折发生骨不连，10.3% 的骨折发生骨

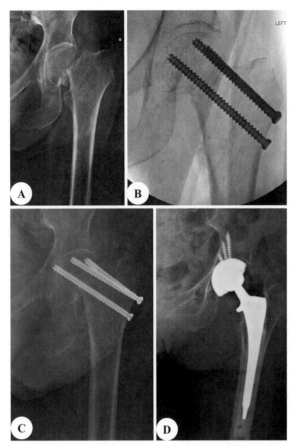

▲ 图 9-5 A. 一名 84 岁女性移位股骨颈骨折的正位 X 线，她拒绝了推荐的半髋关节置换术，而选择闭合复位和经皮松质骨螺钉固定；B. 术中透视；C. 随访 1.5 个月的 X 线，发现有固定失效、内翻塌陷和螺钉穿透股骨头；D. 全髋关节置换术后的术后 X 线

坏死。与许多研究类似，移位骨折（占研究对象的 62%）的并发症发生率更高。除 1 例外全部采用闭合复位，7% 的病例采用滑动髋部螺钉，其余采用松质骨螺钉。这项研究证实，闭合复位和经皮螺钉固定在大多数年轻股骨颈骨折患者中取得了很好的效果。但它也警告说，如果至少有一个影像学角度上骨折复位不良，预后较差的可能性更高。因此，作者鼓励外科医生在闭合复位后骨折仍然复位不良的情况下进行切开复位以改善骨折端 X 线下的对位[31]。其他研究也证实了放射学复位、骨折移位和骨折愈合并发症之间的关系[50, 138]。随着解剖复位的重要性越来越明显，一些作者提倡切开复

位和内侧支撑钢板，特别是对于股骨颈垂直骨折，以帮助获得和维持复位。内侧支撑板还有助于抵抗剪切力，并将植入物失败的风险降至最低[139, 140]。

大量研究分析了股骨颈骨折内固定失败的危险因素。Biz 等发现，在 65 岁以上的非移位股骨颈骨折患者中，松质骨螺钉在 6 个月内的失败率接近 10%。早期失败的预测因素包括未移位的 Garden Ⅱ 型骨折、Pauwell Ⅱ 型或 Pauwell Ⅲ 型骨折、后倾角超过 18°[141]。Okike 还发现在老年患者中，后倾角为 20° 或更多的患者后续进行关节置换术的风险 > 20%，因此对于股骨颈后倾角明显的老年患者，外科医生应考虑将关节置换术作为主要治疗方法[142]。不仅老年患者固定丢失的风险很高，而且移位的股骨颈骨折的年轻患者也经常出现与内固定相关的并发症。在移位的中年股骨颈骨折患者中，Wang 等发现 33% 的患者出现骨不连或早期塌陷，14.5% 的患者出现缺血性坏死，38% 的患者后续需行人工关节置换术（图 9-6）。他们还注意到，在移位的股骨颈骨折患者中，股骨颈缩短和内翻畸形愈合率为 39.1%[33]。在他们对 60 岁以下移位股骨颈骨折患者的分析中，Duckworth 等发现，在 40 岁以上的患者，以及酗酒或既往有肾脏、肝脏和呼吸系统疾病的患者中，内固定失败的发生率明显更高[136]。

在年轻患者中，内固定仍然是大多数股骨颈骨折的标准治疗方法，但考虑到包括固定丢失和随后的畸形愈合在内的并发症的高发生率，对于最佳的内固定选择仍然存在争议。外科医生通常使用多枚松质骨螺钉或滑动髋部螺钉，但植入物公司仍在继续尝试设计新的系统，以将植入物失败和内翻塌陷的风险降至最低（图 9-7）。在美国，外科医生最常在非移位的股骨颈骨折中使用多枚松质骨螺钉。然而，在移位骨折中，50% 的外科医生使用多枚松质骨螺钉，

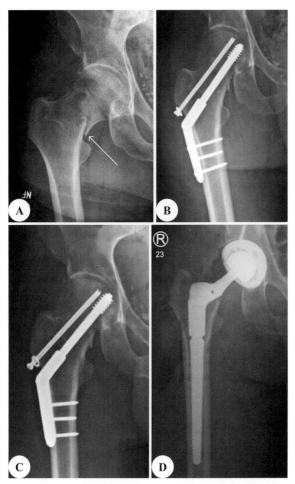

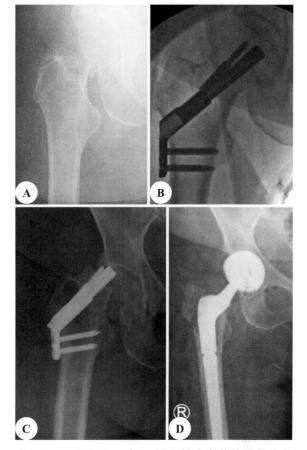

▲ 图 9-6 A 和 B. 一名 57 岁男性患者，移位股骨颈骨折接受闭合复位、髋关节滑动螺钉和旋转螺钉（B）治疗的正位 X 线，在内下侧皮质可以看到，尽管不是解剖复位，该复位也很接近；C. 术后 6 周，患者髋关节有明显的活动性疼痛，X 线显示股骨颈缩短，滑动髋螺钉突破进入髋关节；D. 患者最终接受了全髋关节置换术，使用一根适合股骨干的股骨柄绕过滑动髋部螺丝板上螺丝孔的应力增加的位置

▲ 图 9-7 A 和 B. 一名 77 岁女性患者移位股骨颈骨折的正位 X 线，该患者采用了闭合复位和股骨颈系统（Depuy Synthes, Johnson&Johnson, New Brunswick, NJ, USA）；C 和 D. 术后 1 个月，患者固定失效和切出，因此接受了全髋关节置换术（D）

另外 50% 的外科医生使用滑动髋部螺钉结构，这似乎是一种越来越常见的治疗方法[143]。关于最佳植入物选择的研究很少。1986 年，Linde 等发表了一篇为数不多的前瞻性随机试验，对滑动髋螺钉和松质骨螺钉治疗股骨颈骨折进行了比较，尽管初始移位程度和复位质量是差不多的，但滑动髋螺钉比松质骨螺钉发生股骨头缺血性坏死的概率显著更高[144]。然而，最近的非对照回顾性研究发现，滑动髋部螺钉的效果更好，再手术率和骨不连发生率更低[145, 146]。Gardner 等发现，复位质量和植入物类型都是早期失败的重要预测因素，而松质骨螺钉失败的频率更高[138]。最近的一项系统回顾显示，虽然滑动髋螺钉和松质骨螺钉有相似的功能恢复，但滑动髋螺钉组术后并发症更少，能获得更快的愈合时间[147]。在另一项随机对照试验的 Meta 分析中，Shehata 等直接比较了滑动髋部螺钉和松质骨螺钉的临床结果，在对 10 篇文献

1934 例患者的分析中，松质骨螺钉的术中失血量较少，但在其他方面两个干预组之间没有统计学上的显著差异[148]。

　　一项最近发表的内固定手术治疗髋部骨折国际随机对照试验，试图最终确定滑动髋部螺钉和松质骨螺钉中哪一个具有更好的结果。这项研究招募了 50 岁及以上的低能量髋部骨折患者，其中包括 557 例使用滑动髋部螺钉治疗的患者和 557 例使用松质骨螺钉治疗的患者。研究人员得出结论，在 24 个月内再次手术和医学相关的不良事件在不同的治疗方式中没有区别，但滑动髋螺钉更容易致股骨头缺血性坏死。一些组别的患者，其中包括吸烟者和移位或基底部股骨颈骨折的患者，虽然使用滑动式髋关节螺钉结构固定，但似乎能得到更好的临床结果[149]。对内固定手术治疗髋部骨折研究结果的进一步分析显示，女性、较高的体重指数、移位的骨折、不可接受的植入物放置质量、吸烟者使用松质骨螺钉治疗时增加了翻修手术的风险，因此，作者推测，这些高危人群中的一些人最好接受关节置换术[150]。虽然目前外科医生对首选的植入物类型还没有达成共识，但在最初的骨折固定时，解剖复位是必不可少的，以避免植入物失败和随后出现的包括畸形愈合等的并发症。

　　对于确实会导致症状性畸形愈合的股骨颈骨折，治疗方案会根据患者的年龄、骨骼质量和活动水平而有所不同。在年轻患者中，保留关节仍然是首选的，外科医生通常选择进行粗隆间外翻截骨术。这一手术不仅纠正了股骨颈畸形愈合导致的典型内翻畸形愈合，而且还为外展肌群提供张力，提供了额外的稳定性并改善了步态。对于有撞击、退行性关节改变或骨骼质量差的有症状的畸形愈合得出老年患者，关节置换术可能会是更好的治疗方式，从而最大限度地缩短恢复期。

（二）股骨转子间骨折

　　与股骨颈骨折类似，股骨转子间骨折在股骨近端骨折中非常常见。在老年患者中，股骨转子间骨折占股骨近端骨折的 50% 以上，几乎都发生在低能量创伤之后[151]。手术固定后，畸形愈合和骨不连在该区域并不常见。由于该地区良好的血液供应，股骨转子间骨折通常可以愈合，据报道，转子间骨折骨不连的发生率约为 1%[152]。在没有手术固定的情况下，尽管有髋内翻、缩短和外旋，这些骨折经常形成畸形愈合。因此，股骨转子间畸形愈合经常见于资源有限的发展中国家，因为骨折常常被忽视或医生没有能力手术矫正。发达国家，这一区域的畸形愈合通常继发于术中复位不当或固定失效，无论是由于植入物失败或切出，都可能是继发于植入物的位置不当和（或）患者因素。骨折类型和内固定选择也是导致不稳定股骨转子间骨折使用滑动髋螺钉内固定失败率高达 9%～16% 的原因之一[153]。即使在稳定的股骨转子间骨折中，滑动髋部螺钉也允许短缩，由此导致畸形愈合（图 9-8）。

　　内翻畸形愈合或骨不连是不稳定粗隆间骨折治疗后最常见的生物力学并发症。内翻畸形愈合导致肢体缩短，外展肌群的不平衡和跛行，这反过来会导致腰背部和膝关节疼痛。股骨转子间畸形愈合可根据骨折缩短程度分为两种类型。每个患者都应该个体化考虑，虽然腿长相差 2～2.5cm 通常是无症状的，但是更大的肢体长度差异则可能导致步态改变和背部疼痛[154-156]。在小腿长度差异不大的情况下，可以考虑对侧短缩截骨术，但解决任何旋转或成角畸形都需要对患肢进行手术。除髋内翻外，合并短缩的畸形愈合还可以有内旋或外旋的问题。对于短缩达 2.5cm 的畸形愈合的治疗，一般只需要外翻引导的转子间或转子下截骨术来

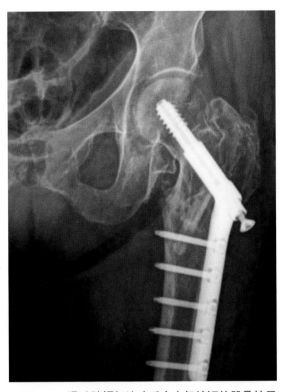

▲ 图 9-8　滑动髋螺钉治疗后愈合但缩短的股骨转子间骨折的正位 X 线。最终，它出现了畸形愈合

纠正旋转和髋内翻。在严重的髋内翻并有明显的短缩时，也应该做出额外的努力来纠正下肢长度的不一致[157]。

　　许多研究报道了股骨转子间畸形愈合的小队列研究病例[158, 159]。患者通常表现为疼痛的跛行和继发于髋内翻、短缩、外旋的外展和内旋受限。为矫正畸形，外科医生多采用成功率高、重复性好的股骨转子间外翻截骨术。Bhowmick 等利用一种算法，提供了一种很好的方法来处理股骨转子间畸形愈合，来帮助指导这些患者的治疗。作者评估了骨折愈合、术前和术后短缩、颈干角和功能结果。在这项研究中纳入的 19 例畸形愈合中，有 16 例是由于被遗漏的转子间骨折引起的，2 例以前使用滑动髋螺钉固定，1 例使用松质骨螺钉治疗。根据最初创伤的持续时间将这些患者细分为两组：①受伤后不到 3 个月正在畸形愈合伴有疼痛，在 X 线上可见骨折线；②受伤后超过 3 个月已

经畸形愈合不伴有疼痛，在 X 线上不可见骨折线。对于正在畸形愈合的患者，他们分别对这些患者进行骨折部位的截骨、牵引、复位及使用滑动髋部螺钉或头髓钉的治疗，这取决于外侧皮质壁厚度是大于还是小于 20mm。对于已经畸形愈合的患者，采用滑动髋螺钉或角钢板进行股骨转子间外翻截骨术，以矫正颈干角和恢复股骨长度。下肢短缩不到 2.5cm，颈干角明显改善且获得了可接受的功能结果的患者术后效果良好[152]。

　　对于合并固定失效的股骨转子间骨折，治疗选择包括假体置换和内固定翻修。在 20 例早期内固定失效的患者中，Haidukewych 和 Berry 使用不同的内固定材料合并植骨行切开复位内固定获得了良好的成功率[160]。对于年轻患者来说这是一个的理想选择，在这些患者中，既保存骨量而且又不想行关节置换术。然而，对于骨量可能有问题的特别是固定失效的老年患者，关节置换术通常是一种可靠的选择（图 9-9）。Luthinger 等的系统综述证明全髋关节置换术和半髋关节置换术都是有效的挽救性手术[161]。因此，如果选择髋关节置换术作为补救措施，术前仔细评估髋臼侧骨缺损及各自医生的偏好和手术经验指导临床治疗，以确保得到最佳结果。

　　虽然股骨转子间畸形愈合有可靠的治疗方案，但在治疗股骨转子间骨折时，避免畸形愈合仍是医生的目标。特别是对于老年人和那些既往有退行性关节疾病的患者，关节置换术通常作为转子间骨折急诊治疗的一种选择。关节置换术可以消除畸形愈合的风险，但根据最近的一项 Meta 分析，关节置换术有更高的 1 年内死亡率，而且在手术技术上更困难，增加术中失血量和输血需求，与头髓钉相比花费更长的手术时间[162]。因此，大多数股骨转子间骨折要么用头髓内钉固定，要么用滑动髋部螺钉固定。对于转子间骨折的内固定选择一直是一

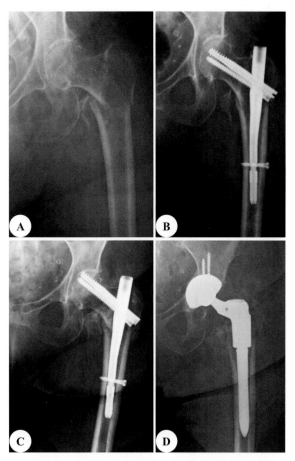

▲ 图 9-9　A. 一名 90 岁女性患者移位股骨颈骨折的正位 X 线；B. 该患者采用了闭合复位头髓内钉治疗；C. 术后 3 个月，患者固定失效；D. 头髓螺钉穿出，因此接受了全髋关节置换术

个热议的话题。在过去的数十年里，头髓内钉在转子间骨折的治疗中变得越来越流行，但对于治疗结果并没有太大的改变。幸运的是，头髓钉可能会导致较少的短缩[163]。然而，一些 Meta 分析表明，滑动髋部螺钉在稳定型转子间骨折中的并发症发生率和费用较低，而头髓内钉在不稳定的转子间和转子下骨折中被证明可能是更好的[164-166]。在不稳定的转子间骨折中，固定失效是常见的，按植入物类型划分，髓内钉发生率为 0%～29%，95° 斜刃钢板和 95° 动力髁螺钉为 13%～37%，动力和滑动髋螺钉为 11%～56%[167]。股骨转子间骨折的髋部螺钉装置也会发生过度滑动，使得股骨头和颈部后移，

导致内翻畸形愈合和短缩畸形。因此，Tsukada 等强调了术中在固定之前，正位和侧位 X 线获得适当复位的重要性[44]。

无论选择哪种植入物，坚持一些技术要点都可以将并发症的风险降到最低，并确保维持解剖复位。Haidukewych 强调了改善转子间骨折疗效的十大原则：①在所有平面上，拉力螺钉以股骨头为中心，在距软骨下骨尖顶距在 10mm 内；②如果股骨近端外侧壁受损，使用头髓内钉装置而不是滑动髋部螺钉；③在所有不稳定的转子间骨折类型中使用头髓内钉；④注意股骨前弓的存在，以防止主钉穿透前皮质；⑤从大转子尖端稍内侧的位置进钉，以避免髓内钉在股骨干中偏外，导致内翻复位不良和拉力螺钉在股骨头处于偏上位置；⑥只在骨折复位时进行扩髓，以帮助主钉复位而不是复位不良；⑦避免使用锤子锤击主钉，因为它会导致医源性骨折；⑧利用大转子尖端和股骨头中心之间的关系来帮助避免股骨近端的内翻，这会增加内固定上的杠杆臂，并增加切出或内固定失效的风险；⑨如果骨折轴向或旋转不稳定，则将远端钉锁定；⑩避免骨折分离移位，这样会增加骨不连和对内固定要求过高导致的内固定失败风险，可以在锁定远端螺钉前释放牵引力，减少分离移位产生[168]。

五、股骨转子下骨折

股骨转子下区域的定义是沿着小转子向远 5cm 到股骨干之间，虽然该区域承受着很高的应力，但它比股骨颈和转子区域发生骨折的频率要低。3%～10% 的股骨近端骨折发生在转子下区域[13, 169]。股骨转子下骨折呈双峰年龄分布，年轻患者经常遭受高能量创伤，而老年骨质疏松患者中的低能量损伤后的骨折越来越常见[13, 170]。外科医生最常用的是髓内固定，它提

供了比髓外固定更短的杠杆臂，特别是在老年患者中，它已经显示出显著降低的骨折内固定并发症的发生率[171, 172]。在骨骼质量良好、粉碎度较小的年轻患者中，95°斜刃板也能有效地抵消股骨转子下骨折的形变力[173]。

被忽视或非手术治疗的股骨转子下骨折的患者经常出现伴有内翻、短缩、前屈、外旋和不良预后的转子下畸形愈合[174]。考虑到转子下粗大的干骺端髓腔，继发于术中复位不良的畸形愈合也相对容易发生。由于股骨这一区域的高应力，在这一区域经常会发生内固定失败和复位丢失的情况[175]。因此，外科医生在处理这些骨折时术前和术中都必须特别注意，因为复位质量和固定稳定性是有助于将骨不连、固定失效和后续可能的畸形愈合发生率降至最低的因素。

股骨转子下畸形愈合的发病率在文献中并不常见，但一些研究已经提供了预估发病率。Shukla 等调查了 60 例创伤性、非病理性的转子下骨折。他们观察到，有 19 例将骨折固定在超过 10° 内翻位置，这表明近 1/3 的病例发生了术中复位不当。在所有病例中，头髓内钉的愈合率为 95%，畸形愈合的发生率为 16.7%。在这项研究中，近 50% 的患者接受了切开复位，这部分患者的畸形愈合、骨不连和内固定失败的发生率显著降低。因此，作者主张在必要时使用切开复位以获得解剖复位，最大限度地降低复位不良和骨折畸形愈合的并发症[39]。Riehl 等发现，采用髓内钉治疗的股骨转子下骨折中，有 20% 在冠状面或矢状面复位不良超过 10°，这些病例都发生了延迟愈合或骨不连[40]。Jackson 等的研究成果重复了在最终固定时获得解剖复位的重要性，认为转子下骨折畸形愈合和不愈合的主要原因是术中复位不良[169]。

如果有症状的转子下畸形愈合出现了，医生可以利用各种方法来治疗。外科医生必须首先确定畸形涉及冠状面、矢状面和轴面的程度以帮助术前计划。矫正性截骨术需要考虑这些转子下畸形典型的短缩、旋转不良、前屈和内翻的程度。如果畸形愈合中存在最低程度的前屈和旋转，可以采用转子间旋转截骨术。不管术中有没有植骨，转子下后外侧开放楔形截骨术都可能是必要的，以试图恢复下肢长度和纠正股骨转子下畸形愈合中典型的缩短、外旋、内翻和前屈畸形。如果斜形多平面截骨术风险太大或太具挑战性，可以进行多次单平面截骨以矫正多平面畸形，但外科医生必须注意尽量减少软组织损伤，保护血液供应，并控制每个节段以避免在维持固定的过程中发生骨不连和复位不良。

截骨术的类型、畸形和最初固定时使用的手术入路可能影响在畸形愈合矫正过程中使用哪种类型的植入物。在治疗骨不连的文献中，已经描述了从头髓髓内钉到有角度的斜刃钢板的转换的成功应用，反之亦然，所以在初次手术过程中使用哪种植入物不会受到限制[176, 177]。一些作者还主张在转用有角度的钢板治疗骨不连时使用同种异体骨作为支撑补充[178]。如果在畸形愈合矫正过程中使用头髓钉，在扩髓和插入髓内钉的同时保持复位是最重要的，以防止复位不良。最后，关节置换术是治疗股骨转子下骨折的一种选择，特别是对于老年患者或髋关节炎改变的患者。如果行关节置换术，外科医生应使用适合股骨干的股骨柄绕过截骨部位，以最大限度地减少股骨柄松动和并发症的风险（图 9-10）。此外，应注意保持股骨偏心距和软组织张力，将脱位的风险降至最低。

与治疗股骨颈和转子间骨折一样，在最初固定时，避免股骨转子下骨折复位不当、复位丢失或内固定失效及畸形愈合仍是首要目标。股骨转子下骨折是髓内钉断裂的独立危险因素，而且 Johnson 等发现年轻、健康的患者断

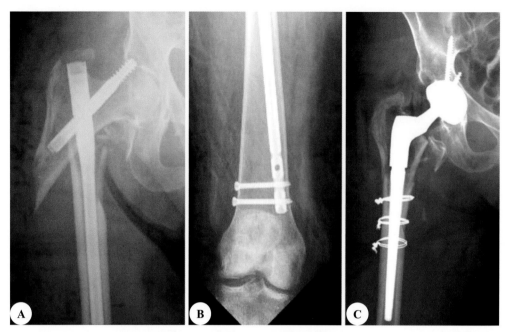

▲ 图 9–10　**A.** 髋关节正位；**B.** 一名 **90** 岁女性患者股骨转子下骨折髓内钉术后 **1** 个月内固定失效、螺钉切出；**C.** 用干骺端匹配股骨柄 + 线缆进行全髋关节翻修术

钉的风险最高[179]。因此，解剖复位对于最大限度地减少植入物的形变和保持最佳放置位置是至关重要的。股骨转子间骨折髓内钉治疗的许多原则也适用于转子下骨折。特别是，在扩髓前和进钉时必须使骨折复位。此外，髓内钉进针点同样是至关重要的，因为外侧进针点可能导致内翻对位和拉力螺钉放置偏上，从而增加内固定失败和固定丢失的风险。因此，在正位片透视下，建议在转子尖端内侧选择进针点以避免内翻畸形复位[180]。Berkes 等强调在不典型的转子下骨折中使用梨状窝进针点同时优先选择偏外髓内扩髓方式以便于置钉时获得外翻对位[181]。此外，较大直径的髓内钉近端可以帮助填充股骨近端，这可能对松质骨质量较差的老年患者有帮助。外科医生还可以利用非侵入性和经皮复位技术，包括但不限于使用 Schanz 钉、股骨牵张器或临时外固定器和球钉推进器，以帮助扩髓和置钉的同时获得并维持复位。股骨转子下骨折经常需要直视和切开复位，此时外科医生可以在置钉前使用复位钳或临时钢板

固定来帮助复位骨折。Robertson 等强调了临时性钢板相关的优点，他们将切开放置临时性钢板与闭合复位进行了比较，当畸形愈合的定义为角度超过 5° 时，它们的发生率分别为 0% 和 27.7%[182]。由于复位的质量和内固定的稳定性决定了股骨转子下骨折的治疗结果，当闭合复位不能获得满意的结果时，切开复位技术仍然是一种选择。

六、治疗

当考虑治疗有症状的股骨近端畸形愈合时，类似的原则适用于股骨颈、转子间和转子下区域的畸形愈合。患者的年龄，将患者未来对关节的需求、关节目前的功能和质量、骨储备、骨骼质量、软组织状况、既往的手术情况都有助于决策的制订。在所有的畸形愈合中，医生必须首先明确患者的目标是什么，以帮助管理患者的预期值。畸形愈合手术有很大的内在风险，患者必须了解这一点，因为对于一些患者

来说，相对于接受矫正手术的风险，股骨近端畸形愈合带来的功能限制可能是可以接受的。然而，其他患者可寄希望于进行手术矫正，试图获得活动功能更好的关节和下肢。每一次手术都必须针对不同的患者量身定做，以确保畸形愈合得到适当的矫正。例如，如果畸形愈合是由于内固定失败造成的，外科医生必须确保他们在开始进行畸形愈合矫正手术之前计划好移除植入物的方法。同样，如果进行开放性楔形截骨术，医生应该考虑是否使用植骨，以及使用何种类型的植骨来填补骨缺损。周密的术前计划有助于确保手术成功，而适当的复位和植入物的准确定位是必不可少的。术前计划的一部分包括进行深入的患者咨询，以帮助设定治疗的预期和审视预期的术后病程，以及与确定的治疗方式相关的潜在并发症。

（一）截骨术

大多数股骨近端畸形愈合会导致短缩、内翻和一定程度的旋转畸形。因此外翻截骨术，特别是在年轻患者中是矫正股骨近端畸形愈合的主要方法。因为在这一人群中，关节置换术可导致聚乙烯加速磨损和植入物过早松动。另外，截骨术通过改善关节匹配度、增加肢体长度，并将传递载荷的剪切力转化为压缩力方式来保存自身骨量，延长关节本身寿命。由于先天和后天原因导致的股骨近端慢性疾病的患者经常因关节异常磨损而继发关节炎。后天性原因包括股骨近端骨不连和畸形愈合，而纤维结构不良、发育性髋内翻和发育性髋关节发育不良可导致先天性股骨近端畸形。无论病因是什么，标准的髋关节置换技术和植入物通常不适用于股骨近端畸形，因此增加了关节置换的复杂性和风险。股骨近端截骨术不仅有助于防止关节进一步退化，而且通过恢复解剖结构也降低了未来的关节置换术的复杂性。截骨术依赖

于保持股骨头的完整性。保留股骨头的血供至关重要，因为旋股内侧动脉是供应股骨头的主要血管，为了最大限度地减少损伤旋股内侧动脉的风险，股骨近端的截骨术是通过外侧入路进行的。

外科医生应该考虑既往的手术和内固定是否因感染增加了本次手术的复杂性。实验室检查包括术前白细胞计数、红细胞沉降率和 C 反应蛋白水平等的炎症标志物有助于确定是否可能发生感染。感染是股骨近端截骨术的禁忌证，因为治疗感染是优先的。同样，晚期骨关节炎和骨坏死是截骨术的相对禁忌证，因为有这些情况的患者可能需要全髋关节置换术而不是截骨术。

在经过适当挑选的患者中，未经复位的股骨头骨骺滑脱，股骨颈、粗隆间和粗隆下畸形愈合行截骨术后获得良好结果。股骨头骨骺滑脱可导致如前所述的凸轮型损伤和以髋内翻、股骨短缩和股骨颈后倾为典型的畸形愈合，从而导致髋关节活动丧失（图 9–11）。股骨近端的外翻截骨术可以重建肢体正常旋转的同时矫正内翻，使双下肢肢体长度和外展肌张力相等。股骨颈和转子间骨折畸形愈合通常伴有内翻和短缩，这会导致外展肌力臂缩短、Trendelenburg 步态及可能由于转子 – 骨盆撞击导致的髋关节运动功能受限。在这些患者中行转子间外翻截骨术恢复股骨颈干角，重建下肢长度，以及恢复外展肌生物力学。转子下畸形愈合也经常导致内翻和短缩，但这些畸形愈合更常见的是涉及旋转和矢状面平面，因此在进行外翻截骨手术时必须考虑这些因素。

Bartoníček 等描述了他们使用转子间外翻截骨术治疗股骨转子间骨折畸形愈合取得良好效果的经验。以至少 2cm 的肢体缩短和跛行、外展肌功能不全、髋部疼痛和背部疼痛作为手术指征，作者作了侧方楔形截骨，将近端

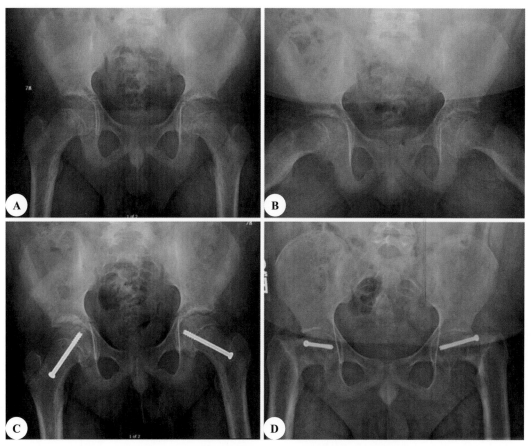

▲ 图 9-11　一名 10 岁男性患儿，双侧股骨头骨骺滑脱

A. 正位片；B. 蛙式位片；C. 双侧经皮原位螺钉术后正位片；D. 术后 5 年后拍骨盆 X 线，股骨明显短缩，严重髋内翻，双侧股骨颈后倾，引起疼痛和活动受限。患者计划进行双侧股骨近端畸形愈合矫正手术，以矫正旋转和冠状面畸形

移至更外翻的解剖位置，从而延长股骨并消除髋内翻，使股骨干外移，使用 120° 双角斜刃钢板进行复位固定。一般来说，侧方 30° 的楔形截骨的同时股骨干侧向位移 1.5~2cm，将使肢体延长 3~4cm[183]。关于如何进行截骨手术的细微差别取决于个人喜好和训练，但为了更好地评估矫正角度和控制旋转，许多外科医生使用克氏针来评估前倾、旋转和计算放置斜刃钢板时骨凿放置的角度。应该注意以理想的矢状面角度进入骨骼的同时，骨凿在股骨颈的克氏针上向前推进，此时可以对股骨进行任意的屈曲或伸展。在截骨部位取制造一个小楔形以改善骨接触，在小转子水平进行转子间旋转截骨术，然后将钢板固定在截骨部位远端的骨

头上。

伴有严重旋转缺陷的多平面畸形在股骨近端进行手术可能更具挑战性。Marti 等概述了一种一次性结合旋转、角度和肢体长度纠正髋关节周围多平面畸形的方法。在 9 例患者中，作者使用转子间截骨术和阶梯式截骨来矫正长度、角度和旋转，取得了良好的效果。通过外侧入路，外科医生沿股骨颈前方放置克氏针测量股骨前倾角，并在预期截骨部位近端和远端的矢状面放置额外的克氏针，以更好地评估截骨完成后的旋转矫正度。此外，另外一根克氏针则根据术前影像和计算以预定角度放置在股骨颈上，代表了矫正内翻或外翻畸形所需的总和角度。根据这个总和角度，将固定成角的斜

刃钢板的凿子插入股骨颈和股骨头。如果存在矢状面畸形如前屈畸形，此时应以一定角度插入骨凿同时矫正该畸形。骨凿就位后，截骨就完成了，此时使用95°髁钢板取代了骨凿以矫正内外翻畸形。通常，仅这一步就通过消除髋内翻来增加股骨长度，但如果需要额外增加长度，外科医生可以使用椎板扩张器、手动牵引或AO牵引器，以及从股骨的粗线或髂骨取骨用以植骨。外科医生随后通过旋转远端节段来矫正旋转畸形，然后将斜刃钢板固定在远端节段上[184]。

van Doorn等没有使用斜刃钢板，他们描述了一种使用髓内钉延长和复位已经短缩畸形愈合的股骨骨折的方法。这项研究包括5例患者，其中1例患者股骨颈畸形愈合，另外1例患者转子下骨折畸形愈合。股骨颈骨折畸形愈合的患者之前曾接受过Pauwels截骨术矫正髋内翻，因此仅留下肢体长度和旋转畸形。因此，这一特殊畸形愈合可以说是以两阶段的方式治疗，但尽管如此，作者还是证明了两阶段的方法是治疗股骨颈畸形愈合的一种可行的选择。所有畸形愈合的患者都接受了Z形截骨术，截骨长度为所需矫正的计划长度，之后通过旋转矫正达到骨皮质对位。考虑到股骨转子下区域巨大的杠杆力，外科医生随后置入头髓钉，用植骨填充截骨部位。如果成角畸形对于股骨近端畸形愈合不是问题，那么这种治疗方法为矫正长度、旋转或两者兼有的畸形愈合都提供了可靠的选择[185]。

Z形截骨术的一个重要缺点是，它会使得截骨两端只有非常有限的骨皮质接触周长，而留下的巨大缺损需植骨填充。Farquharson-Roberts提出了一种方法，一期使用髓内钉的同时矫正长度及旋转的问题，即通过股骨斜行截骨。当设置旋转时，股骨随着近端和远端碎片在它们之间的斜面上移动而延长。所需的延长

量和旋转度决定了截骨术的倾斜度。为了纠正外旋畸形，必须小心地将截骨方向从前上切到后下，反之亦然[186]。该技术为股骨近端骨折提供了另一种既能矫正长度畸形又能矫正旋转畸形，但不能矫正成角畸形。

虽然斜刃钢板和髓内钉已成为主要的治疗方法，但环形固定器仍是矫正股骨近端畸形愈合的一种选择。Ilizarov强调股骨近端骨折内翻畸形经外翻截骨，以及髋内翻、股骨颈短缩、Trendelenburg步态患者经骨延长后使用外固定架治疗方案[187]。当既往存在的感染使传统的开放技术风险更大甚至可能不合适时，环形固定器可以在恢复肢体长度方面发挥关键作用。为了达到固定架的稳定，每个节段通常使用2～3枚钉，外科医生会预先钻入螺钉，以最大限度地减少骨坏死和螺钉松动的风险。环形固定器的使用需要医生对设计有透彻的理解、详细的患者问询、仔细的患者挑选和密切的随访。

（二）关节置换术

关节置换术特别是在老年患者中，也是股骨近端畸形愈合的可靠选择。对于股骨近端畸形愈合和髋臼软骨损伤后的内固定失效，转行全髋关节置换术通常是唯一可用的治疗方法。随着新的假体技术、材料和外科技术的发展，改善了全髋关节置换术的疗效并延长了关节使用的年限，关节置换术的适应证可能扩大到更年轻的患者。外科医生现在越来越频繁地进行关节置换手术，作为许多股骨近端骨折（如中年患者的股骨颈骨折）的初始治疗，因为这可能有助于防止包括内固定失败在内的并发症，并有助于避免畸形愈合。对于囊内股骨颈骨折的患者，一期行关节置换术的并发症发生率也被证明比内固定失败后二期挽救性关节置换术低[188]。此外，Zielinski认为股骨颈骨折内固定失败后行关节置换术的患者术后功能结果比内

固定术后顺利愈合的患者差[189]。在一项随机对照试验中，Dolatowski 等发现，与松质骨螺钉原位固定相比，70 岁以上无移位的股骨颈骨折的患者一期行半髋关节置换术，改善了关节活动度并降低了再手术率[190]。长期以来，一期行人工关节置换术一直是公认的治疗老年移位股骨颈骨折的方法[191, 192]，但根据最近的文献，股骨近端骨折一期行关节置换术的适应证可能会继续扩大，这可能会导致包括畸形愈合在内的股骨近端内固定并发症的减少。

对于既往接受股骨近端内固定后失败的患者，转而行关节置换术也越来越普遍。在一项对近 800 例年龄在 50 岁以下的股骨颈骨折患者的研究中，Stockton 等发现，有 1/3 的人需要再次手术，近 14% 的人转为行全髋关节置换术平均中位数为 27 个月[193]。在老年患者中，转行全髋关节置换术时他们持保留态度的较少，因此，股骨近端内固定失败的老年患者的人工关节置换率可能显著较高。在一项使用股骨近端髓内钉后发生螺钉切除的并发症的研究中，Brunner 等总结，人工全髋关节置换术是最好的挽救方法[194]。对于一期使用滑动髋螺钉或松质骨螺钉治疗的股骨颈骨折固定失败后，行关节置换术可提供疼痛缓解和功能改善[195]。另外，对于转子间和转子下内固定失败，全髋关节置换术是一种有效的挽救方法[196, 197]。在挽救性关节置换术中，外科医生可以纠正股骨的长度和旋转，而对于有矢状面或冠状面的畸形愈合，在手术过程中进行截骨术也可以纠正对齐不良[198]。

许多研究表明，股骨近端髓内钉失败后行全髋关节置换术比滑动髋关节螺钉固定成功率更高，这主要是由假体周围骨折的发生率增加所致[199, 200]。为了将这种风险降到最低，应该使用与远端适配的股骨柄来绕过截骨部位和既往的内固定造成的骨缺损的地方。许多干骺端装配柄还有一个额外的好处，那就是有一个模

块化的干骺端和股骨颈组件，允许外科医生设置股骨前倾角和纠正旋转，同时还可以适当地调整长度和股骨偏心距。肢体长度和偏心距对于适当地使得外展肌群紧张和减少脱位的机会是很重要的。未能恢复解剖性股骨偏心距也会导致较差的功能预后[92]。尽管股骨偏心距很重要，Ji 等发现，股骨颈骨折行半髋关节置换术的患者中近 1/4 未能正确恢复股骨偏心距[201]。因此，在进行挽救性关节置换术时，必须注意术前计划和术中操作。

股骨头大小的选择在减小脱位风险方面也起着重要作用。在全髋关节置换术中，较小的假体头尺寸会导致髋臼聚乙烯部件的线性磨损增加，从而增加骨溶解、假体松动和翻修手术的风险[202]。聚乙烯在随后的数十年中得到了改进，但在髋臼部件和股骨颈撞击导致脱位之前，较小的股骨头尺寸仍然有较小的跳跃距离。为了保护接受全髋关节置换术的年轻患者的骨量，许多医生避免过度研磨髋臼，这可能会限制年轻患者的股骨头大小的选择，而年轻人较高的活动水平也会增加他们脱位的风险。因此，许多外科医生现在使用双动股骨头来尽量减少撞击和脱位的风险，即使在年轻的运动活跃的患者中[203-205]。就像在初次行全髋关节置换手术一样，髋臼位置在转换为关节置换术中也非常重要。

常规的术前计划包括排除感染，特别是在考虑行关节置换术时，考虑既往的手术和内固定失败或切出。术前应获得包括红细胞沉降率和 C 反应蛋白在内的炎症标志物。众所周知，在需行关节置换术患者中，既往的手术史有更高的感染的风险。Gitings 等报道了既往行内固定后转换为接受人工全髋关节置换术的患者中有 18% 的感染率，而术前红细胞沉降率和 C 反应蛋白是有效的筛查工具[206]。如果这些血清标志物的结果模棱两可，外科医生也可以使用其

他诊断测试来帮助排除假体周围关节感染，包括术前抽吸细胞计数、培养和 α- 防御素测试。如果怀疑感染，但是不能通过血液检查或穿刺抽吸确认，骨三项扫描可以提供额外的信息。考虑到与假体周围关节感染相关的严重并发症，外科医生应确保患者在关节置换手术前清除感染病灶。

外科医生还应考虑患者骨骼的质量。在老年患者中，股骨近端和髋臼都可能出现骨量减少。因此，与压配式假体相比，骨水泥型股骨柄可以降低术中骨折的风险[124]。如果在以前的内固定使用骨水泥固定股骨组件，外科医生应采取措施尽量减少水泥渗入软组织。髋臼骨骼质量差也可能使髋臼假体的准备和放置复杂化，因为内侧壁穿透、过度内偏或髋臼后壁骨量丢失的比率增加。因此，外科医生必须仔细做好髋臼准备以避免这些问题。对于骨质量较差的患者，应考虑增加螺丝钉固定髋臼杯，以使其能稳定固定髋臼杯。在骨质量较好的患者中，压配式股骨柄通常是首选。然而，既往的植入物在股骨准备时会产生应力升高，增加医源性骨折的风险。因此，应考虑预防性钢缆捆绑可以帮助降低这种风险。

无论如何，关节置换术是股骨近端畸形愈合患者的可靠选择。术中仔细计划和实施有助于恢复下肢功能和对位，同时允许术后立即负重。

七、结论

股骨近端骨折经常发生，患者经常出现股骨近端畸形愈合导致的活动范围缩小、疼痛和步态异常。这些畸形愈合的发生是由于非手术治疗，术中复位不良，以及因切出和内固定失败而造成的固定丢失。大多数股骨近端的畸形愈合都涉及一定程度的内翻和短缩，但外科医生也必须仔细检查畸形愈合的旋转问题。因此，

畸形愈合的矫正通常需要股骨转子间外翻截骨术，但根据畸形的不同，可能需要多平面矫正。而在一些患者中，关节置换术可能是畸形愈合的最佳选择。无论手术方式如何，术前和术中注意细节都能改善手术结果和手术后的成功率。同样，医生在最初治疗股骨近端骨折时必须始终努力避免并发症，以最大限度地降低畸形愈合的风险。

八、病例讨论

（一）病例 1

一名 82 岁男性患者，有多种内科合并症，从站立位置跌落，大约 1 年后到我们机构就诊。当时他被发现患有左侧股骨转子间骨折，在其他医疗机构接受了髓内钉治疗。在他摔倒之前，他可无须设备辅助下在社区自由活动。他有深静脉血栓栓塞症和肺栓塞的病史，现在他正在服用华法林治疗。他还患有高血压、良性前列腺肥大，以及存在事故后左侧坐骨结节下发展形成的 II 期压疮。他注意到手术后疼痛逐渐加重，因此只能用滚动式助行器走动很短的距离，否则只能坐在轮椅上。在初次就诊 13 个月后，他被转诊到我们机构，X 线显示他固定丢失，螺钉脱落并穿过髋臼，并有股骨近端畸形愈合缩短并内翻（图 9-12）。他没有任何头髓螺钉穿入盆腔后的肠道或膀胱症状。由于股骨近端畸形愈合造成的下肢腿长不一致，他的左脚使用了 3cm 的内增高。他的髋关节也有明显的僵硬和活动范围受限，正如人们可以从他的 X 线中所预料的那样。

在经过彻底的病史了解和临床体检后，外科医生为患者提供了广泛的咨询，了解他的期望和提供了从非手术治疗到内固定移除和全髋关节置换术治疗方案。回顾了每种方法的风险

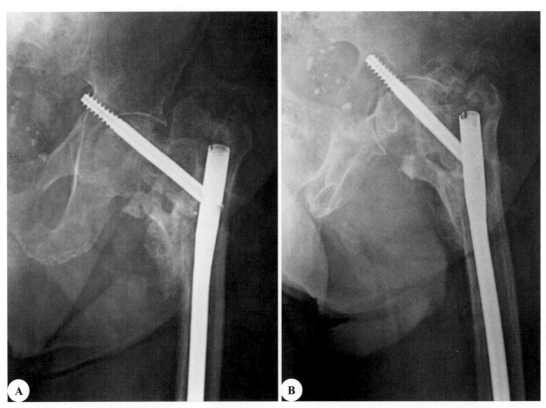

▲ 图 9-12　一名 **82** 岁男性患者，股骨粗隆间骨折治疗后 **1** 年左右的正位（**A**）和侧位（**B**）**X** 线，应用髓内钉治疗后，合并有固定丧失、股骨近端短缩和内翻，螺钉从髋臼突出并导致股骨近端畸形愈合

和益处后，患者选择尝试进行全髋关节置换术。鉴于股骨和髋臼关节面的损伤及患者的年龄和骨质量，矫正截骨术对于他来说认为是不合适的。为了排除感染，门诊上进行血清炎症标志物检测，结果发现轻度升高。考虑到他伴有尿路感染和前述的压疮，他可能有很多原因使这些标记物轻度升高。根据这些结果，患者接受了 [111]In- 白细胞检查，结果显示左侧股骨没有急性骨髓炎的迹象。

术中患者侧卧位，手术团队利用后外侧入路显露股骨近端。大量的异位骨化包裹着短小的外旋肌群，这需要截骨才能充分显露出来。在透视引导下，头髓螺钉被定位并取出，发现在髋臼内侧壁留下一大块中央性缺损。保留髓内钉在原位以帮助防止术中股骨骨折，截断股骨颈并进行髋臼磨锉，磨锉过程中保证适当的外展和前倾。考虑到内侧壁缺损和骨骼质

量差，髋臼假体随后被安置几枚螺钉以加强其固定。髋臼假体和衬垫安放后，将股骨侧髓内钉取出，结果没有发现明显的骨量丢失。鉴于之前的髓内钉和螺旋刀片造成的外侧皮质壁缺损，我们使用了一种股骨干压配式 Arcos 柄（ZimmerBiomet, Warsaw, IN, USA），这是一种组配式部件，允许外科医生在将干骺端和股骨颈部连接到股骨干部件时设置股骨前倾角。股骨前倾角、偏心距和股骨干固定都是在这种挽救性关节置换术中确保植入物稳定非常关键。为了最大限度地减少脱位的风险，在发生髋关节撞击前增加了运动弧范围，特别是考虑到他以前的瘢痕组织和异位骨化，我们使用了双动头。术中证实稳定后，瘢痕、关节囊和短小的外旋肌群用 Ethiond 缝合线（Johnson & Johnson, New Brunswick, NJ, USA）修复回到股骨近端。

手术后，患者重新开始了他服用的华法林剂量，遵循了严格的髋关节后方预防脱位措施，并进行了物理治疗。术后 1 年（图 9-13），他拄着拐杖行走，活动良好，对手术的结果非常满意，因为他的活动范围和生活质量都有了显著的改善。

（二）病例 2

一名 68 岁女性患者，合并多种内科并发症，包括终末期肾病需行血液透析、糖尿病、慢性阻塞性肺疾病、心房颤动、起搏器置入状态、充血性心力衰竭、肥胖和骨质疏松，她在股骨转子间骨折 3 年后出现右髋部疼痛。当时，她在一家其他医疗机构接受了髓内钉手术。据报道，术后 6 个月她的情况很好，可在助行器帮助下行走。

她借助电动滑板车来我们诊所就诊，此时她因慢性疼痛需口服止痛药治疗。X 线显示股骨粗隆间畸形愈合伴股骨近端缩短，内翻畸形愈合伴头髓内钉缩短（图 9-14）。在检查时，她右下肢比左下肢短 3cm。我们的团队深入讨论了各种治疗方案的风险和益处，其中包括非手术治疗、内固定取出并行转子间外翻截骨术及全髋关节置换术。这位患者的生活质量受到股骨近端畸形愈合的严重限制，她表示希望进行全髋关节置换术。

对于该患者重要的是在关节置换手术前排除感染的可能，而她的术前炎症标志物在正常范围内。术中，手术团队还联合进行了关节腔抽吸行细胞计数，结果显示正常。在取出拉力螺钉和头髓钉后，采用后侧入路行全髋关节置换术。考虑到之前的植入物和缺乏足够的干骺端骨量固定，我们使用了压配股骨干的股骨柄。不幸的是，患者术中发生股骨骨折，这对于骨质疏松症患者来说是一个很大的风险，特别是对于压配型的假体，如本病例中使用的股骨干

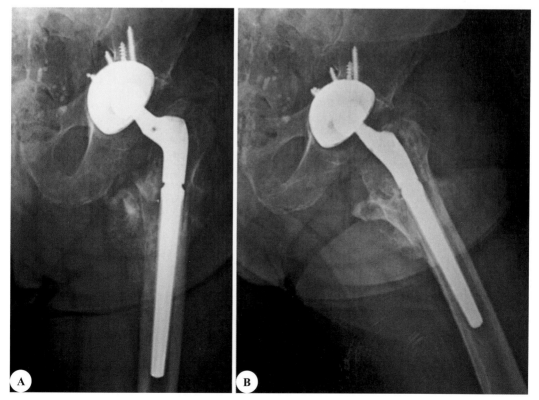

▲ 图 9-13　患者行全髋关节置换术后 1 年，左股骨正位（A）及侧位（B）X 线

压配型股骨假体。我们使用环扎钢索复位骨折，并且使用长柄越过骨折部位（图 9-15）。

手术后，患者最初恢复得很好。她开始接受理疗并开始走动，对自己的功能改善感到高兴。然而，手术后 1 个月，她注意到髋部剧烈疼痛，在转介至康复机构接受治疗她发现自己不能行走了。然而，该机构花了 3 天时间才拿到 X 线，确诊后她就因髋关节脱位被转移到医院。到达医院后，闭合复位的尝试没有成功。第 2 天，她被带到手术室进行切开复位（图 9-16）。她术后恢复良好，并再次在滚轮式助行器的帮助下行走，但在切开复位手术 2 个月

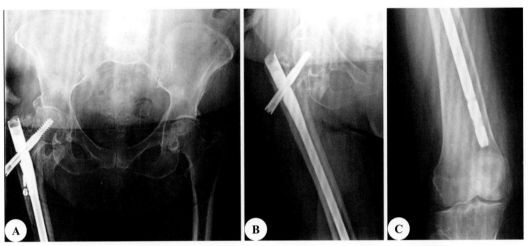

▲ 图 9-14　一名 68 岁女性患者，股骨转子间骨折，行髓内钉治疗后 3 年左右的骨盆正位（**A**）及股骨正位（**B** 和 **C**）X 线，可见股骨近端短缩和内翻塌陷，导致股骨近端骨折畸形愈合

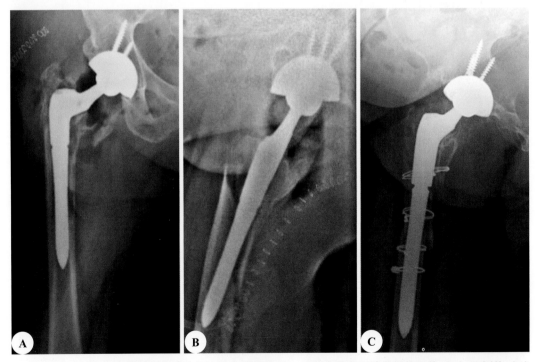

▲ 图 9-15　**A** 和 **B**. 骨质疏松症患者行全髋关节置换术，手术中股骨近端骨折的正位（**A**）和侧位（**B**）X 线；**C**. 骨折处及股骨干行环扎钢丝固定，绕过骨折部位获得股骨干固定后的髋关节正位 X 线

后死亡，推测她死于心脏骤停。虽然这位患者的结果很不幸，但她的病例说明了治疗股骨近端畸形愈合的许多风险。

（三）病例 3

一名 84 岁女性患者，有多种内科合并症，包括心房颤动、起搏器和痴呆症，从站立时摔倒后出现左髋部疼痛。她住在一家养老机构里，在事故发生前，她在一个滚动式助行器辅助下行动。考虑到她的精神状况，她的病史很难获得，主要是从她的儿子那里获得的一份中间委托书获取信息。她的髋部 X 线显示股骨颈骨折位于股骨头下，而 CT 扫描则显示股骨头与股骨颈之间有一些向后成角（图 9-17）。骨科团队与患者的儿子讨论了各种治疗方案，从非手术治疗到闭合复位、经皮松质骨螺钉固定到半关节置换术。非手术治疗存在持续疼痛、不能行走和骨折移位的重大风险。对于骨骼质量差和部分股骨头移位的老年患者，松质骨螺钉有很大的固定丢失和内固定失败的风险，但它的侵入性要小得多，而且比半关节置换术更快，后者被认为会增加认知障碍患者脱位的风险。因此，患者的儿子选择使用松质骨螺钉，试图

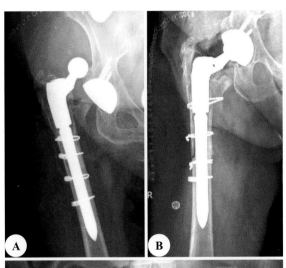
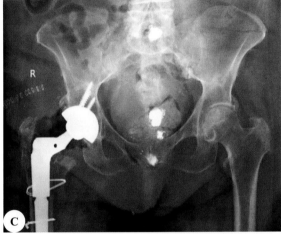

▲ 图 9-16　**A.** 髋关节正位 X 线显示假体周围脱位；**B** 和 **C.** 切开复位后髋部正位（**B**）和骨盆正位（**C**）X 线

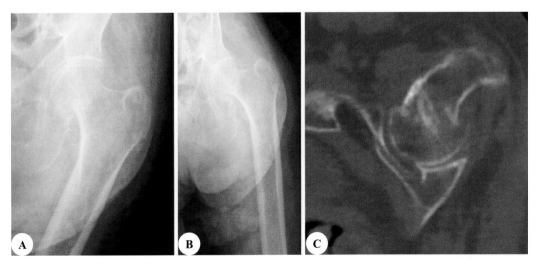

▲ 图 9-17　**A** 和 **B.** 一名 84 岁女性患者髋关节正位（**A**）和股骨正位（**B**）X 线，显示头下型股骨颈嵌顿性骨折；**C.** 轴位 CT 扫描显示头下型股骨颈嵌顿性骨折向后成角

稳定患者的股骨颈，最大限度地减少她的疼痛，并允许行走。

术中使用骨折台获得通过透视证实的复位。手术小组随后将 3 枚 7.0mm 中空松质骨螺钉以倒三角形模式穿过股骨颈放入股骨头。考虑到骨骼质量较差，术者先放置两个部分螺纹螺钉以确保骨质压缩，然后再放置全螺纹螺钉，以增加更多的稳定性。

手术后，患者接受了理疗并能够使用滚动式步行器行走。她在 3 个月后回到诊所，当时她诉有髋部疼痛，伴有外展和屈曲畸形，理疗

对她而言已经不显效果，而且当时她已经不能行走。又过了 1 个半月，她因髋关节挛缩回到诊所，此时她无法将髋关节完全伸展到中立位。自从上一次门诊预约以来，她就没有走动过，可能是因为在疗养机构中的治疗不再起作用，或者是因为她的精神衰退了。影像显示股骨颈短缩内翻畸形愈合，松质骨螺钉从外侧皮质退出（图 9-18），她不能走动的状态可能部分源于她的畸形愈合带来的疼痛。考虑到她的并发症和儿子的意愿，当时没有为股骨颈畸形愈合进行再次的手术。

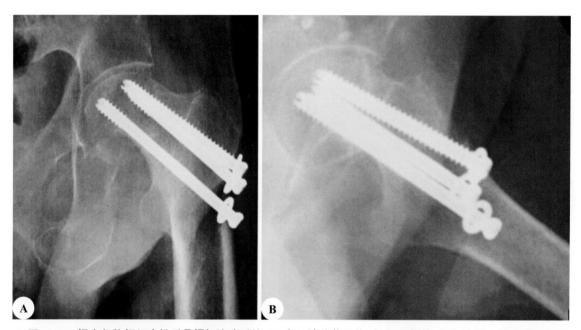

▲ 图 9-18　闭合复位行经皮松质骨螺钉治疗后约 4.5 个月髋关节正位（A）及侧位（B）X 线，最终导致了股骨颈畸形愈合短缩和内翻

参 考 文 献

[1] Court-Brown CM, Caesar B. Epidemiology of adult fractures: a review. Injury. 2006;37(8):691–7.

[2] Gromov K, Brix M, Kallemose T, Troelsen A. Early results and future challenges of the Danish Fracture Database. Dan Med J. 2014;61(6):A4851.

[3] Burge R, Dawson-Hughes B, Solomon DH, Wong JB, King A, Tosteson A. Incidence and economic burden of osteoporosis-related fractures in the United States, 2005–225. J Bone Miner Res. 2007;22(3):465–75.

[4] Court-Brown CM, Bugler KE, Clement ND, Duckworth AD, McQueen MM. The epidemiology of open fractures in adults. A 15-year review. Injury. 2012;43(6):891–7.

[5] Koval KJ, Zuckerman JD. Hip fractures are an increasingly important public health problem. Clin Orthop Relat Res. 1998;348:2.

[6] Rockwood PR, Horne JG, Cryer C. Hip fractures: a future epidemic? J Orthop Trauma. 1990;4(4):388–93.

[7] Buhr AJ, Cooke AM. Fracture patterns. Lancet. 1959;1(7072):531–6.

[8]　Cooper C, Campion G, Melton LJ. Hip fractures in the elderly: a world-wide projection. Osteoporos Int. 1992;2(6):285–9.

[9]　Burge R, Dawson-Hughes B, Solomon DH, Wong JB, King A, Tosteson A. Incidence and economic burden of osteoporosis-related fractures in the United States, 2005–25. J Bone Miner Res. 2007;22(3):465–75.

[10]　Cordey J, Schneider M, Bühler M. The epidemiology of fractures of the proximal femur. Injury. 2000;31(Supp 3):C56–61.

[11]　Innocenti M, Civinini R, Carulli C, Matassi F. Proximal femur fractures: epidemiology. Clin Cases Miner Bone Metab. 2009;6(2):117–9.

[12]　Bouyer B, Leroy F, Rudant J, Weill A, Coste J. Burden of fractures in France: incidence and severity by age, gender, and site in 2016. Int Orthop. 2020;2020:1–9.

[13]　Yoon BH, Lee YK, Kim SC, Kim SH, Ha YC, Koo KH. Epidemiology of proximal femoral fractures in South Korea. Arch Osteoporos. 2013;8:157.

[14]　Brauer CA, Coca-Perraillon M, Cutler DM, Rosen AB. Incidence and mortality of hip fractures in the United States. JAMA. 2009;302(14):1573–9.

[15]　Sullivan KJ, Husak LE, Altebarmakian M, Timothy Box W. Demographic factors in hip fracture incidence and mortality rates in California, 2000–2011. J Orthop Surg Res. 2016;11(4):1–10.

[16]　Kannus P, Niemi S, Parkkari J, Palvanen M, Vuori I, J?rvinen M. Nationwide decline in incidence of hip fracture. J Bone Miner Res. 2006;21(12):1836–8.

[17]　Karampampa K, Ahlbom A, Michaëlsson K, Andersson T, Drefahl S, Modig K. Declining incidence trends for hip fractures have not been accompanied by improvements in lifetime risk or post-fracture survival: a nationwide study of the Swedish population 60 years and older. Bone. 2015;78:55–61.

[18]　World Health Organization. Obesity and overweight. World Health Organization; 2020. https://www.who. int/news-room/fact-sheets/detail/obesity-and-overweight. Accessed 16 Mar 2020.

[19]　Armstrong MEG, Cairns BJ, Banks E, Green J, Reeves GK, Beral V. Different effects of age, adiposity and physical activity on the risk of ankle, wrist, and hip fractures in postmenopausal women. Bone. 2012;50(6):1394–400.

[20]　Premaor MO, Compston JE, Avilés FF, Pagès-Castellà A, Nogués X, Díez-Pérez A, et al. The association between fracture site and obesity in men: a population-based cohort study. J Bone Miner Res. 2013;28(8):1771–7.

[21]　De Laet C, Kanis JA, Odén A, Johanson H, Johnell O, Delmas P, et al. Body mass index as a predictor of fracture risk: a meta-analysis. Osteoporos Int. 2005;16(11):1330–8.

[22]　Tang X, Liu G, Kang J, Hou Y, Jiang F, Yuan W, et al. Obesity and risk of hip fracture in adults: a meta-analysis of prospective cohort studies. PLoS One. 2013;8(4):e55077.

[23]　Court-Brown CM, Duckworth AD, Ralston S, McQueen MM. The relationship between obesity and fractures. Injury. 2019;50(8):1423–8.

[24]　Wang Q, Chen D, Chen SM, Nicholson P, Alen M. Growth and aging of proximal femoral bone: a study with women spanning three generations. J Bone Miner Res. 2015;30(3):528–34.

[25]　Banks E, Reeves GK, Beral V, Balkwill A, Liu B, Roddam A. Hip fracture incidence in relation to age, menopausal status, and age at menopause. PLoS Med. 2009;6(11):e1000181.

[26]　Hanna JS. Sarcopenia and critical illness: a deadly combination in the elderly. J Parenter Enter Nutr. 2015;39(3):273–81.

[27]　Hunter GA. The results of operative treatment of trochanteric fractures of the femur. Injury. 1975;6:202–5.

[28]　Davis TR, Sher JL, Horsman A, Simpson M, Porter BB, Checketts RG. Intertrochanteric femoral fractures: mechanical failure after internal fixation. J Bone Joint Surg Br. 1990;72(1):26–31.

[29]　Baumgaertner MR, Curtin SL, Lindskog DM, Keggi JM. The value of the tip-apex distance in predicting failure of fixation of peritrochanteric fractures of the hip. J Bone Joint Surg Am. 1995;77(7):1058–64.

[30]　Slobogean GP, Stockton DJ, Zeng B, Wang D, Ma B, Pollak A.

[31]　Slobogean GP, Stockton DJ, Zeng B, Wang D, Ma BT, Pollak AN. Femoral neck fractures in adults treated with internal fixation: a prospective multicenter Chinese cohort. J Am Acad Orthop Surg. 2017;25(4):297–303.

[32]　Slobogean GP, Sprague SA, Scott T, Bhandari M. Complications following young femoral neck fractures. Injury. 2015;46(3):484–91.

[33]　Wang CT, Chen JW, Wu K, Chen CS, Chen WC, Pao JL, et al. Suboptimal outcomes after closed reduction and internal fixation of displaced femoral neck fractures in middle-aged patients: is internal fixation adequate in this group? BMC Musculoskelet Disord. 2018;19(1):190.

[34]　Stockton DJ, Lefaivre KA, Deakin DE, Osterhoff G, Yamada A, Broekhuyse HM, et al. Incidence, magnitude, and predictors of shortening in young femoral neck fractures. J Orthop Trauma. 2015;29(9):293–8.

[35]　Wendt MC, Cass JR, Trousdale RR. Incidence of radiographic cam-type impingement in young patients (<50) after femoral neck fracture treated with reduction and internal fixation. HSS J. 2013;9(2):113–7.

[36]　Zlowodzki M, Brink O, Switzer J, Wingerter S, Woodall J, Petrisor BA, et al. The effect of shortening and varus collapse of the femoral neck on function after fixation of intracapsular fracture of the hip: a multi-center cohort study. J Bone Joint Surg Br. 2008;90(11):1487–94.

[37]　Zlowodzki M, Ayeni O, Petrisor BA, Bhandari M. Femoral neck shortening after fracture fixation with multiple cancellous screws: incidence and effect on function. J Trauma. 2008;64(1):163–9.

[38]　Chen X, Zhang J, Wang X, Ren J, Liu Z. Incidence of and factors influencing femoral neck shortening in elderly patients after fracture fixation with multiple cancellous screws. Med Sci Monit. 2017;23:1456–63.

[39]　Shukla S, Johnston P, Ahmad MA, Wynn-Jones H, Patel AD, Walton NP. Outcomes of traumatic subtrochanteric femoral fractures fixed using cephalo-medullary nails. Injury. 2007;38(11):1286–93.

[40]　Riehl JT, Koval KJ, Langford JR, Munro MW, Kupiszewski SJ, Haidukewych GJ. Intramedullary nailing of subtrochanteric fractures: does malreduction matter? Bull NYU Hosp Jt Dis. 2014;72(2):159–63.

[41]　Rikli D, Goldhahn S, Blauth M, Meta S, Cunningham M, Joeris A, PIP Study Group. Optimizing intraoperative imaging during proximal femur fracture fixation – a performance improvement program for surgeons. Injury. 2018;49(2):339–44.

[42]　Ramanoudjame M, Guillon P, Dauzac C, Meunier C, Carcopino JM. CT evaluation of torsional malalignment after intertrochanteric femur fracture fixation. Orthop Traumatol Surg Res. 2010;96(8):844–8.

[43]　Heyse-Moore GH, MacEachern AG, Jameson Evans DC. Treatment of intertrochanteric fractures of the femur: a comparison of the Richards screw-plate with the Jewitt nail-plate. J Bone Joint Surg Br. 1983;65(3):262–7.

[44]　Tsukada S, Okumura G, Matsueda M. Postoperative stability on lateral radiographs in the surgical treatment of pertrochanteric hip fractures. Arch Orthop Trauma Surg. 2012;132(6):839–46.

[45]　Brunner A, Büttler M, Lehmann U, Frei HC, Kratter R, Di Lazzaro M, et al. What is the optimal salvage procedure for cut-out after surgical fixation of trochanteric fractures with the PFNA or TFN?: a multicenter study. Injury. 2016;47(2):432–8.

[46]　Heetveld MJ, Raaymakers EFB, van Walsum ADP, Barei DP, Steller EP. Observer assessment of femoral neck radiographs after reduction and dynamic hip screw fixation. Arch Orthop Trauma Surg. 2005;125(3):160–5.

[47]　Brown JA, Pietrobon R, Olson SA. Hip fracture outcomes: does surgeon or hospital volume really matter? J Orthop Trauma. 2009;66(3):809–14.

[48]　Kukla C, Heinz T, Gaebler C, Heinze G, Vécsei V. The standard

Femoral neck shortening in adult patients under the age 55 years is associated with worse functional outcomes: analysis of the prospective multi-center study of hip fracture outcomes in China (SHOC). Injury. 2017;48(8):1837–42.

Gamma nail: a critical analysis of 1,000 cases. J Trauma. 2001;51(1):77–83.

[49] Authen AL, Dybvik E, Furnes O, Gjertsen JE. Surgeon's experience level and risk of reoperation after hip fracture surgery: an observational study on 30,945 patients in the Norwegian Hip Fracture Register 2011–2015. Acta Orthop. 2018;89(5):496–502.

[50] Upadhyay A, Jain P, Mishra P, Maini L, Gautum VK, Dhaon BK. Delayed internal fixation of fractures of the neck of the femur in young adults. A prospective, randomised study comparing closed and open reduction. J Bone Joint Surg Br. 2004;86(7):1035–40.

[51] Malik AT, Panni UY, Masri BA, Noordin S. The impact of surgeon volume and hospital volume on postoperative mortality and morbidity after hip fractures: a systematic review. Int J Surg. 2018;54(Pt B):316–27.

[52] Spaans EA, Koenraadt KL, Wagenmakers R, Elmans LH, van den Hout JA, Egendall D, et al. Does surgeon volume influence the outcome after hip hemiarthroplasty for displaced femoral neck fractures; early outcomes, complications, and survival of 752 cases. Arch Orthop Trauma Surg. 2019;139(2):255–61.

[53] Wieggers EJA, Sewalt CA, Venema E, Schep NW, Verhaar JA, Lingsma HF, et al. The volume-outcome relationship for hip fractures: a systematic review and meta-analysis of 2,023,469 patients. Acta Orthop. 2019;90(1):26–32.

[54] Egbert RC, Bouck TT, Gupte NN, Pena MM, Dang KH, Ornell SS, et al. Hypoalbuminemia and obesity in orthopaedic trauma patients: body mass index a significant predictor of surgical site complications. Sci Rep. 2020;10(1953):1–7.

[55] Childs BR, Nahm NJ, Dolenc AJ, Vallier HA. Obesity is associated with more complications and longer hospital stays after orthopaedic trauma. J Orthop Trauma. 2015;29(11):504–9.

[56] Kempegowda H, Richard R, Tawari A, Graham J, Suk M, Howenstein A, et al. Obesity is associated with high perioperative complications among surgical treated intertrochanteric fracture of the femur. J Orthop Trauma. 2017;31(7):352–7.

[57] Kadry B, Press CD, Alosh H, Opper IM, Orsini J, Popov IA, et al. Obesity increases operating room times in patients undergoing primary hip arthroplasty: a retrospective cohort. PeerJ. 2014;2(e530):1–15.

[58] Jiang J, Teng Y, Fan Z, Khan S, Xia Y. Does obesity affect the surgical outcome and complication rates of spinal surgery? A meta-analysis. Clin Orthop Relat Res. 2014;472(3):968–75.

[59] Liabaud B, Patrick D, Geller J. Higher body mass index leads to longer operative time in total knee arthroplasty. J Arthroplast. 2013;28(4):563–5.

[60] Whiting PS, White-Dzuro GA, Avilucea FR, Dodd AC, Lakomkin N, Obremskey WT, et al. Body mass index predicts perioperative complications following orthopaedic trauma surgery: an ACS-NSQIP analysis. Eur J Trauma Emerg Surg. 2017;43(2):255–64.

[61] Robinson MK, Mogensen KM, Casey JD, McKane CK, Moromizato T, Rawn JD, et al. The relationship among obesity, nutritional status, and mortality in the critically ill. Crit Care Med. 2015;43(1):87–100.

[62] Sheehan SE, Shyu JY, Weaver MJ, Sodickson AD, Khurana B. Proximal femur fractures: what the orthopaedic surgeon wants to know. Radiographics. 2015;35(5):1563–624.

[63] Bojan A, Beimel C, Taglang G, Collin D, Ekholm C, Jönsson A. Critical factors in cut-out complication after Gamma nail treatment of proximal femoral fractures. BMC Musculoskelet Disord. 2013;14(1):1.

[64] Nordin S, Zulkifi O, Faisham WI. Mechanical failure of Dynamic Hip Screw (DHS) fixation in intertrochanteric fracture of the femur. Med J Malaysia. 2001;56(Supp D):12–7.

[65] Utrilla AL, Reig JS, Muñoz FM, Tufanisco CB. Trochanteric Gamma nail and compression hip screw for trochanteric fractures: a randomized, prospective, comparative study in 210 elderly patients with a new design of the Gamma nail. J Orthop Trauma. 2005;19(4):229–33.

[66] Bartoníček J, Dousa P, Krbec M. Complications of osteosynthesis of proximal femur by the Gamma nail. Acta Chir Orthop Traumatol Cechoslov. 1998;65(2):84–9.

[67] Nyholm AM, Palm H, Malchau H, Troelsen A, Gromov K. Lacking evidence for performance of implants used in proximal femur fractures – a systematic review. Injury. 2016;47(3): 586–94.

[68] Lim SJ, Park YS. Plain radiography of the hip: a review of radiographic techniques and images. Hip Pelvis. 2015;27(3): 125–34.

[69] Clohisy JC, Carlisle JC, Beaulé PE, Kim YJ, Trousdale RT, Sierra RJ, et al. A systematic approach to the plain radiographic evaluation of the young adult hip. J Bone Joint Surg Am. 2008;90(4):47–66.

[70] Marchand LS, Todd DC, Kellam P, Adeyemi TF, Rothberg DL, Maak TG. Is the lesser trochanter profile a reliable means of restoring anatomic rotation after femur fracture fixation? Clin Orthop Relat Res. 2018;476(6):1253–61.

[71] Sabharwal S, Zhao C, McKeon JJ, McClemens E, Edgar M, Behrens F. Computed radiographic measurement of limb-length discrepancy. Full-length standing anteroposterior radiograph compared with scanogram. J Bone Joint Surg Am. 2006;88(10):2243–51.

[72] Morshed S. Current options for determining fracture union. Adv Med. 2014;2014:1–12.

[73] Ross JR, Gardner MJ. Femoral head fractures. Curr Rev Musculoskelet Med. 2012;5(3):199–205.

[74] Giannoudis PV, Kontakis G, Christoforakis Z, Akula M, Tosounidis T, Koutras C. Management, complications and clinical results of femoral head fractures. Injury. 2009;40(12):1245–51.

[75] Scolaro JA, Marecek G, Firoozabadi R, Krieg JC, Routt ML. Management and radiographic outcomes of femoral head fractures. J Orthop Trauma. 2017;18(3):23541.

[76] Matsuda DK. Arthroscopic osteosynthesis of femoral head malunion. Arthrosc Tech. 2013;3(1):e31–4.

[77] Matsuda DK. A rare fracture, an even rarer treatment: the arthroscopic reduction and internal fixation of an isolated femoral head fracture. Arthroscopy. 2009;25(4):408–12.

[78] Ross JR, Clohisy JC. Correction of a femoral head fracture malunion with surgical dislocation of the hip. JBJS Case Connect. 2012;2(4):e71.

[79] Yoon TR, Chung JY, Jung ST, Seo HY. Malunion of femoral head fractures treated by partial osteotomy: three case reports. J Orthop Trauma. 2003;17(6):447–50.

[80] Sontich JK, Cannada LK. Femoral head avulsion fracture with malunion to the acetabulum: a case report. J Orthop Trauma. 2002;16(1):49–51.

[81] Ganz R, Gill TJ, Gautier E, Ganz K, Krügel N, Berlemann U. Surgical dislocation of the adult hip: a technique with full access to the femoral head and acetabulum without the risk of avascular necrosis. J Bone Joint Surg Br. 2001;83(8):1119–24.

[82] Solberg BD, Moon CN, Franco DP. Use of a trochanteric flip osteotomy improves outcomes in Pipkin IV fractures. Clin Orthop Relat Res. 2009;467(4):929–33.

[83] Massè A, Aprato A, Alluto C, Favuto M, Ganz R. Surgical hip dislocation is a reliable approach for treatment of femoral head fractures. Clin Orthop Relat Res. 2015;473(12):3744–51.

[84] Lin S, Tian Q, Liu Y, Shao Z, Yang S. Mid- and long-term clinical effects of trochanteric flip osteotomy for treatment of Pipkin I and II femoral head fractures. Nan Fang Yi Ke Da Xue Xue Bao. 2013;33(9):1260–4.

[85] Won Y, Lee GS, Kim SB, Kim SJ, Yang KH. Osteochondral autograft from the ipsilateral femoral head by surgical dislocation for treatment of femoral head fracture dislocation: a case report. Yonsei Med J. 2016;57(6):1527–30.

[86] Bastian JD, Büchler L, Meyer DC, Siebenrock KA, Keel MJ. Surgical hip dislocation for osteochondral transplantation as a salvage procedure for femoral head impaction fracture. J Orthop Trauma. 2010;24(12):e113–8.

[87] Swiontkowski MF, Thorpe M, Seiler JG, Hansen ST. Operative management of displaced femoral head fractures: case-matched comparison of anterior versus posterior approaches for Pipkin I

and Pipkin II fractures. J Orthop Trauma. 1992;6(4):437–42.

[88] Jiang YQ, Huang J, Guo WK, Lai B, Wang J, Liang CX, et al. Treatment of Pipkin type I and II femoral head fractures through modified Smith-Peterson approach and modified Hardinge approach – a case-control study. Zhongguo Gu Shang. 2017;30(7):616–21.

[89] Li Q, Huang F, Xiang Z, Fang Y, Zhong G, Yi M, et al. Modified Hueter direct anterior approach for treatment of Pipkin type I and II femoral head fractures. Zhongguo Xiu Fu Chong Jian Wai Ke Za Zhi. 2018;32(3):334–7. (Article in Chinese).

[90] Cornwall R, Gilbert MS, Koval KJ, Strauss E, Siu AL. Functional outcomes and mortality vary among types of hip fractures: a function of patient characteristics. Clin Orthop Relat Res. 2004;425:64–71.

[91] Ziran BH, Talboo NL, Ziran NM. Antegrade intramedullary nailing of the femur. In: Wiesel SM, editor. Operative techniques in orthopaedics. 2nd ed. Philadelphia: Wolters Kluwer; 2016. p. 569–81.

[92] Forde B, Engeln K, Bedair H, Bene N, Talmo C, Nandi S. Restoring femoral offset is the most important technical factor in preventing total hip arthroplasty dislocation. J Orthop. 2018;15(1):131–3.

[93] Amstutz HC, Le Duff MJ, Beaulé PE. Prevention and treatment of dislocation after total hip replacement using large diameter balls. Clin Orthop Relat Res. 2004;429:108–16.

[94] Burroughs BR, Hallstrom B, Golladay GJ, Hoeffel D, Harris WH. Range of motion and stability in total hip arthroplasty with 28-, 32-, 38-, and 44-mm femoral head sizes: an in vitro study. J Arthroplast. 2005;20(1):11–9.

[95] Van Sikes C, Lai LP, Schreiber M, Mont MA, Jinnah RH, Seyler TM. Instability after total hip arthroplasty: treatment with large femoral heads vs constrained liners. J Arthroplast. 2008;23(7):59–63.

[96] Zijlstra WP, De Hartog B, Van Steenbergen LN, Scheurs BW, Nelissen RG. Effect of femoral head size and surgical approach on risk of revision after total hip arthroplasty: An analysis of 166,231 procedures in the Dutch Arthroplasty Register (LROI). Acta Orthop. 2017;88(4):395–401.

[97] Davidovitch RI, DeSole EM, Vigdorchik JM. Subspine impingement: 2 case reports of a previously unreported cause of instability in total hip arthroplasty. Hip Int. 2016;26(2):e24–9.

[98] Husby VS, Bjørgen S, Hoff J, Helgerud J, Benum P, Husby OS. Unilateral vs. bilateral total hip arthroplasty – the influence of medial femoral offset and effects on strength and aerobic endurance capacity. Hip Int. 2010;20(2):204–14.

[99] Yamaguchi T, Naito M, Asayama I, Ishiko T. Total hip Arthroplasty: the relationship between posterolateral reconstruction, abductor muscle strength, and femoral offset. J Orthop Surg. 2004;12(2):164–7.

[100] Asayama I, Chamnongkich S, Simpson KJ, Kinsey TL, Mahoney OM. Reconstructed hip joint position and abductor muscle strength after total hip arthroplasty. J Arthroplast. 2005;20(4):414–20.

[101] Kiyama T, Naito M, Shinoda T, Maeyama A. Hip abductor strengths after total hip arthroplasty via the lateral and posterolateral approach. J Arthroplast. 2010;25(1):76–80.

[102] McGrory BJ, Morrey BF, Cahalan TD, An KN, Cabanela ME. Effect of femoral offset on range of motion and abductor muscle strength after total hip arthroplasty. J Bone Joint Surg Br. 1995;77(6):865–9.

[103] Preininger B, Schmorl K, von Roth P, Winkler T, Schlattmann P, Matziolis G, et al. A formula to predict patients' gluteus medius muscle volume from hip joint geometry. Man Ther. 2011;16(5):447–51.

[104] Malik A, Maheshwari A, Dorr LD. Impingement with total hip replacement. J Bone Joint Surg Am. 2007;89(8):1832–42.

[105] Matsushita A, Nakashima Y, Jingushi S, Yamamoto T, Kuraoka A, Iwamoto Y. Effects of the femoral offset and the head size on the safe range of motion in total hip arthroplasty. J Arthroplast. 2009;24(9):646–51.

[106] Patel AB, Wagle RR, Usrey MM, Thompson MT, Incavo SJ, Noble PC. Guidelines for implant placement to minimize impingement during activities of daily living after total hip arthroplasty. J Arthroplast. 2010;25(8):1275–81.

[107] Kurtz WB, Ecker TM, Reichmann WM, Murphy SB. Factors affecting bony impingement in hip arthroplasty. J Arthroplast. 2010;25(4):624–34.

[108] Lecerf G, Fessy MH, Philippot R, Massin P, Giraud F, Flecher X, et al. Femoral offset: anatomical concept, definition, assessment, implications for preoperative templating and hip arthroplasty. Orthop Traumatol Surg Res. 2009;95(3):210–9.

[109] Cassidy KA, Noticewala MS, Macaulay W, Lee JH, Geller JA. Effect of femoral offset on pain and function after total hip arthroplasty. J Arthroplast. 2012;27(10):1863–9.

[110] Felton J, Slobogean GP, Jackson SS, Della Rocca GJ, Liew S, Haverlag R, et al. Femoral neck shortening after hip fracture fixation is associated with inferior hip function: results from the FAITH Trial. J Orthop Trauma. 2019;33(10):487–96.

[111] Fujimaki H, Inaba Y, Kobayashi N, Tezuka T, Hirata Y, Saito T. Leg length discrepancy and lower limb alignment after total hip arthroplasty in unilateral hip osteoarthritis patients. J Orthop Sci. 2013;18(6):969–76.

[112] Maloney WJ, Keeney JA. Leg length discrepancy after total hip arthroplasty. J Arthroplast. 2004;19(4):108–10.

[113] Renkawitz T, Weber T, Dullien S, Woerner M, Dendorfer S, Grifka J, et al. Leg length and offset differences above 5mm after total hip arthroplasty are associated with altered gait mechanics. Gait Posture. 2016;49:196–201.

[114] Fujita K, Kabata T, Kajino Y, Tsuchiya H. Optimizing leg length correction in total hip arthroplasty. Int Orthop. 2020;44(3):437–43.

[115] Upadhyay A, York S, Macaulay W, McGrory B, Robbennolt J, Bal BS. Medical malpractice in hip and knee arthroplasty. J Arthroplast. 2007;22(6):2–7.

[116] Alho A. Concurrent ipsilateral fractures of the hip and shaft of the femur: a systematic review of 722 cases. Ann Chir Gynaecol. 1997;86(4):326–36.

[117] Swiontkowski MF, Hansen ST Jr, Kellam J. Fractures of the femoral neck and shaft: a treatment protocol. J Bone Joint Surg Am. 1984;66(2):260–8.

[118] Tornetta P 3rd, Kain MS, Creevy WR. Diagnosis of femoral neck fractures in patients with a femoral shaft fracture. Improvement with a standard protocol. J Bone Joint Surg Am. 2007;89(1):39–43.

[119] O'Toole RV, Dancy L, Dietz AR, Pollak AN, Johns AJ, Osgood G, et al. Diagnosis of femoral neck fracture associated with femoral shaft fracture: blinded comparison of computed tomography and plain radiographs. J Orthop Trauma. 2013;27(6):325–30.

[120] Rogers NB, Hartline BE, Achor TS, Kumaravel M, Gary JL, Choo AM, et al. Improving the diagnosis of ipsilateral femoral neck and shaft fractures: a new imaging protocol. J Bone Joint Surg Am. 2020;102(4):309–14.

[121] Protzman RR, Burkhalter WE. Femoral-neck fractures in young adults. J Bone Joint Surg Am. 1976;58(5):689–95.

[122] Swiontkowski MF, Winquist RA, Hansen ST Jr. Fractures of the femoral neck in patients between the ages of twelve and forty-nine years. J Bone Joint Surg Am. 1984;66(6):837–46.

[123] Haidukewych GJ, Rothwell WS, Jacofsky DJ, Trochia ME, Berry DJ. Operative treatment of femoral neck fractures in patients between the ages of fifteen and fifty years. J Bone Joint Surg Am. 2004;86(8):1711–6.

[124] Angelini M, McKee MD, Waddell JP, Haidukewych G, Schemitsch EH. Salvage of failed hip fracture fixation. J Orthop Trauma. 2009;23(6):471–8.

[125] Damany DS, Parker MJ, Chojnowski A. Complications after intracapsular hip fractures in young adults. Injury. 2005;36(1):131–41.

[126] Gosvig KK, Jacobsen S, Sonne-Holm S, Geburh P. The prevalence of cam-type deformity of the hip joint: a survey of 4151 subjects of the Copenhagen Osteoarthritis Study. Acta Radiol. 2008;49(4):336–41.

[127] Hack K, Di Primio G, Rakhra K, Beaulé PE. Prevalence of cam-type femoroacetabular impingement morphology in asymptomatic volunteers. J Bone Joint Surg Am. 2010;92(14):2436–44.

[128] Millis MB, Lewis CL, Schoenecker PL, Clohisy JC. Legg-Calvé-Perthes and slipped capital femoral epiphysis: major developmental causes of femoroacetabular impingement. J Am Acad Orthop Surg. 2013;21(Supp 1):S59–63.

[129] Aronsson DD, Loder RT, Breuer GJ, Weinstein SL. Slipped capital femoral epiphysis: current concepts. J Am Acad Orthop Surg. 2006;14(12):666–79.

[130] Matthew SE, Larson AN. Natural history of slipped capital femoral epiphysis. J Pediatr Orthop. 2019;39(6, Supp 1):S23–7.

[131] Leunig M, Casillas MM, Hamlet M, Hersche O, Nötzli H, Slongo T, et al. Slipped capital femoral epiphysis: early mechanical damage to the acetabular cartilage by a prominent femoral metaphysis. Acta Orthop Scand. 2000;71(4):370375.

[132] Goodman DA, Feighan JE, Smith AD, Latimer B, Buly RL, Cooperman DR. Subclinical slipped capital femoral epiphysis. Relationship to osteoarthrosis of the hip. J Bone Joint Surg Am. 1997;79(10):1489–97.

[133] Truntzer JN, Shapiro LM, Hoppe DJ, Abrams GD. Hip arthroscopy in the United States: an update following coding changes in 2011. J Hip Preserv Surg. 2017;4(3):250–7.

[134] Sonnenfeld JJ, Trofa DP, Mehta MP, Steinl G, Lynch TS. Hip arthroscopy for femoroacetabular impingement. JBJS Essent Surg Tech. 2018;22(8):e23.

[135] Dei Giudici L, Di Muzio F, Bottegoni C, Chillemi C, Gigante A. The role of arthroscopy in articular fracture management: the lower limb. Eur J Orthop Surg Traumatol. 2015;25(5):807–13.

[136] Duckworth AD, Bennet SJ, Aderinto J, Keating JF. Fixation of intracapsular fractures of the femoral neck in young patients: risk factors for failure. J Bone Joint Surg Br. 2011;93(6):811–6.

[137] Mills LA, Aitken SA, Simpson HR. The risk of non-union per fracture: current myths and revised figures from a population of over 4 million adults. Acta Orthop. 2017;88(4):434–9.

[138] Gardner S, Weaver MJ, Jerabek S, Rodriguez E, Vrahas M, Harris M. Predictors of early failure in young patients with displaced femoral neck fractures. J Orthop. 2015;12(2):75–80.

[139] Mir H, Collinge C. Application of a medial buttress plate may prevent many treatment failures seen after fixation of vertical femoral neck fractures in young adults. Med Hypotheses. 2015;84(5):429–33.

[140] Ye Y, Chen K, Tian K, Li W, Mauffrey C, Hak DJ. Medial buttress plate augmentation of cannulated screw fixation in vertically unstable femoral neck fractures: surgical technique and preliminary results. Injury. 2017;48(10):2189–93.

[141] Biz C, Tagliapietra J, Zonta F, Belluzzi E, Bragazzi NL, Ruggieri P. Predictors of early failure of the cannulated screw system in patients, 65 years and older, with non-displaced femoral neck fractures. Aging Clin Exp Res. 2020;32(3):505–13.

[142] Okike K, Udogwu UN, Isaac M, Sprague S, Swiontkowski MF, Bhandari M, et al. Not all Garden-I and II femoral neck fractures in the elderly should be fixed: effect of posterior tilt on rates of subsequent arthroplasty. J Bone Joint Surg Am. 2019;101(20):1852–9.

[143] Slobogean GP, Sprague SA, Scott T, McKee M, Bhandari M. Management of young femoral neck fractures: is there a consensus? Injury. 2015;46(3):435–40.

[144] Linde F, Andersen E, Hvass I, Madsen F, Pallesen R. Avascular femoral head necrosis following fracture fixation. Injury. 1986;17(3):159–63.

[145] Liporace F, Gaines R, Collinge C, Haidukewych GJ. Results of internal fixation of Pauwels type-3 vertical femoral neck fractures. J Bone Joint Surg Am. 2008;90(8):1654–9.

[146] Chen Z, Wang G, Lin J, Yang T, Fang Y, Liu L, et al. Efficacy comparison between dynamic hip screw combined with anti-rotation screw and cannulated screw in treating femoral neck fractures. Zhongguo Xiu Fu Chong Jian Wai Ke Za Zhi. 2011;25(1):26–9. (Article in Chinese).

[147] Ma JX, Kuang MJ, Xing F, Zhao YL, Chen HT, Zhang LK, et al. Sliding hip screw versus cannulated cancellous screws for fixation of femoral neck fracture in adults: a systematic review. Int J Surg. 2018;52:89–97.

[148] Shehata MS, Aboelnas MM, Abdulkarim AN, Abdallah AR, Ahmed H, Holton J, et al. Sliding hip screws versus cancellous screws for femoral neck fractures: a systematic review and meta-analysis. Eur J Orthop Surg Traumatol. 2019;29(7):1383–93.

[149] Fixation using Alternative Implants for the Treatment of Hip Fractures (FAITH) Investigators. Fracture fixation in the operative management of hip fractures (FAITH): an international, multicentre, randomized controlled trial. Lancet. 2017;389(10078):1519–27.

[150] Sprague S, Schemitsch EH, Swiontkowski M, Della Rocca GJ, Jeray KJ, Liew S, et al. Factors associated with revision surgery after internal fixation of hip fractures. J Orthop Trauma. 2018;32(5):223–30.

[151] Daniachi D, Netto AS, Ono NK, Guirmarães RP, Polsello GC, Honda EK. Epidemiology of fractures of the proximal third of the femur in elderly patients. Rev Bras Ortop. 2015;50(4):371–7.

[152] Bhowmick K, Matthai T, Ramaswamy P, Boopalan JVC, Jepegnaman TS. Decision making in the management of malunion and nonunion of intertrochanteric fractures of the hip. Hip Int. 2019:1–6. [published online ahead of print, 2019 Jul 15]. Hip Int. 2019;1120700019863410.

[153] Adams CI, Robinson CM, Court-Brown CM, McQueen MM. Prospective randomized controlled trial of an intramedullary nail versus dynamic screw and plate for intertrochanteric fractures of the femur. J Orthop Trauma. 2001;15(6):394–400.

[154] Kaufman KR, Miller LS, Sutherland DH. Gait asymmetry in patients with limb-length inequality. J Pediatr Orthop. 1996;16(2):144–50.

[155] Friberg O. Clinical symptoms and biomechanics of lumbar spine and hip joint in leg length inequality. Spine. 1983;8(6):643–51.

[156] Coppola C, Maffulli N. Limb shortening for the management of leg length discrepancy. J R Coll Surg Edinb. 1998;44(1):46–54.

[157] Whittle AP. Malunited fractures. In: Azar FM, Canale T, Beaty JH, editors. Campbell's operative orthopaedics. 14th ed. Philadelphia: Elsevier; 2017. p. 3461–528.

[158] Chandra M, Anand M, Sharma BP. Neglected intertrochanteric fractures treated with valgus osteotomy. National J Clin Orthop. 2019;3(2):6–9.

[159] Karthick GV, Harshavardhan G, Menon G. Maluniting intertrochanteric fracture: what's your option? Our experience of 12 cases with high subtrochanteric osteotomy. IOSR J Dent Med Sci. 2017;16(3):75–8.

[160] Haidukewych GJ, Berry DJ. Salvage of failed internal fixation of intertrochanteric hip fractures. Clin Orthop Relat Res. 2003;412:184–8.

[161] Luthringer TA, Elbuluk AM, Behery OA, Cizmic Z, Deshmukh AJ. Salvage of failed internal fixation of intertrochanteric hip fractures: clinical and functional outcomes of total hip arthroplasty versus hemiarthroplasty. Arthroplast Today. 2018;4(3):383–91.

[162] Nie B, Wu D, Yang Z, Liu Q. Comparison of intramedullary fixation and arthroplasty for the treatment of intertrochanteric hip fractures in the elderly: a meta-analysis. Medicine. 2017;96(27):e7446.

[163] Reindl R, Harvey EJ, Berry GK, Rahme E. Intramedullary versus extramedullary fixation for unstable intertrochanteric fractures. J Bone Joint Surg Am. 2015;97(23):1905–12.

[164] Parker MJ, Handoll HH. Gamma and other cephalocondylic intramedullary nails versus extramedullary implants for extracapsular hip fractures in adults. Cochrane Database Syst Rev. 2010;9:CD000093.

[165] Shen J, Hu C, Yu S, Huang K, Xie Z. A meta-analysis of percutaneous compression plate versus intramedullary nail for treatment of intertrochanteric hip fractures. Int J Surg. 2016;29:151–8.

[166] Sun D, Wang C, Chen Y, Liu X, Zhao P, Zhang H, et al. A meta-analysis comparing intramedullary with extramedullary fixations for unstable femoral intertrochanteric fractures. Medicine. 2019;98(37):e17010.

[167] Chou DT, Taylor AM, Boulton C, Moran CG. Reverse oblique intertrochanteric femoral fractures treated with the intramedullary hip screw (IMHS). Injury. 2012;43(6):817–21.

[168] Haidukewych GJ. Intertrochanteric fractures: ten tips to improve results. J Bone Joint Surg Am. 2009;91(3):712–9.

[169] Jackson C, Tanios M, Ebraheim N. Management of subtrochanteric proximal femur fractures: a review of recent literature. Adv Orthop. 2018;2018:1–7.

[170] Ng AC, Drake MT, Clarke BL, Sems SA, Atkinson EJ, Achenbach SJ, et al. Trends in subtrochanteric, diaphyseal, and distal femur fractures, 1984–2007. Osteoporos Int. 2012;23(6):1721–6.

[171] Liu P, Wu X, Shi H, Liu R, Shu H, Gong J, et al. Intramedullary versus extramedullary fixation in the management of subtrochanteric femur fractures: a meta-analysis. Clin Interv Aging. 2015;10:803–11.

[172] Kuzyk PR, Bhandari M, McKee MD, Russell TA, Schemitsch EH. Intramedullary versus extramedullary fixation for subtrochanteric femur fractures. J Orthop Trauma. 2009;23(6):465–70.

[173] Lundy DW. Subtrochanteric femoral fractures. J Am Acad Orthop Surg. 2007;15(11):663–71.

[174] Velasco RU, Comfort TH. Analysis of treatment problems in subtrochanteric fractures of the femur. J Trauma. 1978;18(7):513–23.

[175] LeBlanc KE, Munice HL Jr, LeBlanc LL. Hip fracture: diagnosis, treatment, and secondary prevention. Am Fam Physician. 2014;89(12):945–51.

[176] Haidukewych GJ, Berry DJ. Nonunion of fractures of the subtrochanteric region of the femur. Clin Orthop Relat Res. 2004;419:185–8.

[177] Kim SM, Rhyu KH, Lim SJ. Salvage of failed osteosynthesis for an atypical subtrochanteric femoral fracture associated with long-term bisphosphonate treatment using a 95° angled blade plate. Bone Joint J. 2018;100–B(11):1511–7.

[178] Rollo G, Tartaglia N, Falzarano G, Pichierri P, Stasi A, Medici A, et al. The challenge of nonunion in subtrochanteric fractures with breakage of intramedullary nail: evaluation of outcomes in surgery revision with angled blade plate and allograft bone strut. Eur J Trauma Emerg Surg. 2017;43(6):853–61.

[179] Johnson NA, Uzoigwe C, Venkatesan M, Burgula V, Kulkarni A, Davison JN, et al. Risk factors for intramedullary nail breakage in proximal femur fractures: a 10–year retrospective review. Ann R Coll Surg Engl. 2017;99(2):145–50.

[180] Ostrum RF, Marcantonio A, Marburger R. A critical analysis of the eccentric starting point for trochanteric intramedullary femoral nailing. J Orthop Trauma. 2008;22(3):S25–30.

[181] Berkes MB, Shaw JC, Warner SJ, Achor TS. Medialized trochanteric starting point and focused lateral endosteal beak reaming to optimize success of intramedullary nailing in atypical femur fractures: a technical trick and case series. J Orthop Trauma. 2019;33(8):e313–7.

[182] Robertson R, Tucker M, Jones T. Provisional plating of subtrochanteric femur fractures before intramedullary nailing in the lateral decubitus position. J Orthop Trauma. 2018;32(4):e151–6.

[183] Bartoníček J, Skála-Rosenbaum J, Douša P. Valgus intertrochanteric osteotomy for malunion and nonunion of trochanteric fractures. J Orthop Trauma. 2003;17(9):606–12.

[184] Marti RK, ten Holder EJ, Kloen P. Lengthening osteotomy at the intertrochanteric level with simultaneous correction of angular deformities. Int Orthop. 2001;25(6):355–9.

[185] van Doorn R, Leemans R, Stapert JW. One-stage lengthening and derotational osteotomy of the femur stabilized with a Gamma nail. Eur J Surg. 1999;165(12):1142–6.

[186] Farquharson-Roberts MA. Corrective osteotomy for combined shortening and rotational malunion of the femur. J Bone Joint Surg Br. 1995;77(6):979–80.

[187] Ilizarov GA. Transosseous osteosynthesis: theoretical and clinical aspects of the regeneration and growth of tissue. Berlin: Springer Verlag; 1992.

[188] Mahmoud SS, Pearse EO, Smith TO, Hing CB. Outcomes of total hip arthroplasty, as a salvage procedure, following failed internal fixation of intracapsular fractures of the femoral neck: a systematic review and meta-analysis. Bone Joint J. 2016;98–B(4):452–60.

[189] Zielinski SM, Keijsers NL, Praet SF, Heetveld MJ, Bhandari M, Wilssens JP, et al. Functional outcome after successful internal fixation versus salvage arthroplasty of patients with a femoral neck fracture. J Orthop Trauma. 2014;28(12):e273–80.

[190] Dolatowski FC, Frihagen F, Bartels S, Opland V, Šaltytè Benth J, Talsnes O, et al. Screw fixation versus hemiarthroplasty for nondisplaced femoral neck fractures in elderly patients: a multicenter randomized controlled trial. J Bone Joint Surg Am. 2019;101(2):136–44.

[191] Gjertsen JE, Vinje T, Engesaeter LB, Lie SA, Havelin LI, Furnes O, et al. Internal screw fixation compared with bipolar hemiarthroplasty for treatment of displaced femoral neck fractures in elderly patients. J Bone Joint Surg Am. 2010;92(3):619–28.

[192] Healy WL, Iorio R. Total hip arthroplasty: optimal treatment for displaced femoral neck fractures in elderly patients. Clin Orthop Relat Res. 2004;429:43–8.

[193] Stockton DJ, O'Hara LM, O'Hara NN, Lefaivre KA, O'Brien PJ, Slobogean GP. High rate of reoperation and conversion to total hip arthroplasty after internal fixation of young femoral neck fractures: a population-based study of 796 patients. Acta Orthop. 2019;90(1):21–5.

[194] Brunner A, Büttler M, Lehmann U, Frei HC, Kratter R, Di Lazzaro M, et al. What is the optimal salvage procedure for cut-out after surgical fixation of trochanteric fractures with the PFNA or TFN?: a multicentre study. Injury. 2016;47(2):432–8.

[195] Srivastav S, Mittal V, Agarwal S. Total hip arthroplasty following failed fixation of proximal hip fractures. Indian J Orthop. 2008;42(3):279–86.

[196] Haentjenis P, Casteleyn PP, Opdecam P. Hip arthroplasty for failed internal fixation of intertrochanteric and subtrochanteric hip fractures in elderly patients. Arch Orthop Trauma Surg. 1994;113(4):222–7.

[197] Qin Y, Zhou K, Wang D, Zhou Z, Yang J, Kang P, et al. Safety and efficacy of total hip arthroplasty following failed internal fixation of intertrochanteric fractures. Zhongguo Xiu Fu Chong Jian Wai Ke Za Zhi. 2019;33(2):160–5.

[198] Talmo CT, Sambaziotis C, Bono JV. Conversion hemiarthroplasty and valgus osteotomy after failed ORIF of hip intertrochanteric fractures. Orthopedics. 2013;36(9):693–6.

[199] Zeng X, Zhan K, Zhang L, Zeng D, Yu W, Zhang X, et al. Conversion to total hip arthroplasty after failed proximal femoral nail antirotations or dynamic hip screw fixations for stable intertrochanteric femur fractures: a retrospective study with a minimum follow-up of 3 years. BMC Musculoskelet Disord. 2017;18(1):38.

[200] Xu Q, Lai J, Zhang F, Xu Y, Zhu F, Lin J, et al. Poor outcomes for osteoporotic patients undergoing conversion total hip arthroplasty following prior failed dynamic hip screw fixation: a nationwide retrospective cohort study. J Int Med Res. 2019;47(4):1544–54.

[201] Ji HM, Won SH, Han J, Won YY. Does femoral offset recover and affect the functional outcome of patients with displaced femoral neck fracture following hemiarthroplasty? Injury. 2017;48(6):1170–4.

[202] Livermore J, Ilstrup D, Morrey B. Effect of femoral head size on wear of the polyethylene acetabular component. J Bone Joint Surg Am. 1990;72(4):518–28.

[203] Kreipke R, Rogmark C, Pedersen AB, Kärrholm J, Hallan G, Havelin LI, et al. Dual mobility cups: effect on risk of revision of primary total hip arthroplasty due to ortheoarthritis: a matched population-based study using the Nordic Arthroplasty

Register Association database. J Bone Joint Surg Am. 2019;101(2):169–76.

[204] Nam D, Salih R, Nahhas CR, Barrack RL, Nunley RM. Is a modular dual mobility acetabulum a viable option for the young, active total hip arthroplasty patient? Bone Joint J. 2019;101(4):365–71.

[205] Pituckanotai K, Arirachakaran A, Tuchinda H, Putananon C, Nualsalee N, Setrkaising K, et al. Risk of revision and dislocation in single, dual mobility and large femoral head total hip arthroplasty: systematic review and network meta-analysis.

Eur J Orthop Surg Traumatol. 2018;28(3):445–55.

[206] Gittings DJ, Courtney PM, Ashley BS, Hesketh PJ, Donegan DJ, Sheth NP. Diagnosing infection in patients undergoing conversion of prior internal fixation to total hip arthroplasty. J Arthroplast. 2017;32(1):241–5.

第 10 章　股骨干骨折畸形愈合

Malunions of the Femoral Shaft

Brian P. Cunningham　Peter A. Cole　Gil Ortega　著

一、概述

（一）背景

股骨干畸形愈合在发达国家已成为一个罕见的问题。然而，它们在发展中国家却较为普遍[1-4]。一期髓内钉固定已经成为变革性的治疗方法[5]，它允许早期负重并恢复下肢的力线。很多报道认为股骨干骨折手术治疗后有优良愈合率和临床效果[6,7]，但实现和维持解剖复位仍然存在挑战。无法重建股骨的正常解剖结构将会导致畸形愈合，股骨畸形可表现为成角、平移、旋转和长度异常。股骨干畸形愈合的病因是多方面的影响因素，其中包括患者因素，如肥胖和依从性差；骨折特征，如粉碎、双侧股骨损伤、骨缺损和横断骨折；手术者因素，如缺乏经验、手术失败和复位不良。

如果骨折已经畸形愈合了，那么一个严格的评估方案对于制订成功的手术计划至关重要。对原始损伤和治疗的评估内容包括原始骨折的研究、采用的内固定策略、感染迹象和术后康复过程情况。站立位下肢全长片对评估下肢力线、关节和长骨情况是很重要的。此外，依靠正侧位 X 线来评估骨折畸形愈合的三维情况，

有时候计算机断层扫描可以提高对复杂多平面的畸形情况理解。然而，当畸形在斜位最明显时，正侧位 X 线上可能对畸形严重程度显示不充分。基于上述原因，3D 肢体重建和 3D 打印技术得以发展及应用。

在确定手术前，应进行标准的检测指标评估以排除感染。尽管骨髓炎在股骨畸形愈合患者的发生率明显低于骨不连，但外科医生仍应保持警惕，需要仔细评估与感染有关的放射图像、实验室结果、临床体征。一旦确定了畸形的特征和范围，外科医生可以根据实际情况截骨矫形，然后使用各种临床固定技术，包括钢板内固定、髓内钉内固定和外固定架固定。虽然严重的残疾比较少见，但患者还是可能会出现[8-10]，同时畸形矫正也给手术者带来了显而易见的挑战。

本章将讨论股骨干畸形愈合的流行病学并简要研究其社会经济影响。畸形愈合的病因应特别关注那些股骨干损伤所特有的因素。由于与手术计划的制订息息相关，我们应该首先关注股骨干畸形愈合的诊断和评估，最终再讨论各种类型畸形的治疗方案。章节最后将回顾几个病例，来说明治疗股骨干畸形的一些挑战和技术。

（二）流行病学

股骨中段骨折的年发病率为（10～37）/10万人，发病高峰人群是年轻人，然后是老年人[11, 12]。虽然畸形愈合在股骨干近端和远端1/3的骨折中更为常见[15]，但是据报道，股骨干畸形愈合的发生率也达到6%～13%[13, 14]。显然，这种发生率取决于对畸形愈合定义的理解。根据6%～13%畸形愈合率和美国目前3.13亿的人口推断，美国将每年有1860～4030例患者发生股骨干畸形[16]。最常见的畸形仍然是下肢不等长和旋转畸形[17]，目前尚不清楚这些患者中有多大比例会出现症状并需要手术矫正。在最近的一项回顾性研究中观察到AO/OTA B型或C型骨折中98%的患者可以观察到双下肢长度差异（leg length discrepancy，LLD），但只有5%患者再次手术矫正有症状的LLD[18]。旋转畸形的患者特别难以仅根据畸形的程度进行预测[19]。当然，根据患者对功能和生活状态的需求不同，同样畸形对有些患者来说是完全不可接受的，但是其他人却可以接受。

（三）经济影响

股骨干畸形愈合对于外科医生、患者、卫生体系和社会服务来说都是一项艰巨的挑战。严重的下肢残疾通常限制了患者的活动和工作能力。虽然目前没有确切的股骨干畸形矫正费用数据，但与顺利治愈股骨干骨折相比，总成本肯定会大大增加。值得关注的是，虽然植入物、外科医生费用和手术室时间都非常昂贵，但此类疾病的非直接损失更是占了总额的80%[20]。

二、病因

历史上，股骨中段骨折的解剖复位一直都是大费周折的[5-7]。髓内钉的出现及普及大大降低了股骨干畸形愈合的发病率，最近的一项系统性回顾报道，髓内钉固定后股骨干畸形愈合的发生率为8%。然而，这可能是将髓内钉发明初期更高的并发症发生率计算在内有关[17]。许多特定因素与畸形愈合风险增加有关，可以分为三大类：患者个性化情况、骨折特点和手术技术。归根结底，术者要在股骨骨折治疗中关注这些风险点。总的来说，对于股骨中段骨折，逆行与顺行髓内钉固定的畸形愈合发病率相似；当然，每种技术都有合适的骨折类型和需要注意陷阱。每一个影响因素都带来不同的手术挑战，需要提前甄别和处理以避免畸形愈合。虽然这些因素将单独讨论，但临床上常常看到多个影响因素同时存在并产生协同作用。

（一）患者特征

患者特定因素包括肥胖、依从性和解剖变异。随着近1/3的美国人口现在越来越肥胖，并且趋势不断增加[21]，所有外科医生都将面临此类患者的挑战。除了包括DVT在内的并发症发生率增加[22, 23]之外，肥胖患者面临的复位丢失和畸形愈合的风险也会增加，这是因为他们无法坚持部分负重或依靠助行器行走[24, 25]。另外增加股骨干畸形愈合风险的特定人群还有老年患者，成角畸形尤其值得关注，骨质疏松引起的髓腔增大和皮质变薄导致骨干对合不良[26]。术中骨折旋转移位的复位面临诸多挑战，然而经常被忽视的与患者相关的重要因素是股骨颈前倾角的变异。早期报道，股骨前倾角为0°～15°；然而，历史数据表明这仅占人口的2/3[27]。在最近的一项研究中，平均股骨颈前倾角为9.7°，标准偏差为9.2°，变异范围为14.6°的后倾角至35.9°的前倾角[28]。除了患者之间的广泛差异之外，还报道了同一患者两侧股骨前倾角存在显著差异。尸体研究报道了高达 12° 的股骨前倾角变化，这显然会增加股骨畸形的机会[29]。

（二）骨折特征

股骨干骨折特点的多样性常对外科手术造成各种挑战，并最终增加畸形愈合的发生率，与之相关的特点中值得注意的是粉碎性骨折、双侧股骨损伤、横型骨折和骨折位置。严重的股骨干粉碎性骨折为解剖重建提出了挑战，三维稳定性的丧失给外科医生带来了不少问题，特别是旋转、长度和角度的改变。据报道，髓内固定后的肢体短缩是一种并发症，特别是在骨折粉碎的情况下。据 Winquist 等报道，有 2% 的患者短缩超过 2cm，其中大多数为 IV 型粉碎性骨折；有 7% 的患者缩短了 1～2cm，其中22% 为 IV 型粉碎性骨折，而 I 型粉碎性骨折为2%，II 型为 9%，III 型为 14%。据报道，在使用髓内固定的股骨干骨折中，多达 28% 会出现旋转畸形愈合，其中 41% 出现在双侧股骨干骨折患者[30]。股骨旋转不良也与单纯横型骨折、Winquist III 型和 IV 型骨折有关[19]。畸形愈合和骨折之间的另一个重要相关因素是骨折的位置，特别是近端股骨干骨折的愈合与成角移位有关。文献对此有不同报道，但是在股骨干近端骨折畸形愈合率可达 30%，远端骨折也有 10%[15]。

（三）技术因素

手术技术失误导致的股骨畸形愈合占有很大比例。某些患者因素（如肥胖或年龄）和骨折特征（如粉碎或双侧损伤）会对手术造成挑战；然而，通过预判问题和保持标准的手术操作，可以避免许多畸形愈合。

常见的手术失误包括手术入钉点选择、复位前扩髓、患者体位、力线评估失误。髓内钉的入钉点传统上为梨状窝，但最近在顺行髓内钉术式则多为大转子的 1/3～2/3 交界处。逆行髓内钉则应该从 Blumensaat 和 Whiteside 线的顶点开始。对近端和远端股骨干骨折、粉碎骨折或者伴有骨缺损的骨折来说，准确定位入钉点更为重要[26]。如果没有骨干的良好对合，畸形愈合率会显著增加[15]。

股骨干固定中一个关键但经常被忽视的概念是在扩髓前实现解剖复位的原则。通常的假设是，在扩髓后，通过髓内钉装置可以简单地将导针穿过骨折端形成临床上可接受的间接复位。问题是，当进针点错误导致偏心扩髓已经发生时，近端和远端皮质表面出现不对称的骨丢失，然后髓内钉顺着扩髓通道进入，从而诱发畸形愈合。虽然这种技术在一些骨干骨折中可能会产生可接受的结果，但更规范的手术技术有利于更复杂的骨折类型的解剖复位，尤其是股骨近端干骺端骨折。

患者体位不当会导致肢体畸形的力量增大，从而增加了外科医生实现解剖复位的难度。例如，手术肢体在台上的"下垂"导致半骨盆和近端骨折块的外旋，导致固定后骨折远端出现可预测的内旋畸形，因为远端骨折块相对于近端骨干内旋[26]，当患者取仰卧位且髋部下方放置体位垫时，可能会导致相反的畸形[31]。

也许最常见的技术失败是由于未能评估肢体在长度、旋转和成角等主要平面上的畸形情况。目前已经出现了很多可以帮助外科医生的辅助技术，其中包括评估冠状位对线和长度情况的电缆技术、专门用于评估长度的米尺技术[32]、用于评估对侧股骨颈前倾角的术前透视技术[33]；同时，在远端骨折或高度粉碎骨折类型的矢状位对线中，小转子形态[32, 34]可用于评估股骨远端的旋转对线，也可以通过"反屈征"评估股骨干远端矢状位[32]。与双侧股骨骨折和骨折畸形愈合相关的手术技术是将双下肢消毒铺巾，从而允许手术时对照正常肢体和手术肢体，这种技术的前提是患者仰卧位，并且不应用牵引床。许多已经发表的技术都存在不足，我们的建议是，在离开手术室之前，要使用多种技术，以及手术经验，对肢体的整体对位对线情况进行综合的、多角度的评估。

三、诊断

（一）病史与体格检查

与所有临床问题一样，病情评估的起点是全面的病史和体格检查。主要包括对原始损伤的详细讨论，并记录受伤机制、治疗时间、术后过程和潜在感染迹象，如伤口愈合问题或发热。设法收集以前的手术记录对于理解原始损伤和固定策略非常有价值。

体检应侧重于肢体力线、周围软组织和感染迹象。软组织的评估应提供有关原始损伤(开放与闭合)、早期软组织重建、复位和固定的手术策略（开放与闭合复位），以及需仔细检查肢体的血管状态。

外科医生应高度怀疑股骨干畸形愈合可能是感染导致，需要仔细检查以评估皮温、硬结、窦道、波动和触痛。对畸形进行详细的放射学评估至关重要，后面将对此进行讨论。然而，应该用手对畸形愈合部位施加压力，以规范评估骨折端活动和疼痛，骨折愈合牢固但伴有畸形的患者在承受上述应力时不会感到疼痛。如果骨折部位在手施加应力下有活动或疼痛，则应考虑骨折不愈合。其次对相邻关节的评估也是关键的，必须观察畸形愈合部位远近端关节的主动和被动运动。膝关节僵硬畸形的患者必须在截骨前被评估，这样就不会导致骨折复位良好但是关节挛缩[35]。畸形愈合患者的疼痛起源可能是多因素的，并且难以确定。潜在病因包括韧带结构超负荷、局部肌肉和肌腱炎症、非对称关节的磨损、骨骼的应力负荷及其他关节和背部疼痛（由代偿步态或腿长差异导致）。明确初次或再次疼痛发生的原因，是二次手术能否直接或间接改善症状的关键。

对畸形的准确定义是精准矫形手术的起点，因为除非畸形愈合在三维扫描上得到精确的描述，否则无法确定矫正截骨术的术式[36]。可以使用测量垫块（又名 Coleman blocks）测量腿长，并通过临床评估确认骨盆是水平的。在临床上确定股骨的长度，可以采取俯卧和膝关节弯曲 90° 来测量，去除胫骨的长度。在这个位置，足底高度的差异通常可提示股骨长度不等。此外，当患者仰卧在检查台上，髋部弯曲 45°，双脚平放时，可以估计股骨的相对长度。

（二）成像

股骨的旋转不对称可以通过比较髋部的最大内旋和外旋来估计；如果必须准确，临床评估已被证明是有争议的[37]。通过股骨颈、股骨髁上进行计算机断层扫描，比较两个部位的旋转位置，可以准确测量旋转畸形[38]。必须对整个下肢的机械轴和解剖轴进行评估，以排除股骨干形态之外的其他因素影响。一旦排除了其他因素，股骨的全长正侧位 X 线对于评估畸形的程度至关重要。沿着股骨的解剖轴画一条线，近端轴和远端轴的交点称为成角旋转中心[39]。如果是单一的成角畸形，则交叉点将会在畸形的顶点。

如果畸形既有成角也有水平移位，则成角的旋转中心会偏离最大成角畸形部位，程度与平移量成正比。与其他技术相比，X 线评估具有许多优势，这种技术很简单，通过正侧位的 X 线就可以评估矢状面和冠状面的畸形。与计算机断层扫描或透视评估相比，另一个优点是获得 X 线的成本低、效率高。这种技术的主要缺点是真实畸形的大小和方位很难在 X 线上体现，因此必须使用三角公式计算[40]。当然，更常见的 3D 成像和 3D 打印可以帮助缺乏矫形经验的手术医生进行诊断和术前计划。

是否需要截骨矫形目前没有明确的指征；然而，在喜欢运动的个体中，股骨成角畸形愈合矫正的常见适应证包括膝关节或踝关节内翻畸形＞ 10°；膝关节或踝关节外翻畸形＞ 15°，或者机械轴向内偏移 20mm[36]。旋转畸形＞ 10°；在矢状面有＞ 10° 的畸形，或者缩短超过 2cm[41]。患者描述的症状非常重要，要判断是否与影像学畸形相关，从而帮助医生确定畸形矫正手术是否有益，根据患者的术前功能和术后期望值做出这个决定是必需的。对畸形的鉴别和评估是重要的，但是更重要的是倾听和理解患者的担忧，典型的抱怨有两类：畸形造成活动功能障碍和对外观的影响。

（三）感染

股骨干畸形愈合患者的实验室评估至关重要，排除感染是一个多因素过程，术前实验室分析应包括红细胞沉降率、C 反应蛋白水平和全血细胞计数。虽然没有常规使用，但文献表明放射性核素和 [111]In- 白细胞扫描在诊断不明确的情况下具有一定的价值[42]。诊断感染的金标准仍然是组织培养，通常在手术时获取组织标本，抗生素应在取组织标本前 7～14 天停用[43]。

四、治疗方案

至今还没有普遍被接受的指南来指导股骨干畸形愈合的治疗。外科医生需要考虑不同流派的思路和准备许多工具，有许多固定方法可用于截骨术。当然，描述所有可能的截骨术超出了本章的范围，但请记住，某些固定策略对特定类型的截骨术来讲，效果可能是更好或更糟的。

（一）钢板固定

钢板固定的优点包括固定坚强、直视下矫正畸形及添加骨移植物方便。第四个优势是术中技术灵活使用，可以采用加压或桥接模式，也可以用作简单的中和钢板。第五个优势是在手术过程中使用钢板作为复位辅助工具。这种方法的缺点包括需要大腿软组织解剖，早期负重能力有限，以及需要即时矫正畸形，但是某些畸形在特定情况下可能需要逐步矫正。

锁定钢板提供更强的刚度和抗切割力，作为角度稳定装置特别适用于骨质疏松骨骼中。现代钢板技术利用传统螺钉进行加压和间接复位及锁定螺钉来构建角度稳定装置。与传统的钢板螺钉结构相比，锁定螺钉可抵抗弯曲力矩，并且该结构将轴向载荷分布在所有螺钉骨界面上[44, 45]。

钢板内固定治疗股骨干畸形愈合文献的结果极其有限，然而，高年资医生更喜欢这种技术，特别是当髓腔因畸形愈合而闭塞时。术前 CT 可对髓腔进行评估，并进行适当规划。使用钢板固定时，仔细的软组织解剖是至关重要的，我们机构的首选方法是股外侧肌下入路，仅在计划截骨部位进行骨膜剥离。在以成角为主要畸形的病例中，钢板固定与 AO 张力装置配合使用，从而在截骨部位产生较大的加压力。简单的楔形、弧形或单平面截骨术都与这种固定相得益彰；然而，外科医生必须避免大的平移造成畸形，当成角旋转中心和矫正轴不在相似位置时，这是一个常见问题。通过 CORA 的圆顶截骨或通过矫正轴的楔形截骨将导致钢板难以匹配的平移畸形[35]。

（二）髓内钉

当髓腔有足够宽度且通畅时，可使用髓内钉治疗股骨中段畸形愈合。这种矫正策略的生物力学良好，允许负荷分担并进行早期负重。通常旋转畸形可以通过有限的解剖甚至髓内截骨来纠正畸形，同时减少生物学损伤。此外，扩髓可以为截骨部位的愈合提供帮助，当与早期负重相结合时，就为骨愈合创造了优良的生物和生物力学环境。使用髓内固定的旋转矫正已见于各种文献[46-48]。据报道，经髓腔截骨术结合锁定髓内钉内固定具有90%～100%的高愈合率[47, 48]，并且将旋转畸形纠正至生理旋转角度，相差仅为0°～4°不等[48]。利用Steinman针技术作为测角器来跟踪旋转[49]，开放式截骨术也被证明是非常有效的。文献中报道的结果显示，成功矫正率为78%，平均残余畸形为5°[3]。

也有报道称，髓内固定可用于更复杂的畸形愈合矫正。在发展中国家，股骨干骨折的保守治疗并不少见，经常导致明显的畸形[1, 50]。据报道，使用单平面截骨术矫正复杂畸形的效果极佳。术前平均下肢长度差异为3cm，术后＜1cm，94%的病例在3个月时愈合[2]。其他类型的股骨复杂骨干畸形可使用一种称为Clamshell截骨术的技术进行矫正。使用节段式截骨术，然后进行髓内固定，报道显示在6个月时完全矫正多平面股骨干畸形，并达到100%的愈合率[51]。

（三）外固定

该技术在畸形区域采用包括Ilizarov技术在内的外固定历来是治疗畸形愈合的首选方式。这种技术的支持者指出了许多优点：①只需要最少的软组织解剖；②可以刺激骨组织的形成；③可应对急性或慢性感染；④稳定小的关节内或干骺端骨碎片；⑤允许立即负重；⑥具有时间灵活性，允许根据需要通过框架调整来扩充或调整治疗；⑦预设张力的克氏针在连续轴向负荷中起到"蹦床效应"，在负重活动中起到卸载负荷的作用[35]。Ilizarov外固定器可以在多种治疗模式下发挥作用，包括牵引延长，这种技术可以单独应用，其中包括单一平面截骨的单节段延长和同时两平面截骨的多节段延长。同时这些装置的缺点包括①钢针部位感染；②不愈合；③使用时间长；④也许最重要的是，它对患者和外科医生来说造成极大不便[41]。

大腿周围的软组织对患者耐受非常复杂的环型外固定器构成挑战；然而，单边外固定架被认为是治疗股骨骨干畸形的一种简单、低成本和可单独应用的方法[41]。这种技术已经证明了可用于畸形矫正，在平均3.6个月内达到接近100%愈合[52]。对于医学和心理学而言，持续的时间花费在外固定架治疗中是一个重要的考虑点。在需要延长股骨干的情况下，使用髓内装置和外固定架组合技术可将外固定时间减少多达50%[53]。

五、病例讨论

（一）病例1

一名45岁男性在青少年时期遭受股骨骨折，主诉慢性膝痛、长期下腰痛和步态异常。他既往没有手术史。体格检查显示步态不对称，外旋畸形为20°。右侧缩短2cm。他的膝关节活动度为10°～130°，最大屈曲膝关节时感到疼痛。本病例的相关记录在图10-1中。

（二）病例2

一名63岁男性在车祸中股骨骨折22年后就诊，表现为内翻畸形和明显的双腿不等长，主诉膝盖疼痛，伴有背痛和笨拙步态。患者病例记录在图10-2中（请注意，患者失去了长期随访）。

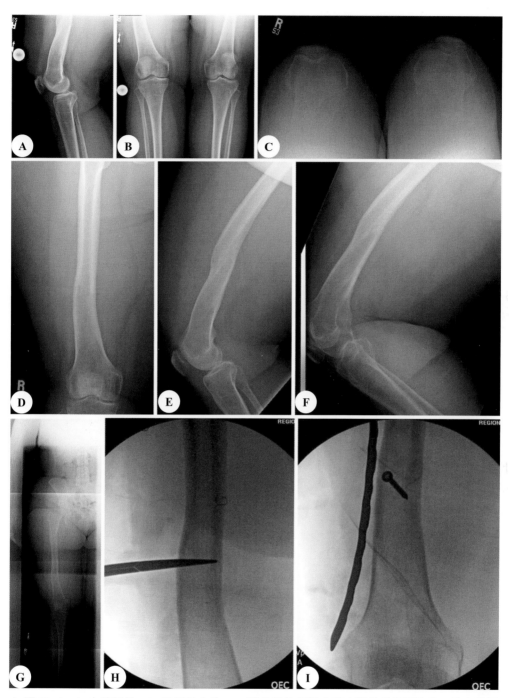

▲ 图 10-1　**A.** 右膝侧位；**B.** 双侧站立位；**C.** 髌骨轴位显示右膝内侧关节间隙变窄，伴有软骨下硬化，底部显示左右髌骨的轴位，右侧髌骨倾斜和滑车关节间隙变窄是长期旋转畸形的证据；**D** 和 **E.** 侧视图有助于测量内翻（**10°**）和屈曲（**10°**）；**F.** 该视图是患者膝盖弯曲至 **90°** 脚平放在桌子上，膝盖指向天花板，根据股骨髁和胫骨平台，明显有较大的旋转异常；**G.** 在评估肢体力线时，前后位下肢全长片是评估下肢对线的重要参数，尤其是确定机械轴时，有一个双侧肢体的全长片非常有帮助；**H** 和 **I.** 术中 C 臂透视，以确定畸形的顶点和旋转轴，从而进行矫正，左侧显示截骨后置入的螺钉，以便为旋转角度提供参照物，这是一种双平面截骨术，用于外翻和旋转畸形的矫正

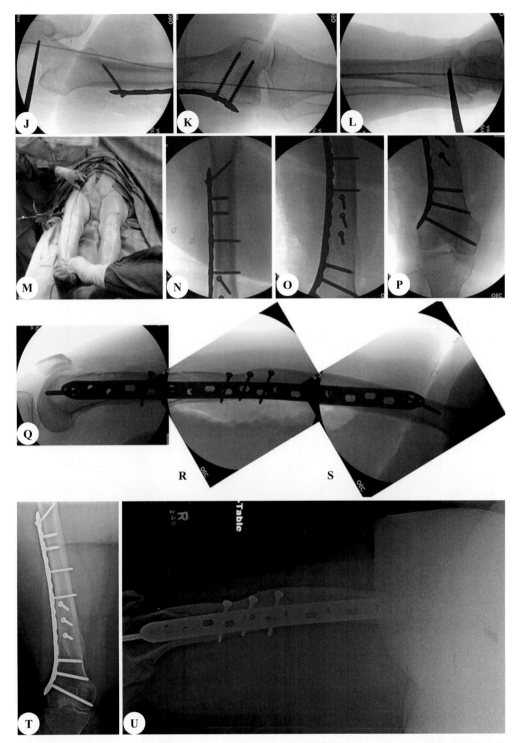

▲ 图 10-1（续） **J** 至 **M.** 显示了三个 **C** 臂点视图，详细介绍了 **Bovie Cord** 方法来评估截骨术矫正后的对线情况，当腿处于中立位时，将 **Bovie Cord** 直接位于近端股骨头中心上方，远端位于踝关节中央，在机械轴正常（或矫正）的患者中，绳的中部应经过膝关节的中心。底部的图像显示了经过下肢前表面的 **Bovie Cord** 的术中图像，外科医生正在准备 **C** 臂荧光视图；**N** 至 **P.** 右侧股骨有一块塑形钢板，在近端、中间骨干和远端螺钉固定，在中间的图片中，穿过长斜截骨术的三个拉力螺钉获得最大的骨折端压力和稳定性；**Q** 至 **S.** 这三个 **C** 臂图像拼凑在一起以显示术中股骨外侧图像、钢板位置和畸形矫正情况；**T** 和 **U.** 术后 1 年，股骨前后位视图显示股骨愈合。患者的步态障碍正常化，对长度恢复感到满意

（三）病例 3

据一名几年前从尼日利亚移民的 38 岁女性描述，她在不到 20 岁的时候被车撞断了腿。她回忆起躺在床上的康复锻炼情况，当时未接受任何牵引治疗。主诉是行走困难，需要拄拐行走。她描述了社会边缘化带来的情感上的痛苦。患者病例记录在图 10-3 中。

六、讨论

股骨干畸形愈合对患者来说是一个具有挑战性的问题，对骨科医生来说也是一个诊断和技术挑战。患者可能会遭受临床畸形、步态异常、多次手术和心理障碍所带来的痛苦。正如本章所回顾的那样，为了使患者获得成功的结果，需要采用系统的方法来评估和治疗股骨畸形愈合，同时关注患者特点、骨折特征和技术特征。

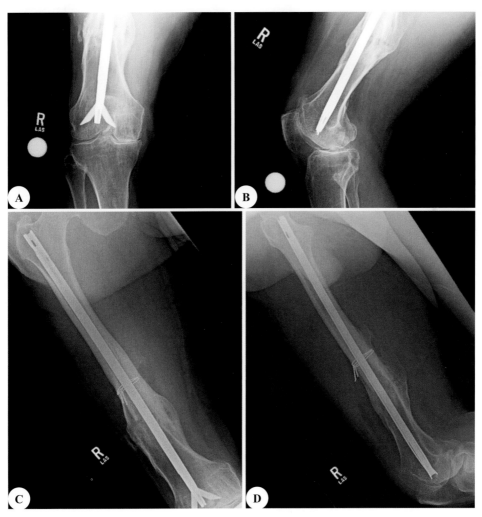

▲ 图 10-2　**A 和 B.** 膝关节前后位 **X** 线显示患者的股骨被 **Brooker-Wills** 钉固定，存在明显畸形，需要进一步检查诊断，患者有膝关节三间室关节炎，过度内侧磨损与骨骼变化，是内翻畸形慢性改变的典型特征；**C 和 D.** 股骨前后位和侧位片显示愈合的骨干骨折，在冠状位上看到有明显的内翻，如果难以区分，只需勾勒出股骨的干骺端并在关节线上画一条平行线，侧位片显示骨折部位有轻微的过伸，在骨干周围的骨痂中发现了一根保留的环扎钢丝，**Brooker-Wills** 钉的鳍状物已展开，使得拔钉具有挑战性

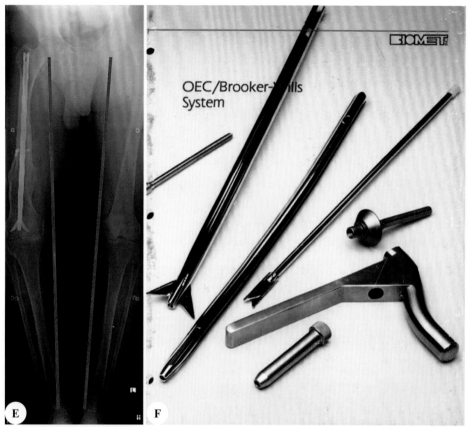

Contemp Orthop. 1995 Sep;31(3):181–4.
Difficulty in removal of the distal locking device of the Brooker-Wills tibial nail.
Ebraheim NA[1]. Olscamp A Jackson WT.
➕ Author information

Abstract
Complications in removal of the Brooker-Wills tibial nail were encountered in eight patients, and breakage of the distal fins occured in four of these patients. Although ncne of the patients experienced residual effects related to removal of the thial nail the procedure is associated with potential risks such as infection or nonunion.Three methods of nail removal are described.

G

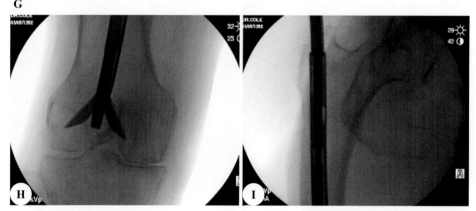

▲ 图 10-2（续） E. 双下肢全长片显示右下肢内翻畸形严重，机械轴明显内移，左侧有轻度膝内翻，此外，还有 3.5cm 的下肢不等长，注意双侧髋部和踝关节的水平位置变化，这是一个明显的畸形，测量值必须进行临床和放射学评估；F 和 G. 了解内固定植入物类型与理解去除植入物的方法同样关键，这种情况在畸形愈合手术领域很常见，特别是股骨畸形愈合，在手术前复习 Biomet Brooker-Wills 技术指南和相关文献 [53]，文献强调了此类病例手术规划的重要性；H 至 K. 这种植入物通过退出内杆来去除内芯装置，锁定翼片是长期以来 Brooker-Wills 系统的特征，一旦内部装置被拆除，必须用滑过钉芯的拆杆钩钩住折断的杆，术前需要了解这些在术中需要处理的装置，否则会导致一定的困难甚至失败

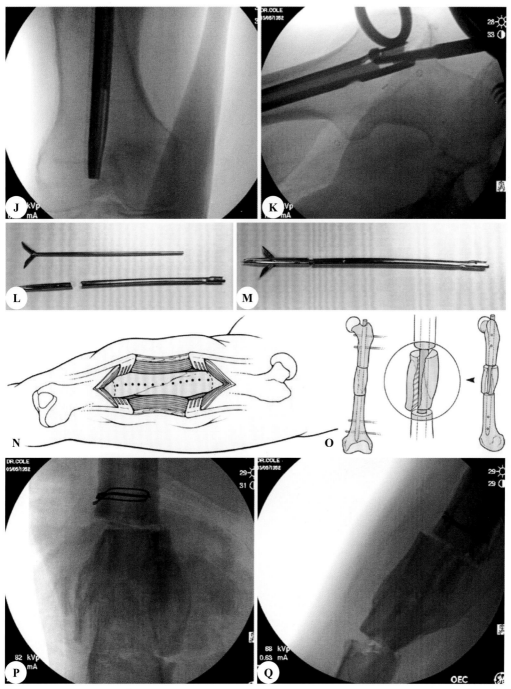

▲ 图 10-2（续） **L** 和 **M.** 拆卸并重新组装的 **Brooker-Wills** 钉，现在是进行 **Clamshell** 截骨术的时机，这是多平面股骨骨不连畸形的最佳选择；**N** 和 **O.** 这些插图 [51] 显示了通过近端和远端横向切割创建圆柱形截骨术的概念，然后在圆柱体中纵向劈裂以打开髓腔，以允许髓内钉穿过的畸形愈合区域（图片由 **AO Foundation.©AOTrauma, AO Foundation, Switzerland** 提供）；**P** 和 **Q.** 这是采用远近双平面横断后的术中股骨正侧位片，大量的冻盐水用于减少截骨过程中的温度升高和骨坏死，在侧位片中，显示了多个钻孔，这将有助于引导凿子切割以纵向剖开股骨，原始手术中保留的环扎线已经被增生骨包埋

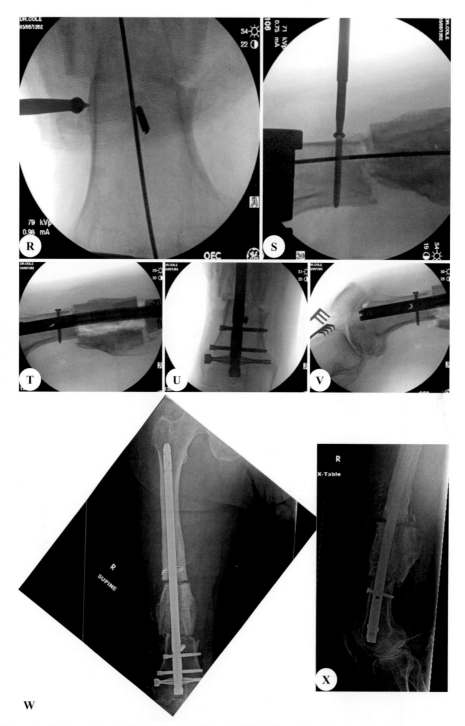

▲ 图 10-2（续） R 和 S. 用于扩髓的髓内导杆穿过截骨段，球头顶棒用于推顶远侧干骺端，并放置一个 Poller 阻挡钉以引导铰刀穿过该节段，沿预先计划的机械轴精确扩髓对于完成预定的股骨力线非常重要；T. 侧位像显示纵行剖开的截骨区域被髓内钉固定，并自体髂骨植骨，根据术前计划，有指征通过截骨间隙进行牵拉骨延长，通过联合应用牵引和角度纠正，增加了 **22mm** 的长度；U 和 V. 准确的膝关节前后位和侧位透视是评估内植物位置的关键，逆行髓内钉用远端螺旋刀片和两个螺钉最终锁定，结合阻挡钉使髓内直径减小，为股骨远端节段提供了令人满意的稳定性；W 和 X. 最终术后通过长胶片评估肢体力线，与术前情况对比，无论放射学上和临床上，旋转和力线都得到了完全矫正，但患肢仍然短缩了 **1cm**，腿部长度超过 **2.5cm** 的矫正可能会损害肢体的神经血管，之前曾报道过超过此距离的一次性延长会出现神经失用和骨筋膜室综合征

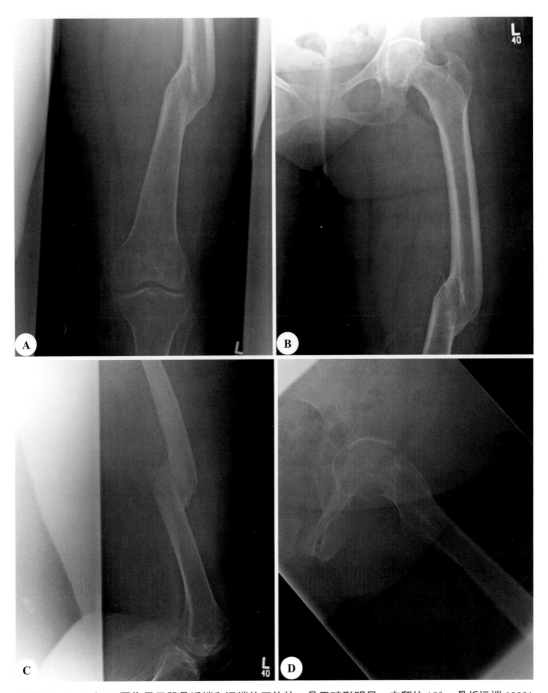

▲ 图 10-3　**A** 和 **B.** 图像显示股骨近端和远端的正位片，骨干畸形明显，内翻约 **15°**，骨折远端 **100%** 向内移位，髋关节和膝关节表现相对正常，没有关节炎变化。**C** 和 **D.** 图像分别是股骨干和近端侧位 **X** 线，存在约 **5°** 的伸展畸形，在矢状面上骨折远段向后有 **100%** 的移位

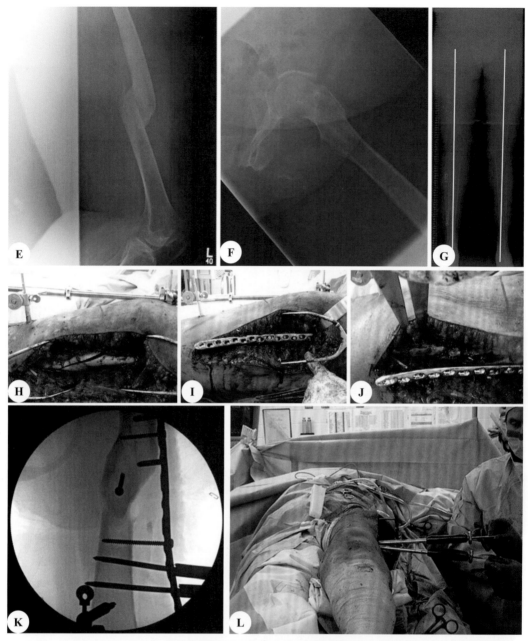

▲ 图 10-3（续） E 和 F. X 线上可见严重右股骨近端内翻畸形，远折端后内侧移位，请注意股骨颈前后视图上显著的张力骨小梁，这是由于内翻畸形导致整个解剖结构承受巨大张力。G. 患者的下肢全长片很有趣，左下肢机械轴显示肢体明显外翻畸形，但实际上较正常轴线偏离并不多，即使看起来有明显的畸形愈合和步态异常。H 和 I. 术中将下肢置于软垫上以帮助闭合复位，并经 1cm 切口将通用型牵引器应用于股骨前部，当通过固定针传导点力量很大时，这种装置可以确保关节张力安全，术中截骨前后维持股骨位置，并根据实际施加牵引。在平面中通过畸形的顶点进行切割以校正冠状面畸形（H）；钢板已与股骨近端对齐，随后以解剖钢板为模板复位股骨远端，进而摆正股骨(I)。J. 这张图像最值得注意的是，它突出了股骨远段需要走多远才能缩小，对外翻和伸展需要进行大规模的矫正。K 和 L. 第一张图显示复位器械的应用，首先，从前向后打 1 枚 4.5mm "轴心螺钉"，该螺钉非加压经截骨面固定，股骨远端围绕该中心进行旋转，这可以确保在纠正轴线时不会出现短缩，通过钢板将另外 1 枚远端 4.5mm 螺钉置入骨干，通过机械牵拉股骨远端以纠正内翻，如果需要增加矫正的力量，可以经瞄准臂打入 2 枚 Schanz 钉进行微创复位，该系统是瞄准臂微创复位系统（Johnson & Johnson/DePuy Synthes, Paoli PA, USA），此时，穿过接骨板的 4.5mm 螺钉和牵拉器都可以用来将股骨远端拉到接骨板上，但是，在执行此操作之前，必须"松开" 4.5mm "轴心螺钉"，从而允许股骨远端向肢体末端牵开并纠正内翻

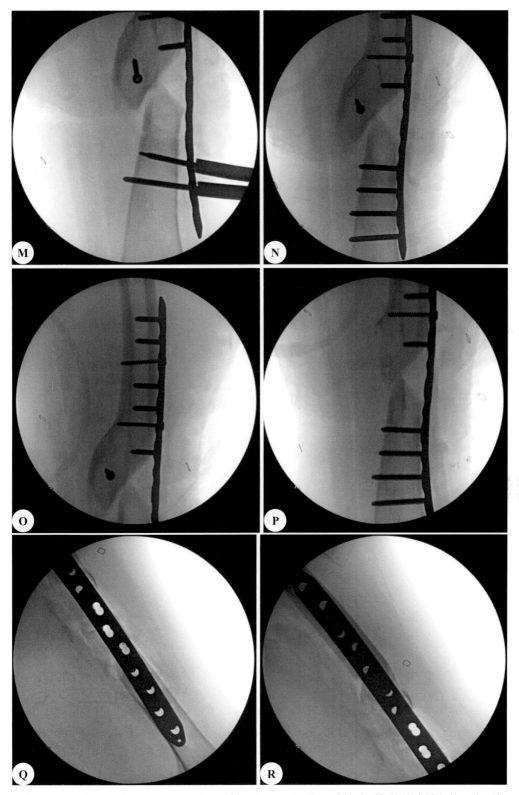

▲ 图 10-3（续）　**M** 和 **N.** 这两个正位 **C** 臂视图显示了股骨远端移动到钢板的连续复位，靠近钢板后，并通过骨干皮质螺钉将其固定，此时，所有螺丝长度都已调整完毕，选择 **5.0mm** 锁定螺钉进行固定。**O.** 近端固定具有较大的残余畸形，也明显展示了矫正效果。**P.** 残余的畸形部分被截除，被粉碎并用于骨移植，同时"轴心螺钉"被移除。**Q** 和 **R.** 这两个侧位视图显示了股骨近段和远段骨骼与解剖钢板对齐，矢状面畸形的最终得到矫正

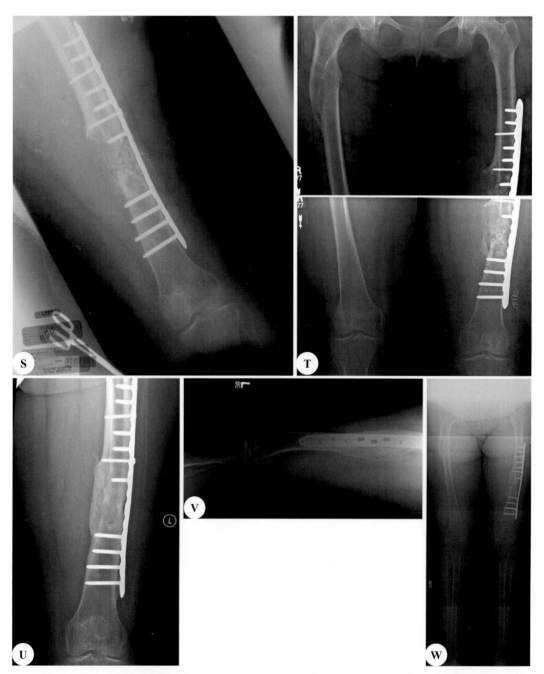

▲ 图 10-3（续） S. 骨折固定后术中长胶片透视，来确定骨移植后股骨对线情况，如果用 9 英寸（约 22.86cm）或 12 英寸（约 30.48cm）的点片来评估长骨力线是不充分的。T. 该图像为双侧股骨正位视图，显示左侧的畸形矫正和右侧的残余畸形，双侧同时重建时，外科医生首先选择重建症状最严重的一侧。U 和 V. 两幅图显示了愈合牢固股骨的正侧位 X 线，患者非常高兴，她的症状和步态都得到了改善，以至于她不想再进行右侧股骨畸形矫正了。她说："足够好了！" W. 双侧下肢全长片显示左侧下肢机械轴的恢复良好

参 考 文 献

[1] Akinyoola L, Orekha O, Odunsi A. Open intramedullary nailing of neglected femoral shaft fractures: indications and outcome. Acta Orthop Belg. 2011;77(1):73–7.

[2] Tall M, Ouedraogo I, Nd Kasse A, Tekpa BJ, Bonkoungou G, Belem S, et al. Femur malunion treated with open osteotomy and intramedullary nailing in developing countries. Orthop Traumatol Surg Res. 2012;98(7):784–7.

[3] Gahukamble A, Nithyananth M, Venkatesh K, Amritanand R, Cherian VM. Open intramedullary nailing in neglected femoral diaphyseal fractures. Injury. 2009;40(2):209–12.

[4] Mahaisavariya B, Laupattarakasem W. Late open nailing for neglected femoral shaft fractures. Injury. 1995;26(8):527–9.

[5] Winquist RA, Hansen ST Jr, Clawson DK. Closed intramedullary nailing of femoral fractures. A report of five hundred and twenty cases. J Bone Joint Surg Am. 1984;66(4):529–39.

[6] Canadian Orthopaedic Trauma Society. Nonunion following intramedullary nailing of the femur with and without reaming. Results of a multicenter randomized clinical trial. J Bone Joint Surg Am. 2003;85(11):2093–6.

[7] Wolinsky PR, McCarty E, Shyr Y, Johnson K. Reamed intramedullary nailing of the femur: 551 cases. J Trauma. 1999;46(3):392–9.

[8] Kettelkamp DB, Hillberry BM, Murrish DE, Heck DA. Degenerative arthritis of the knee secondary to fracture malunion. Clin Orthop Relat Res. 1988;234:159–69.

[9] Wu DD, Burr DB, Boyd RD, Radin EL. Bone and cartilage changes following experimental varus or valgus tibial angulation. J Orthop Res. 1990;8(4):572–85.

[10] Lee TQ, Anzel SH, Bennett KA, Pang D, Kim WC. The influence of fixed rotational deformities of the femur on the patellofemoral contact pressures in human cadaver knees. Clin Orthop Relat Res. 1994;302:69–74.

[11] Weiss RJ, Montgomery SM, Al Dabbagh Z, Jansson KA. National data of 6409 Swedish inpatients with femoral shaft fractures: stable incidence between 1998 and 2004. Injury. 2009;40(3):304.

[12] Arneson TJ, Melton LJ 3rd, Lewallen DG, O'Fallon WM. Epidemiology of diaphyseal and distal femoral fractures in Rochester, Minnesota, 1965–1984. Clin Orthop Relat Res. 1988;234:188–94.

[13] Böstman O, Varjonen L, Vainionpää S, Majola A, Rokkanen P. Incidence of local complications after intramedullary nailing and after plate fixation of femoral shaft fractures. J Trauma. 1989;29(5):639–45.

[14] Ricci WM, Bellabarba C, Evanoff B, Herscovici D, DiPasquale T, Sanders R. Retrograde versus antegrade nailing of femoral shaft fractures. J Orthop Trauma. 2001;15(3):161–9.

[15] Ricci WM, Bellabarba C, Lewis R, Evanoff B, Herscovici D, Dipasquale T, Sanders R. Angular malalignment after intramedullary nailing of femoral shaft fractures. J Orthop Trauma. 2001;15(2):90–5.

[16] Norris BL, Nowotarski PJ. Femoral shaft fractures. In: Stannard JP, Schmidt AH, Kregor PJ, editors. Surgical treatment of orthopaedic trauma. New York: Thieme; 2007.

[17] Saleeb H, Tosounidis T, Papakostidis C, Giannoudis PV. Incidence of deep infection, union and malunion for open diaphyseal femoral shaft fractures treated with IM nailing: a systematic review. Surgeon. 2019;17(5):257–69.

[18] Herscovici D Jr, Scaduto JM. Assessing leg length after fixation of comminuted femur fractures. Clin Orthop Relat Res. 2014;472(9):2745–50.

[19] Lindsey JD, Krieg JC. Femoral malrotation following intramedullary nail fixation. J Am Acad Orthop Surg. 2011;19(1):17–26.

[20] Bozic KJ, Rosenberg AG, Huckman RS, Herndon JH. Economic evaluation in orthopaedics. J Bone Joint Surg Am.

[21] Flegal KM, Carroll MD, Ogden CL, Johnson CL. Prevalence and trends in obesity among US adults, 1999–2000. JAMA. 2002;288(14):1723–7.

[22] Blaszyk H, Björnsson J. Factor V Leiden and morbid obesity in fatal postoperative pulmonary embolism. Arch Surg. 2000;135(12):1410–3.

[23] Mantilla CB, Horlocker TT, Schroeder DR, Berry DJ, Brown DL. Risk factors for clinically relevant pulmonary embolism and deep venous thrombosis in patients undergoing primary hip or knee arthroplasty. Anesthesiology. 2003;99(3):552–60; discussion 5A.

[24] Streubel PN, Gardner MJ, Ricci WM. Management of femur shaft fractures in obese patients. Orthop Clin North Am. 2011;42(1):21–35.

[25] McKee MD, Waddell JP. Intramedullary nailing of femoral fractures in morbidly obese patients. J Trauma. 1994;36(2):208–10.

[26] Ricci WM, Gallagher B, Haidukewych GJ. Intramedullary nailing of femoral shaft fractures: current concepts. J Am Acad Orthop Surg. 2009;17(5):296–305.

[27] Kingsley PC, Olmsted KL. A study to determine the angle of anteversion of the neck of the femur. J Bone Joint Surg Am. 1948;30A(3):745–51.

[28] Toogood PA, Skalak A, Cooperman DR. Proximal femoral anatomy in the normal human population. Clin Orthop Relat Res. 2009;467(4):876–85.

[29] Reikerås O, Høiseth A, Reigstad A, Fönstelien E. Femoral neck angles: a specimen study with special regard to bilateral differences. Acta Orthop Scand. 1982;53(5):775–9.

[30] Jaarsma RL, Pakvis DF, Verdonschot N, Biert J, van Kampen A. Rotational malalignment after intramedullary nailing of femoral fractures. J Orthop Trauma. 2004;18(7):403–9.

[31] Gardner MJ, Dunbar R, Henley M, Nork S. Harborview illustrated tips and tricks in fracture surgery. Philadelphia: Lippincott Williams & Wilkins; 2010. p. 208–20.

[32] Krettek C, Miclau T, Grün O, Schandelmaier P, Tscherne H. Intraoperative control of axes, rotation and length in femoral and tibial fractures. Technical note. Injury. 1998;29(Suppl 3): C29–39.

[33] Tornetta P 3rd, Ritz G, Kantor A. Femoral torsion after interlocked nailing of unstable femoral fractures. J Trauma. 1995;38(2):213–9.

[34] Deshmukh RG, Lou KK, Neo CB, Yew KS, Rozman I, George J. A technique to obtain correct rotational alignment during closed locked intramedullary nailing of the femur. Injury. 1998;29(3):207–10.

[35] Brinker MR, O'Connor DP. Principles of malunions. In: Bucholz RW, Heckman JD, Court-Brown CM, Tornetta III P, editors. Rockwood and Green fractures of adults. 7th ed. Philadelphia: Lippincott Williams & Wilkins; 2009.

[36] Probe RA. Lower extremity angular malunion: evaluation and surgical correction. J Am Acad Orthop Surg. 2003;11(5):302–11.

[37] Bråten M, Terjesen T, Rossvoll I. Torsional deformity after intramedullary nailing of femoral shaft fractures. Measurement of anteversion angles in 110 patients. J Bone Joint Surg Br. 1993;75(5):799–803.

[38] Jaarsma RL, Bruggeman AW, Pakvis DF, Verdonschot N, Lemmens JA, van Kampen A. Computed tomography determined femoral torsion is not accurate. Arch Orthop Trauma Surg. 2004;124(8):552–4.

[39] Paley D, Tetsworth K. Mechanical axis deviation of the lower limbs. Preoperative planning of uniapical angular deformities of the tibia or femur. Clin Orthop Relat Res. 1992;280:48–64.

[40] Green SA, Gibbs P. The relationship of angulation to translation in fracture deformities. J Bone Joint Surg Am. 1994;76(3):390–7.

[41] Tetsworth K, Prodger S. Post-traumatic reconstruction: femoral malunion. In: Rozbruch SR, Ilizarov S, editors. Limb lengthening and reconstruction surgery. New York: Informat Healthcare; 2006. p. 177–84.

[42] Nepola JV, Seabold JE, Marsh JL, Kirchner PT, el-Khoury GY. Diagnosis of infection in ununited fractures. Combined imaging with indium- 111–labeled leukocytes and technetium-99m methylene diphosphonate. J Bone Joint Surg Am. 1993;75(12):1816–22.

[43] Gristina AG, Naylor PT, Webb LX. Molecular mechanisms in musculoskeletal sepsis: the race for the surface. Instr Course Lect. 1990;39:471–82.

[44] Egol KA, Kubiak EN, Fulkerson E, Kummer FJ, Koval KJ. Biomechanics of locked plates and screws. J Orthop Trauma. 2004;18(8):488–93.

[45] Haidukewych GJ. Innovations in locking plate technology. J Am Acad Orthop Surg. 2004;12(4):205–12.

[46] Gérard R, Stindel E, Moineau G, Le Nen D, Lefèvre C. Rotational femoral osteotomies using an endomedullary saw. Orthop Traumatol Surg Res. 2009;95(6):414–9.

[47] Gérard R, Stindel E, Moineau G, Le Nen D, Lefevre C. Closed corrective rotation osteotomy of the femur using an endomedullary saw: 11 cases (abstract). In: Orthopaedic Proceedings, Vol. 93–B (Suppl IV). https://online.boneandjoint.org.uk/doi/ abs/10.1302/0301–620X.93BSUPP_IV.0930495c. Accessed 5 June 2020.

[48] Piper K, Chia M, Graham E. Correcting rotational deformity following femoral nailing. Injury. 2009;40(6):660–2.

[49] Navadgi BC, Richardson JB, Cassar-Pullicino VN, Wade RH. A corrective osteotomy for post-traumatic malrotation and shortening of the femur. Injury. 2004;35(12):1248–54.

[50] Russell GV, Graves ML, Archdeacon MT, Barei DP, Brien GA Jr, Porter SE. The clamshell osteotomy: a new technique to correct complex diaphyseal malunions: surgical technique. J Bone Joint Surg Am. 2010;92(Suppl 1 Pt 2):158–75.

[51] Palatnik Y, Rozbruch SR. Femoral reconstruction using external fixation. Adv Orthop. 2011;2011:967186.

[52] Paley D, Herzenberg JE, Paremain G, Bhave A. Femoral lengthening over an intramedullary nail. A matched-case comparison with Ilizarov femoral lengthening. J Bone Joint Surg Am. 1997;79(10):1464–80.

[53] Ebraheim NA, Olscamp A, Jackson WT. Difficulty in removal of the distal locking device of the Brooker-Wills tibial nail. Contemp Orthop. 1995;31(3):181–4.

第11章 股骨远端骨折畸形愈合

Malunions of the Distal Femur

Thomas L. Hand　Animesh Agarwal　著

一、概述

（一）股骨远端骨折及其畸形愈合的分型

股骨远端骨折是指发生在距离股骨髁关节面 15cm 以内的股骨骨折[1, 2]，其中包括骨折的类型（如关节外、部分关节内或者完全关节内的）、骨折的粉碎程度和（或）骨缺损的程度、由此可能出现的各种类型或复合类型的骨折畸形愈合，无疑都需要纳入整个治疗过程的考虑当中。普遍公认的股骨远端骨折畸形愈合的类型包括旋转畸形、冠状面成角畸形、矢状面成角畸形、下肢不等长、关节内畸形及多平面畸形[3]。在文献中关于股骨远端骨折畸形愈合的标准会有所不同，但普遍认为：当冠状面成角畸形 > 5°、矢状面成角畸形 > 10°、旋转畸形 > 10°～15°、肢体短缩 > 2cm 时，患者将开始出现临床症状[4-7]。

与股骨其他部位及下肢的其他骨折相比，有关股骨远端骨折畸形愈合的文献相对较少。而且，大部分关于股骨远端骨折的现有文献往往侧重于骨折早期的急诊治疗、假体置换，以及后期的骨不连治疗[1]。股骨远端骨折畸形愈合的研究可以与下肢其他部分的骨折畸形愈合、先天畸形和骨不连的概念与治疗相互借鉴。然而，值得注意的是，股骨远端骨折畸形愈合的治疗可能需要更多的考量，因为存在此处涉及邻近关节面、可用于固定的骨端骨量可能较少、周围的肌肉筋膜包鞘、特殊的导致畸形的肌力等因素。

（二）畸形愈合的发生率

股骨远端骨折占所有股骨骨折的 3%～6%，而后者年发病率估计为每 100 000 人有 37 例[2, 8-11]。总体上，股骨远端骨折的畸形愈合是一种相当罕见的事件[3]，很难通过文献解读出其确切的发生率，尽管已有文献为我们呈现了这种畸形愈合的类型、发病原因及治疗策略的多样性。而基于现有文献，对不同类型的畸形愈合分别评估，可能会更好地解释其发病率。在 Zehntner 等报道的一组 59 例股骨远端骨折病例中，用不同的方法治疗，结果 26% 的骨折出现内翻或外翻畸形 > 5°，22% 出现过屈或反屈 > 5°，19% 出现旋转畸形 > 5°[12]。有研究表明，股骨干远端 1/3 的骨折采用髓内钉固定时，发生超过 15° 的旋转畸形愈合比率为 20%～30%[13, 14]。而当采用微创接骨板（minimally invasive plate osteosynthesis，MIPO）治疗股骨远端骨折时，旋转畸形 > 10° 的发生率高达 35%～43%[6, 15, 16]。已观察到单独使用外侧

支撑髁钢板治疗时，有 42% 的患者发生 > 5°
的骨质塌陷内翻畸形[17]。关节内的畸形愈合
可能难以量化，除非术中或影像学上明确观察
到，或者关节面的台阶得到确认。据报道，股
骨远端关节内骨折后创伤性关节炎的发生率为
23%～36%[18-20]。然而，除了关节内畸形愈合
是造成创伤性关节炎高发病率的原因外，创伤
发生时的软骨机械损伤、软骨细胞死亡及其功
能障碍、炎症细胞介导的反应都是创伤性关节
炎发展的潜在混杂因素[18, 20]。尽管病因不同，
股骨远端骨折仍是一种具有许多潜在并发症的
相对常见骨折。在一组对 1670 例股骨远端骨折
的系统回顾研究中，因各种原因导致的二次手
术率为 16.8%，其中因骨折不愈合而接受二次
手术的占 6%，然而因畸形愈合导致二次手术
的并不十分突出[21]。

（三）畸形愈合的后果

股骨远端骨折畸形愈合发展到一定程度
无疑会对患者的运动功能产生不利影响，并可
能导致美观问题。所有类型的畸形愈合都会导
致膝关节生物力学和关节面间接触压应力的改
变，并最终导致创伤性骨关节炎。≥ 15° 的旋
转畸形通常能被患者自己注意到，并且这与关
节软骨退化、膝关节生物力学变形和整体功能
下降有关[5, 6]。股骨旋转畸形也与上下楼梯、跑
步和运动困难逐渐加重有关[5]。在计算机模型
中，任何程度的股骨旋转畸形都会导致承重力
线向后移位，而髁上旋转超过 30° 时可导致冠
状面对线不良和膝关节定向错误[22]。此外，已
经发现，随着旋转畸形超过 20°，髌股关节的
接触压力将呈现非线性上升[23]。对于冠状面畸
形，股骨远端的内翻或外翻畸形愈合分别导致
膝关节内侧或外侧间室的接触应力增加，最终
导致关节软骨退变和过早的骨关节炎[24, 25]。矢
状面畸形引起的膝反屈或过屈（屈曲畸形）可

引起疼痛、膝关节不能完全屈曲或伸直、不稳
定感和肌无力感[26]。此外，股骨远端过屈畸形
会因限制性的步态摇摆而导致跛行，而反屈畸
形则会出现后推步态而引起疼痛[27]。下肢短
缩 > 2.0cm 时产生的症状与股四头肌无力、步
态不对称、不平衡感和腰痛有关[28]。最后，可
以想象，关节内的畸形愈合可直接导致受累关
节面的机械性破坏，与前面提到的创伤性关
节炎发生率为 23%～36%[18-20]。

二、畸形愈合的病因

股骨远端畸形愈合的病因是多方面的，手
术本身、植入物因素及患者因素的影响程度各
不相同。通常，确认这些病因大都是回顾性的，
尽管实际情况并非总是如此。在 Rollo 等报道
的一组包含 22 例股骨远端骨折畸形愈合的研究
中，近 60% 的畸形愈合归因于骨折复位不良，
这凸显了标准手术的重要性[3]。医源性因素无
疑发挥作用，就是在评估旋转、长度和机械力
线时未应用下面讨论的一些预防策略，这容易
理解（见下文）。而且，内固定的型号、种类选
择和应用不当也会导致标准手术中的骨折对线
不良。

股骨远端骨折的内植物选择仍然存在争议。
最近的一项 Meta 分析比较了 279 例患者分别接
受倒打髓内钉与钢板治疗，结果表明，在防止
骨折的畸形愈合方面，其中一种植入物的治疗
效果并没有明显优于另一种[29]。然而，股骨远
端骨折的不同类型可能决定了所用内植物的不
同类型，正如并非所有骨折都适合使用倒打髓
内钉[30]。当使用股骨远端外侧锁定钢板治疗这
类骨折时，"板型 – 骨"不匹配仍然是一个值得
注意的问题，即使有了现代设计的预成型钢板
也是如此。因此，单纯依赖钢板作为复位工具
本身就可能会导致复位不良[31]。最近的一项研

究对 53 例患者的无损伤股骨进行了数字建模，使用来自四个普通制造商的股骨远端解剖钢板，所有病例都表现出由于钢板塑形不足而导致的不匹配，全膝关节置换术后情况更糟[32]。此外，在使用股骨远端外侧锁定钢板时有几个常见的错误，这些已被确定为导致畸形愈合的原因。被广泛讨论的股骨远端向内侧移位的"高尔夫球杆"畸形就是由钢板在股骨外侧髁放置太远和（或）太靠后所致[27, 30, 33]。过屈和反屈（过伸）畸形可分别由钢板以弯曲或过伸的方式放置所引起[27]。在某些钢板设计中，未能将远端螺钉轨迹平行于股骨远端内外两髁连线，可能会使钢板外翻放置导致冠状面畸形[27]。如前述的 Davison 的研究显示，在 26 例股骨远端粉碎性骨折中，即使采用外侧钢板固定手术后，仍有 42% 的患者在骨折愈合前发生超过 5° 的塌陷内翻畸形[17]。

采用微创技术和术前计划不完善也可能与股骨远端畸形愈合有关。微创钢板接骨技术用于股骨远端骨折已被证明在软组织保护方面具有优势[34]。但最近的几项研究表明，该术式与旋转畸形愈合显著相关[6, 15]。一项采用 MIPO 技术治疗的 13 例股骨干骨折和 38 例股骨远端骨折的研究表明，术后 CT 扫描显示只有 56.9% 的患者获得了令人满意的旋转复位[15]。如后面介绍的技术，如果能额外注意通过与对侧肢体 X 线影像对比来评估股骨远端旋转程度，可能有助于减轻这种（旋转）风险（见下文）。对于关节内的畸形愈合，会因手术时视野差导致关节面复位不良引起，这类骨折的复杂性可能未被充分认识到。有研究表明，股骨髁冠状面 Hoffa 骨折约占股骨髁部骨折的 40%[35]，这强调了术前 CT 扫描、合适的术前计划和固定的必要性。

畸形愈合有时被认为是塌陷性骨不连或延迟愈合的结果，这强调了应注意"患者自身因素"作为畸形愈合原因的重要性。这些因素在文献中已有详细描述，其中包括糖尿病、肥胖、吸烟、骨质量差及存在开放性骨折[36-38]。认识到这些因素就可能相应地改变骨折治疗策略，也可提高警惕、及时发现，必要时干预这些不利因素。

（一）畸形愈合的预防策略

骨折的及时愈合、长度和力线的恢复、旋转纠正和关节面解剖复位对于预防畸形愈合是至关重要的。不幸的是，由于术中很难直接观察等原因做到这些比较困难，特别是 AO 分型 C3 型骨折，呈粉碎性，并且有导致多平面畸形的拉力参与其中[12, 39]。尽管如此，还是有几种技术可以帮助预防股骨远端骨折中各种类型的畸形愈合。

旋转畸形愈合是股骨骨折治疗中一种常见的畸形类型。许多方法已被理论化用以评估术中和术后的旋转程度。这些方法大多需要有一个完整且不存在畸形的对侧股骨。随机选取 10 例未损伤股骨进行 3D CT 扫描研究显示，当双侧股骨被叠加时，旋转与平移程度是对称的[40]。参照对侧影像法，小转子轮廓（lesser trochanter profile，LTP）是最常用的评估股骨旋转程度的标志。这种方法首先获得健侧内外髁重叠时膝关节的标准侧位像，再将 C 臂机旋转 90° 拍片即可获得膝关节的标准前后位片，然后在保持腿旋转不变的情况下获得健侧髋关节前后位片。将这些图像保存在 C 臂机上。在骨折复位、暂时稳定后，首先应获取患侧膝关节的前后位片，然后类似地获取患侧髋部的前后位片。将健侧髋部的前后位片与随后获得的患侧髋部前后位片进行比较[41]。此时，根据需要应纠正 LTP 的任何差异。最近的一项研究使用 19 例配对的尸体股骨评估了这种技术。作者发现小转子的大小是确定旋转程度的可靠近似值，而且 10% 的小转子轮廓大小差异大约相当于 7° 的旋转差异[41]。Tornetta 等最先描述了另一种称为"标准侧位技术法"（true lateral technique，TLT），即先获得膝关节的标准侧位片，然后记录获得标准的髋关节侧位像需要旋转 C 臂机的度数[42]。然而，最近在一项由 85 名外科医生参与的分析尸体股骨图像的调查中，发现只有 53% 的外科医生能用 TLT 方法识别 20° 的旋转畸形，相比之下，使用 LTP 方法的准确率为 67%[43]。尽管如此，应用其中一种或同时两种方法都可以提供额外的信息以帮助降低旋转畸形愈合的风险。

预防冠状面畸形愈合可以通过避免前述的陷阱（见上文）、正确放置钢板、恢复下肢的机械力线来实现。可以在术中使用不透 X 线的绳索或刚性导丝或可拉伸的柔性钢丝（如 Bovie 绳索）连接股骨头中心到踝关节中心进行测量[44]。在标准情况下，这条线应该刚好通过完全伸直的膝关节胫骨棘的内侧[45]。然而，基线的机械轴在不同患者中是不同的，尤其是那些已经存在膝骨关节炎的患者。假设不存在对侧畸形，以类似方式测得的对侧机械轴可提供一个精确的比较指标。逆行打入髓内钉时，由于髓内钉安装工具的影响无法伸膝，这时可以通过测量内外侧股骨髁的远端关节面的连线与髓内钉连接杆之间的角度，估计甚至计算出患侧的机械力线。在正常情况下，这应该是 5°～7° 的外翻角，与股骨解剖轴和下肢机械力学轴的平均夹角相关[45]。可以通过 X 线进行估计，或者如果股骨内外髁都可以通过所选的手术入路显露，则可以通过一个跨越两个髁的平面来评估，或者用测角仪来测量。最后，可以用便携式 X 线股骨全长摄片评估那些难以通过普通透视或其他方法准确测量的严重冠状面畸形。

矢状面畸形可能是最难精确预防的畸形愈合。腓肠肌对股骨髁远端的变形拉力经常会导致反屈畸形（过伸），所以必须在膝下方直接推挤远端骨折段使其向后屈曲或手动向下牵引来抵消这一反屈变形力[46]。侧位透视图像可能会产生误导，甚至可能会被内固定物或者手术工具部分遮挡。获取围术期对侧股骨的标准侧位像，视野中显示股骨髁远端和后部与股骨干的移行部分，这将有助于术中重建患侧股骨远端的对位对线，恢复正常屈、伸功能。Blumensaat 线与股骨长轴的关系或称股骨远端解剖后角（anatomic posterior distal femoral angle，aPDFA），可以通过双侧对比股骨侧位片上股骨远端矢状关节线与股骨长轴的关系来估计和测量[25, 46]。参考骨折的近端适当范围和相对粉碎程度，如果在同一视野中无法看到骨折近端股骨的无骨折部分，则透视可能不可靠，那就可能需要便携式 X 线侧位片来评估远端关节面相对于上方完好的股骨干的位置和矢状旋转程度。最后，股骨远端的前后位 X 线像也可能提示有需要矫正的矢状面畸形，即远端出现"矛盾切迹像"[46]。

如果不能实现骨折直接完全复位作为恢复肢体长短的参考（这在严重粉碎性骨折中经常发生），那就可能因为股骨短缩或少数情况下股骨延长而出现双下肢不等长的风险，此风险可通过以下两种方法之一来减轻。基于双侧髌骨、足跟和（或）内踝的触诊水平可以粗略估计、比较两侧的肢体长度。这个方法的准确性依赖于双侧股骨头相对于手术台中轴线处于对称的位置，可将对侧肢体在手术单中或下方预备好的姿势留待对比。当使用倒打髓内钉进行固定或作为附加固定时，在移除置钉工具之前，这种方法可能没有帮助，因为置钉过程中伸膝和髌骨移动受阻。可在术中使用不透射线尺测量股骨近端和远端两参考点（即大转子的尖端到股骨内侧髁远端关节面）间的距离，从而得到健侧和患侧股骨的长度，假设损伤前两侧股骨是对称的，这样就能使患肢股骨长度得到最精确的恢复。

充分的手术视野显露以便直接观察，或者至少能直接触诊到股骨远端关节内骨折的关节面部分，这对于避免"台阶"形成和关节内的畸形愈合至关重要。术前通过 CT 扫描确定必须复位的关节内骨折是关键，因为这可能帮助决定首选的手术入路。在某些情况下，可能需要加作直接内侧、直接外侧或髌旁辅助切口，以确认复位准确及内固定放置正确。应谨慎并仅在必要时才选择单纯依靠参考 X 线成像来复位后髁冠状面骨折（如 Hoffa 骨折），例如在伴随有局部软组织损伤需要避免软组织进一步损伤时。否则，应该直接切开显露和直视下手术，或至少能触诊到，这是关节内骨折复位的首选。

（二）患者方面需要考虑的因素

在选择安全耐受手术的翻修患者、确定翻修可以或应该施行的范围、确定术前哪些条件需要进一步优化时，患者的生物学、社会经济和行为因素都是至关重要的考虑因素。肥胖、糖尿病、吸烟和术前白蛋白水平降低都已被证明是手术部位感染和股骨远端骨折治疗失败的独立危险因素 [36, 47]。急诊治疗股骨远端骨折时可能不允许对这些危险因素进行过多调整，但在畸形矫正的翻修手术前，吸烟、营养状况、体重减轻和糖尿病等问题，通常是可以纠正或提供建议的。根据畸形的严重程度，重建的时机可能是限期手术，因此术前计划可能需要调整以弥补某些准备不充分。例如，如果过度肥胖，对内固定的要求就更高，并且如果减肥不能实现或不能在期望的时间内达到体重减轻目标，那么对于任何翻修手术来说，都应该选择更坚强的内固定。患者的依从性和对更快重返工作岗位的需求可能可以改变，也可能无法改

变，但保证患者有机会咨询医生和医患共同决策，也许患者会同意"接受"治疗计划。年龄和预期寿命是不可改变的风险因素，但也同样值得关注。为了更快下地活动和恢复日常活动以避免固定导致的并发症，假体置换就成为老年人或预期寿命不足 10 年的患者治疗复杂股骨远端畸形愈合或骨不连的合理选择 [48-50]。

三、评估和诊断

（一）病史

与骨科其他评估一样，详细的病史是评估和诊断股骨远端畸形愈合的最重要工具。一个好的病史采集应该从基线健康情况、吸烟史、是否使用毒品、合并症、住房状况、受伤前活动水平、职业和业余爱好开始。这有助于更好地评估患者的预期结果，并为稍后关于实际治疗预期的讨论提供依据。在对畸形愈合初步会诊时，就应确定骨折最初的损伤机制和治疗过程的完整时间轴。治疗过程完整的时间轴应该突出手术时间、术后开始完全负重的时间、严重畸形的初步确定、与畸形相关的症状，以及康复治疗的时机与持续时间。任何伤口愈合困难的病史、开放性骨折、伤口渗液史、术后口服抗生素治疗史，或者任何附加的手术、操作，以及对手术切口额外的特殊治疗，都应该深入探究，警惕这些潜在感染造成的畸形愈合。应该评估患者对术后治疗方案的依从性，在上述病史中，特别是与现有记录相比存在任何矛盾时，则提示患者可能依从性较差，需要进一步探讨。患者对功能和（或）畸形的自我评价是病情评估的关键，并且可能与他们的主诉相一致。在严重畸形的情况下，患者主诉可能与美容有关，但畸形愈合的患者往往更多的是抱怨行走活动困难、不平衡感或双下肢不等长、膝

关节伸肌或屈肌容易疲劳、易绊倒和（或）膝前痛。在没有明显畸形的情况下，上述症状都可能孤立或合并出现，而且即使患者接受了正确的康复治疗，这些症状依然可能持续存在。

（二）体格检查

在全面询问病史后，体格检查应首先从检查患者的整体外观、卫生状况和体质开始。应对步态进行全面检查，并且在仰卧和站立位时对双下肢同时评估。应注意手术切口和（或）外伤伤口的位置及外观。严重畸形可能很明显，但是更多的轻度畸形需要患者自己指出来。两侧膝关节内侧的距离靠近可能提示患肢的内翻或外翻畸形。在仰卧和站立时，应注意双脚的相对位置。股四头肌的萎缩可以很容易发现，但使用标尺在一给定的参考点（如距离髌骨上极 10cm 处）测量双侧大腿周长将提供更客观和可重复测量的数据。

另外，旋转畸形的评估，可在患者坐位、双侧髋关节内旋和外旋时，观察记录双侧的任何差异。假如身体条件允许，股骨转子突起角测试（trochanteric prominence angle test，TPAT）是客观测量双侧股骨前倾角和因此发现任何旋转异常的可靠方法[51]。在患者俯卧时，膝关节屈曲至 90°，轻柔地内外旋转髋关节，检查者用手触摸大转子，找到大转子向外侧最突起的旋转位置并保持固定，记录胫骨轴线与虚拟的地面垂线的夹角。这可以用测角仪测量，或者与对侧肢体相同位置观察到的角度进行对比粗略估算。

仰卧在检查台上，在双膝关节完全伸直时比较足跟和内踝位置，或者屈膝 90° 时，触诊比较两侧髌骨的位置评估双下肢长度差异。站立时，还应注意髌骨的高度及双侧髂嵴的高度差。如果怀疑患者双下肢长度有差异，可在较短的一侧足底下垫不同厚度的积木，当患者报告双

下肢感觉高度平衡时，就可客观地测量到下肢长度的差异。要注意任何同侧膝关节屈曲挛缩或矢状位畸形，因为这可能加重双下肢的不平衡感[52]。双侧膝关节活动范围同样需要检查，其中包括任何可检测到的运动摩擦音、机械性的活动受限、过伸或屈曲挛缩。还应该进行膝关节韧带检查，评估是否有伴随的韧带损伤，或继发于畸形愈合的韧带松弛。双下肢的肌力测试应全面施行，其中包括髋、膝和踝关节的运动肌力等级。双下肢神经血管检查也有助于评估神经损伤、神经病变和血管的功能状态。

（三）实验室检查

在实验室检验值正常的情况下，畸形愈合也经常发生。如果在上述病史和查体中发现任何感染的危险信号，就应获得感染的基线实验室结果，如全血细胞计数、红细胞沉降率和 C 反应蛋白。有骨折延迟愈合或骨折愈合前发生骨质塌陷的病史，如有怀疑应进行额外的骨代谢实验室检查，其中包括完整的代谢曲线（complete metabolic profile，CMP）、维生素 D、钙和内分泌化验。所有糖尿病患者或术前实验室检验有明显血糖异常的患者都应检测血红蛋白 A_1C 值。严格的血糖控制对于限制感染并发症和优化治疗结果至关重要。即使是肥胖患者，也应进行营养方面的化验检查以评估其骨愈合潜力，如白蛋白和前白蛋白水平都应该得到充分考虑，术前的任何异常都应处理。

（四）X 线检查

作为初步检查的一部分，应该获得股骨、髋关节和膝关节的标准前后位和侧位 X 线。例如，考虑到术前存在明显的 Ⅲ 级和 Ⅳ 级骨关节炎的患者，可通过膝关节平片大致确定关节病的 Kellgren-Lawrence 分级[53]。髌骨朝前、中线放置不透射线标尺的站立位全长双下肢前后

位 X 线（如 X 线扫描图），可用于量化畸形程度和客观测量肢体长度差异。机械股骨胫骨角（mechanical femorotibial angle，mFTA）、机械轴偏差（mechanical axis deviation，MAD）和股骨远端机械外侧角（mechanical lateral distal femoral angle，mLDFA）也同样可以通过站立位双下肢全长前后位 X 线来测量[25, 54]。mLDFA 为股骨机械轴与股骨关节线之间的夹角[55]，可用于评估股骨远端冠状面畸形的程度，标准值为 87°±3°[25, 54]。通过在股骨侧位 X 线上测量股骨远端后倾角（anatomic posterior distal femoral angle，aPDFA），即股骨远端矢状关节线与股骨长轴的夹角（平均正常值为 83°），以评估股骨远端矢状面畸形的程度[25]。为完善术前规划，可在 X 线平片上找到近端机械轴和远端机械轴的交叉点，此即为旋转角中心（center of rotational angulation，CORA）[54]。

（五）CT 成像和磁共振成像

对于畸形程度的量化评估和术前计划拟定，计算机断层扫描是一种先进的影像学研究方法。受累肢体的 CT 扫描除了可以评估畸形程度之外，还可以帮助评估骨愈合情况、牢固程度、骨髓腔再通情况和骨量多少。双下肢前倾 CT 扫描可以客观地测量旋转对线，以及计算出手术所需的去旋转度数[15]。如果需要，CT 扫描图可提供量化的机械轴偏差测量结果[54]。包括整个股骨远端关节面的 CT 扫描，也可用来评估任何关节内的畸形愈合或软骨下 / 关节面缺损[25]。然而，任何现有的硬件都可能因为内固定产生伪影而影响成像清晰，这就需要采用金属抑制技术。除非根据病史和（或）异常的实验室检查值提示可能存在感染，否则很少需要磁共振检查。但是，无论出于何种目的而获得的 MRI 影像，都可以根据改良的 Noyes 分级法用于评估关节软骨厚度，以获得一些预后数

据或必要时考虑关节置换术[56, 57]。

四、依据畸形类型的治疗方法

（一）旋转畸形愈合

在不合并其他畸形的情况下，单一的旋转畸形可以相对容易地通过多种方法纠正。无论采用何种治疗技术，术前通过双下肢 CT 成像或前倾 CT 成像确定需要轴向去旋转的度数是至关重要的。股骨去旋转截骨后的固定可采用髓内钉、股骨远端锁定钢板或外固定，具体取决于骨髓腔通畅程度、截骨水平、原有的内固定及远端可用于固定的骨量[58-60]。在一些罕见的情况下，原有完好的内固定可以保留（如股骨髓内钉），在正确的位置去除并更换近端螺钉后，可用于去旋转截骨后的稳定[34]。去旋转截骨的位置可根据手术医生的喜好及软组织条件来选择，而不应强调哪一种特定技术的优越性。常用的截骨部位有股骨髁上区域或干骺端移行处或原先的骨折部位[58-60]。可以通过髓内锯（如果可用）进行闭合截骨术，或者采用多个钻孔、骨凿完成类似于 De Bastiani 技术的开放截骨术，也可使用摆锯截骨。Muckley 等评估了一组 30 例的股骨去旋转截骨术，分别采用闭合髓内锯技术（$n=18$）和开放钻孔 / 摆锯技术（$n=12$）。两组均采用经皮克氏针穿刺在截骨部位上下方判断去旋转，并以加压髓内钉固定。两组并发症发生率无统计学差异，但闭合截骨组有 2 例旋转纠正不足[58]。Stahl 等报道了 14 例股骨旋转畸形愈合患者，使用髓内锯进行闭合截骨术纠正旋转后，行静态髓内钉固定。术前通过 CT 扫描确定需要的去旋转度数，术中通过经皮分别放置在股骨颈和横跨股骨内外髁的 2 枚克氏针的旋转来评估去旋转情况。术后 CT 扫描显示在他们这组所有患者中只有少于

4°的旋转畸形残留。平均愈合时间为10～12个月，值得注意的是，14例患者中有12例能够重返工作岗位[60]。

（二）冠状面畸形愈合

冠状面畸形矫正的最终目的是将下肢机械轴（力线）重建到其正常值[61]。矫正的程度首先应使机械轴经过膝关节的中心或恰好穿过胫骨嵴的内侧[45]。这可以通过数学计算或者数字建模软件来确定，如TraumaCad（Brainlab Inc.，West-chester, IL, USA）。机械轴偏差和股骨远端机械外侧角的计算可以量化冠状面畸形的程度，手术矫正需要恢复至对侧肢体的mLDFA角度，或者mLDFA的正常值为87°±3°[25, 54]。应仔细鉴别诊断复合畸形，常见如双下肢不等长或复杂多平面畸形，因为它们可能需要不同的治疗策略（见下文）。

可选择的冠状面矫形方法包括内侧开口楔形截骨术（内翻）、外侧闭合楔形截骨术（内翻）、内侧闭合楔形截骨术（外翻）、外侧开口楔形截骨术（外翻）、畸形顶点截骨术、矢状面斜形截骨术，Miranda等报道的双斜面截骨术（见下文），以及采用Ilizarov渐进式骨成形矫正法[39, 54, 56]（图11-1）。在涉及膝关节先天畸形

和胫骨高位截骨术的文献中，开放式和闭合式楔形截骨术的优缺点已经有很好的描述，并且经常被研究改良使用[54, 55, 62-64]。闭合楔形截骨术有更好的骨接触稳定性，促进骨愈合，这一点值得考虑[55]，但代价是潜在的股骨缩短[39]。这可能对那些骨不连风险较高的患者有利，但这必须牺牲腿长度；在罕见情形中，那些接受标准手术后股骨过度延长的患者可以考虑这一截骨方法。开放式楔形截骨术有稳定性较差的固有特点，因为在截骨部位的骨接触较少，因此可能需要更坚强的固定，通常需要骨移植（自体骨、同种异体骨或骨填充材料）[25, 62]。股骨髁上畸形顶点截骨术和髁上矢状面斜形截骨术具有改善骨接触又不显著改变肢体长度的潜在优势，尽管在治疗股骨远端畸形愈合方面缺乏文献报道[39, 54, 63, 64]。与Ilizarov支架渐进式成形术相比，一期截骨术的优点包括避免长时间外固定、无针道感染、无额外的膝关节僵硬，以及不存在与Ilizarov支架治疗相关的心理和社会问题[65, 66]。在诊断为感染或有感染史的情况下，外固定架具有避免将内固定物直接放置在感染区的优势[4]。

在一组15例患者股骨远端内翻畸形愈合的研究中，He等采用内侧开放楔形髁上截骨术，

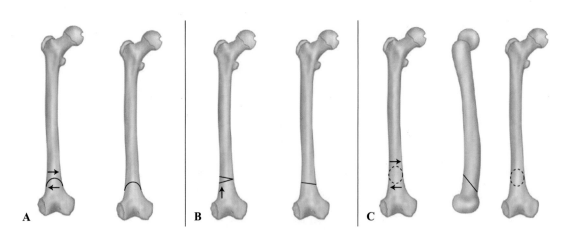

▲ 图 11-1　矫正内翻冠状面畸形的多种截骨术
A. 穿顶截骨术；B. 外侧闭合楔形截骨术；C. 矢状斜形截骨术

内侧和外侧双钢板固定。根据术前模板进行单、双平面截骨，可在术中放置髁上克氏针引导截骨。平均 mLDFA 由 102.3° 校正为 85.2°，而且任何合并存在的双下肢长度差异由 3.38cm 校正为 0.8cm。愈合时间平均为 4.1 个月（2.5～6 个月）。他们报道了总体良好的功能结果，没有固定失败病例或二次手术病例，平均随访时长 7.4 年 [25]。

有关先天性股骨远端内翻或外翻畸形导致的同侧膝关节单间室骨关节病的文献降低了人们对许多关于冠状面畸形矫正文献的关注度。在一组 15 例 16 个先天股骨远端内翻畸形中，van der Woude 等采用单双平面截骨技术对股骨远端进行外侧闭合楔形截骨术，再根据外科医生的喜好行外侧钢板固定（n=12）或内侧钢板固定（n=4）。除了 1 例患者效果欠佳，其余畸形都得到了矫正。双平面闭合楔形截骨平均愈合时间为 4 个月，而单平面截骨平均愈合时间为 6 个月 [55]。另外两组采用股骨畸形顶点截骨术矫正先天冠状面畸形，其中一组（n=16）采用外固定，另一组（n=12）采用股骨远端单块外侧锁定板固定。第一组报道 14 例患者矫形效果和功能恢复良好，平均愈合时间为 19.4 周，其中 2 例因感染和关节置换术而退出试验 [63]。后一组病例的畸形得到全部纠正，没有失败或再手术病例，相关功能指标改善，患者满意度好，平均愈合时间是 13.8 周 [54]。

腓总神经麻痹虽然罕见却是一种严重的并发症，往往是严重外翻畸形愈合的矫正手术导致，尤其是畸形病史时间较长的患者。最近一项在尸体标本上进行的压力传感器研究显示，在畸形矫正前对腓总神经行预防性松解后，其张力显著降低，而外翻畸形矫正前后腓总神经的紧张度则无明显差异 [67]。在这些被选择的严重慢性外翻畸形患者中，应考虑同时进行预防性腓总神经减压术 [67, 68]。

（三）矢状面畸形愈合（过屈 / 反屈）

上面讨论的许多关于冠状面矫形的原则（见上文）同样适用于矢状面畸形。必须在术前确定畸形的程度并量化必需矫正的度数，术中也可通过在截骨部位的近端和远端由前向后放置的克氏针辅助下进行估计。术前评估矢状面畸形的程度，可以通过在股骨侧位 X 线或整个股骨的 CT 扫描上测量股骨远端后倾角来实现。如前所述，股骨远端矢状关节线与股骨长轴的夹角应恢复到平均正常值 83°，或等于对侧股骨的 aPDFA [25]。反屈一般是由腓肠肌的变形力导致的常见畸形 [27]。开放式和闭合式楔形截骨术在矢状面与冠状面上具有相似的优缺点，分别伴随着肢体的延长或缩短，而且在稳定性上的差异也类似。Ilizarov 成形术同样可以施行，但与一期截骨和内固定相比，这种外固定时间较长可能会带来额外的风险 [65, 66]。

在 Rollo 等报道的一组 22 例股骨远端畸形愈合的研究中，其中包括 5 例过屈畸形和 17 例反屈畸形患者，在畸形愈合部位进行了截骨，并用外侧髁钢板进行固定。在截骨部位的"开放式"楔形间隙用同种异体骨条填充，同时植入颗粒状异体骨和骨水泥。9 例发生并发症包括死亡（n=1）、深部感染（n=1）、伤口延迟愈合（n=3）、深静脉血栓形成（n=2）和内固定断裂（n=2）。截骨愈合平均时间为 34.7 周，愈合后功能明显改善。然而，畸形矫正和截骨愈合后双下肢长度差异平均为 3.3cm [3]。

（四）下肢长度差异

术前必须客观地测量双下肢长度差异，以确定患肢手术所需要加延的长度。这可以通过站立位双下肢全长 X 线完成，具体可用不透 X 线的直尺、数字建模软件直接测量；或者使用垫块放置在患侧脚底，当在 X 线透视上观察到骨盆处于水平位时，测量垫块的高度可得[68]。下肢长度差异＞2cm就可能出现症状，需要延长畸形愈合的股骨，这可通过逐渐牵拉成骨予以纠正。这种技术在文献中已经得到了很好的描述和广泛接受，但这需要患者有可靠的依从性。经典的 Ilizarov 原则是对患骨在可控下逐渐延长，即在截骨部位以每天 1mm 的速度逐渐拉长，最后是巩固阶段[69]。除了较新型的 Ilizarov 支架外，还有多种牵拉成骨技术，如 Taylor 立体支架（Smith and Nephew Inc., Memphis, TN, USA）。经髓内钉延长技术是结合外固定达到牵拉成骨延长的方法，如 Ilizarov 支架或单侧轨道支架结合髓内钉引导的骨延长[70]。几组此类研究的结果表明，这是一种成功的方法，而且在最后的骨巩固愈合和重塑阶段，髓内钉可以锁定、保留，外固定器则可以被移除，这样可使外固定架的总时间减少[70, 71]。然而，这种方法需要行额外的手术，并且必须有或能重新建立通畅的骨髓腔以插入髓内钉。最近，磁性控制操作的骨延长髓内钉，如 PRECICE 钉（NuVasive, San Diego, CA, USA）可以获得骨牵拉延长力，其所需的总手术次数更少，耐受性更好，并发症（如与外固定架相关的针道感染）更少[72, 73]。这些器械需要定期电动牵引延长长度，并且由于钉的笔直设计，它并不适合股骨弓较弯的患者。磁力延长髓内钉的费用也是一个问题，然而，最近一项费用对比研究显示，LON 技术（n=19）和 MLN 技术（n=39）之间的费用并没有统计学差异。这很大程度上归因于 MLN 更少的手术次数。值得注意的是，在统计学上 MLN 技术的骨愈合时间显著缩短（100.2 天 vs. 136.7 天）[74]。

（五）多平面畸形

许多股骨远端的畸形愈合是多种多样的，外科医生需要同时纠正在不同平面上的畸形，这些畸形可能伴或不伴有双下肢不等长。在确定合适的治疗方式时，要以患者为中心去考虑如何治疗这种多平面畸形，对于老年人、终末期疾病患者或术前有严重骨关节炎的患者来说，假体置换可能是更合理的选择。当评估、制订矫形计划时，可以手动或（更先进地）使用数字建模软件［如前述的 TraumaCad（Brainlab Inc., Westchester, IL, USA）］对每个平面的畸形进行识别和量化。根据畸形程度，对多平面畸形的治疗方式包括采用 Ilizarov 支架的渐进式骨矫形术、双斜面截骨术、双平面截骨术及假体置换术，例如股骨远端有时必须用特殊假体进行置换。

环形的 Ilizarov 支架可以在不同平面上进行加压或牵引，从而可以对多平面畸形进行矫正。在最后骨质牢固愈合前的整个治疗过程中都可以对矫形进行微调[75]。然而，当用环形支架矫形时，仔细挑选患者并告知可能的并发症是很有必要的。由于环型支架需要穿过骨骼周围的厚肌层进行固定，从而限制关节的运动范围及不可避免地造成膝关节一定程度的僵硬[68]。除此之外，几乎所有使用 Ilizarov 支架治疗的患者都有钉道感染，如加上其他主要的并发症，即使是经验丰富的外科医生，其发生率也高达 33%[65]。然而，环形支架固定有一优势，它允许在相对较短的远端骨段上进行固定。如果必须在关节面附近矫形时，则可能需要跨膝关节固定[76]。截骨部位的选择应根据术前建模测量选在更适合矫形的点，并且允许截骨远端固定环的安置有更多的选择。在进行截骨前，应根据手术医生的偏好初步放置非阻塞性支杆对近端环和远端环进行稳定固定[68, 75]。如前所述，截骨术可于多个钻孔后用骨凿来完成。在获得最终构型和时空数据后，根据供应商软件，过了初始潜伏期（通常约 1 周），开始逐步各平面矫形和（或）以每天 1mm 的速度延长[68]。只要患者能耐受，通常手术后允许立即负重。

还有一种矫正多平面畸形的方法是 Miranda 等描述的一期双斜面截骨术。根据术前建模，共需 3 次截骨。这包括在畸形上方和下方进行两次斜行截骨，以形成一个干骺端的楔形骨块，如果需要，允许各方向移动和长度改变，再行闭合楔形截骨以纠正额外的冠状面畸形。根据他们的技术，可以用角钢板、髁支撑钢板或动力髁钢板进行固定。在他们的 8 例股骨远端畸形愈合的病例中，畸形都得到了矫正，均达到正常值。平均愈合时间为 4.25 个月，其中 1 例患者接受了一次额外的植骨手术[39]。

Middleton 等也描述了采用去皮质术和截骨术多平面矫正干骺端的畸形愈合的方法。在这组 7 例患者中，他们描述了在截骨部位凿下和保存附着的皮质骨片，小心掀起骨膜瓣，然后再行截骨术矫正长度差异和畸形。为了不破坏骨内膜血供，使用外侧锁定钢板进行固定。7 例患者中只有 5 例畸形得到完全矫正，而且愈合时间也长达惊人的 16.3 个月。平均每例患者需要 1.5 次手术才能达到愈合，其中 1 例患者尽管进行了多次翻修手术，但在截骨部位仍存在难治的骨不连[77]。

如果能获得畸形的各种必要参数，一些多平面畸形也可以通过 He 等描述的双平面截骨术获得简单解决。例如，对于内翻畸形、屈曲畸形和双下肢不等长的同时矫正，作者描述了一种双平面内侧开放楔形截骨术，术中对截骨间隙进行特殊的牵拉，除内侧开放外，使后方有更多的开放间隙[25]。

对于老年人，必须特别考虑其运动功能、预期寿命和固定时间。除 Ilizarov 支架外，多平面畸形的其他矫正方法通常也需要长时间固定[39]。与其他脆性骨折相比，老年人急性股骨远端骨折的预后较差，其中只有 18% 的患者能恢复自主行走，其围术期死亡率较高[78]。一些作者甚至主张对老年人急性股骨远端骨折进行初期假体置换[79, 80]，因此对于该部位的畸形愈合应充分考虑进行假体置换。术后允许立即完全负重，以尽量减少与缺少活动或外固定相关的并发症。多组研究报道了巨型（特殊）假体置换可作为治疗老年股骨远端骨不连的可行选择，大多数存活患者能恢复到可接受的功能结果和日常生活活动[48-50]。患者的寿命必须与植入物的寿命仔细权衡；然而，在最近的一项长期随访中，144 例非肿瘤性股骨远端假体置换术显示 10 年翻修率为 27.5%[81]。

（六）关节内畸形愈合

如果早期能通过高级影像诊断为关节面"台阶"存在或复位丢失，那么在骨折愈合前将其矫正是至关重要的，同时应考虑患者年龄、功能状态及局部软组织情况。如果能在发展成骨关节炎之前确定关节内畸形愈合，就应尽一切努力纠正畸形。在 Sasidharan 等和 Iwai 等描述的病例报道中，报道了冠状面 Hoffa 骨折畸形愈合的 30 多岁年轻患者，分别在伤后 9 个月和 6 个月接受了截骨术与空心螺钉固定治疗[82, 83]。2 例都获得了 1 年内较好的短期结果，但对这种补救性手术尚缺乏长期随访和高质量数据。然而，不幸的是，大多数关节内畸形愈合直到出现了创伤性骨关节炎才被发现。膝关节已有明显退行性变时修复关节面不平整是比较困难的，如果年龄合适，关节置换是一种合理的选择。Haidukewych 等介绍了一组 17 例患者，平均年龄 66 岁，在股骨远端骨折治疗失败发生骨不连后，都施行了全膝关节置换术。其中 3 例患者治疗仍然失败，但是他们报道了免于任何翻修的假体 5 年总生存率为 83%。为此作者得出结论，在本组患者中，全膝关节置换术能为大多数患者取得可靠的疼痛缓解及功能改善的结果，但是术中和术后并发症也是很常见的[84]。Lonner 等报道了 10 例复杂股骨远端畸形愈合的患者，对这些患者施行股骨远端截骨及畸形矫正的同时，进行了全膝关节置换术。关节外截骨部位用角钢板或倒打髓内钉或长压配股骨柄进行固定。在平均随访不到 4 年里，没有翻修病例。尽管有 1 例由长压配股骨柄固定的截骨术后骨不连，但总体功能和活动范围都比术前得到了显著改善[85]。

五、作者偏爱的治疗方法

最终选择的治疗方案通常需要考虑原来的内固定物、前面使用的手术路径、软组织条件及患者的期望。对大多数病例，需要去除原来的内固定物，根据内植物的类型和目前拟采用的治疗方法，可分期手术分别取出内植物和矫形治疗，也可同时施行，两种方法均可接受。我们的处理方法是一期手术先移除原先的固定物，二期再进行最终治疗。在间隔期间可以进一步评估，以确保没有潜在的亚临床感染。

* 无症状的畸形愈合

除非畸形程度与膝关节方向（力线）不良相关，并且有可能过早发生骨关节炎，否则无须治疗，可在 6～12 个月内进行 X 线随访和临床检查以评估关节稳定性。

* 旋转畸形

行股骨髁上去旋转截骨术矫正旋转畸形，即钻孔和截骨的同时，在截骨部位的远、近端使用克氏针评估矫正程度，然后使用静态逆行髓内钉固定，无须考虑之前的内固定类型。原先的内固定钢板要求完全去除。而前面的髓内钉则可能可以保留：先移除近端锁定螺钉、截骨，矫形后再重新锁定近端螺钉。在某些情况下，先前良好匹配的髓内钉可能需要完全去除才能获得旋转矫正。

* 冠状面畸形

对于没有合并双下肢不等长的内翻畸形，可采用开放显露外侧闭合楔形截骨术。而对于肢体长度差异＜ 3.0cm 的内翻畸形，采用内侧开放楔形截骨术。对于外翻畸形，根据各自伴随的双下肢长度差异情况，分别选择外侧开放楔形截骨或内侧闭合楔形截骨。通常采用髓内钉（如果有合适的钉道）或股骨远端外侧锁定钢板固定，注意钢板适当塑形以适应矫形后的骨面。

* 矢状面畸形

对于最常见的反屈畸形，一般采用外侧入路，选择前侧开放楔形截骨术或是后侧闭合楔形截骨术，则依据骨质量、愈合潜力和可能伴随的双下肢不等长而定。对于过屈畸形，也可根据类似情形分别采用前侧闭合楔形截骨或后侧开放楔形截骨术。通常采用髓内钉（如果有合适的钉道）或股骨远端外侧锁定钢板固定。

* 双下肢不等长

牵张成骨术是一种逐步纠正双下肢不等长的可靠方法。患者性格、社会能力、依从性和对各种牵张成骨治疗方法选择的理解，这些因素对治疗至关重要。如果治疗指征和股骨解剖条件允许，首选磁力延长髓内钉，否则可用 Ilizarov 支架进行延长。采用钻孔截骨，截骨部位通常选在干骺端移行处。

* 多平面畸形

"简单"的多平面畸形可采用双平面截骨术，否则采用 Ilizarov 结合 Taylor 立体支架（Smith and Nephew Inc., Memphis, TN, USA）的骨成形方法，逐步矫形。

* 假体置换术

除非允许立即负重，否则所有有症状的畸形愈合老年患者都应考虑行假体置换。对于骨质量差、预期寿命有限和（或）存在晚期创伤性骨关节炎的患者，关节置换术也是首选。若可通过切骨调整或简单补充的方法就能矫正畸形，则可使用初次或翻修的全膝关节置换假体，否则如必要，需用股骨远端置换的巨型假体。

• 关节内畸形愈合

在罕见的情况下，已有早期畸形愈合但尚未发展成创伤性骨关节炎的患者，抢救性截骨和空心螺钉固定加或不加植骨，是推迟发生过早的骨关节炎和需要早期关节置换的合理尝试。对于已经发生创伤性骨关节炎或不断加重的，或先前已经存在骨关节炎因此进一步恶化的老年患者，首选全膝关节置换术。

六、病例讨论

（一）病例 1

一名 56 岁男性患者，2016 年高速机动车辆碰撞致左股骨远端骨折［干骺端粉碎性骨折、延伸至髁间（AO 分型 C2 型）］，以及同侧股骨颈基底部骨折（AO 分型 A1 型）（图 11-2）。入院初步检查提示，既往高血压、冠心病行冠状动脉搭桥术后。每天吸烟 20 支。予以完善术前评估，第二天行急诊手术，给予 3 枚 7.3mm

半螺纹空心螺钉经皮贯穿股骨髁间骨折线，然后用长的重建带锁髓内钉顺行置入固定（图 11-3）。手术后第 3 天出院接受康复治疗，但是术后 2 周再次入院治疗，髋部伤口持续渗液，细菌培养提示甲氧西林敏感的金黄色葡萄球菌阳性。根据细菌药敏试验，针对性使用静脉内抗生素。在接下来的数周，经过 2 次清洗，最终清除了感染。术后 3 个月复诊，X 线显示粉碎性干骺端骨折块部分内移，并出现几度的内翻塌陷，数枚股骨远端髁间加压螺钉松动退出（图 11-4）。再次手术，利用骨折部的活动度行外翻矫形、重建下肢的机械力线。更换几枚远端髁间加压螺钉，同时在髓内钉远端尖部从外侧置入 1 枚锁定螺钉（图 11-5）。术后免负重 10 周。翻修后 8 个月复查，骨皮质愈合达 3/4，但是再次出现内翻畸形，股骨近端骨折仍然未愈合。X 线扫描图（2018 年 8 月 22 日）显示机械轴偏移 30mm，内翻畸形 6°，mLPFA94°和 mLDFA93°（图 11-6）。术前用 TraumaCad（Brainlab Inc., Westchester, IL, USA）建模软件计算，制订了一个内侧 7mm 开放楔形截骨的治疗计划。

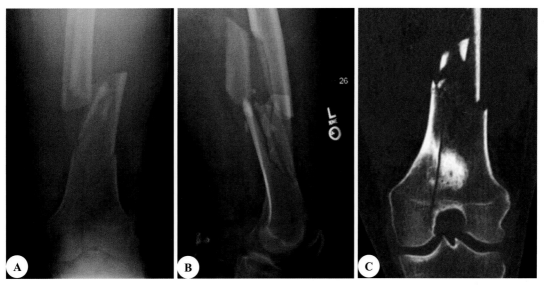

▲ 图 11-2　左股骨远端放射影像学显示干骺端粉碎性骨折延至髁间（AO 分型 C2 型）

A. 前后位 X 线；B. 侧位 X 线；C. CT 冠状切面

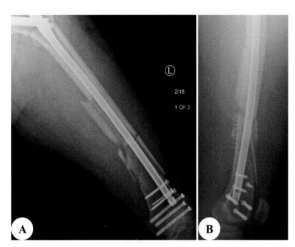

▲ 图 11-3　左股骨术后即刻 X 线

A. 前后位；B. 侧位

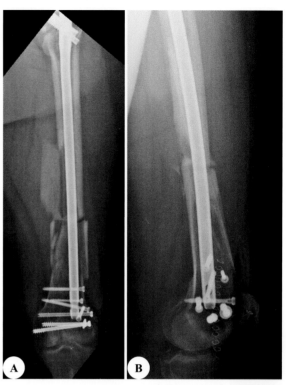

▲ 图 11-5　矫正内翻、远端螺钉更换术后即刻 X 线

A. 前后位；B. 侧位

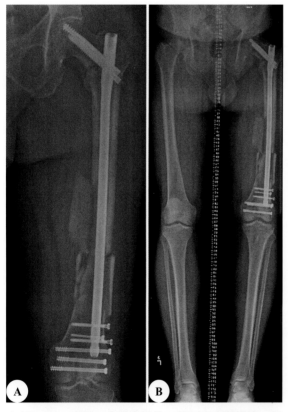

▲ 图 11-4　术后 3 个月左股骨 X 线显示内翻塌陷，远端几枚螺钉退出

A. 前后位；B. X 线扫描图

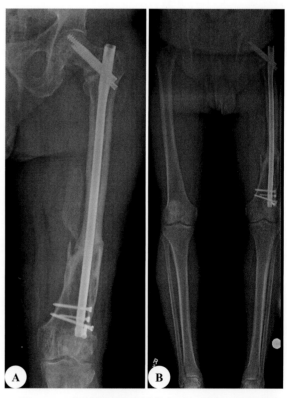

▲ 图 11-6　左股骨远端骨折愈合后 X 线显示内翻畸形

A. 前后位；B. X 线扫描图

根据术前建模，在原骨折部位行内侧开放楔形截骨矫正畸形。首先在拟截骨部位环形钻孔，直骨凿进行截骨。随后于截骨处两边钻孔，通过点式复位钳钳夹，在外侧上下皮质进行加压。在截骨部位填入生物型骨填充材料（如异体骨），然后在股骨远端外侧置入第 2 枚锁定螺钉。对股骨近端的骨不连部位行切开复位植骨，放置 1 枚长的翻修重建髓内钉，在截骨远端打入几枚加压螺钉固定（图 11-7）。

该患者术后恢复良好。末次翻修术后 6 个月，股骨远端截骨处获得牢固愈合，可在无辅助装置下自由行走。翻修术后第 18 个月行末次随访，患者报告可以下肢负重 300 磅（约 136kg）（图 11-8）。

（二）病例 2

一名 18 岁男性患者，无其他合并症。12 岁时因右股骨远端骨折于儿科治疗，现转至我院就诊。原来的伤情报告提示，右股骨远端外侧骨骺骨折，Salter-Harris Ⅲ 型。原手术予以切开复位、半螺纹钉内固定治疗，后内固定被拆除。术后逐渐出现股骨远端严重的外翻、内旋，并短缩 3cm 的畸形（图 11-9）。患者抱怨活动困难、费力且畸形明显。经过讨论最终选择 Ilizarov 支架，逐步同时矫正肢体短缩和外翻畸形。术前采用 TraumaCad（Brainlab Inc., Westchester, IL, USA）软件建模显示 mLDFA 为 73°，计划延长 2cm，矫正 12.8°。

术中采用 Taylor 立体支架（Smith and Nephew Inc., Memphis, TN, USA）矫形，用 6mm 羟基

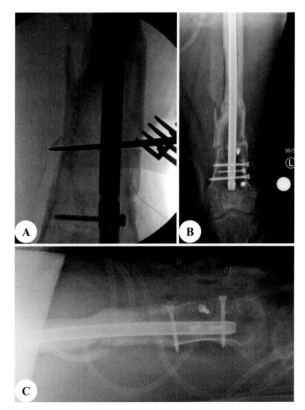

▲ 图 11-7　**A.** 应用骨凿完成干骺端截骨后的术中及术后即刻 X 线；**B.** 股骨远端畸形矫正后前后位片；**C.** 侧位片

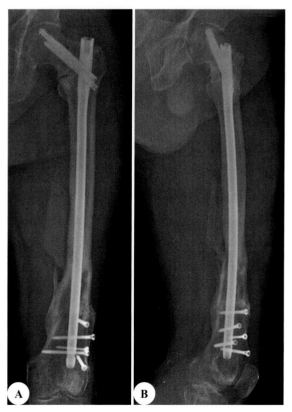

▲ 图 11-8　左股骨畸形矫正术后 18 个月的 X 线

A. 前后位；B. 侧位

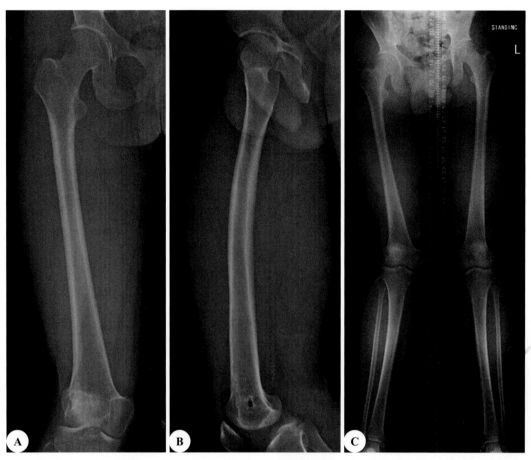

▲ 图 11-9　入院时 X 线影像显示右股骨外翻畸形和右下肢短缩

A. 前后位；B. 侧位；C. X 线扫描图

磷灰石涂层钉和 Ilizarov 张紧针混合固定。干骺端采用钻孔、骨凿截骨术（图 11-10）。术后进行为期 50 天的逐步牵张、骨成形操作（图 11-11），矫形完成后进行 100 天的骨愈合巩固阶段（图 11-12）。接近骨巩固愈合治疗结束时，近端针孔部位出现感染，给予口服抗生素治疗。术后第 5 个月去除外固定支架后挂拐杖负重行走。

患者术后 6 个月内定期随访良好，但之后不幸失访（图 11-13）。他末次随访时尽管有患肢膝关节僵硬，活动范围为 0°～80°，但也已经恢复正常活动，感觉双下肢平衡，而且行走无痛，也不需助行器。

（三）病例 3

一名 66 岁女性患者，既往 2 型糖尿病，血糖控制良好，2 年前行左侧初次全膝关节置换术。术后 3 个月，患者跌倒导致股骨远端假体周围骨折，采用切开复位股骨远端外侧锁定钢板内固定治疗。术后几个月出现严重内翻畸形，伴膝部持续疼痛。术后 21 个月时转到我们诊所，影像学提示左股骨远端塌陷愈合，内翻畸形 16°（图 11-14）。手术切口愈合顺利，无切口的额外手术、抗生素使用史。入院后实验室检查显示炎症指标（CBC、ESR、CRP）正常，血红蛋白 $A_1C < 7$。

完善术前检查和准备后，取除股骨远端外侧钢板 / 螺钉，并在畸形愈合部位上方截

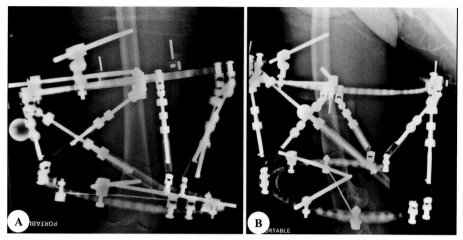

▲ 图 11-10　右股骨远端截骨和矫形支架安装术后即刻 X 线

A. 前后位；B. 侧位

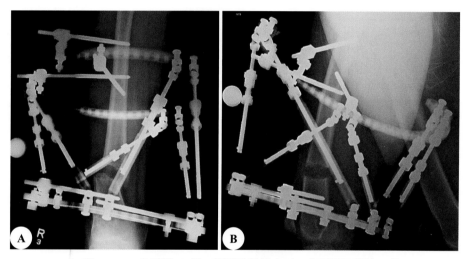

▲ 图 11-11　术后第 50 天，矫形阶段结束时，右股骨远端的 X 线

A. 前后位；B. 侧位

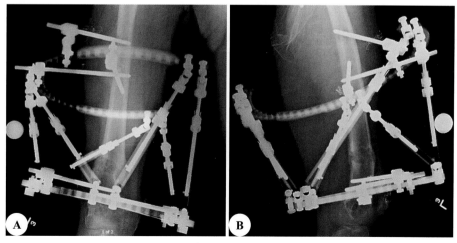

▲ 图 11-12　术后第 5 个月，骨愈合巩固阶段结束时，右股骨远端的 X 线

A. 前后位；B. 侧位

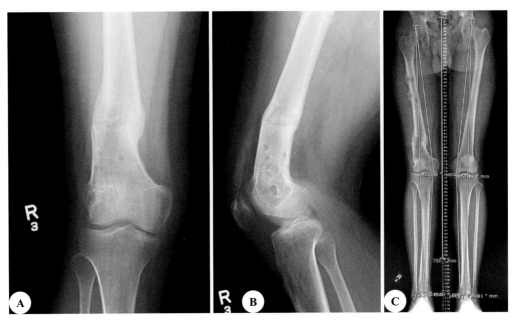

▲ 图 11-13　术后 6 个月，末次随访时右股骨远端的 X 线

A. 前后位；B. 侧位；C. X 线扫描图

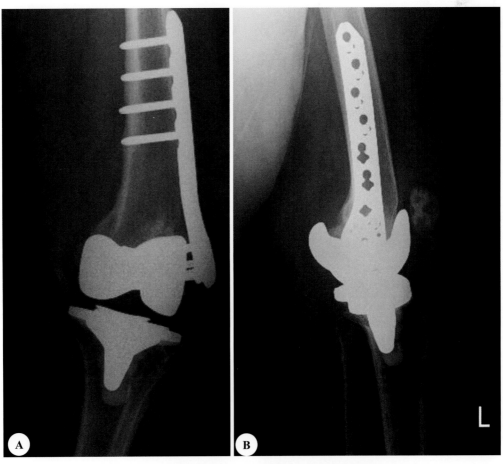

▲ 图 11-14　患者就诊时左膝 X 线显示假体周围内翻畸形愈合

A. 前后位；B. 侧位

骨，给予骨水泥型股骨远端假体置换（图 11–15）。术后即予以负重及康复训练，早期恢复顺利。不幸的是，术后 6 周康复治疗时患者摔倒，发生髌韧带从胫骨结节上撕脱，胫骨侧假体柱脱位（图 11–16）。随后开放复位假体，使用 5 号 Ethibond 缝线（Johnson & Johnson, New Brunswick, NJ, USA）修补撕脱的髌腱。术后即刻负重，并将铰链膝固定在伸直位中。修复术后 3 个月，X 线提示髌骨高位再次发生，体检时提示伸膝装置不连续。患者不愿进一步修复手术。术后 6 个月，患者可以在伸直支具里依靠滚动助行器无明显疼痛地行走（图 11–17）。

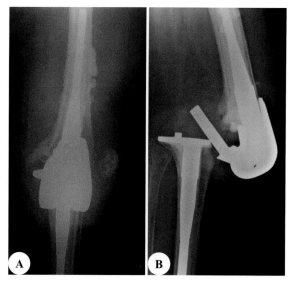

▲ 图 11–16　术后 6 周跌倒，X 线显示左膝胫骨侧假体柱脱位和髌腱撕脱

A. 前后位；B. 侧位

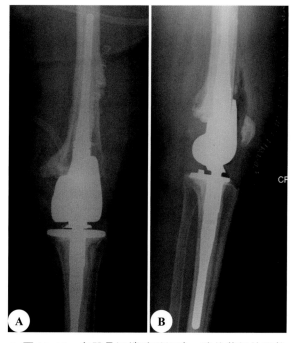

▲ 图 11–15　左股骨远端畸形切除，膝关节假体置换术后即刻 X 线

A. 前后位；B. 侧位

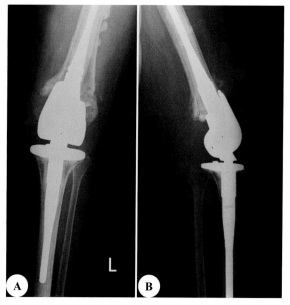

▲ 图 11–17　术后 6 个月，末次随访时左膝 X 线

A. 前后位；B. 侧位

参考文献

[1] Agarwal A. Distal femoral nonunions. In: Agarwal A, editor. Nonunions. New York: Springer; 2018. p. 243–72.

[2] Gangavali AK, Nwachuku CO. Management of distal femur fractures in adults: an overview of options. Orthop Clin N Am. 2016;47(1):85–96.

[3] Rollo G, Pichierri P, Grubor P, Marsilio A, Bisaccia M, Grubor M, et al. The challenge of nonunion and malunion in distal femur surgical revision. Med Glas (Zenica). 2019;16(2):292–301.

[4] Tetsworth K, Prodger S. Post-traumatic reconstruction: femoral malunion. In: Rozbruch SR, Ilizarov S, editors. Limb lengthening and reconstruction surgery. New York: Informa; 2007. p. 177–84.

[5] Jaarsma RL, Pakvis DF, Verdonschot N, Biert J, van Kampen A. Rotational malalignment after intramedullary nailing of femoral fractures. J Orthop Trauma. 2004;18(7):403–9.

[6] Lill M, Attal R, Rudisch A, Wick MC, Blauth M, Lutz M. Does MIPO of fractures of the distal femur result in more rotational malalignment than ORIF? A retrospective study. Eur J Trauma Emerg Surg. 2016;42(6):733–40.

[7] Kaufman KR, Miller LS, Sutherland DH. Gait asymmetry in patients with limb-length inequality. J Pediatr Orthop. 1996;16(2):144–50.

[8] Smith JRA, Halliday R, Aquilina AL, Morrison RJM, Yip GCK, McArthur J, et al. Distal femoral fractures: the need to review the standard of care. Injury. 2015;46(6):1084–8.

[9] Martinet O, Cordey J, Harder Y, Maier A, Bühler M, Barraud GE. The epidemiology of fractures of the distal femur. Injury. 2000;31(S3):C62–3.

[10] Court-Brown CM, Caesar B. Epidemiology of adult fractures: a review. Injury. 2006;37(8):691–7.

[11] Arneson TJ, Melton LG 3rd, Lewallen DG, O'Fallon WM. Epidemiology of diaphyseal and distal femoral fractures in Rochester, Minnesota, 1965–1984. Clin Orthop Relat Res. 1988;234:188–94.

[12] Zehntner MK, Marchesi DG, Burch H, Ganz R. Alignment of supracondylar/intercondylar fractures of the femur after internal fixation by AO/ASIF technique. J Orthop Trauma. 1992;6(3):318–26.

[13] Bråten M, Terjesen T, Rossvoll I. Torsional deformity after intramedullary nailing of femoral shaft fractures. Measurement of anteversion angles in 110 patients. J Bone Joint Surg Br. 1993;75(5):799–803.

[14] Anneberg M, Brink O. Malalignment in plate osteosynthesis. Injury. 2018;49(S1):S66–71.

[15] Kim JW, Oh CW, Oh JK, Park IH, Kyung HS, Park KH, et al. Malalignment after minimally invasive plate osteosynthesis in distal femoral fractures. Injury. 2017;48(3):751–7.

[16] Buckley R, Mohanty K, Malish D. Lower limb malrotation following MIPO technique of distal femoral and proximal tibial fractures. Injury. 2011;42(2):194–9.

[17] Davison BL. Varus collapse of comminuted distal femur fractures after open reduction and internal fixation with a lateral condylar buttress plate. Am J Orthop (Belle Mead NJ). 2003;32(1):27–30.

[18] Schenker ML, Mauck RL, Ahn J, Mehta S. Pathogenesis and prevention of posttraumatic osteoarthritis after intra-articular fracture. J Am Acad Orthop Surg. 2014;22(1):20–8.

[19] Rademakers MV, Kerkhoffs GM, Sierevelt IN, Raaymakers EL, Marti RK. Intra-articular fractures of the distal femur: a long-term follow-up study of surgically treated patients. J Orthop Trauma. 2004;18(4):213–9.

[20] Davis JT, Rudloff MI. Posttraumatic arthritis after intra-articular distal femur and proximal tibia fractures. Orthop Clin North Am. 2019;50(4):445–59.

[21] Zlowodzki M, Bhandari M, Marek DJ, Cole PA, Kregor PJ. Operative treatment of acute distal femur fractures: systematic review of 2 comparative studies and 45 case series (1989 to 2005). J Orthop Trauma. 2006;20(5):366–71.

[22] Gugenheim JJ, Probe RA, Brinker MR. The effects of femoral shaft malrotation on lower extremity anatomy. J Orthop Trauma. 2004;18(10):658–64.

[23] Lee TQ, Anzel SH, Bennett KA, Pang D, Kim WC. The influence of fixed rotational deformities of the femur on the patellofemoral contact pressures in human cadaver knees. Clin Orthop Relat Res. 1994;302:69–74.

[24] Papadopoulos EC, Parvizi J, Lai CH, Lewallen DG. Total knee arthroplasty following prior distal femoral fracture. Knee. 2002;9(4):267–74.

[25] He QF, Wang HX, Sun H, Zhan Y, Zhang BB, Xie XT, et al. Medial open-wedge osteotomy with double-plate fixation for varus malunion of the distal femur. Orthop Surg. 2019;11(1): 82–90.

[26] Furuhashi H, Kaneko H, Iwata K, Hattori T. Sagittal plane deformity after temporary epiphysiodesis of the distal femur for correcting limb length discrepancy. J Orthop Sci. 2019. https://doi.org/10.1016/j.jos.2019.05.002.

[27] Collinge CA, Gardner MJ, Crist BD. Pitfalls in the application of distal femur plates for fracture. J Orthop Trauma. 2011;25(11):695–706.

[28] Giles LG, Taylor JR. Low-back pain associated with leg length inequality. Spine (Phila Pa 1976). 1981;6(5):510–21.

[29] Wang A, Zong S, Su L, Liang W, Cao X, Zheng Q. Meta-analysis of postoperative complications in distal femoral fractures: retrograde intramedullary nailing versus plating. Int J Clin Exp Med. 2016;9(10):18900–11.

[30] Hake ME, Davis ME, Perdue AM, Goulet JA. Modern implant options for the treatment of distal femur fractures. J Am Acad Orthop Surg. 2019;27(19):e867–75.

[31] Bedard JC, Tanner S, Cameron J, Jeray KJ, Adams JDJ Jr. Analysis of the fit of modern pre-contoured distal femur plates: expect an imperfect contour. Injury. 2020. https://doi.org/10.1016/j.injury.2020.01.009.

[32] Campbell ST, Bosch LC, Swinford S, Amanatullah DF, Bishop JA, Gardner MJ. Distal femur locking plates fit poorly before and after total knee arthroplasty. J Orthop Trauma. 2019;33(5): 239–43.

[33] Yarboro SR, Ostrum RF. Management of distal femoral fractures (extra-articular). In: Castoldi F, Bonasia DE, editors. Fractures around the knee. New York: Springer; 2016. p. 34–5.

[34] Schütz M, Müller M, Krettek C, Höntzsch D, Regazzoni P, Ganz R, Haas N. Minimally invasive fracture stabilization of distal femoral fracture with the LISS: a prospective multicenter study. Results of a clinical study with special emphasis on difficult cases. Injury. 2001;32(S3):SC48–54.

[35] Baker BJ, Escobedo EM, Nork SE, Henley MB. Hoffa fracture: a common association with high-energy supracondylar fractures of the distal femur. AJR Am J Roentgenol. 2002;178(4):994.

[36] Ricci WM, Streubel PN, Morshed S, Collinge CA, Nork SE, Gardner MJ. Risk factors for failure of locked plate fixation of distal femur fractures: an analysis of 335 cases. J Orthop Trauma. 2014;28(2):83–9.

[37] Ebraheim NA, Martin A, Sochacki KR, Liu J. Nonunion of distal femoral fractures: a systematic review. Orthop Surg. 2013;5(1):46–50.

[38] Rodriguez EK, Boulton C, Weaver MJ, Herder LM, Morgan JH, Chaco AT. Predictive factors of distal femoral fracture nonunion after lateral locked plating: a retrospective multicenter case-control study of 283 fractures. Injury. 2014;45(3):554–9.

[39] Miranda MA, DeAngelis JP, Canizares GH, Mast JW. Double oblique osteotomy: a technique for correction of posttraumatic deformities of the distal femur. J Orthop Trauma. 2018;32(S1):S60–5.

[40] Bakhshayesh P, Sandberg O, Kumar V, Ali A, Enocson A. Volume fusion of CT images to measure femoral symmetricity.

Surg Radiol Anat. 2019. https://doi. org/10.1007/s00276–019–02389–3.

[41] Dubina AG, Johal HS, Rozak MR, O'Toole RV. Can views of the proximal femur be reliably used to predict malrotation after femoral nail insertion? A cadaver validation study. J Am Acad Orthop Surg. 2019;27(24):e1102–9.

[42] Tornetta P 3rd, Ritz G, Kantor A. Femoral torsion after interlocked nailing of unstable femoral fractures. J Trauma. 1995;38(2):213–9.

[43] Marchand LS, Jacobson LG, Stuart AR, Haller JM, Higgins TF, Rothberg DL. Assessing femoral rotation: a survey comparison of techniques. J Orthop Trauma. 2020;34(3):e96–e101.

[44] Kamath J, Danda RS, Jayasheelan N, Singh R. An innovative method of assessing the mechanical axis deviation in the lower limb in standing position. J Clin Diagn Res. 2016;10(6):RC11–3.

[45] Pickering S, Armstrong D. Focus on alignment in total knee replacement. J Bone Joint Surg Br. 2012. http://www.boneandjoint.org.uk/content/focus/ alignment-total-knee-replacement.

[46] Beltran MJ, Gary JL, Collinge CA. Management of distal femur fractures with modern plates and nails: state of the art. J Orthop Trauma. 2015;29(4): 165–72.

[47] Bai Y, Zhang X, Tian Y, Tian D, Zhang B. Incidence of surgical-site infection following open reduction and internal fixation of a distal femur fracture: an observational case-control study. Medicine (Baltimore). 2019;98(7):e14547.

[48] Davila J, Malkani A, Paiso JM. Supracondylar distal femoral nonunions treated with a megaprosthesis in elderly patients: a report of two cases. J Orthop Trauma. 2001;15(8):574–8.

[49] Vaishya R, Singh AP, Hasija R, Singh AP. Treatment of resistant nonunion of supracondylar fractures femur by megaprosthesis. Knee Surg Sports Traumatol Arthrosc. 2011;19(7):1137–40.

[50] Rajasekaran RB, Palanisami DR, Natesan R, Jayaramaraju D, Rajasekaran S. Megaprosthesis in distal femur nonunions in elderly patients – experience from twenty four cases. Int Orthop. 2020;44(4):677–84.

[51] Shih YC, Chau MM, Arendt EA, Novacheck TF. Measuring lower extremity rotational alignment: a review of methods and case studies of clinical applications. J Bone Joint Surg Am. 2020;102(4):343–56.

[52] Haleem AM, Wiley KF, Kuchinad R, Rozbruch SF. Total hip arthroplasty in patients with multifactorial perceived limb length discrepancy. J Arthroplast. 2017;32(10):3044–51.

[53] Kohn MD, Sassoon AA, Fernando ND. Classifications in brief: Kellgren-Lawrence classification of osteoarthritis. Clin Orthop Relat Res. 2016;474(8):1886–93.

[54] El Ghazaly SA, El-Moatasem EHM. Femoral supracondylar focal dome osteotomy with plate fixation for acute correction of frontal plane knee deformity. Strategies Trauma Limb Reconstr. 2015;10(1):41–7.

[55] van der Woude JA, Spruijt S, van Ginneken BT, van Heerwaarden RJ. Distal femoral valgus osteotomy: bone healing time in single plane and biplanar technique. Strategies Trauma Limb Reconstr. 2016;11(3):177–86.

[56] Cha MS, Song SY, Jung KH, Seo YJ. Distal femoral medial opening wedge osteotomy for post-traumatic, distal femoral varus deformity. Knee Surg Relat Res. 2019;31(1):61–6.

[57] Kijowski R, Blankenbaker DF, Davis KW, Shinki K, Kaplan LD, De Smet AA. Comparison of 1.5– and 3.0–T MR imaging for evaluating the articular cartilage of the knee joint. Radiology. 2009;250(3):839–48.

[58] Mückley T, Lerch C, Gonschorek O, Marintschev I, Bühren V, Hofmann GO. Compression nailing for posttraumatic rotational femoral deformities: open versus minimally invasive technique. Int Orthop. 2005;29(3):168–73.

[59] Nelitz M. Femoral derotational osteotomies. Curr Rev Musculoskelet Med. 2018;11(2):272–9.

[60] Stahl JP, Alt V, Kraus R, Hoerbelt R, Itoman M, Schnettler R. Derotation of post-traumatic femoral deformities by close intramedullary sawing. Injury. 2006;37(2):145–51.

[61] Sherman SL, Thompson SF, Clohisy JCF. Distal femoral varus osteotomy for the management of valgus deformity of the knee. J Am Acad Orthop Surg. 2018;26(9):313–24.

[62] Brinkman JM, Lobenhoffer P, Agneskirchner JD, Staubli AE, Wymenga AM, van Heerwaarden RJ. Osteotomies around the knee: patient selection, stability of fixation and bone healing in high tibial osteotomies. J Bone Joint Surg Br. 2008;90(12): 1548–57.

[63] Luna-Pizarro D, Moreno-Delgado F, De la Fuente-Zuno JC, Meraz-Lares G. Distal femoral dome varus osteotomy: surgical technique with minimal dissection and external fixation. Knee. 2012;19(2):99–102.

[64] Sangeorzan BJ, Sangeorzan BP, Hansen ST Jr, Judd RP. Mathematically directed single-cut osteotomy for correction of tibial malunion. J Orthop Trauma. 1989;3(4):267–75.

[65] Dahl MT, Gulli B, Berg T. Complications of limb lengthening. A learning curve. Clin Orthop Relat Res. 1994;301:10–8.

[66] Ramaker RR, Lagro SW, van Roermund PM, Sinnema G. The psychological and social functioning of 14 children and 12 adolescents after Ilizarov leg lengthening. Acta Orthop Scand. 2000;71(1):55–9.

[67] Nogueira MP, Hernandez AJ, Pereira CAM, Paley D, Bhave A. Surgical decompression of the peroneal nerve in the correction of lower limb deformities: a cadaveric study. J Limb Lengthen Reconstr. 2016;2(2):76–81.

[68] Assayag MJ. Femur: essential tips, techniques, and pearls. In: Herzenberg JE, editor. The art of limb alignment: Taylor spatial frame. 1st ed. Baltimore: Rubin Institute for Advanced Orthopedics; 2018. p. 201–12.

[69] Ilizarov GA. The tension-stress effect on the genesis and growth of tissues: part II. The influence of the rate and frequency of distraction. Clin Orthop Relat Res. 1989;239:263–85.

[70] Kim HJ, Fragomen AT, Reinhardt K, Hutson JJ Jr, Rozbruch SR. Lengthening of the femur over an existing intramedullary nail. J Orthop Trauma. 2011;25(11):681–4.

[71] Wan J, Ling L, Zhang XS, Li ZH. Femoral bone transport by a monolateral external fixator with or without the use of intramedullary nail: a single-department retrospective study. Eur J Orthop Surg Traumatol. 2013;23(4):457–64.

[72] Kirane YM, Fragomen AT, Rozbruch SR. Precision of the PRECICE internal bone lengthening nail. Clin Orthop Relat Res. 2014;472(12):3869–78.

[73] Rozbruch SR. Adult posttraumatic reconstruction using magnetic internal lengthening nail. J Orthop Trauma. 2017;31(S2):S14–9.

[74] Richardson SS, Schairer WW, Fragomen AT, Rozbruch SR. Cost comparison of femoral distraction osteogenesis with external lengthening over a nail versus internal magnetic lengthening nail. J Am Acad Orthop Surg. 2019;27(9):e430–6.

[75] Catagni M, Cattaneo R, Villa A. Correction of angular deformities about the knee. In: Maiocchi AB, Aronson J, editors. Operative principles of Ilizarov. Milan: Medi Surgical Video; 1991. p. 413–30.

[76] Ilizarov GA. Correction of lower limb deformities with simultaneous lengthening. In: Ilizarov GA, Green SA, editors. Transosseous osteosynthesis: theoretical and clinical aspects of the regeneration and growth of tissue. New York: Springer; 1992. p. 348–62.

[77] Middleton S, Walker RW, Norton M. Decortication and osteotomy for the correction of multiplanar deformity in the treatment of malunion in adult diaphyseal femoral deformity: a case series and technique description. Eur J Orthop Surg Traumatol. 2018;28(1):117–20.

[78] Kammerlander C, Riedmüller P, Gosch M, Zegg M, Kammerlander-Knauer U, Schmid R, Roth T. Functional outcome and mortality in geriatric distal femoral fractures. Injury. 2012;43(7):1096–101.

[79] Bettin CC, Weinlein JC, Toy PC, Heck RK. Distal femoral replacement for acute distal femoral fractures in elderly patients. J Orthop Trauma. 2016;30(9):503–9.

[80] Rice OM, Springer BD, Karunakar MA. Acute distal femoral replacement for fractures about the knee in the elderly. Orthop Clin North Am. 2020;51(1):27–36.

[81] Wyles CC, Tibbo ME, Yuan BJ, Trousdale RT, Berry DJ, Abdel MP. Long-term results of total knee arthroplasty with contemporary distal femoral replacement. J Bone Joint Surg Am. 2020;102(1):45–51.

[82] Sasidharan B, Shetty S, Philip S, Shetty S. Reconstructive osteotomy for a malunited medial Hoffa fracture – a feasible salvage option. J Orthop. 2016;13(3):132–5.

[83] Iwai T, Hamada M, Miyama T, Shino K. Intra-articular corrective osteotomy for malunited Hoffa fracture: a case report. Sports Med Arthrosc Rehabil Ther Technol. 2012;4(1):28.

[84] Haidukewych GJ, Springer BD, Jacofsky DJ, Berry DJ. Total knee arthroplasty for salvage of failed internal fixation or nonunion of the distal femur. J Arthoplast. 2005;20(3):344–9.

[85] Lonner JH, Siliski JM, Lotke PA. Simultaneous femoral osteotomy and total knee arthroplasty for treatment of osteoarthritis associated with severe extra-articular deformity. J Bone Joint Surg Am. 2000;82(3):342–8.

第12章 胫骨近端和胫骨平台骨折畸形愈合

Malunions of the Proximal Tibia and Tibial Plateau

Animesh Agarwal　著

一、胫骨近端骨折畸形愈合概述

（一）胫骨近端骨折

胫骨近端骨折的数量呈双峰分布，占所有骨折的 1%～2%[1]。这些骨折位于胫骨近端干骺端，但可延伸至关节内。它们可以是完全关节外的骨折，也可以延伸到涉及膝关节内的胫骨平台。胫骨近端关节外骨折占所有胫骨骨折总数的 5%～11%[2]。Schatzker 分型经常用于描述各种胫骨平台骨折。AO 分型可用于区分关节外型（AO 分型 A 型）、部分关节型（AO 分型 B 型）和真正的关节内型（AO 分型 C 型）。AO 分型 B 型和 C 型骨折与 Schatzker 描述的骨折重叠。Schatzker Ⅰ～Ⅲ型仅涉及胫骨外侧平台，被视为部分关节型，其中 Ⅰ 型为非移位性骨折，Ⅱ 型为分裂性凹陷型骨折，Ⅲ 型为单纯凹陷型骨折。Schatzker Ⅳ型仅涉及胫骨内侧胫骨平台，通常被认为是由于骨折脱位所导致，因此应高度警惕相关的神经血管损伤。双髁胫骨平台骨折，Schatzker Ⅴ 型和 Schatzker Ⅵ 型是双髁胫骨平台骨折，也是高能量损伤。但Ⅵ型不仅涉及内侧和外侧关节面，并同时伴有干骺端骨折。这些双髁骨折占所有胫骨平台骨折的 18%～39%[3]。

尤其是在高度粉碎的骨折中，由于近端碎片的尺寸太小可能会产生很大的问题[4]。可用于固定的骨折块数量可能会影响和限制可用的治疗方案。尽管非手术治疗仍然是一种选择，但它通常只适用于完全非移位损伤或有严重合并症而无法手术治疗的患者。大多数移位骨折和关节内受累骨折肯定会受益于解剖复位、关节稳定、胫骨和下肢力线的重新排列。当这些骨折继续发展导致畸形愈合并影响肢体的力线时，可能需要进行矫正性截骨术[5]。这些骨折的治疗目标是恢复解剖关节面，恢复胫骨平台宽度，重新调整力线，创建稳定的关节，修复所有的软组织损伤[6]。

难以处理的这些骨折可能会发展成畸形愈合。胫骨近端关节外骨折可发展为孤立性内翻型畸形愈合（最常见）、外翻型畸形愈合或矢状面畸形愈合。如果最初的损伤是部分关节内骨折，未能获得或保持关节内良好的复位可能导致关节内畸形愈合。在 Schatzker Ⅴ 型或 Schatzker Ⅵ 型损伤中，可能发展成既有关节内畸形又有关节外畸形。正确诊断畸形愈合的位置和导致畸形发展的原因是非常重要的。

（二）畸形愈合的发生率

胫骨近端畸形愈合发生在骨折后。与骨折

一样可分为关节外、关节内或两者都有。原因往往是多因素的[7]。Krettek 等根据位置（内侧、外侧、联合、关节内、关节外或两者、髁状突或髁内）、几何形状、进展和严重程度描述了更完整的分类方法[8]。胫骨近端的正常力线通常是根据内侧胫骨近端角（medial proximal tibia angle，MPTA）进行描述，通常为 87°±3°，侧位上的胫骨近端后倾角（posterior proximal tibia angle，PPTA）为 80°±3°（图 12-1）。另一个需要评估的相关角度是股骨远端外侧角（lateral distal femoral angle，LDFA），通常为 88°±3°。对于胫骨来说，解剖轴和机械轴是相同的。畸形愈合可以发生在冠状面和矢状面，可以是多平面的、旋转的、轴向的，也可以是上述任意一种组合。一般来说，任何偏离正常校准参数的偏差都将被视为力线异常，严格来讲，文献中关于力线异常参数各不相同，仍没有达成一致意见[9]。Johner 和 Wruhs 报道了一系列胫骨干骨折，提供了分类方案，并观察了功能结果，根据各种结果将其分为差到优。根据该分类方案，内翻/外翻畸形愈合＞10°，矢状面畸形愈合＞20°，旋转畸形愈合＞20°，缩

短＞20mm 均为分级标准，是被认为会造成糟糕的结果的类型[10]。另外，关节内超过 2mm 的台阶被认为是关节内畸形愈合，尽管这个数值一直存在争议。因此，手术干预的常见指南是膝内翻＞10°，膝关节外翻对线不良＞15°，腿长差异＞2cm，或旋转对线不良＞10°[11, 12]。据报道，手术治疗后胫骨近端畸形愈合的发生率为 0%～79%，多发生在 60 岁以上的老年人群中[2, 7, 9, 13-16]。畸形愈合可表现为角畸形、关节内对线不良、肢体长度差异或旋转对线不良。

在所有类型的胫骨平台骨折中，Rademakers 等报道 209 例患者中有 4% 的畸形愈合发生率。单髁骨折的功能效果优于双髁骨折[13]。Barei 等报道了采用双切口的高能双髁胫骨平台骨折的并发症。他们有 9% 的冠状面对线不良发生率，28% 的矢状面对线不良发生率，只有 62% 的关节面复位满意[17]。Ruffolo 等报道了 140 例采用两个切口双钢板治疗的双髁胫骨平台骨折中仅有 1 例内翻畸形愈合[18]。在 Streubel 等的一项研究中评估了 74 例双髁胫骨平台骨折患者，他们发现矢状面对线不良更为突出[14]。56% 的外侧胫骨平台与正常解剖坡度成角超过 5°，大多

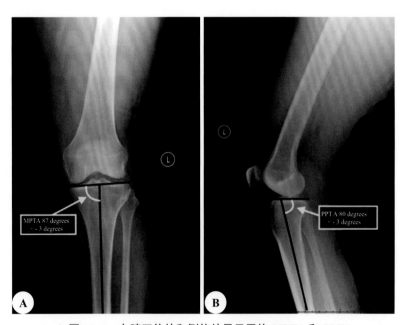

▲ 图 12-1　左膝正位片和侧位片显示平均 MPTA 和 PPTA

数向后成角。内侧也显示出类似的结果，58%的患者与正常人成角超过 5°，但后倾角小于外侧。他们研究长期结果的影响。Weaver 等报道了在 140 例双髁胫骨平台骨折患者中有 15% 的复位不良发生率，并强调了在某些双髁骨折中双钢板优于单侧锁定钢板[15]。随着固定时间的推移，54% 的骨折位置会发生变化，44% 的骨折内翻畸形愈合＞ 13°，11% 的骨折外翻畸形愈合＞ 4.5°。

带锁髓内钉治疗胫骨近端骨折有很高的力线不良的比率，历史报道为 8%～84% 不等[4, 19-21]。典型的畸形是外翻和过屈畸形，这是由在髓内钉置入过程中屈曲膝关节时伸肌的张力增加及肌肉失衡所致[4, 22]。较新的髓内钉系统和技术缓解了这一问题（见下文）。由于髓内钉对线不良，锁定钢板成为治疗胫骨近端关节外骨折的常见植入物。微创稳定系统（Less Invasive Stabilization System，LISS）™ 广泛用于此类骨折的治疗[14, 23, 24]。该系统设计为以微创方式放置，仅提供侧方支撑，但为角度稳定结构。Stannard 等报道了 39 例应用 LISS 治疗骨折的结果，在长期随访中没有力线的再次丢失，只有 2 例畸形愈合（5%）的病例。他们认为，LISS 比传统钢板具有显著优势[24]。Cole 等报道了他们用 LISS 治疗的 77 例胫骨近端骨折，畸形愈合率为 10.4%。大多数是矢状面畸形[14]。Ricci 等报道了 28 例连续接受 LISS 治疗的胫骨近端干骺端粉碎性骨折患者中 17.9% 的畸形愈合发生率。尽管缺乏内侧板的应用，他们也没有远期出现内翻塌陷[23]。

在 Buckley 等的一项研究中，有 50% 微创经皮接骨技术治疗胫骨近端骨折旋转不良的发生率[12]。他们将旋转不良定义为旋转差异＞ 10°。虽然在他们的研究中平均差异值为 16.2°，但没有统计学意义。Naik 等用经皮锁定钢板治疗了 49 例胫骨近端骨折，发现畸形

愈合率为 20%。由于粉碎，他们还有 2 个旋转不良的畸形愈合，2 例患者的腿长相差 1cm[2]。在使用髓内钉治疗胫骨干骨折时，旋转不良甚至很常见[25]。Thieriault 等在对双侧下肢进行 CT 扫描时，发现旋转对线不良＞ 10° 的发生率为 41%[26]。最近，Cain 等发现在髓内钉治疗胫骨干骨折的情况下旋转对线不良的发生率为 36%[27]。Puloski 等报道了一个小部分患者的术后 CT 扫描结果，发现髓内钉固定后力线不良的发生率远高于预期。旋转复位不良发生范围：向内旋转 15° 到向外旋转 22°。旋转不良的发生率为 22%[28]。

（三）胫骨近端畸形愈合的后果

胫骨近端畸形愈合会对患者的功能产生不利影响。美容通常是次要的，如果有的话，也不一定是治疗畸形愈合的唯一原因。由于异常应力导致关节超负荷，任何下肢对线都可能导致机械轴偏移，从而导致创伤后关节炎。下肢的正常机械轴穿过膝关节，距离中心约 1cm 范围内。胫骨近端过度内翻或外翻对线分别导致内侧或外侧的机械轴偏移，导致关节上的异常力线分布使患者易患 TPOA[29, 30]。Palmer 等最近发表了一项纵向队列研究，对 955 例个体的 1329 个膝盖进行了研究。他们发现内侧胫骨近端角与关节炎的结构性进展显著相关。MPTA 内翻每增加 1°，内侧隔室关节间隙狭窄进展的优势比增加 21%[29]。甚至旋转对线不良也被证明会导致创伤性关节炎的早期发展，最有可能的原因是软骨上的异常剪切力[12, 31-33]。

大量的动物研究表明力线不齐会导致创伤性关节炎。Reimann 在成年兔胫骨近端进行了 30° 外翻截骨术。随后，这些动物都出现了膝关节退行性改变，由此得出结论，改变机械轴可以改变关节面的承重导致关节病的发展[34]。Wu 等在成年兔子身上进行了造成胫骨近端

30° 外翻或内翻截骨术这样类似的手术。除了软骨的退行性改变外，他们还发现软骨下骨的厚度增加，骨小梁孔隙度减少[35]。机械轴的改变导致关节接触压力增加，最大的影响是最接近畸形的关节，如胫骨近端畸形愈合导致膝关节的压力变化最大[36, 37]。载荷的改变导致软骨表面的高剪切力，随之出现软骨分裂和退化[38]。

临床研究也显示了类似的结果，即伴有力线不良的创伤性关节炎风险增加，但数据一直存在争议。van der Schoot 等对 88 例胫骨骨折患者进行了平均 15 年的随访。尽管病例是胫骨干骨折，但他们发现 49% 的畸形发生率为 5°或以上，并且这些力线不良的关节比未受伤侧有明显更多的退行性改变[33]。Milner 等还发现，许多胫骨干骨折患者的胫骨平台内侧有更多关节炎的趋势，他们认为真正的原因是多因素的[32]。Kettelkamp 等随访了 14 例患者，平均31.7 年，他们患有退行性关节炎，有胫骨或股骨骨折史。通过数学静态力学分析，他们发现由于膝关节内翻或外翻畸形，导致内侧或外侧胫骨平台上的受力分别有增加[31]。他们认为这些患者患上的退化性关节炎是由关节受力增加所致。众所周知，胫骨近端关节面内翻角度增加也会导致骨关节炎[39-42]。

尽管力线不良会影响下肢的机械轴，但当关节受累时关节内畸形愈合可能是一个问题。关节骨折中的关节复位不良已被证明会导致创伤性关节炎[17, 43-45]。虽然 PTOA 的最终发展仍可能发生在解剖复位的情况下，这通常是由与此类高能损伤相关关节内骨折中的关节软骨损伤所致，但是获得并维持解剖复位以提供有效的治疗仍然很重要[25]。幸运的是，胫骨平台能够承受比其他关节更大的关节不匹配，但仍然需要进行解剖复位[13, 46]。对关节不稳定和半月板全切均会导致创伤性关节炎。因此，应该尽可能解决稳定性问题，尽可能最好地保留半月板[25, 47-50]。据报道，胫骨平台骨折发生创伤性关节炎的风险为 23%～44%[13, 43, 51, 52]。Rademakers 等对 209 例胫骨平台骨折患者的研究表明，尽管骨折畸形愈合的总发生率为 4%，但对 109 例患者的长期随访显示，31% 的患者出现创伤性关节炎，但大多数患者（64%）耐受良好。然而，与恢复正常力线的患者相比，力线偏移角度＞ 5° 的患者更容易出现中度至重度创伤性关节炎（27% vs. 9.2%，SS P=0.02）。与＜ 2mm 的台阶相比，2～4mm 的关节台阶并未增加创伤性关节炎的发生[13]。文章着重说明了关节损伤中创伤性关节炎的多因素病因学理论。

二、畸形愈合的原因

胫骨近端畸形愈合的发生有多种原因。病因通常是多因素的，可能发生于手术本身，可能与植入物有关，也可能是患者的原因。此外，骨折的特征可能有助于畸形愈合的发展。Johner 和 Wruhs 强调，缺乏皮质接触的粉碎骨折可能导致对线不良，并导致骨折部位不稳定[10]。显而易见，有了良好的皮质接触，不仅对线的解剖恢复，而且对恢复长度和旋转也变得更加简单。当由于广泛的粉碎性骨折导致骨皮质丢失时，手术医生必须依靠对侧下肢影像和下肢旋转对线检查，以获得参照物，从而确定正确的对线方式。预防是最好的治疗，因此最大限度地减少医源性因素包括植入物类型和植入物的应用过程中避免畸形形成。钢板在置入过程中位置不当导致的倾斜可能会导致意外的对线不良。固定不当会导致复位丢失，并导致整个复位的失败。关节内骨折需要绝对稳定的刚性固定，否则会导致关节表面下沉，关节内畸形愈合。应注意长度、对位和旋转，以确保下肢力线的恢复。

（一）外科考虑因素

关节外（AO 分型 A 型）胫骨近端骨折的植入物选择仍然是一个有争议的话题，可以采用髓内钉、钢板甚至小钢丝外固定。如前所述，如果在放置髓内钉时不小心获得并保持对位，则胫骨近端骨折的髓内钉可能导致外翻并伴有先端前方畸形 [4, 19-22]。

如果使用近端锁定钢板治疗这些骨折，重要的是要注意，钢板 – 骨不匹配仍然是一个问题，即使使用现有的预成型钢板的现代设计。因此，仅依靠钢板作为复位工具本身可能导致复位不良。由于不涉及关节，许多钢板经皮置入。不幸的是，即使是微创钢板接骨术技术也与胫骨近端的畸形愈合有关。尽管这种 MIPO 技术在胫骨近端骨折的保护软组织方面具有优势，但最近的几项研究表明，它与旋转畸形愈合显著相关 [12]。与对侧 X 线相比，评估旋转轮廓对降低这种风险很重要（见下文）。

（二）患者和受伤注意事项

骨折类型本身是导致畸形愈合的最大因素之一。粉碎性骨折或伴有骨缺损的骨折导致无法准确地将骨折拼合在一起，所以旋转、长度和对线必须通过对比对侧来确定。这本身是有问题的，因为双侧胫骨平台也有自然存在的差异。此外，透视只能提供非常狭窄的视野，术中难以评估机械轴。

双髁骨折的患者一旦合并胫骨干骨折、开放性骨折，并且在非日常工作时间（晚上 / 周末 / 午夜后）进行手术，那 ORIF 需要翻修的风险较高 [53]。Henry 等公布了 13 年内 8426 例患者的研究结果，其 ORIF 翻修率为 8.2%，但畸形愈合截骨术的发生率仅为 0.82%，但未报道整体对线情况 [53]。

畸形愈合被认为是骨折不愈合或延迟愈合

的结果，强调患者因素是重要的，甚至是畸形愈合的主要原因。糖尿病和吸烟可导致延迟愈合，最终可能导致愈合前结构的失败 [17, 18]。骨质疏松症可能导致愈合前出现早期内固定失败。在 Ali 等的一项研究中，他们发现老年患者由于明显的骨质疏松症导致 85% 的内固定失败。老年人的定义是 60 岁以上。此外，不适当负重也导致了失败 [9]。所有这些因素都会导致骨折部位塌陷，如果患者未能及时随访或未能及时干预以纠正对线不良，则会造成塌陷并最终愈合。这可能不易察觉，也可能没有足够明显而需要治疗。在前面提到的相同情况下，不适当负重也可能导致内固定失败，最终导致畸形愈合。

（三）畸形愈合的预防策略

胫骨平台双髁骨折给骨科医生带来了特殊的挑战 [53]。虽然其中一些需要双钢板，但许多仍然可以用一个侧向锁定钢板治疗。正确决定哪个患者使用单板或双板治疗是一个挑战。Gosling 等回顾了他们用单侧锁定钢板治疗的一系列双髁胫骨平台骨折。他们发现 15% 的复位不良发生率，但更重要的是，11% 的患者冠状面复位丢失，导致内翻塌陷 > 5° [54]。仔细检查术前 CT 扫描可以确定双髁平台的骨折形态，特别强调内侧平台骨折的关节面。在内侧平台骨折为后内侧或有后内侧骨折块的情况下，可能需要使用内侧钢板支撑该骨折。如果内侧的骨折面是严格的矢状面，那么单块横向锁定钢板的螺钉通常通过维持内侧平台的对齐、防止内翻塌陷，可以提供足够的稳定性 [3]。Weaver 等表明，当内侧骨折位于矢状面或较大的单个骨折块时，外侧锁定钢板足以治疗双髁 – 胫骨平台骨折。对于冠状面累及内侧的骨折，双钢板在维持复位方面明显优于单锁定外侧钢板 [15]。尽管他们报道总体复位不良率为 15%，但使用外侧钢板治疗的冠状内侧骨折组的复位丢失率为 14%，而双钢板冠状内侧骨折组为 0%。请记住，关节损伤的解剖修复是相当重要的，需要对关节损伤进行刚性固定以防止关节内畸形愈合。在关节严重粉碎的情况下，间隙的耐受性优于台阶，因此，应尽一切努力创建一个具有足够软骨下支持的关节表面，并根据需要使用骨移植物或骨移植物替代物，以防止关节碎片下沉。这些病例最好在白天进行，而不是在非正常工作时间进行，这已被证明是翻修 ORIF 的风险因素 [53]。关节的修复需要可视化，这可以通过半月板下关节切开术获得。图像的可视化（如透视）有助于复位，但通过关节切开术直接可视关节面至关重要。关节面应复位并用骨移植物或移植物替代物支撑。这些技术有助于减少关节内畸形愈合的机会 [55]。获得并保持复位是避免后期骨干部分固定失效和对位不良的关键。

涉及外侧胫骨平台关节面的胫骨平台骨折需要通过抬高凹陷的骨块并在下方植骨，然后进行稳定，达到关节表面的解剖复位 [56]。软骨下排筏样螺钉有助于减少或防止关节随时间推移发生的塌陷。这有助于防止关节面复位丢失和关节内畸形愈合所致的创伤性关节炎。外侧平台完全劈裂时应予以支撑。支撑失败可能导致关节移位和随后的外翻畸形愈合和外侧关节面凹陷。对于内侧，平台要解剖复位，尤其是关节面的压缩和支撑固定。膝关节内翻畸形和固定不牢固造成机械轴通过内侧间室会导致失败。

对于胫骨近端关节外骨折，无论是钢板还是髓内钉，都可能存在问题。如前所述，此类骨折的置钉时由于肌肉力量作用于近端小的骨折块上，可能出问题。通常情况下，置钉时复位不当会导致外翻和后倾 [4, 22]。文献已经描述了这些胫骨近端骨折的预防策略，其中包括锁定螺钉、更偏外侧入针点、半延伸入路、髌骨

上置钉、使用通用牵张器和骨折部位的前方单皮质钢板 [22, 57-60]。重要的是要懂得在开路之前和扩髓过程中维持好复位。

这些骨折也可以采用相当微创的技术进行钢板固定，但如前所述，其旋转对线不良的情况仍会高于预期。另外，由于钢板仅位于骨骼的外侧，而且骨折部位的粉碎具体情况不同，可能会导致胫骨平台内翻 [4]。准确评估患者对侧肢体，确定患者的正常旋转以避免旋转畸形愈合非常重要。越是粉碎和无法获得皮质接触引导复位，该技术就越重要和有用。透视用于获得未受伤侧（股骨髁完全重叠）膝盖的完美侧位，然后将 C 臂向下移动至踝，并获得髌骨保持在该完美外侧位置时踝关节的影像。与膝关节标准侧位相比，大多数患者在该视图中有轻微的踝关节外旋。这为关节外骨折或双髁骨折的置钉或钢板固定提供了比较参考。在 Yoon 等的一项研究中，胫骨近端骨折的钢板和髓内钉结合导致畸形愈合率为 0%。他们报道了 27 例患者，平均随访时间为 20 个月。他们的畸形愈合率为 93%，没有对线不良的患者 [16]。

三、评估和诊断

第 1 章介绍了畸形愈合的一般评估和诊断，同样的原则在这里也适用。然而，下面将讨论与胫骨近端或胫骨平台畸形愈合相关的具体问题。

（一）病史

与评估任何新患者一样，了解损伤的原始机制、损伤的严重程度（如开放性与闭合性、粉碎程度）及导致畸形愈合中治疗过程非常重要。如果是开放性骨折，在确切的固定前进行了多少次手术？最初手术时做了什么？如果有损伤时的影片表明当时的最佳治疗方案是一期

手术治疗，但仅进行了伤口的闭合，为什么会这样？在某些情况下，患者可能在最初的创伤中伤得太重，无法进行手术固定。在其他情况下，患者可能选择非手术治疗。如果患者被转诊，向原外科医生索取病历会非常有帮助。他们在固定方面是否有一些问题，他们是否对可能导致固定失败的患者骨骼质量进行了评估？仔细评估术后原始影像（如有），有助于阐明畸形愈合的病因。显然，在这些图像上没有获得复位是显而易见的。获得以前任何感染的准确病史也很重要。确定何时开始负重很重要，尤其是术后是否有可以接受的力线不良和（或）内固定失败导致力线不良时。如果出现早期失败，则可能表明没有遵守术后康复方案。因此，与原始手术相关的失败发生时间线可能表明延迟愈合，这导致愈合阶段复位丢失。通常情况下，所发生的塌陷会让延迟愈合发展成畸形愈合。在这些病例中缺乏随访的原因对于确定治疗方案也很有用，因为某些治疗方案需要密切随访和依从性。应获得完整的社会史，其中包括尼古丁、麻醉药和非法药物的使用，以及他们可能遇到的任何疼痛管理的问题。详细的病史以确定在内固定失败的情况下是否有任何合并症（尤其是糖尿病）导致延迟愈合是至关重要的。

（二）身体检查

患者的体检应包括评估患肢所有关节的活动范围，并与对侧正常肢体进行比较。应特别评估膝关节运动和稳定性。其中许多患者可能伴有膝关节韧带损伤，这些损伤可能已经消失未被认识到。观察患者的步态也有助于评估膝关节的不稳定性。还应检查有无瘢痕，尤其是附着在骨骼上的软组织情况、感染迹象，如红斑或引流窦道。应进行肢体力线的站立位进行临床评估，评估即使在肥胖患者中也很容易看

到明显的膝内翻或外翻。应使用各种大小的试块来消除骨盆倾斜角的影响评估患者的肢体长度差异，以重新确定患者的主观和客观的下肢长度。在内固定失效的情况下，内固定也可能突起，伴随畸形可能导致压疮。应进行彻底的下肢神经血管检查。

（三）实验室检查

实验室检查对那些可能有感染史的病例很有帮助。然而，实验室值通常是正常的。如果有感染史，应获取基线实验数据，如全血计数、红细胞沉降率和 C 反应蛋白。在保留内固定或内固定失败的情况下尤其如此，以确保没有潜在的低级感染。

在许多情况下，患者可能有延迟愈合，最终内固定失败导致畸形，然后由于塌陷后继续愈合。这样的病史也证明需要进行代谢检查，以评估延迟愈合的原因包括完整的代谢概况、维生素 D、钙和内分泌检查（如有必要）。长期维生素 D 水平低的患者可能患有继发性甲状旁腺功能亢进，应通过补充维生素 D 予以纠正。糖尿病患者应使用糖化血红蛋白对血糖控制进行评估。营养状况也应通过白蛋白和前白蛋白水平进行评估，以确保患者术后伤口愈合的能力。

（四）放射学检查

放射学检查应从标准前后位和膝关节侧位 X 线开始，放在一个大的盒带上，以便更好地观察股骨远端和胫骨近端，以及受影响胫骨的前后位和内外侧。双膝站立 AP 位，髌骨面朝前，以补充评估关节间隙是否狭窄。需要对下肢的机械轴进行全面评估，并且可以通过获取双侧下肢和侧肢体的全长站立 AP 位来进行评估。AP 位时可通过放置不透射线的直尺获得帮助评估肢体长度差异的影像。我们更喜欢已

知尺寸的球形标记（CAD球™）用于放大及创伤CAD计算机辅助设计的术前计划™软件（见病例2）。评估股骨和胫骨的潜在畸形非常重要，以确保畸形与胫骨分离。应在AP站立位长腿胶片上测量以下参数：胫骨近端机械内侧角（mMPTA=87°±3°）、股骨远端机械外侧角（mLDFA=88°±3°）和机械轴偏差（MAD为关节中心内侧10mm）。长腿矢状位片应评估以下参数：解剖型胫骨后近端角（aPPTA=81°±3°）和解剖型股骨后远端角（aPDFA=83°±4°）[30]。畸形本身由旋转角度中心定义。这是通过绘制胫骨近端段和胫骨远端段的解剖轴来测量的。交点定义了畸形的角度，并在AP位和侧位视图上获得。应评估Kellgren-Lawrence关节病等级的站立位膝关节放射学影像，尤其是对于术前严重Ⅲ级和Ⅳ级骨关节病的患者，其中可能需要考虑关节成形术[6]。这对于关节内畸形愈合尤其重要，因为关节内畸形愈合更容易发生关节病。

（五）计算机断层扫描和磁共振成像

计算机断层扫描是评估畸形愈合部位的最先进的影像学研究。尽管患者可能会被转诊为"畸形愈合"，但通常CT扫描可能显示"错位骨不连"。它提供了额外的量化，评估了畸形愈合部位的骨骼，并更好地显示髓腔的通畅性。CT是评估下肢旋转不良的金标准[12, 27, 28, 61]。CT扫描成像可能会被现有内固定所掩盖，但金属加压技术可以用来限制伪影。可以获得矢状面、冠状面和三维重建，以更好地定义解剖结构。CT图像和随后的3D重建有助于指导截骨术规划，因为可以打印3D塑料模型，从而进行术前规划[62]。Yang等报道了他们在一组胫骨外侧平台关节内畸形愈合患者中使用该技术的结果。他们通过对7例患者的CT扫描创建3D打印模型，以获得准确的测量结果，并为关节内截

骨术制订详细的术前计划。所有患者均表现良好，并继续愈合，术后结果评分显著改善。他们认为使用这项技术有助于提高术前计划的准确性，降低术后畸形的风险，减少术中出血量和手术时间，从而获得更好的结果[62]。对侧正常侧的CT扫描成像在随后的3D重建中也很有用。这些对侧图像可以被使用翻转过来创建受伤侧的三维模型。然后，他们能够根据相反的正常情况创建术中截骨术导向，以帮助进行手术矫正。该技术应用于3例胫骨平台畸形愈合患者[63]。3例患者中有2例患者完全矫正，然而有1例患者由于无法完全移动骨折碎片而导致矫正不完全，因此无法进行矫正被认为是"执行手术"的失败。创建的导向都能成功地帮助截骨术[63]。

磁共振成像可以提供一些关于相关韧带不稳定性的有用信息，这些信息可以在临床检查中发现，也可以评估关节炎和半月板的完整性。由于许多胫骨平台骨折可能伴有韧带和半月板损伤，因此出现此类损伤畸形愈合的患者可能有未诊断的软组织损伤。3.0T MRI还可以更好地评估膝关节软骨，这对于确定伴有关节病和畸形愈合的老年患者的最佳治疗方案可能至关重要[64]。然而，保留的内植物可能会限制关节的充分可视化，如果可能，应采用特殊的金属减影技术。或者，在决定分期重建的情况下，可以在移除内植物后获得MRI和CT扫描。MRI也可以在疑似感染的情况下提供有用的信息。

（六）核素成像

当存在感染问题时，尤其是在保留内植物的情况下，核素成像可用于评估畸形愈合。通常情况下，现有的内植物会由于硬件限制CT或MRI扫描。如果实验室研究（CBC、ESR、CRP）是升高时，核医学研究可能是有益的。

如果患者在原始骨折的初始治疗阶段有感染史，这些研究也有用。

四、畸形愈合的处理

许多畸形愈合的患者除了畸形外，还可能出现不同程度的创伤性关节炎。对许多患者来说，最大的问题是，矫正畸形的翻修手术是否值得，还是全膝关节置换术是更好的治疗方法。许多因素影响了决策，对于轻度至中度力线不良的老年患者，通过适当的能矫正畸形的全膝关节置换手术可能是最好的选择。在大多数严重畸形的情况下，可能需要在 TKA 之前进行矫正。然而，在某些情况下，矫正畸形并重建机械轴就可以缓解疼痛并延长自然膝关节的寿命。Kloen 等在对 27 例 1 年内胫骨平台骨折固定修复患者的研究中得出结论，认为年轻患者值得尝试挽救膝关节。共有 10 例患者存在真正的畸形愈合，定义为对线不良＞ 15° 或关节内台阶或间隙＞ 2mm，其中大多数为关节内畸形。有人指出，畸形矫形复位组表现最好，他们建议一旦诊断出畸形，应尽早进行翻修。他们总结道，畸形愈合的治疗应以个体为基础[65]。

畸形愈合的非手术治疗可能适用于有或无创伤性关节炎的无症状患者或症状轻微的患者。老年患者的症状可以通过其他方式得到控制，并且希望避免手术，也可以保守治疗。保守治疗的主要停留是非甾体抗炎药、其他非麻醉性镇痛药、关节内注射（创伤性关节炎、皮质类固醇或黏液补充剂），以及在出现对中不良时使用卸载支架。其他方法包括减轻超重 / 肥胖患者体重，以及加强下肢和维持 ROM 的物理治疗。

对于膝关节畸形愈合和创伤性关节炎症状严重的年轻患者，建议选择胫骨高位截骨术或股骨远端截骨术。这可以单独进行，通过过度矫正受影响的关节以"卸载压力"；或者增加软骨表面重建手术，如同种异体骨软骨移植[66]。行 HTO 或 DFO 手术效果的患者应该是 60 岁以下患有轻度单间室（内侧或外侧）关节炎具有正常的髌股关节的患者，并且膝关节检查应显示良好的活动度，无屈曲挛缩。截骨术可以是开放式楔形、闭合式楔形、穹窿形，也可以是带外固定器的牵张成骨术[68-70]。

（一）旋转畸形愈合

单独的胫骨近端旋转畸形愈合可以发生在干骺端没有皮质骨（粉碎性）骨折的情况下。这通常发生在使用 MIPO 技术治疗的 A 型骨折中[12]。确切的旋转量最好由 CT 扫描确定。对于有症状的旋转畸形愈合，可以通过去旋转截骨术进行矫正，并用髓内钉固定。这显然将取决于原先存在的内固定，以及是否实施分阶段手术。与钢板固定相比，髓内钉在稳定后可立即承重。如果先前存在的内固定可能妨碍截骨术后的内固定，钢板固定或外固定是可行的选择。立即用髓内钉或钢板固定截骨术的优点是可以避免与外固定相关的针道感染。缺点是最终修正后无法更改。Taylor 空间框架 ™（Taylor Spatial Frame™，TSF）可允许"拨号式"旋转以获得尽可能精确的校正效果[66-70]。外固定有着固有的缺点，如针道感染、有外部装置和时间跨度长。最终治疗应始终个性化。

（二）关节外冠状面畸形愈合

正常机械轴偏差平均约为关节线内侧 10mm，但因个体而异。需要对患者的下肢进行全面评估，需要矫正到对侧（希望没有受伤）的情况。其目的是将患者的解剖结构恢复到其原有的解剖结构，如果在关节已经显示创伤性关节炎迹象的情况下，可能会考虑过度矫正。重建肢体的机械轴是最终目标。对于孤立的冠状面畸形愈合，胫骨高位截骨术足以矫正。

截骨术的类型可能不同于闭合楔形、开放楔形或穹顶截骨术[71, 72]。它也可以与牵张成骨的外固定器配合使用[68]。在单室性关节炎时，需要使用 TSF 通过精确控制 MAD 来逐步矫正，最终帮助实现过度矫正[69]。在进行畸形愈合矫正时，应考虑外科医生自身的手术能力。

1. 内翻畸形（有或无关节内畸形愈合）

用于 15° 以下的畸形愈合最常见的治疗方法是胫骨高位截骨术，可以是内侧开口楔形截骨（medial opening wedge，MOWHTO）或外侧闭合楔形截骨（lateral side，LCWHTO）[66, 70, 71, 73]。应考虑每一次截骨术的效果，开放楔形截骨延长肢体，闭合楔形截骨缩短肢体。此外，LCWHTO 需要进行腓骨截骨术或近端胫腓关节脱位，注意解剖和保护好腓神经。虽然有关比较技术的文献很少，但总体选择是偏好手术。如果内翻角度＞ 15°，则需要穹顶截骨术或使用外固定和牵张成骨技术[66, 73]。各种类型的植入物可用于截骨术中稳定骨质[71]。Wu 报道了在 25 例畸形愈合患者中使用叶片状钢板稳定内侧开口楔形截骨术。他发现该技术成功地获得并保持了 MPTA 的正确性。术前 MPTA 为72°，术后为 90°。88% 的患者膝关节功能得到改善[74]。Sundararajan 等对 18 例胫骨平台骨折有轻微关节炎改变和内翻畸形愈合的患者进行了 MOWHTO。Schatzker Ⅳ 型胫骨平台骨折大部分（72%）会导致畸形愈合。尽管大多数是胫骨平台的孤立性畸形愈合，但在他们的系列研究中，在胫骨近端完整的 MOWHTO 是成功的。术前平均 MPTA 为 75°，经校正为 83.8°。他们报道了 77% 的良好率和 100% 的愈合的结果[75]。TSF 也可用于纠正内翻畸形[66-70]。Da Cunha 使用单侧固定器或 TSF 治疗疼痛患者的膝内翻。患者有固有的双侧膝内翻，而不是畸形愈合，但使用外固定器成功地矫正了双侧畸形。他们还表明，膝关节的动力学和运动学有

显著改善。他们认为，尽管使用外固定效果良好，但现在他们将其保留用于＞ 12° 的内翻畸形或复杂的多平面畸形[70]。Xu 描述了一种使用关节内矫正截骨术结合外固定器治疗相关膝关节畸形的技术。这些畸形要么是由于骨骼发育不良，要么是由于创伤。尽管患者有多种病因，但抬高半平台和股骨或胫骨干骺端截骨术的联合技术成功地解决了两种畸形[76]。

2. 外翻畸形愈合（有或无关节内畸形愈合）

出现单独外翻畸形伴或不伴创伤性关节炎的患者，如果症状明显，可以选择胫骨近端内翻截骨术，但也可以进行股骨远端截骨术。这可以是横向开放楔形截骨术（lateral opening wedge，LOWDFO）或内侧闭合楔形截骨术（medial closing wedge osteotomy，MCWDFO）。正常的 MAD 通过膝关节内侧，但在外翻畸形患者中，MAD 转移到外侧隔室。胫骨近端内翻截骨术已被证明是成功的，基本原理和胫骨高位截骨术一样，但方向相反。Marti 等采用开放式楔形胫骨近端内翻截骨术（LOWHTO）治疗了 36 例孤立性外翻和侧间隔关节炎患者[77]。平均外翻畸形错位为 11.6°，外翻来自外伤后23 例（平均 10.6°），半月板切除术后 5 例（平均 9.2°），既往截骨术 4 例（平均 18.3°），特发性 2 例（平均 9.5°）。在最后一次随访中（5~21 年，平均 11 年），整体平均外翻为 5.1°。根据 Lysholm 和 Gillquist 膝关节评分，88% 的患者的疗效良好。3 例患者确实有一过性腓神经麻痹，这可能是内翻截骨术的问题。特别是在长期的外翻畸形愈合患者中，外侧的开口楔形截骨可以有效延长腓总神经[78]。Collins 等发表了一组 23 例原因是外翻对线不良而不是畸形愈合的患者接受 LOWHTO 治疗。他们报道所有患者的功能和结果评分均有显著改善，尽管还有很小的外翻对线不良。他们得出结论，他

们的技术对于小范围的矫正效果良好，而且腓骨不需要截骨[79]。

如果患者同时患有关节内畸形愈合和近端外翻的关节外畸形愈合，均需矫正。van Nielen 等发表了他们利用五种截骨术联合应用于此类情况的技术。他们进行了腓骨干部截骨术（允许内翻矫正）、Gerdy 结节截骨术（更好的关节可视化）、腓骨头截骨术（更好的胫骨外侧平台后外侧部分可视化）和胫骨近端内翻截骨术。他们用这项技术治疗了 35 例患者，取得了良好的功能结果，并且 X 线的关节炎表现上的进展最小[80]。Marti 等描述了一种类似的技术，即对胫骨近端进行外侧开口楔形截骨术，对腓骨中 1/3 进行斜向截骨术，并对凹陷的外侧平台进行关节内矫正。通过截骨术，通过软骨下嵌塞的骨移植物矫正关节面。如果有胫骨外侧平台的后部凹陷，他们才建议对 Gerdy 结节进行截骨术以获得更好的可视化效果。如果需要进一步显露关节面，然后进行腓骨头截骨术。如果是这样的话，手术应该要显露腓总神经[77]。Kerkhoff 报道了他们对 23 例患者使用该技术的结果。他们能够纠正所有患者的关节内畸形愈合和外翻畸形愈合。总的来说，他们有 17 例（74%）表现优异，3 例表现良好，1 例表现一般，2 例表现较差。平均随访 13 年（2～26 年），15 例创伤性关节炎没有进展[81]。

3. 矢状面畸形：过屈畸形和反屈畸形

Sundararajan 等对 18 例胫骨平台骨折畸形愈合患者进行了 MOWHTO。尽管 Schatzker Ⅳ型胫骨平台骨折主要的（72%）畸形是内翻畸形，但是还有 12 例胫骨近端前倾，6 例后倾过度。他们不仅纠正了 MPTA，而且在 12 例有前倾的患者中重建了胫骨近端的后倾。他们纠正了其他 6 例患者的过度后倾[75]。

4. 多平面畸形

多平面畸形尤其具有挑战性，尤其是在尝试进行单切口截骨术以处理所有平面时。Sangeorzan 等描述了以一种数字骨科导板技术去最好地确定截骨平面。它允许使用内固定完全矫正畸形并保持稳定。在截骨的相对面进行稳定固定。他们对 4 例胫骨畸形愈合患者进行了完全矫正[82]。这种方法非常好，但术前计划费时费力。Feldman 等在 18 例患者中使用了 TSF，其中 11 例患者存在胫骨畸形愈合。他们成功地矫正了多平面畸形。最常见的并发症是发生浅表针道感染，可通过口服抗生素治疗。他们得出结论，使用 TSF 对多平面畸形有效且有利[67]。Fadel 和 Hosny 使用 TSF 对 22 例患者进行了畸形矫正。仅在 8 例患者使用它进行了延长，其中矫正畸形的 8 例患者中包括 6 例双侧。仅有 3 例为胫骨畸形愈合。总的来说，他们在 18 项评分中结果优异，在 2 项评分中结果良好，在 2 项评分中结果一般[68]。Hughes 等使用 TSF 进行矫正，然后立即用髓内钉固定矫正。他们在 12 例连续的患者中进行了这项研究，其中 4 例患者胫骨骨折畸形愈合。该技术成功地获得了 TSF 矫正，然后用髓内钉保持矫正。挑战在于为 TSF 放置克氏针和钢针，使其远离髓内钉放置和锁定的位置[83]。

（三）下肢长度差异

尽管许多畸形都有腿部长度差异的成分，但长度通常通过开放楔形截骨术获得矫正。术前计划需要对畸形和肢体长度差异进行准确分析，以确定畸形情况。如果矫正后恢复的长度不足以矫正腿长差异，则可保证进行额外的延长。畸形矫正和附延长度延长最好通过外固定和牵张成骨来完成，通常使用六柱式外固定器[66-70]。

对于没有明显畸形的单纯的下肢长度差异，可以使用髓内延长钉[84-86]。这在胫骨近端或胫骨平台骨折的情况下不常见，但如果骨干大段粉碎性骨折，可能会发生意外的缩短。Kirane 等在 24 例多种原因导致的肢体长度差异患者中使用了髓内延长钉。在他们的病例中，只有 4 个是畸形愈合。除了延长外，该技术还允许进行一期旋转畸形矫正。他们延长的平均长度为 35mm，准确率为 96%[84]。如果髓腔存在明显的畸形、过于狭窄情况，大部分则不能使用髓内延长钉[85]。最近 Rozbruch 报道了在胫骨上使用髓内延长钉治疗 9° 外翻畸形和 25mm LLD 的畸形愈合患者。完全矫正了两种畸形，踝关节和膝关节都达到了充分的活动度[86]。

（四）孤立性关节内畸形愈合

关节内畸形愈合可能是最具挑战性的。截骨术必须精确，以免损伤正常关节。已经描述了关节内截骨术[87]。在胫骨平台内侧畸形愈合的情况下，通常产生内翻畸形，可进行关节内开放楔形截骨术以抬高内侧并用钢板固定。外侧通常有明显的凹陷和增宽。侧边需要缩小，缺损可以切除，也可以抬高凹陷的节段，并用固定器植骨。对于内侧有创伤性关节炎和凹陷及胫骨外侧半脱位伴内翻应力的病例，建议采用关节内截骨术和联合关节外截骨术提升内侧平台，使内侧载荷减少。这些方法已被证明能成功治疗胫骨平台畸形愈合[87]。

虽然针对单纯关节内畸形愈合减少载荷的最佳治疗方法在大量已发表的文献较少，但也有一些病例报道。Mastrokalos 等描述了一种对外侧平台进行开卷式截骨术的技术，以接近愈合的凹陷关节表面。这使得关节可以抬高并植骨，然后是侧方钢板固定[88]。Singh 发表了一个由 7 例患者组成的都有胫骨平台骨折畸形愈合的小组病例。保守治疗 5 例，手术固定 2 例。所有患者均为内侧平台内翻畸形愈合，并接受了内侧半平台内侧开放楔形截骨术。他们有 5 例完全矫正了，2 例残余关节面凹陷 < 2mm。

结构的固定是关键，因为它是开放楔形截骨术，确实纠正了他们轻微的内侧韧带松弛和内翻畸形[89]。这种单髁截骨术不仅可以矫正冠状面，而且可以矫正矢状面，不会影响胫骨外侧关节面的对齐[90]。一些人建议使用辅助关节镜，以便在截骨术前更好地评估关节[91]。

详细的术前计划有助于治疗这些复杂的关节内畸形愈合。Yang 等使用 3D 打印的骨折模型创建了这样一个术前计划，仔细地为 7 例患者的外侧胫骨平台关节内畸形愈合制订了详细的截骨手术计划。他们完全矫正了畸形，Rasmussen 解剖和功能评分显著改善。100% 愈合无并发症[62]。Furnstahl 等使用了受伤侧和对侧正常侧对照，并创建了 3D 手术导向来帮助进行截骨术。这些导向可用于简单的单平面截骨术或多平面截骨术。3 例患者使用这些导向进行矫正，其中 2 例患者完全矫正了畸形。尽管成功地进行了截骨术，其中一个被认为是执行手术失败[63]。由于准确度至关重要，使用这种技术可以极大地提高执行这种困难的关节内截骨术的能力。不幸的是，这些技术是劳动密集型的，需要大量的资源，而这些资源并不广泛可用，同时成本和辐射也有所增加。

（五）同种异体骨关节移植

同种异体骨关节移植已被用于治疗胫骨近端的大型创伤性关节炎缺损[92, 93]。当开放性骨折或弹道损伤导致关节严重粉碎或关节面缺失时，就会发生这种情况。患者应有孤立性内侧或外侧平台创伤性关节炎及相应的正常股骨关节面。由于必须找到尺寸匹配的新鲜冷冻同种异体移植物，因此这些都具有挑战性。胫骨平台表面的半月板必须进行移植。移植物应通过股骨远端的截骨术重新调整减少关节面的负荷。应该进行股骨远端的内侧或外侧闭合楔形截骨术[66, 92, 93]。

Drexler 等治疗了 27 例患者（平均年龄 41.2 岁，范围 17—62 岁），均因持续疼痛导致内侧胫骨平台手术失败。他们基本上是由关节内畸形发展成创伤性关节炎。他们进行了股骨远端内翻截骨术和新鲜同种异体骨软骨移植。长期随访显示 10 年生存率为 88.9%，15 年生存率为 71.4%，20 年生存率为 23.8%。他们能够显著延迟这些患者对 TKA 的需要[93]。

（六）关节成形术

1. 膝关节单髁置换术

内侧或外侧 UKA 可作为一些患有创伤性关节炎关节内畸形愈合的老年患者的选择[73]。理想的患者应 > 60 岁，体重不超重，活动需求量低，休息时只有很小的疼痛。还有，他们必须有一个稳定的膝关节，关节活动度 > 90°，屈曲挛缩 < 5°，轴向对中 < 10°，可以被动纠正为接近正常[66]。

2. 全膝关节置换术

不幸的是，老年患者的预后更差，许多长期功能结果表明，出现胫骨平台骨折时的年龄可能是一个不良的预后指标[52]。因此，一些人建议在急性情况下对患有骨质疏松性骨和胫骨平台骨折的老年患者进行 TKA[94]。该技术的支持者引用老年骨质疏松患者胫骨平台骨折 ORIF 的高失败率[9]。对于先前患有关节炎并患有膝关节周围骨折的老年患者，进行 TKA 是成功的[94]。

在同时患有创伤性关节炎的畸形愈合患者中，TKA 当然是一个有效的选项。TKA 的矫正能力取决于畸形的程度和位置。在胫骨机械轴基本正常的关节内畸形愈合患者中，实施 TKA 完全没有问题，并且与原发性骨关节炎的 TKA 结果相当[95]。据估计，10 年前胫骨平台骨折的 ORIF 向 TKA 的转换率为 3%～7.3%[94]。不幸的是，与原发性退行性关节病的 TKA 相比，胫骨平台骨折后出现创伤性关节炎（伴有或不伴有畸形愈合）的 TKA 并发症发生率更高[95, 96]。Scott 等报道了 31 例胫骨平台骨折后接受 TKA 治疗的患者的结果。骨折后进行 TKA 的时间为 2～124 个月不等，平均为 24 个月。那些骨不连、不稳定或关节内畸形愈合的患者更早接受了 TKA 治疗。虽然胫骨平台骨折后 TKA 组的并发症发生率高于原发性骨关节炎组，但患者报告的结果和满意度具有可比性[96]。

如果干骺端区域除了创伤性关节炎之外存在严重的畸形愈合，那么重新排列肢体以确保假体的长期存活至关重要[95, 97]。在冠状面和矢状面 < 10° 的小的畸形中，TKA 可通过辅助性软组织松解和稍做调整的骨切除来恢复机械轴[98]。在这些情况下，后稳定假体也可能有所帮助[95]。较大的畸形可能需要先进行矫正性截骨术，然后进行 TKA，这可以分阶段或同时进行[95, 99]。值得注意的是，畸形愈合可能会妨碍正常髓内定位工具的使用。髓外定位器械或计算机导航在此设置中可能会有所帮助[100]。

在分阶段的情况下，矫正曾经存在的畸形可能是理想的。这可能需要几个程序：①移除先前存在的内固定；②纠正畸形愈合；③ TKA。但可以以任何组合的形式进行。Hosokawa 等对骨折畸形愈合进行了一期 TKA，同时在胫骨近端在矢状面上进行了延伸矫正截骨术。使用带柄假体来稳定截骨术。患者在 6 周时被允许在没有帮助的情况下负重行走[101]。对于年轻患者，矫正畸形和恢复机械轴可以缓解和延迟 TKA 的需要[100]。根据畸形平面和以前的手术，TKA 术前畸形愈合的矫正可以通过多种方式进行。除非计划移除，否则应考虑植入物应尽量减少对后续 TKA 的干扰。

五、作者首选的治疗方法

最终治疗通常由先前固定的植入物、使用

的手术方法、任何软组织条件考虑及患者的期许和愿望决定。在大多数情况下（如果不是所有的话），我们首选的治疗是分阶段进行的，第一阶段的治疗移除了所有现有的植入物。然后进行第二阶段的最终治疗。间隔时间还可以进一步评估，以确保不存在潜在的亚临床感染。时间间隔可根据第一阶段的开刀的情况而变化。在可以进行最小切口移除植入物的情况下，第二阶段手术可以提早一些。这样做也是为了确保在内固定拆除的同时，后期不会出现任何可能危及畸形修复的问题。

（一）有症状的畸形愈合

除非畸形程度与膝关节方向不良有关，并且有可能发生过早的骨关节炎，否则无须在 6～12 个月内通过随访 X 线和临床检查来评估关节稳定性／一致性。如果只有美容的问题，没有功能限制，则应谨慎行事，因为可能无法满足患者的期望。

（二）旋转畸形

如果畸形愈合完全是关节外的，仅旋转，有或没有微小的角畸形（＜5°），则采用髓内钉固定的去旋转截骨术是首选。允许立即承重。

（三）冠状面畸形

对于孤立的冠状面畸形，首选胫骨近端截骨术。内翻畸形愈合时，近端 MOWHTO 是矫正畸形和恢复已丢失长度的理想方法。如果畸形愈合是外翻，可以使用低位 HTO 或 MCWHTO。LOWHTO 导致腓神经延长，因此可能会拉伸腓神经，并有更大的骨筋膜室综合征的风险 [73]。

（四）矢状面畸形

孤立性矢状面畸形是罕见的。通常与胫骨近端骨折相关（包括外翻）。对于孤立的矢状面畸形，重要的是评估原始骨折模式，以确定哪一个平台排列不当，或者是否累及整个胫骨近端。在前凸畸形的情况下，闭合楔形延伸截骨术可以纠正畸形并提供骨接触以促进愈合。相反，在反屈畸形中，需要进行屈曲截骨术（开放楔形），并将骨移植物或骨替代物插入开口处。

（五）下肢不等长

在孤立的下肢不等长＞2cm 的情况下，可以考虑截骨术和延长术。对于不超过 2cm 的短缩，可以尝试使用鞋垫的保守措施。患者对鞋托的满意度成为限制因素，因为许多患者不喜欢使用鞋托，尤其是当鞋垫位于鞋的外面时。可以通过内延长髓内钉或外固定进行延长。使用单侧导轨外固定器在延长胫骨方面非常成功，与环形固定器相比，患者的耐受性更好。然而，环状固定器和单侧固定器都能很好地工作。可延长髓内钉也是一个非常可行的选择；然而，费用和管理成为限制因素。需要与患者就每种治疗方案的风险和益处进行彻底讨论，以确定最佳个体化治疗方案。如果有感染史，应清除感染，最好采用外固定。

（六）多平面畸形

胫骨近端关节外的复杂畸形在截骨术后采用牵引成骨术，利用 Taylor 空间框架可同时矫正所有畸形。TSF 允许进行精确的多平面校正，其优点是可以根据需要进行持续校正，同时延长长度。如果也存在关节内畸形愈合，则应按照以下说明进行治疗。这可能需要分期，也可以在单个阶段完成，具体取决于所涉及的畸形。在某些情况下，当患者不希望将外固定作为一种选择时，可以进行单平面截骨术，但在确定截骨术的完美方向时可能更具挑战性。术前应仔细计划。术前 CT 扫描和 3D 重建有助于获得"试验"截骨术的 3D 模型。费用和管理可能存在问题，但随着技术的进步和 3D 打印的广泛应用，这可能变得更容易获得。

（七）关节内畸形愈合

年轻活跃患者的关节内畸形愈合通常需要矫正性截骨术。如果关节面凹陷＞ 3mm，则需要对胫骨平台进行关节内截骨术，并进行抬高、植骨和固定。无论是内侧还是外侧平台都是如此，因为"畸形"更多地与整个表面的凹陷有关，包括内侧内翻塌陷和外侧外翻塌陷。对于明显凹陷和伴有平台增宽的病例，首选通过矢状截骨术切除凹陷段，并使用加压螺钉和支撑钢板重建平台宽度。如果外侧关节面畸形愈合＜ 3mm，则可进行关节外 LOWHTO 以重新对齐 MAD。这不会导致关节线过度倾斜，尽管是关节内畸形愈合，但仍具有良好的耐受性。在内侧，通常会发生整个半侧平台的内翻，因此内侧髁的关节内开放楔形截骨术将纠正畸形。

（八）假体置换

人工关节置换术通常适用于关节内畸形愈合的情况，通常是不能纠正的退化或晚期创伤性关节炎。理想情况下，患者年龄较大。在关节外畸形愈合和创伤性关节炎的病例中，畸形的程度往往无法用 TKA 本身纠正。通常，应首先进行畸形矫正，然后进行 TKA。在某些情况下，严重畸形时，通过轻微过度矫正来纠正机械轴，以减轻受影响较大的关节面的压力，可导致其创伤性关节炎症状的缓解，并延迟 TKA 的需要。如果所有关节面都受到影响，则 TKA 适用于年龄适当的患者。单髁置换术对于老年、低需求患者的孤立性单室关节炎是一种可行的选择。我们在这方面几乎没有经验。

（九）同种异体骨关节移植

在年轻患者发生的孤立性单室性创伤性关节炎中，同种异体骨移植是一种可行的选择。限制因素是大小匹配的新鲜冷冻同种骨异体移植物的可用性。这个过程可以与关节外支架相结合股骨侧截骨术以减少移植物的压力。对于外侧同种骨异体移植，应进行 MCWODFO，反之，对于内侧同种骨异体移植，应进行 LCWODFO。

六、病例讨论

（一）病例 1

一名 60 岁的俄罗斯女性因右膝严重关节炎接受了全膝关节置换术。由于严重的内翻畸形，她被转介到创伤服务中心接受 TKA 之前的畸形矫正，因为外科医生认为由于需要进行矫正的畸形角度大，因此该畸形不适合 TKA。患者在 14 岁时有开放性胫骨近端骨折史，也需要软组织覆盖手术。她无法向我们提供关于她这么年轻时接受的手术的任何其他细节。在临床检查中，与左膝相比，她有明显的右膝内翻畸形。由于严重的内翻畸形，胫骨近端内侧出现"凹陷"。没有感染的迹象。内侧的皮肤紧贴骨骼，无法移动。图 12-2A 和 B 显示了右膝的 AP 位和侧位 X 线。图 12-2C 显示了重复的与膝关节垂直的侧位片，以更好地评估关节本身。这也揭示了一个在最初的侧位片上没有发现的轻微的反曲（矢状面）畸形。胫骨的 AP 位和侧位片如图 12-2D 和 E 所示。在术前规划时，对整个肢体进行长腿站立 AP 位和侧位 X 线（图 12-2F 和 G）。图 12-2F 显示了机械轴偏差（标记为黄色虚线），该线在左侧正常，但由于严重畸形，在右侧膝关节位于膝关节外侧。畸形分析表明，畸形仅限于胫骨近端。这一点很重要，因为伤势是很久以前的事了。解剖型股骨远端外侧角左侧为 79°，右侧为 78°。她的胫骨近端畸形测量为 28° 内翻和 8° 前屈（图 12-2H 和 I）旋转和角度中心点。在 AP 位上通过将胫骨近端关节线（mMPTA90° 根据对侧影像从关节处画出，橙线）并绘制胫骨干的解剖轴（对于胫骨，也是机械轴；绿线）。同样，胫骨近端

关节线横向交叉点（根据对侧图像，胫骨近端机械后角 mPPTA=81°，橙线）并绘制胫骨干的解剖轴（对于胫骨，也是机械轴，绿线）确定 CORA。

在讨论了各种选择和矫正后 TKA 的可能性后，通过截骨和 Taylor 空间框架牵张成骨逐渐矫正被确定为该患者的最佳选择。这将允许多平面校正和 2cm 腿长差异的重新建立。

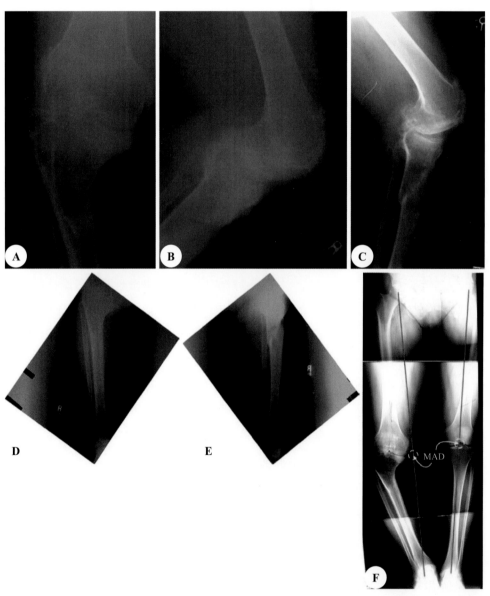

▲ 图 12-2 **A 和 B.** 右膝的 **AP** 位和侧位 **X** 线显示严重的创伤性关节炎；**C.** 膝关节侧位片与实际屈曲成 **90°**，以更好地显示膝关节；**D 和 E.** 右侧胫骨的 **AP** 位和侧位 **X** 线显示胫骨近端存在畸形；**F.** 站立 **AP** 位双侧下肢全长平，显示每条肢体的 **MAD**（红线），右胫骨近端内翻畸形清晰可见，左侧的 **MAD** 是该患者的正常值，右侧的 **MAD** 位于关节内侧

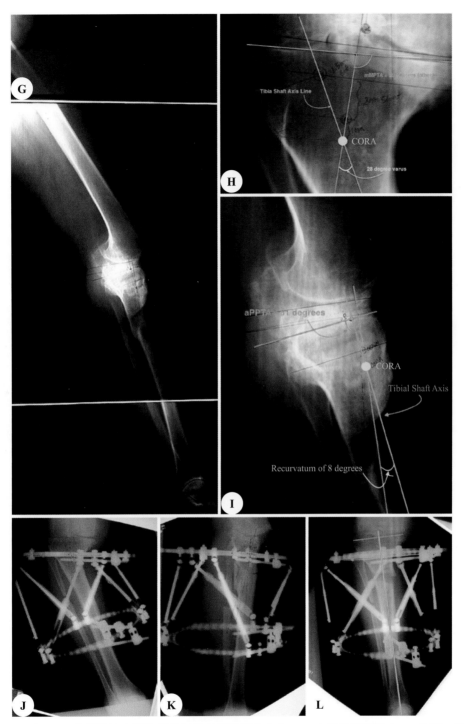

▲ 图 12-2（续）　**G.** 患腿的站立侧位显示近端矢状畸形也存在；**H.** 右胫骨近端放大 AP 位图，显示该患者的 CORA 和冠状面上的 **28°** 内翻畸形，橙线标记为该患者 **90° mMPTA** 的正常值，绿线是胫骨干的解剖轴或机械轴，由中心线查找器法确定，橙色和绿色线的交点定义了 CORA；**I.** 侧位片显示矢状位畸形并正如在冠状位测量 CORA 一样测量 CORA。该患者有 **28** 度内翻、**10** 度后倾、**2cm** 的肢短畸形；**J** 和 **K.** 正侧位 X 线片示 TSF 和截骨术后；**L** 和 **M.** 术后正侧位片

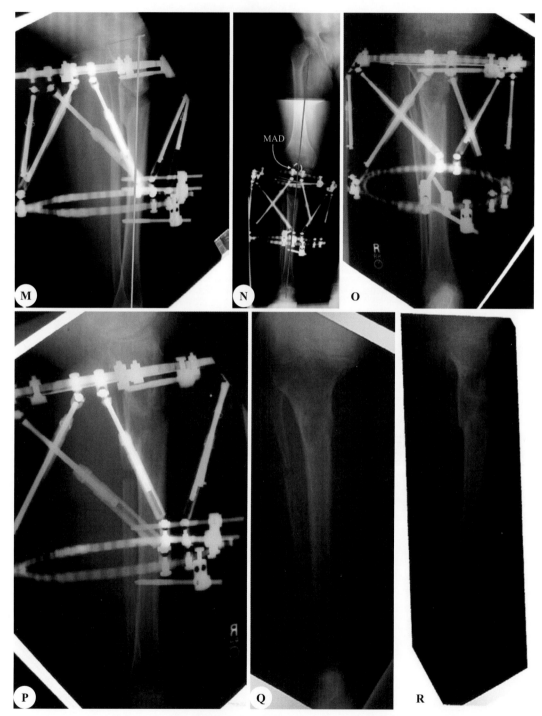

▲ 图 12-2（续） **N.** 站立正位显示 **MAD** 位于膝关节中心；**O** 和 **P.** 正侧位 **X** 线片示 **TSF** 和截骨术后；**Q** 和 **R.** 正侧位 **X** 线片示 1 年后完全愈合且无痛的膝关节

此外，在 TKA 之前，不会有任何需要移除的植入物（除过去的固定外）。图 12-2J 和 K 显示了 TSF 和截骨术的术后即刻胶片。初始校正后（图 12-2M，正位和侧位片），应通过长腿胶片来评估胫骨解剖轴再次测量 MAD 是否恢复（图 12-2N）。MAD 现在通过膝盖中心点。临床腿长评估是基于患者对腿长差异的感知进行的，运用垫块并认为是相等的。愈合期间，框架保持在原位。一种外源刺激物被用来加速愈合阶段。图 12-2 O 和 P 显示了支架移除前右侧胫骨的 AP 位和侧位 X 线。1 年后的最终随访片显示，MAD 重建、多发畸形完全矫正和 LLD 恢复良好（图 12-2Q 和 R）。有趣的是，患者的膝盖疼痛缓解了，她拒绝接受 TKA。

（二）病例 2

一名 57 岁拉丁美洲男性患者，15 年前参与摩托车碰撞。患者接受了非手术治疗，膝关节疼痛加重。图 12-3A 和 B 是患者右膝的 AP 位和侧位图像，显示了外翻畸形和膝关节外侧间室关节炎。图 12-3C 和 D 是全长 AP 位和胫骨侧位图像，显示了胫骨近端全部范围，有外翻畸形。图 12-3E 和 F 是双下肢的站立全长 AP 位和侧位图像。这个是胫骨孤立的畸形，经过长时间的讨论后，由于患者右侧外侧间室有明显的创伤性关节炎，全膝关节当然是一种选择。然而，严重的畸形不能通过 TKA 单独矫正。因此，通过矫正外翻和屈曲来重新调整肢体，希望在以后的日子里重新调整肢体力线，使 TKA 更加简单。患者接受了胫骨干骺端 Gigli 截骨术和腓骨截骨术，应用 Taylor 空间框架（图 12-3G 和 H）。使用带有空间框架模块的创伤 CAD 软件确定框架和畸形参数（图 12-3I）。腓神经有被拉伸的危险，因此，当腓神经靠近 CORA，矫正率略低于正常水平。患者接受逐步矫正，直到获得所需的对齐。图 12-3J

和 K 是矫正开始后 2 周的 AP 位和侧位图像，注意校准的改善。图 12-3L 和 M 显示截骨术的完全矫正和持续愈合。在 9 个月时（图 12-3N 和 O），感觉截骨区完全愈合，随后移除 TSF。患者的整体力线明显改善，疼痛也明显改善。21 个月时的最终随访照片如图 12-3P 和 Q 所示。

（三）病例 3

一名 54 岁白种人男性在驾驶他的轻便摩托车时撞车了。患者导致左侧 Schatzker Ⅳ 型胫骨平台骨折，在就诊前 4 周接受 ORIF 治疗。患者在其外科医生的 2 周随访中被发现和告知骨折已塌陷并失去复位。然后，他被转介给我们诊所进行进一步评估和治疗。他在原手术后约 4 周内进行了手术，AP 位和侧位图像如图 12-4A 和 B 所示。获得 CT 扫描可以更好地评估胫骨平台，CT 扫描图像如图 12-4C 至 E 所示（轴向、冠状面和矢状面）。CT 扫描显示胫骨后内侧平台有明显的台阶，干骺端有一定的重叠。患者随后接受了内固定移除和修复 ORIF，尽管在手术时，所有需要处理的骨折部位都已充分愈合，因此必须小心地去除骨折部位的骨痂。图 12-4F 和 G 显示了胫骨后内侧平台支撑的解剖复位术后即刻影像（AP 和左膝关节外侧）。患者继续康复恢复了正常的膝关节运动功能。图 12-4H 和 I 显示了翻修 ORIF 后 6 个月的左膝 AP 位和侧位。翻修术后 1 年的最后一次 X 线（图 12-4J 和 K）显示胫骨平台内侧愈合良好没无创伤性关节炎迹象。

（四）病例 4

一名 51 岁白种人男性患者，最初在一次机动车事故中多处受伤。除了许多其他损伤外，他还患有左侧 Ⅱ 级开放性胫骨平台骨折，Schatzker Ⅵ 型（图 12-5A 和 B）。他最终治愈了左侧 Schatzker Ⅵ 型胫骨平台骨折（图 12-5C 和

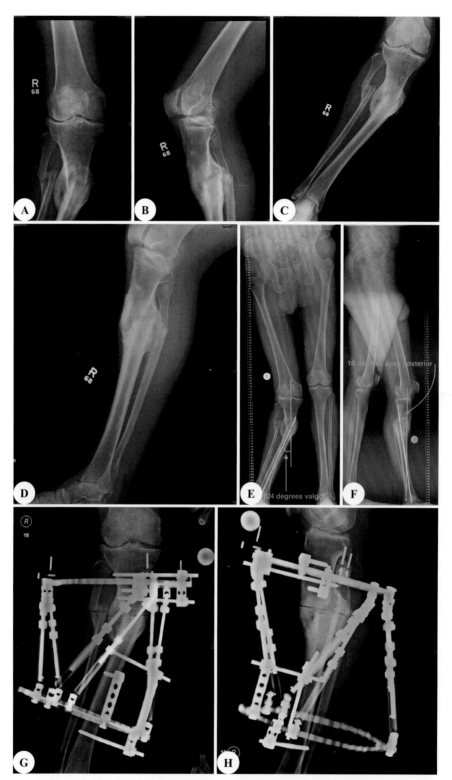

▲ 图 12-3　A 和 B. 右膝的 AP 位和侧位 X 线显示了胫骨近端外翻畸形愈合，以及膝关节的创伤性关节炎，主要在外侧间室；C 和 D. 右侧胫骨的 AP 位和侧位 X 线显示外翻畸形与胫骨近端分离，踝关节正常；E. 用标尺和 CAD 球拍摄的整个右下肢站立位 AP 位，显示外翻畸形的程度（24° 外翻）；F. 用标尺和 CAD 球对拍摄的整个右下肢站立侧，显示矢状面畸形的数量（10° 反屈）；G 和 H. 应用 TSF 和截骨术后右胫骨的 AP 位和侧位 X 线

All information received from the software as output must be clinically reviewed regarding its plausibility before patient treatmpntl

TraumaCad®
Pre Operative Planping Report

Your
LOGO

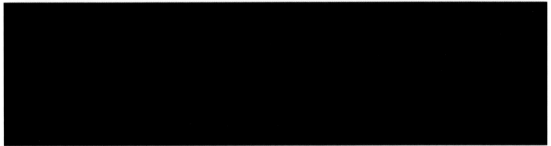

Lateral View:

Measurement Tools Information		Original image	Image After Pre-Planning
Taylor Spatial Frame			
Deformity Parameters			
AP Angulation	24° Valgus		
AP Translation	7.8mm Medial		
LT Angulation	10° Apex Posterior		
LT Translation	14.1mm Posterior		
Axial Translation	15.2mm Short		
Mounting Parameters			
AP Frame Offset	13.9mm Lateral		
LT Frame Offset	5.2mm Anterior		
Axial Frame Offset	46.3mm Proximal		
Frame Rotation	24° Internal		
Structure at Risk Parameters			
SAR AP Translation	52.3mm Lateral		
SAR LT Translation	18.9mm Posterior		
SAR Axial Translation	51.5mm Proximal		

AP View:

Measurement Tools Information		Original Image	Image After Pre-Planning
Taylor Spatial Frame			
Deformity Parameters			
AP Angulation	24° Valgus		
AP Translation	7.8mm Medial		
LT Angulation	10 Apex Posterior		
LT Translation	14.1mm Posterior		
Axial Translation	15.2mm Short		
Mounting Parameters			
AP Frame offset	13.9mm Lateral		
LT Frame Offset	5.2mm Anterior		
Axial Frame Offset	46.3mm Proximal		
Frame Rotation	24° Internal		
Structure at Risk Parameters			
SAR AP Translation	52.3mm Lateral		
SAR LT Translation	18.9mm Posterior		
SAR Axial Translation	51.5mm Proximal		

I

Signature:

▲ 图 12–3（续）　**I.** 创伤 CAD 生成的 PACS 输出 ™ 显示的畸形参数和安装参数，也显示了畸形本身

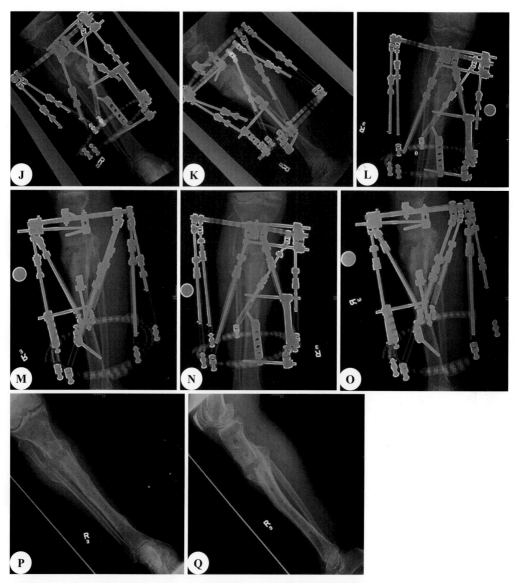

▲ 图 12-3（续） **J 和 K.** 矫正 2 周后右侧胫骨的 AP 位和侧位 X 线显示有一定程度的矫正；**L 和 M.** 初始计划结束后右侧胫骨的 AP 位和侧位 X 线显示完全矫正；**N 和 O.** 移除 TSF 前完全愈合后的右胫骨 AP 位和侧位 X 线；**P 和 Q. 21** 个月最后一次随访时的右胫骨 AP 位和侧位 X 线

D）。顺便说一句，他还有左脚踝骨折和左跟骨骨折，后来愈合得很顺利。此外，他还有其他损伤的后遗症，其中包括左髋 AVN（随后进行全髋关节成形术）、右胫骨干骨不连和右侧双髁胫骨平台粉碎性骨折（已愈合）。骨不连通过移除内固定和髓内钉治疗，最终愈合。他的左胫骨愈合了，没有出现任何问题。由于他的其他损伤需要进一步处理，他也从未注意到他的左胫骨有任何问题。2.5 年后，在他的所有其他伤势都得到解决后，他开始出现左腿和膝关节疼痛和不适的症状。他还抱怨他的左脚是"内八字脚"。评估显示左侧相对于右侧有 24° 内旋转畸形。图 12-5E 和 F 为穿过胫骨近端和踝关节的 CT 扫描，显示了旋转畸形。患者选择做矫正手术。他用去旋转和髓内钉在中段骨干连接处进行横断截骨术（图 12-5G 和 H）。患者继续顺利愈合，1 年后的最后一次 X 线显示截骨术部位完全巩固（图 12-5I 和 J）。

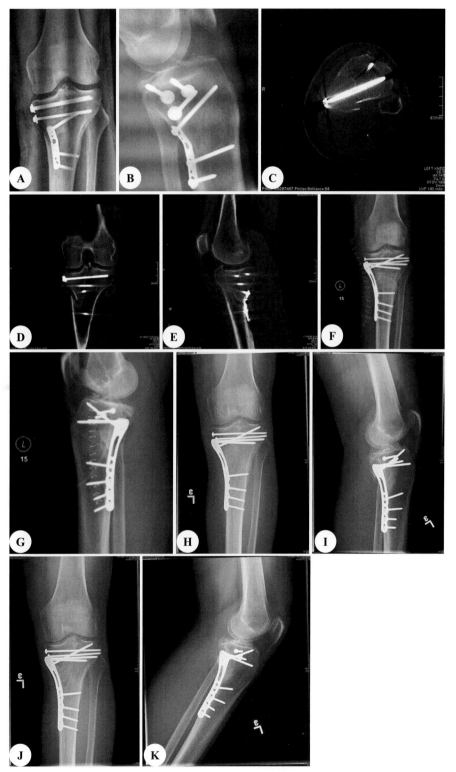

▲ 图 12-4　**A 和 B.** ORIF 失败后患者左膝的 **AP** 位和侧位 **X** 线显示，胫骨平台内侧近端内翻对齐不良；**C 至 E.** 轴位、冠状位和矢状位 CT 切片显示，胫骨平台内侧骨折排列不齐，干骺端骨重叠，矢状视图上的台阶清晰可见；**F 和 G.** 术后即刻左膝关节 **AP** 位和侧位 **X** 线显示，在翻修 ORIF 时，骨折面被取下并截骨后解剖复位；**H 和 I.** 6 个月时的左膝 **AP** 位和侧位 **X** 线显示，关节面完全愈合和维持复位，无创伤性关节炎迹象；**J 和 K.** 1 年时左膝的 **AP** 位和侧位 **X** 线显示，在没有创伤性关节炎证据的情况下维持了关节面的复位

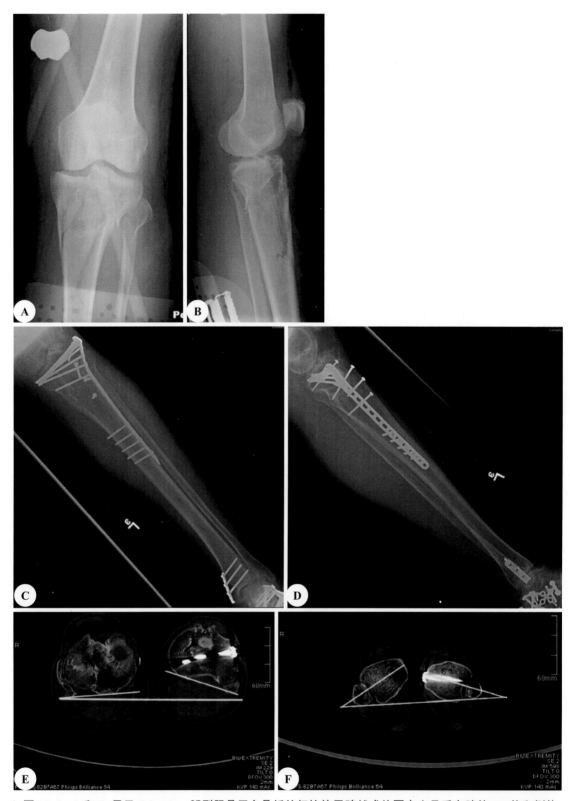

▲ 图 12-5　**A** 和 **B.** 显示 **Schatzker** Ⅵ型胫骨平台骨折的初始使用跨越式外固定支具后左膝的 **AP** 位和侧位 **X** 线，侧位影像显示胫骨结节受累；**C** 和 **D. 2.5** 年后左侧胫骨的 **AP** 位和侧位 **X** 线显示，胫骨平台双髁骨折愈合，踝关节和跟骨也可见内固定；**E** 和 **F.** 对双侧胫骨进行 **CT** 扫描来选择切口；**E.** 胫骨近端显示，左膝相对于右侧胫骨的外旋；**F.** 胫骨远端显示，左侧胫骨远端相对于右侧的相对向内旋转，最终结果是左侧出现 **24°** 内旋转畸形

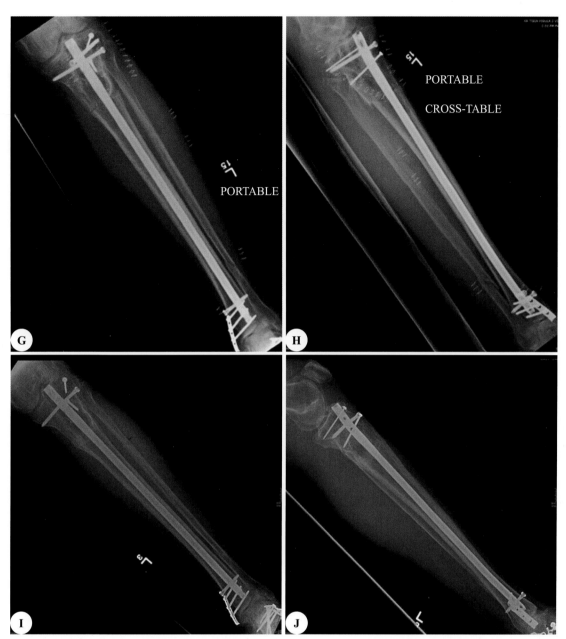

▲ 图 12-5（续）　**G 和 H.** 横向截骨术后左侧胫骨的 **AP** 位和侧位 **X** 线，并通过髓内钉固定纠正旋转对线不良；**I 和 J.** 1 年时的 **AP** 位和侧位 **X** 线显示，截骨部位愈合，旋转畸形矫正，患者的不适和膝关节疼痛已经缓解

（五）病例 5

一名 53 岁白种人女性在就诊前 4 个月滑雪时因左膝受伤致胫骨平台外侧严重粉碎性骨折。患者在外院接受了 ORIF 治疗。随后，她出现关节复位丢失伴塌陷，并因胫骨平台外侧不稳定和畸形愈合而转诊给我们医院。图 12-6A和 B 显示了她就诊时的左膝关节 AP 位和侧位 X 线。患者进行了 CT 扫描，扫描结果显示干骺端和外侧关节面已经愈合，但处于排列不齐、塌陷的位置。由于她的年龄尚小，没有内侧或髌股关节炎的迹象，重建计划进行关节内截骨术。患者被带到手术室，在手术室移除内固定并评估膝盖。外翻不稳，整个胫骨平台畸形愈合，半月板保留（图 12-6C 和 D）。术中图像显示了使用关节内截骨术、半平台抬高、骨移

植和 ORIF 的技术（图 12-6E 至 M）。术后立即拍片显示应用钢板矫正了关节内畸形愈合（图 12-6N 和 O）。患者继续愈合，尽管侧面有一些骨丢失（图 12-6P 和 Q，6 周；图 12-6R 和 S，3 个月）。患者实际上戴了铰链式膝关节支架 3 个月，然后改用内翻式膝关节支架。松弛度随时间而改善。在 1 年时，患者的不适感很小，

并且实际上恢复了滑雪（图 12-6T 和 U）。图 12-6V 是双膝站立的双侧 AP，与右侧相比显示轻度外翻，但临床是稳定的。在最后一次随访（20 个月）时，患者情况良好并持续改善（图 12-6W 至 Y）。双侧下肢的长腿站立 AP 显示，她的 MAD 位于外侧约 8mm 处，而右膝则表现为过度内翻，MAD 位于内侧 26mm 处。

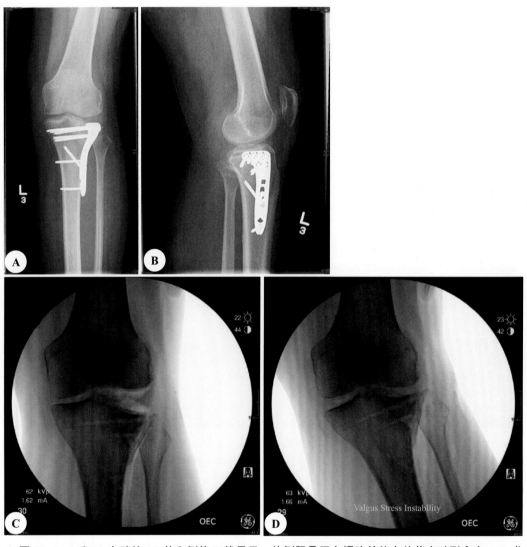

▲ 图 12-6　A 和 B. 左膝的 AP 位和侧位 X 线显示，外侧胫骨平台塌陷并伴有关节内畸形愈合；C. 术中影像显示，移除内固定后胫骨外侧平台凹陷；D. 术中影像显示，外翻应力下不稳定

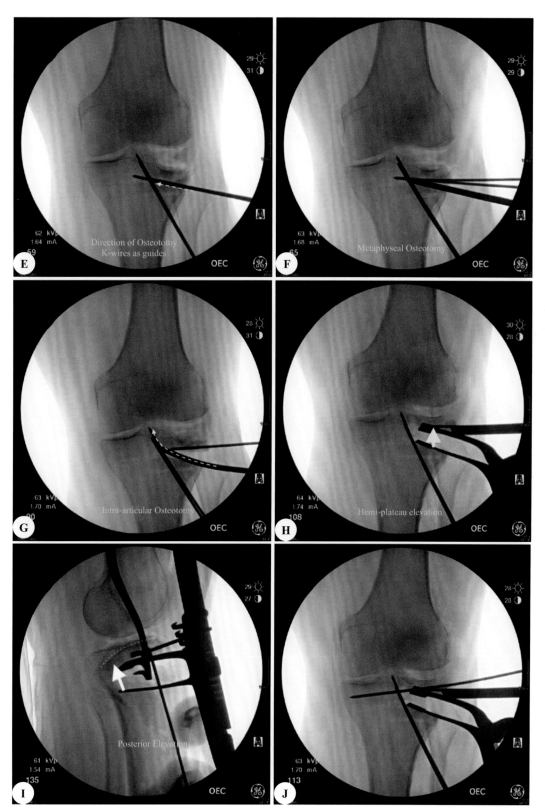

▲ 图 12-6（续）　E 至 M. 截骨术和抬高胫骨平台的术中图像；E. 放置有助于引导截骨术的克氏针，黄色虚线显示截骨方向；F. 干骺端截骨术；G. 弧形截骨刀用于关节截骨术；H. AP 视图显示使用椎板撑开器提升外侧平台；I. 侧视图显示使用椎板扩张器提升外侧平台后部（虚线）；J. 放置克氏针有助于稳定外侧平台

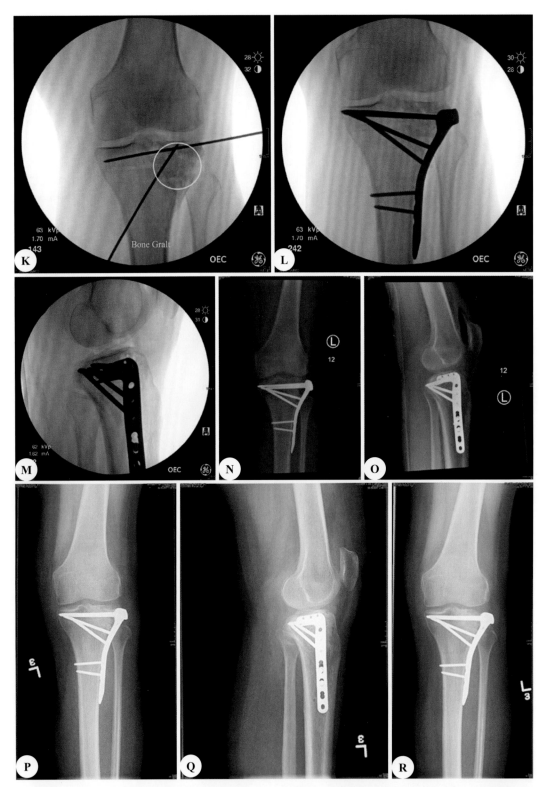

▲ 图 12-6（续）　**K.** 将骨移植物置入截骨术部位，并将第 **2** 枚针置入外侧平台；**L** 和 **M.** 放置钢板后的 AP 位和侧位术中图像，以支持外侧平台抬高和跨截骨部位固定；**N** 和 **O.** 截骨术后即刻膝关节 AP 位和侧位 X 线显示胫骨外侧平台复位；**P** 和 **Q.** 术后 **6** 周的膝关节 AP 位和侧位 X 线显示关节面得到了良好的维持，但有些塌陷；**R** 和 **S.** 术后 **3** 个月的膝关节 AP 位和侧位 X 线显示截骨术部位愈合，关节部分缺失

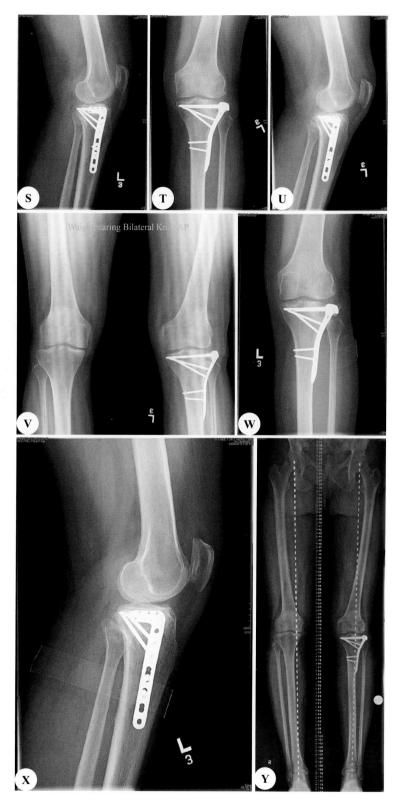

▲ 图 12–6（续）　**T 和 U.** 术后 **1** 年的膝关节 **AP** 位和侧位 **X** 线显示关节间隙在外侧有一些损失；**V. AP** 在术后 **1** 年时站立双侧膝关节，与右侧膝关节内翻相比，左侧负重时显示很小的外翻对线；**W** 至 **Y. 2** 年时双侧下肢的 **AP** 站立位显示的 **MAD**，黄色虚线显示右侧穿过中间隔间的 **MAD**，绿色虚线显示左侧穿过外侧关节内侧的 **MAD**

参 考 文 献

[1] Court-Brown CM, Caesar B. Epidemiology of adult fractures: a review. Injury. 2006;37(8):691–7. (10)

[2] Naik MA, Arora G, Tripathy SK, Sujir P, Rao SK. Clinical and radiologic outcome of percutaneous plating in extra-articular proximal tibia fractures: a prospective study. Injury. 2013;44:1081–6.

[3] Lee AK, Cooper SA, Collinge C. Bicondylar tibial plateau fractures. A critical analysis review. JBJS Rev. 2018;6(2):e4.

[4] Krieg JC. Proximal tibia fractures: current treatment, results, and problems. Injury. 2003;34(S1):A2–A10.

[5] Papagelopoulos PJ, Partsinevelos AA, Themistocleous GS, Mavrogenis AF, Korres DS, Soucacos PN. Complications after tibia plateau fracture surgery. Injury. 2006;37:475–84.

[6] Davis JT, Rudloff MI. Posttraumatic arthritis after intra-articular distal femur and proximal tibia fractures. Orthop Clin North Am. 2019;50(4):445–59. (20)

[7] Rubio-Suárez J.C. Nonunion and malunion around the knee. In: Rodriguez-Merchán E. (eds) Traumatic Injuries of the Knee. Springer, Milano; 2013.

[8] Krettek C, Hawi N, Jagodzinski M. Intracondylar segment osteotomy: correction of intra-articular malalignment after fracture of the tibial plateau. Unfallchirurg. 2013;116(5):413–26.

[9] Ali AM, El-Shafie M, Willett KM. Failure of fixation of tibial plateau fractures. J Orthop Trauma. 2002;16(5):323–9.

[10] Johner R, Wruhs O. Classification of tibial shaft fractures and correlation with results after rigid internal fixation. Clin Orthop Rel Res. 1983;178:7–25.

[11] Probe RA. Lower extremity angular malunion: evaluation and surgical correction. J Am Acad Orthop Surg. 2003;11:302–11.

[12] Buckley R, Mohanty K, Malish D. Lower limb malrotation following MIPO technique of distal femoral and proximal tibial fractures. Injury. 2011;42(2):194–9. (16)

[13] Rademakers MV, Kerkhoffs GMMJ, Sierevelt IN, Raaymakers ELFB, Marti RK. Operative treatment of 109 tibial plateau fractures: five- to 27–year follow- up results. J Orthop Trauma. 2007;21(1):5–10.

[14] Streubel PN, Glasgow D, Wong A, Barei DP, Ricci WM, Gardner MJ. Sagittal plane deformity in bicondylar tibial plateau fractures. J Orthop Trauma. 2011;25(9):560–5.

[15] Weaver MJ, Harris MB, Strom AC, Smith RM, Lhowe D, Zurakowski D, Vrahas MS. Fracture pattern and fixation type related to loss of reduction in bicondylar tibial plateau fractures. Injury. 2012;43:864–9.

[16] Yoon RS, Bible J, Marcus MS, Donegan DJ, Bergmann KA, Siebler JC, Mir HR, Liporace FA. Outcomes following combined intramedullary nail and plate fixation for complex tibia fractures: a multi-centre study. Injury. 2013;46:1097.

[17] Barei D, Nork SE, Mills WJ, Henley MB, Benirschke SK. Complications associated with internal fixation of high-energy bicondylar tibial plateau fractures utilizing a two-incision technique. J Orthop Trauma. 2004;18:649–56.

[18] Ruffolo MR, Gettys FK, Montijo HE, Seymour RB, Karunakar MA. Complications of high-energy bicondylar tibial plateau fractures treated with dual plating through 2 incisions. J Orthop Trauma. 2015;29(2):85–90.

[19] Freedman EL, Johnson EE. Radiographic analysis of tibial fracture malalignment following intramedullary nailing. Clin Orthop Relat Res. 1995;315:25–33.

[20] Lang GJ, Cohen BE, Bosse MJ, Kellam JF. Proximal third tibial shaft fractures. Should they be nailed? Clin Orthop Relat Res. 1995;315:64–74.

[21] Cole PA, Zlowodzki M, Kregor PJ. Treatment of proximal tibia fractures using the less invasive stabilization system. Surgical experience and early clinical results in 77 fractures. J Orthop Trauma. 2004;18:528–35.

[22] Tejwani N, Polonet D, Wolinsky PR. Controversies in the intramedullary nailing of proximal and distal tibia fractures. J Am Acad Orthop Surg. 2014;22:665–73.

[23] Ricci WM, Rudzki JR, Borrelli J Jr. Treatment of complex proximal tibia fractures with the less invasive skeletal stabilization system. J Orthop Trauma. 2004;18:521–7.

[24] Stannard JP, Wilson TC, Volgas DA, Alonso JE. The less invasive stabilization system in the treatment of complex fractures of the tibial plateau: short-term results. J Orthop Trauma. 2004;18:552–8.

[25] Phen HM, Schenker ML. Minimizing posttraumatic osteoarthritis after high energy intra-articular fracture. Orthop Clin N Am. 2019;50:433–43.

[26] Theriault B, Turgeon AF, Pelet S. Functional impact of tibial malrotation following intramedullary nailing of tibial shaft fractures. J Bone Joint Surg Am. 2012;94:2033–9.

[27] Cain ME, Hendrickx LAM, Bleeker NJ, Lambers KTA, Doornberg JN, Jaarsma RL. Prevalence of rotational malalignment after intramedullary nailing of tibial shaft fractures. Can we reliably use the contralateral uninjured side as the reference standard? J Bone Joint Surg Am. 2020;102:582–91.

[28] Puloski S, Romano C, Buckley R, Powell J. Rotational malalignment of the tibia following reamed intramedullary nail fixation. J Orthop Trauma. 2004;18(7):397–402.

[29] Palmer JS, Jones LD, Monk AP, Nevitt M, Lynch J, Beard DJ, Javaid MK, Price AJ. Varus alignment of the proximal tibia is associated with structural progression in early to moderate varus osteoarthritis of the knee. Knee Surg Sports Traumatol Arthrosc. https://doi.org/10.1007/s00167–019–05840–5.

[30] Tetsworth K, Paley D. Malalignment and degenerative arthropathy. Orthop Clin North Am. 1994;25:367–77.

[31] Kettelkamp DB, Hillberry BM, Murrish DE, Heck DA. Degenerative arthritis of the knee secondary to fracture malunion. Clin Orthop Rel Res. 1988;234:159–69.

[32] Milner SA, Davis TRC, Muir KR, Greenwood DC, Doherty M. Long-term outcome after tibial shaft fracture: is malunion important? J Bone Joint Surg Am. 2002;84:971–80.

[33] Van der Schoot DKE, Den Outer AJ, Bode PJ, Obermann WR, van Vugt AB. Degenerative changes at the knee and ankle related to malunion of tibial fractures. 15–year follow-up of 88 patients. J Bone Joint Surg Br. 1996;78:722–5.

[34] Reimann I. Experimental osteoarthritis of the knee in rabbits induced by alteration of the load bearing. Acta Orthop Scand. 1973;44:496–504.

[35] Wu DD, Burr DB, Boyd RD, Radin EL. Bone and cartilage changes following experimental varus or valgus tibial angulation. J Orthop Res. 1990;8:572–85.

[36] Puno RM, Vaughan JJ, von Fraunhofer JA, et al. A method of determining the angular malalignments of the knee and ankle joints resulting from a tibial malunion. Clin Orthop. 1987;223:213–9.

[37] McKellop HA, Sigholm G, Redfern FC, et al. The effect of simulated fracture-angulations of the tibia on cartilage pressures in the knee joint. J Bone Joint Surg. 1991;73A:1382–91.

[38] Radin EL, Burr DB, Caterson B, et al. Mechanical determinants of osteoarthrosis. Semin Arthritis Rheum. 1991;21(supp2):12–21.

[39] Cooke TD, Pichora D, Siu D, Scudamore RA, Bryant JT. Surgical implication of varus deformity of the knee with obliquity of the joint surfaces. J Bone Jt Surg Br. 1989;71(4):560–5.

[40] Matsumoto T, Hashimura M, Takayama K, Ishida K, Kawakami Y, Matsuzaki T, Nakano N, Matsushita T, Kuroda R, Kurosaka M. A radiographic analysis of alignment of the lower extremities – initiation and progression of varus-type knee osteoarthritis. Osteoarthr Cartil. 2015;23(2): 217–23.

[41] Higano Y, Hayami T, Omori G, Koga Y, Endo K, Endo N. The varus alignment and morphologic alterations of proximal

tibia affect the onset of medial knee osteoarthritis in rural Japanese women: Case control study from the longitudinal evaluationof Matsudai Knee Osteoarthritis Survey. J Orthop Sci. 2016;21(2):166–71.

[42] Mochizuki T, Koga Y, Tanifuji O, Sato T, Watanabe S, Koga H, Kobayashi K, Omori G, Endo N. Effect on inclined medial proximal tibial articulation for varus alignment in advanced knee osteoarthritis. J Exp Orthop. 2019;6:14–24.

[43] Weigel D, Marsh J. High energy fractures of the tibial plateau: knee function after longer follow-up. J Bone Joint Surg Am. 2002;84(9):1541–50.

[44] Canadian Orthopaedic Trauma Society. Open reduction and internal fixation compared with circular fixator application for bicondylar tibial plateau fractures. Results of a multicenter, prospective randomized clinical trial. J Bone Joint Surg Am. 2006;88(12):2613–23.

[45] Thiagarajah S, Hancock GE, Mills EJ, et al. Malreduction of tibial articular width in bicondylar tibial plateau fractures treated with circular external fixation is associated with post-traumatic osteoarthritis. J Orthop. 2019;16:91–6.

[46] Schenker ML, Mauck RL, Ahn J, Mehta S. Pathogenesis and prevention of posttraumatic osteoarthritis after intra-articular fracture. J Am Acad Orthop Surg. 2014;22(1):20–8.

[47] Rasmussen P. Tibial condylar fractures. Impairment of knee joint stability as an indication for surgical treatment. J Bone Joint Surg Am. 1973;55(7):1331–50.

[48] Honkonen S. Indications for surgical treatment of tibial condyle fractures. Clin Orthop Relat Res. 1994;302:199–205.

[49] MacKinley TO, Rudert MJ, Koos DC, et al. Incongruity versus instability in the etiology of posttraumatic arthritis. Clin Orthop Relat Res. 2004;423:44–51.

[50] Manidakis N, Dosani A, Dimitrou R, et al. Tibial plateau fractures: functional outcome and incidence of osteoarthritis in 125 cases. Int Orthop. 2010;34(4):565–70.

[51] Marti RK, Verhage RA, Kerkhoffs GM, Moojen TM. Proximal tibia varus osteotomy. Indications, technique, and five to twenty-one-year results. J Bone Joint Surg Am. 2001;83:164–70.

[52] Stevens DG, Beharry R, McKee MD, Waddell JP, Schemitsch EH. The long-term functional outcome of operatively treated tibial plateau fractures. J Orthop Trauma. 2001;15:312–20.

[53] Henry P, Wasserstein D, Paterson M, Kreder H, Jenkinson R. Risk factors for reoperation and mortality after the operative treatment of tibial plateau fractures in Ontario, 1996–2009. J Orthop Trauma. 2015;29:182–8.

[54] Gosling T, Schandelmaier P, Marti A, Hufner T, Partenheimer A, Krettek C. Less invasive stabilization of complex tibial plateau fractures: a biomechanical evaluation of a unilateral locked screw plate and double plating. J Orthop Trauma. 2004;18:546–61.

[55] Bear J, Diamond O, Helfet D. Strategies for success in plating of complex proximal tibia fractures. Oper Tech Orthop. 2018;28:157–63.

[56] Kokkalis ZT, Iliopoulos ID, Pantazis C, Panagiotopoulos E. What's new in the management of complex tibial plateau fractures? Injury. 2016;47:1162–9.

[57] Tornetta P 3rd, Collins E. Semiextended position of intramedullary nailing of the proximal tibia. Clin Orthop. 1996;328:185–9.

[58] Buehler KC, Green J, Woll TS, Duwelius PJ. A technique for intramedullary nailing of proximal third tibia fractures. J Orthop Trauma. 1997;11:218–23.

[59] Matthews DE, McGuire R, Freeland AE. Anterior unicortical buttress plating in conjunction with an unreamed intramedullary nail for treatment of very proximal tibial fractures. Orthopedics. 1997;20:647–8.

[60] Krettek C, Stephen C, Schandelmaier P, Richter M, Pape HC, Miclau T. The use of Poller screws as blocking screws in stabilizing tibial fractures treated with small diameter intramedullary nails. J Bone Joint Surg Br. 1999;81:963–8.

[61] Shih YC, Chau MM, Arendt EA, Novacheck TF. Measuring lower extremity rotational alignment: a review of methods and case studies of clinical applications. J Bone Joint Surg Am. 2020;102(4):343–56.

[62] Yang P, Du D, Zhou Z, Lu N, Fu Q, Ma J, Zhao L, Chen A. #D printing-assisted osteotomy treatment for the malunion of lateral tibial plateau fracture. Injury. 2016;47:2816–21.

[63] Furnstahl P, Vlachopoulos L, Schweizer A, Fucentese SF, Koch PP. Complex osteotomies of tibial plateau malunions using computer-assisted planning and patient-specific surgical guides. Complex osteotomies of tibial plateau malunions using computer-assisted planning and patient-specific surgical guides. J Orthop Trauma. 2015;29:e270–6.

[64] Kijowski R, Blankenbaker DG, Davis KW, Shinki K, Kaplan LD, DeSmet AA. Comparison of 1.5– and 3.0–T MR imaging for evaluating the articular cartilage of the knee joint. Radiology. 2009;250:839–48.

[65] Kloen P, van Wulfften Palthe ODR, Nutzinger J, Donders JCE. Early revision surgery fro tibial plateau fractures. J Orthop Trauma. 2018;32:585–91.

[66] Bonasia DE, Castoldi F, Dragoni M, Amendola A. Management of the complications following fractures around the knee (malalignment and unicompartmental arthritis). In: Castoldi F, Bonasia DE, editors. Fractures around the knee, fracture management joint by joint. Switzerland: Springer International Publishing; 2016.

[67] Feldman DS, Shin SS, Madan S, Koval KJ. Correction of tibial malunion and nonunion with six-axis analysis deformity correction using the Taylor spatial frame. J Orthop Trauma. 2003;17:549–54.

[68] Fadel M, Hosny G. The Taylor spatial frame for deformity correction in the lower limb. Int Orthop. 2005;29:125–9.

[69] Rozbruch SR, Fragomen AT, Ilizarov S. Correction of tibial deformity with use of the Ilizarov-Taylor spatial frame. J Bone Joint Surg Am. 2006;88:156–74.

[70] Da Cunha RJ, Kraszewski AP, Hillstrom HJ, Fragomen AT, Rozbruch SR. Biomechanical and functional improvements gained by proximal tibia osteotomy correction of genu varum in patient's with knee pain. HSSJ. 2020;16:30–8.

[71] Brinkman JM, Lobenhoffer P, Agneskirchner JD, Staubli AE, Wymenga AM, van Heerwaarden RJ. Osteotomies around the knee: patient selection, stability of fixation and bone healing in high tibial osteotomies. J Bone Joint Surg Br. 2008;90(12):1548–57.

[72] Brinker MR, O'Connor DP. Principles of malunion treatment. In: Rockwood and green's fractures in adults, vol. Volume 1. 9th ed. Philadelphia: Wolters Kluwer. p. 2020.

[73] Saragaglia D, Rubens-Duval B, Pailhe R. Intra- and extra-articular proximal tibia malunion. Orthop Traumatol Surg Res. 2020;106:S63–77.

[74] Wu C. Salvage of proximal tibial malunion or nonunion with the use of angled blade plate. Arch Orthop Trauma Surg. 2006;126:82–7.

[75] Sundararajan SR, Nagaraja HS, Rajasekaran S. Medial open wedge high tibial osteotomy for varus malunited tibial plateau fractures. Arthroscopy. 2017;33:586–94.

[76] Xu J, Jia Y, Kang Q, Chai Y. Intra-articular corrective osteotomies combined with the Ilizarov technique for the treatment of deformities of the knee. Bone Joint J. 2017;99:204–10.

[77] Marti RK, Kerkhoffs GMMJ, Rademakers MV. Correction of lateral tibial plateau depression and valgus malunion of the proximal tibia. Oper Orthop Traumatol. 2007;19:101–13.

[78] Nogueria MP, Hernandez AJ, Pereira CAM, Paley D, Bhave A. Surgical decompression of the peroneal nerve in the correction of lower limb deformities: a cadaveric study. J Limb Lengthen Reconstr. 2016;2:76–81.

[79] Collins B, Getgood A, Alomar AZ, Giffin JR, Willits K, Fowler PJ, Birmingham TB, Litchfield RB. A case series of lateral opening wedge high tibial osteotomy for valgus malalignment. Knee Surg Sports Traumatol Arthrosc. 2013;21:152–60.

[80] Van Nielen DL, Smith CS, Helfet DL, Kloen P. Early revision surgery for tibial plateau non-union and mal-union. HSSJ. 2017;13:81–9.

[81] Kerkhoffs GMMJ, Rademakers MV, Altena M, Marti RK. Combined intra-articular and varus opening wedge osteotomy for lateral depression and valgus malunion of the proximal part of the tibia. J Bone Joint Surg Am. 2008;90:1252–7.

[82] Sangeorzan BJ, Sangeorzan BP, Hansen ST Jr, Judd RP. Mathematically directed single-cut osteotomy for correction of tibial malunion. J Orthop Trauma. 1989;3(4):267–75.

[83] Hughes A, Parry M, Heidari N, Jackson M, Atkins R, Monsell F. Computer hexapod-assisted orthopaedic surgery for the correction of tibial deformities. J Orthop Trauma. 2016;30:e256–61.

[84] Kirane YM, Fragomen AT, Rozbruch SR. Precision of the PRECICER internal Bone lengthening nail. Clin Orthop Rel Res. 2014;472:3869–78.

[85] Alrabai HM, Gesheff MG, Conway JD. Use of internal lengthening nails in post-traumatic sequelae. Int Orthop. 2017; https://doi.org/10.1007/ s00264–017–3466–6.

[86] Rozbruch SR. Adult posttraumatic reconstruction using a magnetic internal lengthening nail. J Orthop Trauma. 2017;31:S14–9.

[87] Paley D. Intra-articular osteotomies of the hip, knee, and ankle. Oper Tech Orthop. 2011;21:184–96.

[88] Mastrokalos DS, Panagopoulos GN, Koulalis D, Soultanis KC, Kontogeorgakos VA, Papagelopoulos PJ. Reconstruction of a neglected tibial plateau fracture malunion with an open-book osteotomy. JBJS Case Connect. 2017;7:e21.

[89] Singh H, Singh VR, Yuvarajan P, Maini L, Gautam VK. Open wedge osteotomy of the proximal medial tibia for malunited tibial plateau fractures. J Orthop Surg. 2011;19:57–9.

[90] Saengnipanthkul S. Uni-condyle high tibial osteotomy for malunion of medial plateau fracture: surgical technique and case report. J Med Assoc Thail. 2012;95:1619–11624.

[91] Salami SO, Olusunmade OI. Arthroscopically assisted treatment of a malunited tibia plateau fracture: a case report. Ann Nig Med. 2015;9:66–9.

[92] Shasha N, Krywulak S, Backstein D, Pressman A, Gross AE. Long-term follow-up of fresh tibial osteochondral allografts for failed tibial plateau fractures. J Bone Joint Surg Am. 2003;85:33–9.

[93] Drexler M, Gross A, Dwyer T, Safir O, Backstein D, Chaudhry H, Goulding A, Kosashvili Y. Distal femoral varus osteotomy combined with tibial plateau fresh osteochondral allograft for post-traumatic osteo-arthritis of the knee. Knee Surg Sports Traumatol Arthrosc. 2015;23:1317–23.

[94] Stevenson I, McMillan TE, Baliga S, Schemitsch EH. Primary and secondary total knee arthroplasty for tibial plateau fractures. J Am Acad Orthop Surg. 2018;26:386–95.

[95] Rosso F, Cottino U, Bruzzone M, Dettoni F, Rossi R. Management of the complications following fractures around the knee (post-traumatic bi- or tricompartmental arthritis). In: Castoldi F, Bonasia DE, editors. Fractures around the knee, fracture management joint by joint. Switzerland: Springer International Publishing; 2016.

[96] Scott CEH, Davidson E, MacDonald DJ, White TO, Keating JF. Total knee arthroplasty following tibial plateau fracture. Bone Joint J. 2015;97–B:532–8.

[97] Bedi A, Haidukewych GJ. Management of the posttraumatic arthritic knee. J Am Acad Orthop Surg. 2009;17:88–101.

[98] Wolff AM, Hungerford DS, Pepe CL. The effect of extraarticular varus and valgus deformity on total knee arthroplasty. Clin Orthop Relat Res. 1991;271:35–51.

[99] Lonner JH, Siliski JM, Lotke PA. Simultaneous femoral osteotomy and total knee arthroplasty for treatment of osteoarthritis associated with sever extra-articular deformity. J Bone Joint Surg Am. 2000;82:342–8.

[100] Si Selmi TA, Carmody D, Neyret P. Total knee arthroplasty after malunion. In: Bonnin MP, et al., editors. The knee joint. Paris, France: Springer; 2012.

[101] Hosokawa T, Arai Y, Nakagawa S, Kubo T. Total knee arthroplasty with corrective osteotomy for knee osteoarthritis associated with malunion after tibial plateau fracture: a case report. BMC Res Notes. 2017;10:223–6.

第 13 章　胫骨干骨折畸形愈合

Malunions of the Tibial Shaft

Duc M. Nguyen　Stephen M. Quinnan　著

一、概述

胫骨干骨折畸形愈合是胫骨干骨折中相对被关注比较少的一个并发症。畸形愈合导致胫骨多轴畸形，常导致双侧肢体不等长。机械轴的紊乱会导致邻近关节的退变和步态的改变。胫骨畸形愈合的患者往往伴有严重的下肢功能障碍，患者对外观不满意，存在慢性疼痛，这些都影响了他们的工作和日常生活。他们往往四处求医，经历漫长而复杂的手术，往往由于手术失败和（或）下肢感染，才会找专业的创伤骨科医生就诊。在过去，对胫骨干骨折畸形愈合的治疗的认识是不足的，但随着肢体延长技术和角度矫正技术的进步，我们可以更好地解决这个复杂的问题。

（一）胫骨中段骨折

胫骨骨干骨折是最常见的长骨骨折，由于胫骨与邻近软组织的关系比较特殊，因此开放性骨折在胫骨干骨折中更加常见[1]。胫骨干骨折的年发生率为（16.9～22.0）/100 000 不等[1, 2]。胫骨干骨折往往是由直接暴力造成的，如机动车碰撞和摩托车事故中的直接撞击，当然也可以由间接暴力引起，如跌倒。开放性胫骨干骨折大多由于高能量损伤，因此，这种骨折常常

发生在多发伤患者身上。胫骨中段骨折的定义是：主要涉及胫骨骨干部分的骨折类型，即 AO/OTA42 A/B/C 型。这些骨折可进一步细分为近端 1/3、中段 1/3 和远端 1/3 胫骨干骨折。根据定义，这些骨折属于关节外骨折，但需要注意的是，胫骨中段骨折也可以合并同侧关节内骨折，如胫骨远端 1/3 螺旋骨折中的后踝骨折。

成人胫骨中段骨折的治疗取决于损伤机制和相应的骨折类型。急性期时，胫骨中段骨折应该用夹板初步固定，以便在软组织肿胀的情况下稳定骨折断端。低能量、简单的骨折如果对位很好，也可以使用石膏支架固定进行非手术治疗。石膏支架固定方案也适用卧床或因病不能接受手术的患者。然而，绝大多数胫骨干骨折是由高能量暴力导致的，不适合非手术治疗。手术固定的方式取决于外科医生的偏好、骨折类型，以及骨折是否开放，骨折内固定方式有多种选择包括髓内钉、常规钢板、单边外固定架、环形外固定架和电脑辅助角度矫正环形外固定架。随着技术的进步，不断涌现新的手术方式和工具选择，其中包括阻挡螺钉、外固定辅助和单皮质钢板，以满足完美复位要求，最大限度地使骨折愈合，将畸形愈合和不愈合的风险降至最低[3]。

目前还没有大型的前瞻性、长周期研究来评估这些骨折的预后。Lefaivre 等的研究结果显示，56 例患者在胫骨干骨折髓内钉固定术后平均 14 年的随访中，其功能结果评分（SF-36 和短期肌肉骨骼功能评估）与人群正常值相当，但值得注意的是，他们的入院率很低，表明对创伤人群进行随访的确是比较困难的，也不稳定[4]。令人欣慰的是，对胫骨中段骨折的治疗方案的精准设计和治疗技术的进步使得创伤骨科医生能够成功地治疗这些骨折，并尽量减少相关的并发症的发生。

（二）畸形愈合的定义

胫骨干畸形愈合通常被定义为胫骨较对侧腿缩短＞20mm 或在任何平面上的成角移位超过 5°，其中包括冠状面（外翻和内翻畸形）、矢状面（前后成角畸形）和旋转（内旋和外旋畸形）。然而，这些标准值的设计有时候也不是很客观的，因为即便很多胫骨干畸形（包括上述各平面畸形和移位）的移位程度比上述标准值要小，这些移位可能也在一些患者中会引起症状的。骨折移位后每个平面上可接受的角度大小也尚未达成明确的共识[5]。对评估这些参数的文献进行全面回顾后，得出了以下可接受的复位标准，当然这些标准还应在临床工作中不断的验证。

- 缩短＜10mm[6]。
- 冠状面角度＜5° [7]。
- 矢状面角度＜10° [8]。
- 斜面角度＜10° [9, 10]。
- 平移＜50% 的皮质宽度[11]。
- 旋转畸形＜10° [10]。

（三）畸形愈合的发生率

回顾评价胫骨干骨折固定术后畸形愈合的文献和研究，其发生率为 7.1%～40.9%，但是这些研究主要是评估胫骨近端骨折（AO/OTA41)[12-15]。关于单纯胫骨中段骨折治疗后畸形愈合的发生率的文献很少。因此，胫骨骨折畸形愈合的真实发生率目前尚不清楚。

（四）畸形愈合的后果

胫骨骨干的畸形愈合可能会导致患者残疾，使患者无法重返工作岗位，甚至无法进行日常活动。由于最初的创伤或随后的手术导致的成角畸形和骨质流失，许多胫骨畸形愈合致残的患者在临床上有显著的肢体长度不等。此外，患者可能出现代偿性足部和踝部软组织挛缩。临床随访资料证明，慢性畸形愈合会导致膝关节和踝关节退行性疾病患病率的增加。Wu 等在兔胫骨 30° 成角畸形愈合的模型中，观察了超负荷的股骨髁软骨和骨的 34 周内组织学变化[16]。这些发现在患者身体模型中也得到了证实。McKellop 等使用压敏胶片证明，胫骨内翻和外翻 20° 畸形愈合将导致膝关节接触压力加倍[17]。Tarr 等证明，胫骨远端 1/3 的畸形愈合改变了踝关节的生物力学[18]。Kyro 等在对 17 例胫骨畸形愈合患者与 47 例非畸形愈合患者进行功能比较的回顾性临床研究中发现，胫骨干成角＞5° 的患者的主观不适和存在的功能障碍明显增多[19]。此外，许多患者表示对其腿部畸形的整体外观不满意。综合上述所有导致疼痛和功能不良的因素，都会对胫骨干畸形愈合患者的日常生活产生显著的不利影响。

二、评估畸形愈合时应注意的问题

目前还没有研究明确提出导致胫骨骨折畸形愈合的最主要病因，这似乎应该是一个多因素的问题。在接下来的章节中，我们将讨论在评估胫骨骨折畸形愈合时需要考虑的几个问题。

（一）功能因素

为了理解胫骨骨折畸形愈合的病理机制，了解下肢的正常生物力学非常重要。下肢的机械轴是从股骨头中心到踝关节中心（或跟骨粗隆）。由这些标志物连接形成的机械轴在额面上在膝关节中心内侧 10mm 处，这与胫骨内侧棘的位置一致[20]。在矢状面，机械轴位于膝关节旋转中心的前面，这是很奇妙的，因为它恰好使膝关节在完全伸直时是被动锁定[20]。下肢的机械轴与胫骨的解剖轴重合[20]。胫骨干若在冠状面和矢状面的发生畸形愈合，将导致胫骨解剖轴和机械轴的分离，由此产生功能损害。

评估胫骨骨干畸形愈合时，必须同时考虑其对膝关节和踝关节功能的影响。尽管胫骨干畸形愈合的定义是关节外的，但如前所述，它可以对膝关节和踝关节的生物力学产生深远的影响。胫骨干偏离下肢正常机械轴的后果有接触力增加、早期软骨磨损和不对称韧带松弛等[16-19]。Kettelkamp 等的研究显示，在 15 例胫骨骨折非手术治疗的研究中，平均随访 37 年，当冠状面畸形＞5°则预示同侧膝关节炎[21]。

胫骨干骨折复位固定时，完整的腓骨会增加复位不良和导致畸形愈合的风险。胫骨近端骨干骨折愈合后的内翻畸形往往发生在有完整的腓骨时，因为腓骨在负重过程中起到侧向支撑的作用，这会导致内翻畸形[22]。Sarmiento 等分析了 68 例胫骨近端非关节内骨折患者的保守治疗的结果，发现 61% 的患者在腓骨完整时有＞5°的内翻畸形[23]。

（二）患者因素

在胫骨骨折畸形愈合的患者准备矫正术前评估时，应考虑患者可能存在的合并症。在评估患者皮质骨切除愈合和软组织 / 伤口愈合时，营养状况是很重要的。在讨论骨折愈合和骨骼

健康时，人们通常会把重点放在钙和维生素 D 上。然而，健康的骨骼不仅需要充足的钙和维生素 D，而且还需要足量的其他微量营养素来支持胶原蛋白的结构形成，如维生素 C、赖氨酸和脯氨酸氨基酸等[24]。Guo 等[25] 评估了不同营养水平对老年人髋部骨折后伤口愈合状况的影响。他们测量了血清白蛋白、血清转铁蛋白、血清前白蛋白和淋巴细胞总数水平，作为指示营养状况的参数。根据他们的研究报道，22.2% 的患者因营养不良可导致伤口愈合延迟而出现并发症[25]。吸烟与骨折延迟愈合和不愈合也有关[26]。应向这些患者宣传戒烟的重要性，并提供资源帮助他们戒烟。糖尿病已被证明对骨折愈合和伤口愈合有负面影响[27]。应该告知糖尿病患者他们的手术风险，以及严格控制血糖和优化糖化血红蛋白的重要性。

术后应仔细评估患者的依从性，固定是成功的关键，尤其是对于使用六轴畸形矫正环形外固定器的患者。对于有不良随访史或部分因不遵守负重限制和不遵守适当的康复方案而导致畸形愈合的患者，应该就不遵守的后果和由此导致的更坏的结果与患者进行深入的讨论。

除了患者的不依从性，还有一些患者的社会经济因素与整体的不良结果有关。在高能创伤患者中，社会支持系统差、自我效能低、贫困和药物滥用更为常见。这些患者因素与创伤后心理痛苦反应增强、较低的就业率和较差的功能结果评分有关[28-30]。其他研究也支持这些结论，其他患者因素，如教育程度低、应对能力差和精神疾病，也应该作为功能预后差的预测因素[31]。这些研究表明，需要优化患者的社会环境和心理咨询，以最大限度地提高患者的疗效，帮助患者重返工作岗位，并帮助他们恢复日常生活能力。

三、评估和诊断

完整的病史和体格检查，加上适当的影像学和实验室检查，是对胫骨中段畸形愈合的患者进行一般检查和评估的主要组成部分。接下来，将讨论与胫骨骨折畸形愈合相关的评估和检查中的具体问题。

（一）病史

充分了解患者导致胫骨中段畸形愈合的临床过程是至关重要的。这些患者通常有复杂的病史，并且每个患者的病史差异很大。病史采集的最初部分应该致力于了解损伤的机制，即高能量或低能量损伤。根据损伤机制的不同，处理和临床病程也会有所不同。此外，临床医生应该确定患者是开放性骨折还是闭合性骨折。开放性骨折应调查伤口的大小、污染程度、最终固定前的手术次数及软组织覆盖的情况。了解患者的软组织覆盖情况至关重要，因为它影响胫骨畸形愈合的矫正计划和矫正程序。此外，明确患者是否有与感染相关的并发症，无论是浅层的还是深层的，急性和还是慢性的，都对于手术计划很重要，因为它提供了对患者软组织质量和剩余骨量的评估。根据患者的回忆，很难全面了解患者以前的临床病程，因此，建议患者提供所有相关的临床文件，包括详细的手术报告。

在获得畸形愈合的患者临床病史后，应仔细了解伴随的内科疾病（如糖尿病、骨质疏松症、HIV 和其他免疫功能受损状态）的病史，以确定患者骨折愈合、软组织愈合、耐受广泛的术后康复过程的风险。个人史在这一患者群体中非常重要，因为任何程度的吸烟都会使患者容易出现与此相关的额外并发症，并有弊大于利的风险。患者的违禁药物和毒品史也很重要，因为慢性阿片类药物和违禁药物

的使用也会导致术后并发症和术后疼痛控制困难。

（二）体格检查

胫骨畸形愈合导致内翻、外翻、外旋、内旋和缩短等各种维度的畸形，并伴有上述畸形的多种组合。对患肢进行初步检查时，除了了解大体畸形情况外，还可以获得很多其他信息。应评估整体皮肤和软组织质量。应注意以前的皮肤移植或皮瓣覆盖情况。如果出现红斑、发热和（或）窦道，应关注患者是否伴有急性和慢性软组织感染和骨髓炎。

应该尽可能详细地评估膝关节和踝关节的活动范围，因为患者经常会因疼痛和（或）挛缩出现关节功能受限。韧带检查也应该记录在案，因为腿部机械和解剖轴线的失衡会导致韧带松弛和不平衡。应评估肌肉力量和粗细，以确保患者具有术后康复和恢复功能的能力。

此外，临床医生应该对肢体长度不一保持警惕，这种情况在这类患者中非常常见。临床上可以通过校准髂前上棘水平来评估整个下肢的长度，然后，患者俯卧，膝关节屈曲到 90°，对照对侧腿进行测量来评估胫骨对下肢不等长的影响。

（三）实验室检查

除了标准的全血细胞计数和基础代谢指标外，患者还应该检查 C 反应蛋白和红细胞沉降率，以排除任何潜在或活跃的感染。可能导致延迟愈合的内分泌疾病和营养不良应通过适当的实验室检查综合进行评估，并在必要时由内分泌或营养学专家指导纠正。糖尿病患者应该检查糖化血红蛋白和血糖。这些患者在接受矫正手术前，应与社区医生或内分泌科医生努力实现最佳的血糖控制，因为未得到控制的糖尿病会增加患者术后并发症的风险。

（四）影像学检查

应拍摄包含胫骨和腓骨全长的标准正位和侧位 X 线。此外，还必须使用计算机 X 线获得双下肢的全长立位和侧位 X 线（立位修正的远位 X 线），以最大限度地减少放大误差[32]。这项检查提供了明确的肢体长度不等的信息，补充了临床评价。膝关节前后位、侧位和切线位的 X 线有助于评估患者退行性关节疾病的程度。同侧踝关节的站立位、侧位和踝穴位 X 线为踝关节提供了类似的信息。

（五）高级影像学

应该进行计算机断层扫描，以便更好地评估畸形平面，并提供胫骨和腓骨的三维图像。CT 扫描提供了正位平片不能完全捕捉到的细节，让临床医生能够更好地了解骨折端旋转、冠状位和矢状位移位的情况。Puloski 等证明 CT 扫描是评估胫骨旋转的有效方式，他们发现，与以前使用非 CT 模式的报告相比，胫骨旋转不良的发生率更高[10]。此外，为了使用六轴立体外固定器［Taylor Spatial Frame（TSF），Smithand Nephew, Memphis, USA］进行计算机辅助矫正，需要进行 CT 扫描以设计术后矫正方案。

当试图更好地了解软组织和骨质时，磁共振成像提供了宝贵的信息。它不应该只是用来代替 CT 扫描来评估骨结构，而应该在需要更好地评估软组织感染和骨髓炎的存在和程度的情况下作为一种辅助手段。

当怀疑有感染而磁共振检查又没有明确说明时，可以选择核素成像。通常情况下，这些研究对于胫骨畸形愈合的评估和术前计划是没有必要的，但如果患者在 MRI 不明确的情况下有关于可能的感染的实验室值，则应该考虑。许多因胫骨骨折畸形愈合而就诊的患者都曾接受过几次软组织松解或软组织覆盖的手术，这可能会影响到 MRI 的判断。

四、治疗

治疗的第一步是综合分析各种信息，以确定哪些患者的诉求必须得到解决。了解受伤史和既往的治疗方法也是至关重要的，因为这往往为潜在的感染、骨段的生存能力和重建过程中的软组织问题提供有价值的信息。

对于轻度畸形的患者，在处理与肢体长度不等有关的症状时，先要谨慎尝试保守治疗。可以采用外固定支具和矫形鞋。使鞋底局部抬高的措施（如加垫、定制鞋底）或外部局部抬高等方法在解决症状方面发挥着重要作用，这也是在畸形矫正之前确定肢体长度不均的重要临床测试。如果是邻近关节僵硬或挛缩及肌肉萎缩和无力的患者，在矫正手术前应接受物理和康复治疗，以最大限度地扩大关节活动范围和增强肌肉力量。

通过病史、体格检查、影像学检查或炎性化验值升高诊断为潜在感染的患者，必须在手术矫正前进行彻底评估。是否存在感染可能会严重影响矫正方法。如果要使用内固定来矫正畸形，那么感染的治疗必须在矫正手术之前进行。可以进行骨穿刺活检，以最理想的方式确定感染的病原体并指导治疗。此外，彻底清创和放置局部抗生素释放装置可能是根除感染所必需的。如果不能确定病原体，骨髓炎应该根据经验使用静脉注射广谱抗生素治疗，并在手术前明确临床症状已得到解决。外固定架在面对感染时更为合适，通常可以在矫正畸形与感染控制同时进行治疗。如果计划切除感染的骨髓炎病灶节段然后通过骨搬运作为重建途径时，尤其如此。

软组织的质量和覆盖往往是处理这类患者

需要特别重视的问题。高能损伤机制和多次手术损害了邻近和周围软组织包膜，这使得矫正过程变得复杂。在尝试对胫骨轴错位进行大型手术矫正之前，对潜在的软组织覆盖进行术前规划是非常重要的。必要时可以与整形外科医师共同设计软组织覆盖方案。

矫形手术前必须对畸形愈合进行全面的放射学评估和定性。大多数胫骨干畸形愈合只有一个旋转和角度中心，可以围绕这个中心进行矫正，但如果是多轴性的复杂畸形，那必须在术前计划阶段充分考虑。理想情况下，矫正畸形的方法是通过 CORA 进行截骨。通过 CORA 的截骨术可以进行简单的角度矫正，而不需要平移。然而，软组织的限制或深层的骨骼的问题有时会使这一简单方案无法实现。术前要计划好在哪里进行截骨，以及骨段必须如何移动才能完全矫正畸形，这一点至关重要。这些信息将有助于骨科医生确定在矫形后采用何种方式来固定。例如，当矫正截骨部位需要显著平移时，如果采用髓内固定则几乎不可能完成，这种患者必需使用外固定架或钢板固定。

了解肢体长度差异的影响也是至关重要的。明显的肢体不等长通常不可能用标准钢板和髓内钉来纠正。与使用内磁性可延长髓内钉（如 PRECICE 或 Fitbone 钉）相比，矫正肢体长度最有效的方法是使用外固定架（Ilizarov 型固定架或六轴外固定架，如 TSF）。

我们首选的治疗方法

1.胫骨截骨术

采用并排钻孔的"DeBastiani"和 Gigli 锯技术在胫骨皮质截骨术中均能取得良好的效果。我们更倾向于多孔技术的改良，并认为根据病例的具体情况，多孔技术有明显的优势。如果采用内固定进行急性畸形矫正，则可以采用多孔钻孔术进行修正楔形截骨达到中性闭合楔形

区的目的。截骨术是用一个六角形的带手柄的 Ilizarov 骨刀完成的，将骨刀在透视引导下穿过骨骼，然后在手柄上大扳手的帮助下大力旋转。这种方法可以矫正畸形，同时增加骨接触面，并在局部增加了额外的植骨量，我们认为这增加了愈合的可能性。如果计划用髓内钉固定，这种方法特别有用。

当使用环形固定器进行皮质截骨后进行牵张成骨时，通常使用另一种方法。在这种情况下，将顶环锁在螺纹杆上的螺栓或螺母暂时松开，以允许顶环的两个环相对旋转。被钻孔削弱的区域通过旋转折骨术达到旋转截骨的目的。旋转折骨术同样可以通过使用六轴外固定器，暂时解锁快速固定支柱或暂时将支柱的一侧从环上移除来执行。当用环形外固定完成截骨以平衡骨搬运时，可以使用如上所述的大扳手和截骨器，也可以采用不同的旋转截骨术。这种变通的方式需要在搬运节段临时放置半针，然后使用半针施加旋转力矩来完成截骨手术。旋转截骨完成后，取下这根半钉。

如果采用摆锯进行胫骨截骨时需要非常小心。截骨术通常是在有钢板和螺钉固定计划的情况下才会采用摆锯进行截骨。这样做的好处是，沿着设计角度截骨可以允许断端滑动，并可以用拉力螺钉固定，同时最大限度地减少意外骨折线的出现，这些意外的骨折线可能会影响钢板螺钉放在最佳的位置。然而，这种截骨手术需要更大的切口和更多的软组织剥离，可能会影响截骨后的骨愈合。另外，需要提醒的是在摆锯切割过程中要不断地冲洗锯子，以防止高温对骨面的烧灼，越大的锯片这种烧灼更强。

我们更喜欢使用无菌冰冻盐水，这种盐水是双层包装的无菌袋，可以在台上加入普通盐水，形成一种冷液体，非常适合冷却锯片。我们通常只在胫骨的截骨手术中使用锯子，以切

除感染或坏死的骨段，或通过制作平滑的截骨面对接骨端。我们常用 Micro-100 小锯片以进一步降低热坏死的风险，并尽可能限制锯片的摆动范围，因为在狭小的空间使用时，锯片可能会损伤软组织。

2. 腓骨截骨术

我们通常倾向于使用 Micro-100 锯进行腓骨截骨术。截骨通常是以斜面方式进行的，在摆锯完成截骨后在截骨线内插入骨刀，通过扭动截骨刀完成截骨。切口的倾斜性使得骨端可以彼此滑动，并通过延长或缩短胫骨来保持彼此的接近。为什么要优先采用腓骨截骨术而不是胫骨截骨术，这似乎很令人费解。其实，腓骨的生物学行为与胫骨非常不同。腓骨有更强的愈合能力，事实上也是它通常比胫骨更早愈合。此外，对于这种在软组织中更深更小的骨组织，要通过经皮切口安全地进行钻孔截骨，而不对腓肠肌浅层神经或腓肠肌动脉造成伤害是比较困难的。因此，用牵开器保护周围结构的 2～3cm 切口的截骨术是最佳的，并且不会妨碍截骨术后的骨愈合。也就是说，我们避免在腓骨做大块楔形骨块切除的截骨术。虽然这可能会促进胫骨的愈合，但有时容易导致腓骨的不愈合。有些人认为，中段的腓骨是否愈合并不重要。然而，作者曾接诊过有这种症状的患者，特别是在滑雪或单板滑雪等活动中穿靴子的人，所以还是应该尽量避免这种腓骨不愈合情况。

3. 对线不良但下肢基本上等长的情况

在无感染的情况下，如果肢体长度没有明显差异（不超过 5mm）的成角畸形，或者差异可以通过矫正成角畸形轻松将长度差异矫正到 5mm 以内，则内固定是首选的稳定方法。我们强烈建议尽可能使用髓内钉固定。髓内钉与额外的螺钉一起使用，作为阻挡和稳定螺钉，以帮助实现畸形矫正和优化稳定性。与钢板和螺钉固定相比，髓内固定对软组织更友好，也能够最大限度地减少软组织剥离。我们采用外固定器辅助髓内钉固定的方法，在稳定过程中获得并保持矫正的效果。

当截骨手术在离 CORA 较远的部位进行时，当对齐肢体需要在截骨部位进行较大的平移时，髓内固定是不可能的。在这种情况下，胫骨的解剖轴与机械轴不共线，使得髓内钉不可能通过髓腔。如果在这种情况下使用内固定，并且软组织可以接受，那么可以使用钢板固定。另外，环形外固定架在进行渐进式矫正时既灵活又允许在术后调整对线。我们发现，如果在 CORA 的部位不进行截骨，通常是因为软组织的问题，所以大多数情况下环形外固定架是首选。

4. 下肢长度差 > 1cm 的对线不良

显著的肢体长度差异需要改变手术矫正畸形的方法。使用钢板固定的滑动截骨术可以矫正长达 2cm 的畸形，可用于矫正肢体长度差异较小的畸形。除此之外，使用钢板和螺钉的标准内固定不能可靠地实现畸形矫正和肢体长度矫正的目标。有时选择标准内固定可能是最佳的，以纠正对线并接受腿长的不同。然而，解决所有问题仍需要其他方法。

大多数情况下，使用 Ilizarov 或六轴结构的环形外固定器是最有效的。作者认为，使用 Ilizarov 外固定器治疗复杂的 Pilon 骨折和胫骨平台骨折有显著的优势，但一般认为六轴外固定器（如 TSF）是矫正胫骨干畸形最有效和最方便的方法。六轴外固定器提供了矫正六轴畸形、骨延长和轻松调整断端的对线，而不需要对外固定器进行改变。另外，可以使用内部磁性延长钉来牵引成骨增加肢体长度。

这些设备非常有效，事实上这种手术在肢体延长手术领域的影响是革命性的。这些装置理论上可以用来稳定用于矫正畸形的截骨术，然后采用骨延长术达到矫正畸形同时延长肢体的双重目的，当然，其前提是骨的对线允许髓内固定。这是一种很有吸引力的方法，因为它允许在不使用外部设备的情况下进行畸形和肢体长度矫正。我们认为，在有些情况下，这是一个最合理的选择，已经有不少采用这种方法的成功案例。但是这种方法应该有一些注意事项。

首先，髓内牵张装置与标准髓内钉有很大的不同。在手术时，髓内钉必须同时与截骨两端的两侧皮质接触或替代皮质的稳定螺钉所固定。如果不是这样，骨骼将在骨延长时发展为进行性畸形。其次，胫骨髓内钉固定的骨形成比圆形外固定器要差得多，因此愈合可能相当缓慢。再生骨的形成相对较弱，再加上截骨部位的急性畸形矫正也往往会减少骨痂的形成，延迟骨愈合。总而言之，大幅度快速畸形矫正的同时进行髓内骨延长有导致骨不愈合的风险。目前，评估这种方法的成功率与其他方法的比较数据较少，但我们相信，随着时间的推移，实践会证明这种方法可能会更有价值。

5. 严重外翻畸形

严重的外翻畸形值得特别注意，因为在进行外翻畸形矫正时会对腓总神经造成风险。矫正胫骨畸形过程中，从外翻到内翻，从外旋到内旋，都会牵拉腓总神经，并有可能导致腓总神经瘫痪。目前还不清楚到底多大的急性矫正是可以接受的，因为不同患者之间可能存在差异。从这方面考虑，矫正骨折畸形愈合可能比矫正先天畸形允许的程度更大。在腓总神经损伤方面，虽然并不存在明确的畸形矫正角度的限制，但许多术者不会进行超过 15° 的一次性外翻矫正，除非先进行完全的腓总神经松解术。一般来说，我们倾向于使用六轴外固定器来矫正 > 15° 的外翻畸形，尤其是胫骨近端的外翻畸形，以避免对神经的风险。应该注意的是，如果需要同时矫正外旋畸形和外翻畸形，那么允许的外翻和外旋矫正的度数都应该相应降低。

6. 感染史

在计划矫正胫骨畸形时，是否存在感染是一个非常重要的考虑因素。理想情况下，当计划进行内固定矫正畸形前，应该明确感染已经可以完全排除。相比之下，在用外固定架进行矫正时，对存在感染的情况允许的程度更大，因为它对局部生物学的影响最小，也不用考虑内固定物被细菌定植。因此，外固定架常常可以同时用于感染的治疗。

感染的程度对治疗计划有重大影响。感染可能是局部的，例如在现有的骨折内固定周围的感染。最理想的做法是，在进行胫骨截骨矫正之前，先取出内固定并治疗感染。更广泛的感染包括骨骼内存在死骨，就可能不只是取出内固定。当出现这种情况时，有必要进行更积极的清创手术，如对感染的骨组织进行节段性切除。根治性切除感染的骨段能彻底清除潜在的感染病灶，因此允许在相同的情况下使用内固定或外固定。然而，尤其是对于内固定，作者通常更喜欢在患者已经接受了短期的抗生素治疗后，采用分期入路，以进行最终的重建。

一旦根除了感染，外科医生可以根据畸形的特点、截骨的部位、软组织情况、骨缺损或肢体长度不平等的状况来选择合适的固定策略。我们发现，在治疗感染性胫骨畸形愈合中，环形外固定架在防止感染复发、完全矫正畸形、平衡肢体长度方面是最适宜的。然而，在再感染风险较低且畸形矫正可行的情况下，内固定可能成为首选。

五、病例讨论

（一）病例 1

一名 34 岁男性患者，小时候有佝偻病病史。

他十几岁时做了一次胫骨截骨术，但没有成功，导致外翻畸形恶化，四肢长度不一致。由于肾衰竭进行了两次肾移植，病史很复杂。肾脏现在功能良好，药物引起了双侧股骨头缺血性坏死，股骨头塌陷，患者在 32 岁时进行了双侧髋关节置换术。随后，他又碰上了一场工伤事故，一辆叉车从他的脚上碾过，导致他严重受伤。

他最初的症状是慢性外翻畸形和肢体长度不一致，这已经是困扰他很多年的问题。在足部受伤后，情况变得越来越棘手，因为在他的肢体力线得到纠正之前，无法对其进行最佳的重建。对腿部的评估显示软组织包膜良好，没有感染的迹象。实验室检查没有发现感染的迹象，内分泌检查也正常，只是维生素 D 轻度下降，对此进行了治疗。X 线显示有 10° 外翻和胫骨近端干骺端向前 11° 成角畸形，无明显旋转异常（图 13-1）。肢体长度相差 13mm，右侧短于左侧。分析显示，单次胫骨近端干骺端截骨术可以矫正胫骨近端干骺端的力线和关节角度。

我们讨论了几种治疗方案，其中包括固定器辅助髓内钉的急性矫正、钢板和螺钉的急性矫正、TSF 的渐进性矫正，以及使用内部磁性延长髓内钉的急性矫正和随后的延长。但对于患者来说，虽然他希望自己的腿长度保持平衡，但他觉得这不是当务之急。对他来说，最重要的是纠正下肢力线，尽快达到骨愈合，这样他就可以做足部矫形手术了。此外，长度差异并不严重，患者对侧胫骨也有畸形，在足部处理

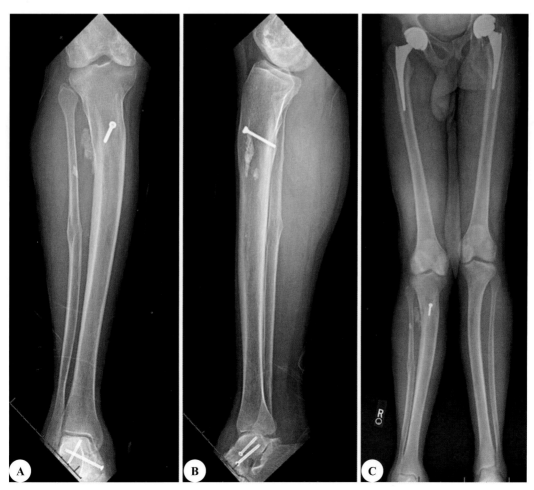

▲ 图 13-1　右侧胫骨正位和侧位 X 线显示合并 10° 外翻和 11° 胫骨近端向前成角畸形，没有明显的旋转异常。四肢长度 X 线显示右侧比左侧短 13mm

后可能会接受矫正，如果需要的话，届时可以通过对侧畸形矫正平衡双下肢长度。因此，我们认为外固定架辅助髓内钉是矫正畸形和恢复功能的最有效的方法。

截骨部位用不透射线的尺标出，如图13-2A和B所示。然后进行中性楔形截骨术和多孔截骨术（图13-2C至E）。通过这项技术可以显示不规则的截骨边缘，这也提供了右下角图像中截骨部位所见的局部自体移植效果。这种类型的截骨术增加了畸形矫正部位的骨质接触，也提供了一种局部骨移植。截骨术是通过胫骨上方的经皮切口完成的。腓骨截骨采用Micro-100锯，通过旋转截骨完成。

紧接着使用钢针的跨越式张力固定器，一根基准克氏针在近端，另一根在远端，以帮助获得并维持髓内钉内固定过程中的复位（图13-3）。胫骨采用髌上入路固定。在髓内钉的近端用压迫器压迫截骨部位，然后锁定到位。

在这个病例中，既没有使用阻挡螺钉，也没有使用稳定螺钉，因为我们认为钉子在两侧都有良好的端部骨质配合。如果骨质疏松更为严重一点，那么就需要使用阻挡螺钉。完成了整体的解剖对线，肢体长度也就得到了充分的平衡，在术后穿上简单的鞋垫，就能感到身体平衡了（图13-4）。

（二）病例2

一名56岁的海地男性患者，19年前有枪伤导致左胫骨骨干骨折的病史。患者的症状是膝关节内侧疼痛，在过去的数年里，这种疼痛变得更加明显，而且他的肢体长度不均匀也让他感到困扰。患者在受伤时接受了保守治疗。他没有感染史，也没有重大的内科合并症，内分泌检查正常。除了两处皮肤贴骨瘢痕外，软组织包裹还是比较完整的。整体畸形为内翻12°，向后成角9°，肢体缩短22mm，无明显旋转

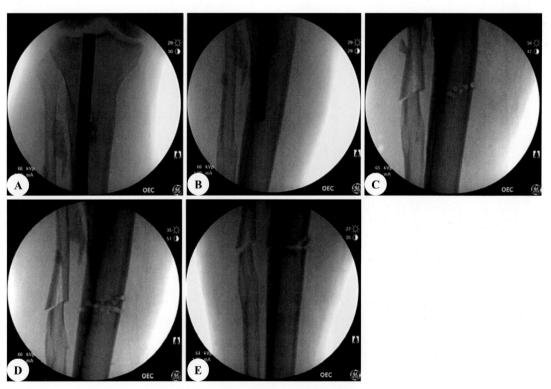

▲ 图13-2　术中透视系列显示不透射线的尺，标出计划的截骨部位，然后进行钻孔截骨，形成中性楔形截骨

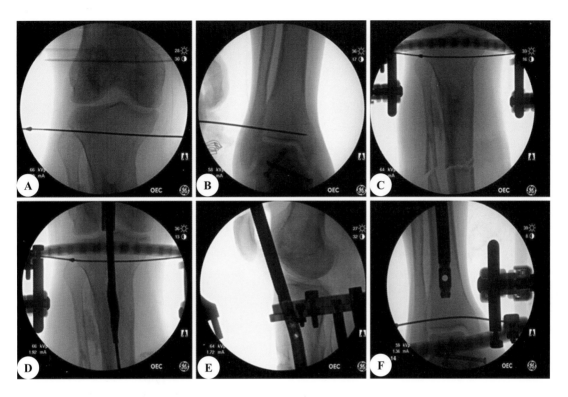

▲ 图 13–3 术中一系列透视显示截骨完成后张力钢针外固定架辅助下右侧胫骨髁上髓内钉，张力钢针外固定器有助于保持截骨后胫骨的复位和对线

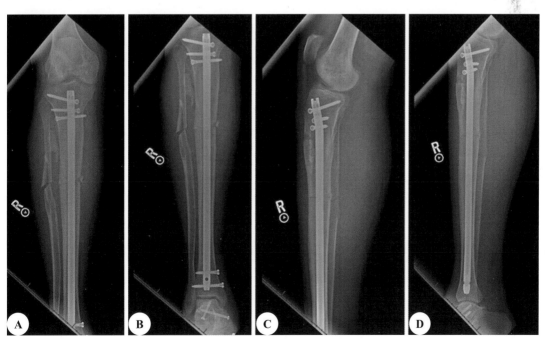

▲ 图 13–4 右侧胫骨术后 X 线显示解剖恢复情况

畸形（图 13-5）。值得注意的是，虽然机械轴线可以在一个位置上进行矫正，但解剖轴线是蛇形的。中轴形状的复杂性使得髓内固定不可行。在这种情况下可以采用钢板和拉力螺钉固定吗？很难用钢板技术准确纠正如此大的移位，而且采用钢板固定时入路的皮肤状态往往也达不到要求。因此，外固定架是矫正这一问题的最佳解决方案。在这种情况下，可以使用 Ilizarov 型外固定器、六轴环固定器或单侧导轨外固定架。六轴外固定器在术后调整对线和高度方面比较灵活，根据我们的经验，这是获得最佳结果的最可靠的方法。

使用 TSF，近端使用 2 根钢针和 2 根半针，远端使用 3 根 6mm 的半针（图 13-6）。胫骨截骨采用多孔钻孔技术。腓骨没有固定，因为我们希望将近端胫骨恢复到相对于近端腓骨的正确位置。在不固定腓骨的情况下进行牵张成骨手术必须非常小心，在大多数情况下不建议这样做。然而，骨折后的胫骨畸形愈合和 Blount 病矫正等情况，往往得益于司法上要求通过这种方法确保获得胫骨近端相对于腓骨的理想位置，使这一方法获得了更多的应用和经验。

术后运行空间立体外固定架固定，使患者达到解剖复位（图 13-7）。额外的 1°～2° 外翻是由内侧关节炎引起的。

我们支持基本上的解剖复位和重建关节角度，并认为这总是比制造大的补偿性畸形更可取。在实现了解剖复位后，采用了牵张延长程序，以完全平衡腿长（图 13-8）。还要注意腓骨近端位置的改善。虽然骨骼的解剖轴线仍然是蛇形的，但已经实现了全功能重建。

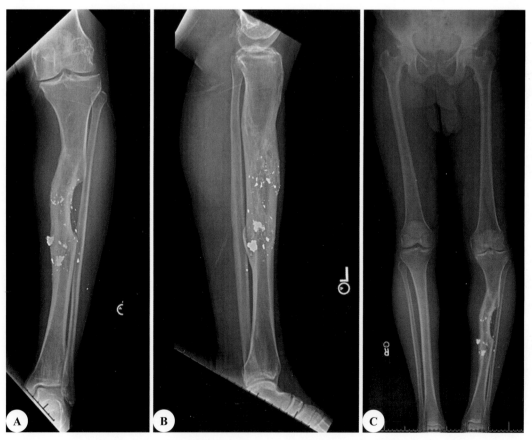

▲ 图 13-5　左侧胫骨正位和侧位 X 线显示内翻 12°，向后成角 9°，无明显旋转畸形。下肢全长 X 线显示左下肢肢短 22mm

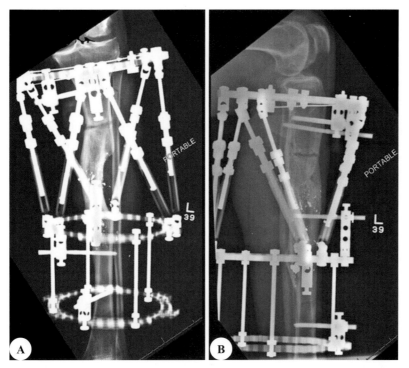

▲ 图 13-6 胫骨近端多孔截骨术后左侧胫骨正位和侧位 X 线，在开始牵张
成骨和多角度矫正方案前应用 Taylor 空间支架

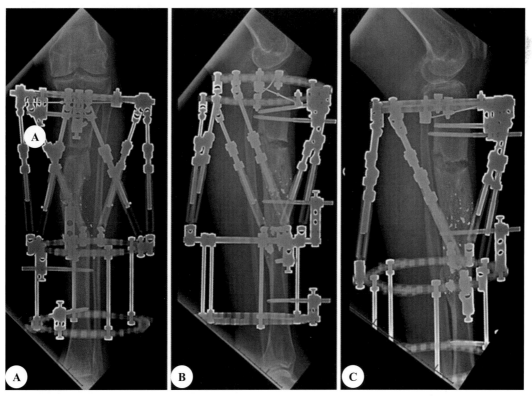

▲ 图 13-7 完成 Spatial Frame 方案后，左侧胫骨的正位和侧位 X 线显示肢体对线明显改善，外翻
1°～2°，以适应患者的内侧腔室关节炎

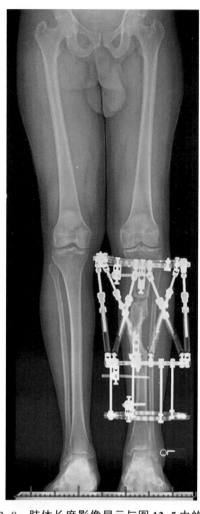

▲ 图 13-8　肢体长度影像显示与图 13-5 中的影像相比，腿部长度有明显的改善

（三）病例 3

一名 45 岁的男性患者，建筑工人，从 6 英尺（约 1.83m）高的脚手架上坠落后，出现严重的右侧 Ⅲ A 级开放性胫骨和腓骨骨折。患者在 11 岁时曾有同侧胫骨开放性骨折，并在他的祖国接受过非手术治疗的病史。从那时起，他的右腿出现了明显的畸形，但功能相当好。患者否认有任何吸烟史，也没有其他明显的内科合并症。

软组织损伤非常严重，但只有在使用内固定的情况下才需要皮瓣覆盖。X 线显示胫骨中段新鲜骨折，远端畸形，外翻 14°，向后成角

畸形 18°（图 13-9）。他还提出了肢体长度不等的问题，即右下肢较短，但在就诊时很难评估其程度。

患者入院后先进行了骨折的清创，用跨越式外固定器进行固定，并放置抗生素珠链（图 13-10）。后来又进行了两次分阶段清创及护理。在整个过程中，伤口仍然非常靠边缘，如果选择用内固定，就需要皮瓣。然而，我们选择使用六轴环形外固定器（特别是 TSF）进行固定。我们最初调整框架使肢体放在骨折前的对线位置，以便让软组织和骨组织愈合并形成骨痂（图 13-11）。软组织几乎花了 5 个月的时间才充分愈合，然后才回到手术室调整框架，并在之前的畸形愈合部位做了截骨手术（图 13-12）。总之，支架先被用来按原有畸形复位急性骨折，在骨折愈合后再调整支架并在原畸形部位进行截骨，接着调整截骨部位的力线，按设计的力线延长下肢，同时通过钢钉保持原始骨折的愈合（图 13-13）。牵引术后 11 个月和截骨术后 6 个月，骨折和截骨术愈合，肢体解剖对齐，腿长相等（图 13-14）。

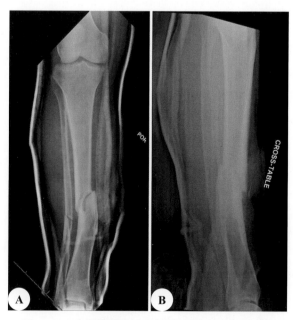

▲ 图 13-9　右侧胫骨正位和侧位 X 线显示急性中段骨折，远端畸形，外翻 14°，向后成角 18°

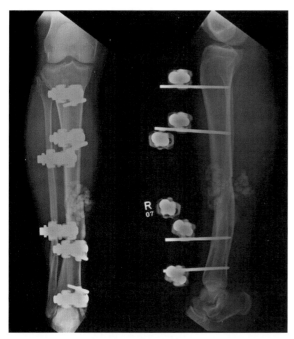

▲ 图 13-10　临时单边外固定器和抗生素骨水泥珠植入术后右侧胫骨正位和侧位 X 线

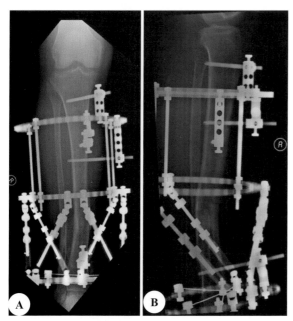

▲ 图 13-11　移除临时性单边外固定器并应用六轴环状固定器（Taylor Spatial Frame）后右侧胫骨的正位和侧位 X 线，同时保持胫骨原有畸形，使软组织充分愈合

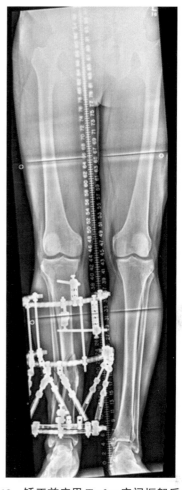

▲ 图 13-12　矫正前应用 Taylor 空间框架后显示右侧胫骨的四肢长度 X 线

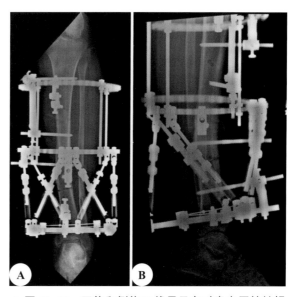

▲ 图 13-13　正位和侧位 X 线显示在对患者开放性损伤进行有计划的分期治疗之后和在开始矫正方案之前的截骨术

297

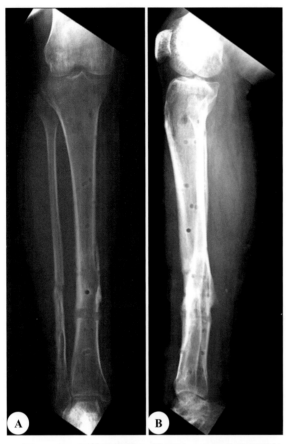

▲ 图 13-14 正位和侧位 X 线显示 Taylor 立体框架被移除，截骨充分愈合，解剖对位和长度恢复正常

（四）病例 4

一名 46 岁男性患者，最初表现为胫骨上有两处开放性伤口，并担心左侧胫骨潜在的骨髓炎。自诉 20 多年前，曾在哥伦比亚因摩托车与卡车高速相撞而导致严重开放性胫骨骨折。当时，他的左侧胫骨进行了十多次手术，其中包括骨的手术和植皮手术。

此外，患者还诉受伤 5 年后，他因左侧胫骨骨髓炎接受了静脉抗生素治疗。就诊时，患者胫骨前部有几处深度溃疡，在以前的植皮部位出现了非常菲薄的皮肤。他说，非常轻微的创伤，如他的腿撞到咖啡桌上，会导致无法愈合的伤口。然而，这些伤口是自发产生的，没有特定的创伤。他还指出，由于他有 5cm 的肢体长度不等、骨性畸形和后天性马蹄内翻，导

致行走困难。化验值显示红细胞沉降率轻度升高，为 16，而 CRP 和 WBC 正常。X 线（图 13-15 和图 13-16）显示死骨及 15° 成角畸形和过度外旋。左侧胫骨 MRI 证实在骨干和远端干骺端的松质骨中有几个囊肿。

我们与患者讨论了他存在的四个主要问题。第一是他的胫骨慢性骨髓炎。第二是他有胫骨畸形和下肢不等长的问题。第三是他的软组织质量很差，需要考虑如何获得满意的伤口覆盖。第四是马蹄内翻足的问题。我们讨论了在不解决其他严重问题的情况下，进行更有限的手术来解决目前的溃疡问题的可能性。然而，患者强烈要求一种更完整的解决方案，可以解决上述所有问题，因此我们继续进行如下所述的肢体重建工作。

首先进行骨髓炎区域的清创。病骨节段

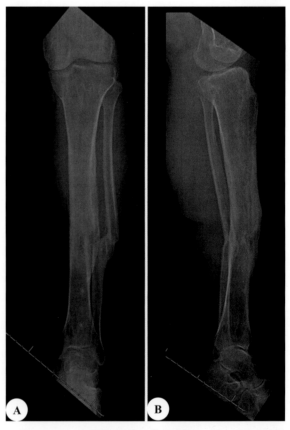

▲ 图 13-15 左侧胫骨的正位和侧位 X 线，显示死骨及 15° 成角畸形和过度外旋的畸形

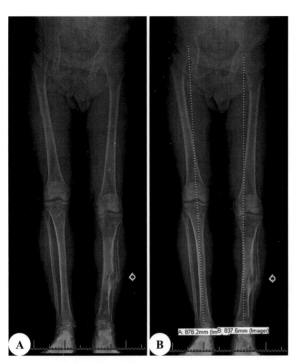

▲ 图 13–16　下肢全长 X 线显示左侧肢体长度比右侧短 40.6mm

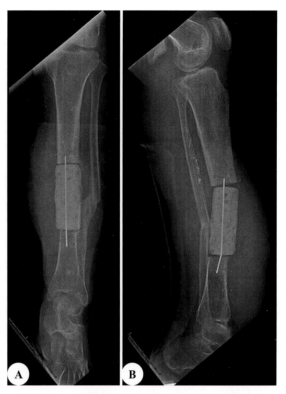

▲ 图 13–17　胫骨段骨髓炎清创术后左侧胫骨 X 线及暂时性抗生素骨水泥占位器的应用

连续完整切除，然后向正常骨组织延伸切除 5mm，直到两端出现健康正常和出血的骨端（图 13–17）。以 40g 聚甲基丙烯酸甲酯、2g 万古霉素和 4.8g 妥布霉素为标准配比，制成抗生素骨水泥占位器。用 Steinmann 针穿过骨水泥占位器，然后将 Steinmann 针放置在髓腔内，这样骨水泥占位器就不会移位。采用 IOBAN 覆盖开放的伤口，骨水泥占位器很快就会形成一层包膜。静脉注射抗生素 2 天后再次手术，用背阔肌游离皮瓣移植用于创面覆盖。

等待了大约 6 周，直到肌瓣成熟，然后再次手术，放置环形外固定器，采用立体框架外固定架矫正马蹄内翻足（图 13–18A 和 B）。支架按照 Quinnan 所描述的平衡骨搬运的标准方式构建。手术完成后，患者开始负重，并在术后第 7 天开始骨搬运，每天延长 1mm。患者同时接受马蹄内翻足的矫正程序。

在应用环形外固定 3 个月后，患者完成了骨搬运，然后被转换为加长环形外固定架。这种转换是通过将延长杆锁在中间环上，同时拆除其与近端环的连接来实现的（图 13–19）。作为原始骨搬运环形外固定架结构一部分的伸缩杆随后被用作下肢延长的动力杆。同样值得注意的是，在脚踝挛缩矫正过程中，脚趾会发生挛缩，为了防止这种情况的发生，这些脚趾用克氏针钉住并锁定在脚环上。延长腿的长度，直到两腿的长度相等（图 13–20A 和 B），然后拆除外固定架，并放置抗生素涂层的髓内钉（图 13–21）。禁止负重 1 个月，然后过渡到可以承受的负重状态。最终，骨骼重建产生了 16cm 长的新骨。患者总共外固定器固定 6 个月，在骨重建开始后 10 个月进行了临床和放射学检查（图 13–22）。该患者需要经过长时间的理疗才能康复。在他最近的一次随访是在治疗 2 年后，感染已经痊愈，软组织覆盖更加持久，可以独立行走，并恢复了日常生活活动能力（图 13–23A 和 B）。

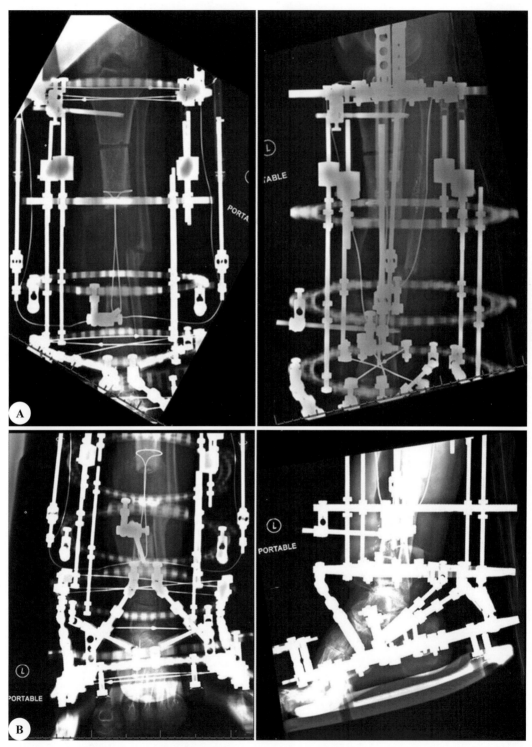

▲ 图 13–18　左胫骨和左踝关节的前后位和侧位 X 线显示了跨踝关节的 Taylor 空间架的应用，以纠正踝关节马蹄内翻足，并允许放置骨搬运系统

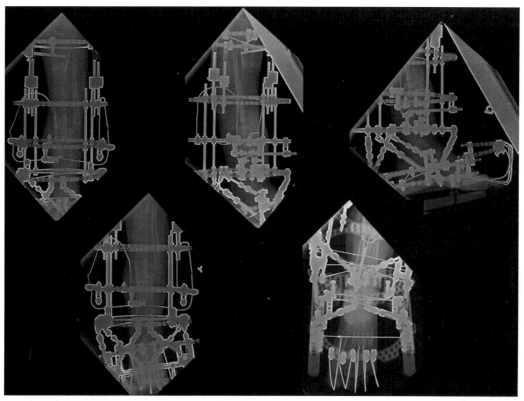

▲ 图 13-19　通过将钢索锁在中环上，同时拆除与近环的连接，完成外固定架向加长架转换后的左胫骨和左踝关节的前后位和侧位 X 线

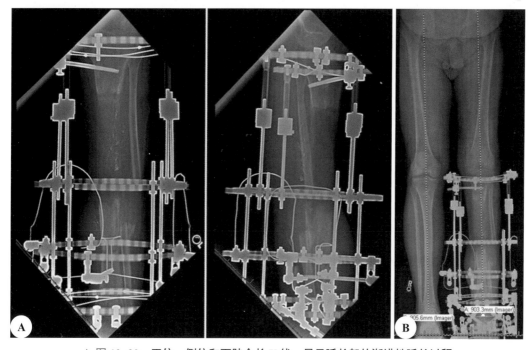

▲ 图 13-20　正位、侧位和下肢全长 X 线，显示延长架的渐进性延长过程

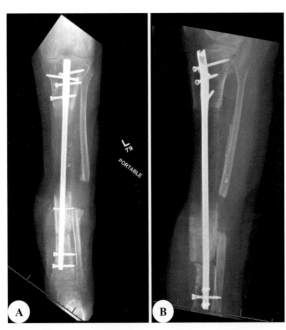

▲ 图 13-21　拔除延长架并应用抗生素涂层髓内钉后左侧胫骨的正位和侧位 X 线

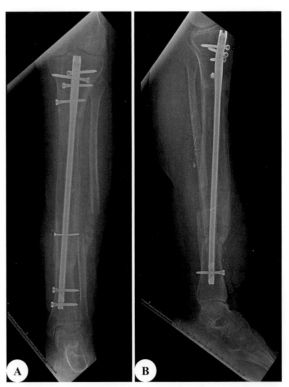

▲ 图 13-22　骨愈合巩固强化后左侧胫骨的正位和侧位 X 线

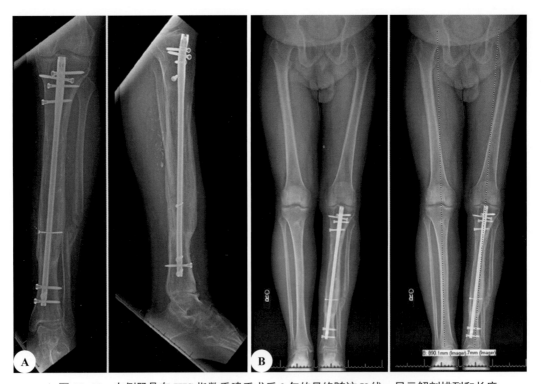

▲ 图 13-23　左侧胫骨在 HIS 指数重建手术后 2 年的最终随访 X 线，显示解剖排列和长度

参 考 文 献

[1] Court-Brown CM, Caesar B. Epidemiology of adult fractures: a review. Injury. 2006;37(8):691–7.

[2] Larsen P, Elsoe R, Hansen SH, Graven-Nielsen T, Laessoe U, Rasmussen S. Incidence and epidemiology of tibial shaft fractures. Injury. 2015;46(4):746–50.

[3] Meena RC, Meena UK, Gupta GL, Gahlot N, Gaba S. Intramedullary nailing versus proximal plating in the management of closed extra-articular proximal tibial fracture: a randomized controlled trial. J Orthop Traumatol. 2015;16(3):203–8.

[4] Lefaivre KA, Guy P, Chan H, Blachut PA. Long-term follow-up of tibial shaft fractures treated with intramedullary nailing. J Orthop Trauma. 2008;22(8):525–9.

[5] Weinberg DS, Park PJ, Liu RW. Association between tibial malunion deformity parameters and degenerative hip and knee disease. J Orthop Trauma. 2016;30(9):510–5.

[6] Hasenboehler E, Rikli D, Babst R. Locking compression plate with minimally invasive plate osteosynthesis in diaphyseal and distal tibial fracture: a retrospective study of 32 patients. Injury. 2007;38(3):365–70.

[7] Freedman EL, Johnson EE. Radiographic analysis of tibial fracture malalignment following intramedullary nailing. Clin Orthop Relat Res. 1995;315:25–33.

[8] Merchant TC, Dietz FR. Long-term follow-up after fractures of the tibial and fibular shafts. J Bone Joint Surg. 1989;71(4):599–606.

[9] Paley D, Tetsworth K. Mechanical axis deviation of the lower limbs: preoperative planning of uniapical angular deformities of the tibia or femur. Clin Orthop Relat Res. 1992;280:48–64.

[10] Puloski S, Romano C, Buckley R, Powell J. Rotational malalignment of the tibia following reamed intramedullary nail fixation. J Orthop Trauma. 2004;18(7):397–402.

[11] Bhandari M, Guyatt G, Tornetta P III, Schemitsch EH, Swiontkowski M, Sanders D, Walter SD. Randomized trial of reamed and unreamed intramedullary naila ing of tibial shaft fractures. J Bone Joint Surg Am. 2008;90(12):2567–78.

[12] Bhandari M, Audige L, Ellis T. Operative treatment of extraarticular proximal tibial fractures. J Orthop Trauma. 2003;17(8):591–5.

[13] Lindvall E, Sanders R, Dipasquale T, Herscovici D, Haidukewych G, Sagi C. Intramedullary nailing versus percutaneous locked plating of extra-articular proximal tibial fractures: comparison of 56 cases. J Orthop Trauma. 2009;23(7):485–92.

[14] Beuhler KC, Green J, Woll TS, Duwelius PJ. A technique for intramedullary nailing of proximal third tibia fractures. J Orthop Trauma. 1997;11(3):218–23.

[15] Tornetta P, Collons E. Semiextended position of intramedullary nailing of the proximal tibia. Clin Orthop Relat Res. 1996;328:185–9.

[16] Wu DD, Burr DB, Boyd RD, Radin EL. Bone and cartilage changes following experimental varus or valgus tibial angulation. J Orthop Res. 1990;8(4):572–85.

[17] McKellop HA, Sigholm G, Redfern FC, Doyle B, Sarmiento A, Luck JV Sr. The effect of simulated fracture-angulations of the tibia on cartilage pressures in the knee joint. J Bone Joint Surg Am. 1991;73(9):1382–91.

[18] Tarr RR, Resnick CT, Wagner KS, Sarmiento A. Changes in tibiotalar joint contact areas following experimentally induced tibial angular deformities. Clin Orthop. 1985;199:72–80.

[19] Kyro A, Tunturi T, Soukka A. Conservative treatment of tibial fractures: results in a series of 163 patients. Ann Chir Gynaecol. 1991;80(3):294–300.

[20] Probe RA. Lower extremity angular malunion: evaluation and surgical correction. J Am Acad Orthop Surg. 2003;11(5):302–11.

[21] Kettelkamp DB, Hillberry BM, Murrish DE, Heck DA. Degenerative arthritis of the knee secondary to fracture malunion. Clin Orthop Relat Res. 1988;234:159–69.

[22] Bono CM, Levine RG, Rao JP, Behrens FF. Nonarticular proximal tibia fractures: treatment options and decision making. J Am Acad Orthop Surg. 2001;9(3):176–86.

[23] Sarmiento A, Kinman PB, Latta LL. Fractures of the proximal tibia and tibial condyles: a clinical and laboratory comparative study. Clin Orthop. 1979;145:136–45.

[24] Jamdar J, Rao B, Netke S, Roomi MW, Ivanov V, Niedzwiecki A, Rath M. Reduction in tibial shaft fracture healing time with essential nutrient supplementation containing ascorbic acid, lysine, and proline. J Altern Complement Med. 2004;10(6):915–6.

[25] Guo JJ, Yang H, Qian H, Huang L, Guo Z, Tang T. The effects of different nutritional measurements on delayed wound healing after hip fracture in the elderly. J Surg Res. 2010;159(1):503–8.

[26] Schmitz MA, Finnegan M, Natarajan R, Champine J. Effect of smoking on tibial shaft fracture healing. Clin Orthop Relat Res. 1999;365:184–200.

[27] Hernandez RK, Do TP, Critchlow CW, Dent RE, Jick SS. Patient-related risk factors for fracture- healing complications in the United Kingdom General Practice Research Database. Acta Orthop. 2012;83(6):653–60.

[28] MacKenzie EJ, Bosse MJ, Kellam JF, Burgess AR, Webb LX, Swiontkowski MF, et al. Characterization of patients with high-energy lower extremity trauma. J Orthop Trauma. 2000;14(7):455–66.

[29] MacKenzie EJ, Bosse MJ, Kellam JF, Pollak AN, Webb LX, Swiontkowski MF, et al. Early predictors of long-term work disability after major limb trauma. J Trauma. 2006;61(3):688–94.

[30] MacKenzie EJ, Bosse MJ, Pollak AN, Webb LX, Swiontkowski MF, Kellam JF, et al. Long-term persistence of disability following severe lower-limb trauma. J Bone Joint Surg Am. 2005;87(8):1801–9.

[31] Soberg HL, Roise O, Bautz-Holter E, Finset A. Returning to work after severe multiple injuries: multidimensional functioning and the trajectory from injury to work at 5 years. J Trauma. 2011;71(2):425–34.

[32] Sabharwal S, Kumar A. Methods for assessing leg length discrepancy. Clin Orthop Relat Res. 2008;466(12):2910–22.

第14章 胫骨远端和踝关节骨折畸形愈合

Malunions of the Distal Tibia and Ankle

Kevin J. Pugh　B. Dale Sharpe Jr.　David B. Johnson Jr.　著

一、概述

（一）什么是畸形愈合

定义畸形愈合有时比较困难：它是指骨折或截骨愈合后残留的畸形本身，还是指那些会导致邻近关节功能丢失或骨性关节炎的畸形愈合？臀部较大的患者残余 30° 肱骨内翻畸形，虽然存在明显的影像上力线不良，但可能不会引起外观或功能异常；而胫骨远端畸形愈合后 15° 内翻畸形却会引起显著的外观畸形，以及邻近踝关节和距下关节关节炎。因此，畸形的部位、程度、与承重关节的距离等都是重要的考量因素，决定哪些畸形纯粹是外观上的，无须干预，而哪些需要矫正。

（二）治疗目标

人的上肢骨骼天生利于手功能发挥，对线不良可能会导致日常活动中手部力量减弱甚或功能受限。下肢残留畸形不仅会导致影像学上异常或外观不雅，还会引起受累肢体力线及该力线上的关节面方向改变[1]。下肢承重骨骼长期异常负荷会导致临近关节软骨退化，引发创伤性关节炎。矫正下肢畸形的目标就是通过恢复肢体力线，从而恢复和维持正常的关节面方向，进而达到预防关节炎、恢复肢体功能[2]。

（三）畸形

正常步态依赖于踝关节的力线和功能。处理踝关节骨折需要解剖复位、坚强内固定，才能确保良好的愈合和功能的恢复。胫骨远端关节面骨折，内、外、后踝骨折或下胫腓联合损伤等造成的踝穴结构紊乱会导致踝关节不稳及关节面契合度丢失，进而会引发退行性踝关节炎。评估踝关节畸形的独特之处在于，需要将其周围几个结构同时纳入考虑之中才能便于矫正治疗。干骺端和骺端冠状面畸形导致力线改变，继而引起胫距关节退变和距下关节代偿性畸形。矢状面和下肢主要运动平面一致，因此一定程度的畸形可以被踝关节运动所代偿。屈曲畸形会使踝关节处于相对背屈的位置，从而限制踝关节的整体活动范围。相反，过伸畸形会造成距骨关节面覆盖不足、异常负荷和踝关节马蹄畸形。结构上，腓骨远端、内踝或后踝畸形愈合可导致踝关节受力改变，继而影响关节稳定性和契合度。下胫腓联合、关节面的畸形或复位不良均可导致软骨异常应力，最终引发创伤性关节炎。

目前还没有治疗踝关节畸形的通用方法。现有的都是针对具体问题具体分析的处置方案

（表 14-1 ）。没有哪一个技术或内植物能包治所有类型的畸形，因此探索矫正畸形愈合的策略充满挑战性。简单或涉及多阶段的治疗计划都应当遵从本书所阐述的一系列处置原则。本章将展示治疗踝关节畸形愈合的基本步骤。

二、评估踝关节畸形愈合

与处理急性损伤一样，评估畸形也需要但不仅限于全面分析骨折类型和 X 线。如 Schatzker 指出那样，我们必须明确 "骨折的个性特点"[3]。这包含全面了解外伤史、骨折情况、患者全身情况、治疗医生的经验及接诊机构的条件等。只有通过这样的全面分析评估，才能制订出恰当的术前计划，以期最大限度提高手术成功率。

（一）病史

首先获得详细的病史、骨折的影像资料和患者的一般情况，这些是基本但是重要的信息[4]。最初的损伤是开放的，还是闭合的？是由机动车造成的高能量创伤，还是因为像跌倒那样的低能量创伤所致？受伤当时或随后治疗过程中是否存在血管神经问题？明确伤后接受过的手术方案、手术次数及当初是否有感染和感染的治疗情况都很重要。如果计划拆除已有的骨折内固定物，之前的手术记录有助于明确内植物的类型和生产厂家。骨折之前是否及时愈合，有吸毒习惯或其他药物滥用习惯的患者可能存在治疗依从性问题，在治疗开始前必须弄清楚。患有血管疾病、糖尿病和其他慢性疾病患者及吸烟患者都有骨折延迟愈合的风险，其中尼古丁与骨折延迟愈合之间的关系已经被证实[5]。尼古丁口香糖使用者同样具有骨折延迟愈合的风险。良好的营养和正常水平的维生素 D 对骨折愈合也很关键。患者的职业也是一个需要考虑的重要因素。例如，术后需要非负重步态对于体力劳动者和久坐工作者大不相同。了解患者的副业和业余爱好也很重要，因为这有助于我们设定治疗目标及告知患者可能的预

表 14-1　治疗建议：胫骨远端和踝关节的畸形愈合

部 位	目 标	治疗策略	建 议	可能出现的问题
干骺端	恢复力线	钢板固定，外固定，髓内固定（阻挡螺钉辅助技术）		远端小骨折块，固定的稳定性不够
骨干远端	恢复力线和长度	斜面截骨，钢板固定，外固定	提供足够的稳定性，必要时足部使用外固定架	
外踝	恢复长度和旋转	钢板固定	可能需要植骨	未能恢复下胫腓联合和距骨关节
后踝	恢复关节契合度与稳定性	AO 技术		技术上显露困难
内踝	恢复关节契合度与稳定性	AO 技术		内踝骨折片小，固定稳定性不够
下胫腓联合	恢复关节契合度与稳定性	AO 技术	恢复踝穴解剖，术中应力位透视确认	未能恢复关节稳定性
关节面畸形愈合	恢复关节面和肢体力线	关节内截骨术，关节融合术，关节置换	如关节面无法重建，则行关节融合术	软骨损伤，预后不良

AO. 内固定研究协会

期。出院后计划通常在手术前就要制订。患者的生活状况、亲友的支持程度、经济来源、居住地点及住所内情况都影响我们制订术后康复计划。

（二）体格检查

必须进行全面的体格检查。检查应从患者的非受累肢体开始，查看是否存在其他功能障碍，如果存在就会影响治疗后的活动能力及后期康复。应检查患肢整体力线和畸形的情况。需要体检结合影像资料评估肢长整体情况。如果患者可以走动，应观察患者的步态。检查骨折部位是否有压痛，以及是否存在明显或细微的异常活动。检查相邻关节的韧带稳定性和活动范围，必要时需要将软组织重建列入治疗计划。如果存在关节挛缩或半脱位，应确定是软组织挛缩、异位骨化、关节强直，还是上述综合因素所致。

检查骨折处的皮肤状况包括先前开放性伤口和切口的愈合状况。粘连于骨面的皮肤，如胫骨内侧面、腓骨远端和跟骨表面，一定要记录清楚，这些都是手术计划的重要组成部分[6]。如存在淋巴水肿或静脉淤滞，要做好记录，因为这些情况会影响手术入路的选择。如果外固定架还在，要检查钉道是否存在感染迹象。与接诊任何损伤病例一样，治疗前应对神经血管情况进行全面检查和记录。受损的神经功能可以通过肌电图检查以确定恢复的程度和可能性。疑有肢体血管功能障碍的患者应接受更全面的检查，包括经皮氧分压和踝肱指数[7]。

（三）影像学检查

X 线检查拍摄肢体受累骨段的前后位和侧位片，要确保采用光束垂直于正常骨段的标准拍摄受累骨段。如果疑有多段肢体或肢长问题，则需要进行更全面的检查。应获得标准的全长 X 线力线片和以受累区域（如胫骨或踝关节）为中心的力线片。如前文所述，要在六个轴面上对畸形进行全面分析，以便制订矫正计划。拍摄健侧肢体对照片有助于确定患侧的正常力线。如果双侧肢体均受累，可以参考正常人群的标准数据[8]。必须排除骨折不愈合。骨折不愈合的放射表现有时很微妙，其中包括骨小梁中断、骨折边缘硬化、持续存在的骨折线及断裂或移位的内固定装置[9]。CT 能更细致地显示出不愈合征象，但有时内固定装置会影响判断。

（四）实验室检查

进一步完善患者的临床资料还需要实验室检查。除了常规的术前化学和血细胞计数检查外，对怀疑感染的患者还应进行红细胞沉降率和 C 反应蛋白等实验室检查。疑有营养不良的患者应进行全面的营养水平检测，其中包括肝酶、总蛋白、白蛋白、钙、磷酸盐和维生素 D 水平等。糖尿病患者应控制好糖化血红蛋白 A_1C 的水平（＜ 7%），因为正常水平的血糖更有利于组织愈合[10, 11]。

（五）医疗机构和辅助条件

最后，解决畸形矫正问题的关键涉及接诊医生和医疗机构的专业能力。治疗医生应该诚实自问自己是否具备治疗复杂畸形愈合所需的培训、技能、耐心和经验。即使是能力出色的外科医生有时候也需要帮助，必要时可以请整形外科、血管外科、内科及感染科医生进行会诊。最后一点是对医院的要求。确定医院是否配备精良或者急需时可以临时获得所需的器材设备，护理人员和手术助手是否经验丰富，麻醉能否处置好患者。如果疑有感染，联合骨扫描和白细胞标记检查有助于鉴别骨转换与活动性感染。磁共振成像有助于诊断骨感染或评估韧带的完整性，但它不是用于骨折畸形愈合或不愈合的常规检查。

三、治疗

（一）术前计划

临床评估完成后应将所有问题列出清单，制订手术计划。设法了解致畸形原因，以便术中逆致畸步骤进行矫正。已存在的或手术中可能会出现的软组织问题必须预先想好对策。列出可能需要的会诊，并确保需要时相关人员能够随时到位。如果骨折处存在感染，要先进行清创治疗，将感染骨折转换成非感染骨折，随后才能分期进行后期重建。弄清已植入的内固定情况，并且做好保留或拆除的准备。参照 Paley 等提出的截骨术原则，列出截骨的位置、固定方法、准备使用的内植物[12]。如果软组织或骨质条件差，可能无法实现在力学上最理想的截骨点实施截骨，这就需要手术医生针对个体情况进行周密思考、制订出适合具体情况的畸形矫正计划（表 14-2）。

表 14-2　胫骨远端和踝关节畸形愈合的治疗策略

治疗方法	临床适应证
钢板螺钉固定	干骺端，（内外后）踝，关节不愈合，无感染，软组织良好
髓内钉	干骺端，需要急性矫正，可能需要阻挡螺钉增加稳定，无感染
多平面外固定	多轴面畸形，肢体短缩，存在感染，骨缺损，软组织条件差，关节半脱位
即刻矫正	轻微或无畸形，肢体无延长，软组织条件好，需要开放治疗的骨折不愈合
缓慢矫正	较大畸形，肢体短缩，感染，骨缺损，软组织不良，关节半脱位

除外简单的畸形矫正，可以参照此问题列表制订出详细的手术计划。术前在纸上模拟实施不同的矫正方案和内置物固定，可以提前预见妨碍成功的主要障碍。事先详细计划好手术顺序、体位，并准备好内植物和手术设备。提前认真规划，手术过程就是逐步执行计划；否则，手术就是在做外科冒险[13]。

（二）截骨方法的选择

一般而言，如果畸形部位的软组织和骨质条件好的话，简单的内翻、外翻、屈曲和过伸畸形可以通过张开楔形、闭合楔形、圆顶形截骨术加内固定一期矫正。旋转畸形可以采用横形截骨加内固定一次解决[14]。而对于存在明显肢体短缩、周围软组织不良或临近关节的畸形，可以通过牵张成骨来逐渐矫正[15]。

四、胫骨干骺端畸形愈合

（一）分析畸形

分析胫骨干远端和干骺端的畸形愈合和分析其他长骨畸形愈合方法一样，具体可以参照 Paley 等提出的畸形分析的一般原则。在拍摄良好的 X 线上应对畸形进行六个轴面评估：冠状面上的内翻和外翻，矢状面上的屈曲和过伸，以及轴位面上的长度和旋转[16-19]。

（二）规划截骨

Paley 提出的成角旋转中心定义为骨近端中轴线与远端中轴线的相交点[20]。上述的轴线可以是骨的解剖轴线或力学轴线。胫骨的独特之处在于：冠状面的力学轴线和解剖轴线基本重叠，这使得计划胫骨畸形愈合的矫正方案相对简单[21]。如果 CORA 和畸形基本重合，则畸形为单纯的成角畸形；如果两者不重合，则存在必须解决的平移畸形[22]。

一般来说，截骨位置应在畸形最明

位，此处截骨矫正最简单高效。但遗憾的是，显著畸形部位可能存在以下问题：皮肤软组织条件差不宜做切口，存在重要解剖结构无法显露，骨质不好或太靠近关节软骨面。因此无法在此处实施截骨，遇到上述情况必须另选其他截骨点。

（三）截骨规则

计划截骨术时，可参考 Paley 提出的以下几点截骨规则[12]。纠正成角畸形时，矫正所围绕的轴线称为成角矫正轴（angulation correction axis，ACA）。

- 如果截骨线和成角矫正轴通过成角旋转中心，可以纠正单纯的成角畸形。
- 如果成角矫正轴通过成角旋转中心，但截骨是在另外位置做的，那么截骨后力线可以恢复，但会在截骨部位留下平移畸形（图 14-1）。
- 如果成角矫正轴和截骨线均不通过成角旋转中心，术后远近段力线呈平行状态，并且该肢体段会出现平移畸形[23]。

（四）即刻截骨矫正

设计好截骨位置，简单畸形可以即刻截骨加内固定矫正[24]（图 14-2）。张开楔形截骨能维持或增加受累骨段的长度，而闭合楔形则会缩短其长度。术前评估时，应获得对侧肢体 X 线作长度参照。要想获得即刻多平面矫正，可采用斜面截骨[25]。横向截骨最适于矫正单纯的旋转畸形。如果合并严重的皮肤软组织或骨缺损，则截骨后可能需要增加植骨术[26]。单纯短缩畸形可以采用环形外架、单平面轨道式外固定装置或可延长的髓内钉进行矫正[27]。

（五）缓慢矫正

多平面畸形，尤其是涉及短缩的畸形，

可以采用牵引成骨术成功治疗[28-35]。传统的 Ilizarov 外架可以对多平面畸形进行矫正，该方法可以通过逐步、分阶段调整外架的方法，最终实现复杂的畸形矫正。现在，新型的六轴外架系统利用虚拟铰链技术在较少对外架调整的前提下就能同时对六个轴面进行畸形矫正[36-41]。环形外架可以有效固定关节周围的小骨折块。此外，跨踝关节固定除了能增加外架的稳定性之外，还能同时维持踝关节的正常力线[42, 43]。通过在外架上增加铰链，可以同时矫正胫骨远端、踝关节及足部的畸形[44, 45]。这些复杂畸形能被矫正的速度和程度受到相关解剖部位的神经血管情况、皮肤条件及截骨部位的成骨能力影响。成骨潜力取决于截骨位置、局部条件（包括是否原先用过内植物、软组织和血管情况）、患者的一般情况。详细的矫形设计、截骨技术和术前计划不在本章内容讨论范围之内[46-48]。

五、踝部畸形愈合

（一）外踝

腓骨远端构成距腓关节，它还是外侧韧带复合体和下胫腓联合的附着点，在踝关节结构中起着重要作用。伴发胫骨干骨折的腓骨畸形一般不会造成太大问题，因为它对踝关节的稳定性影响不大。但是，靠近踝关节部位的腓骨畸形愈合（即外踝畸形愈合），会对包括下胫腓联合和距腓关节在内的踝关节整体结构造成很大影响[49, 50]。外踝畸形愈合最常见的原因是复位时长度丢失和旋转不良[51-53]。上述两种情况造成的畸形均可采用外踝截骨、充分复位后内固定加以解决[54-56]。有时，要矫正腓骨短缩畸形并非易事，但尽管如此，通过间接复位技术配合推进钢板固定仍可有效解决问题[57-59]。

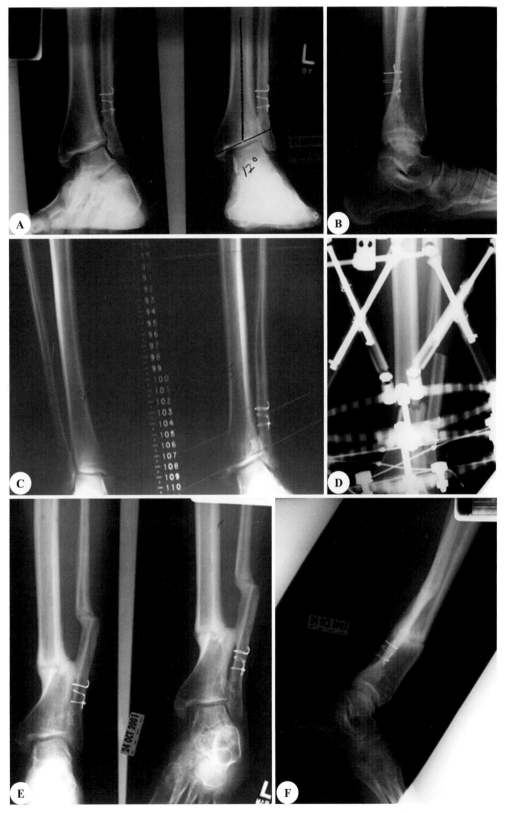

▲ 图 14-1　一名 27 岁女性患者，胫骨远端生长板损伤后畸形愈合

A 和 B. 正位和侧位片显示成角度旋转中心位于关节线上；C. 扫描片；D. 截骨后用多平面外架固定，在 CORA 点上方的截骨有利于做内固定，但在截骨处造成了平移畸形；E 和 F. 正侧位显示内固定拆除后骨折愈合。此病例示范了上面截骨规则 2 的情况

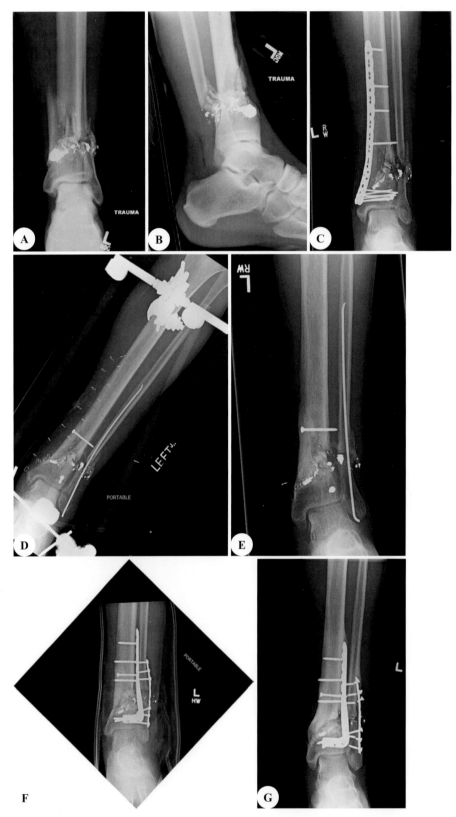

▲ 图 14-2　一名 30 岁男性患者，高速枪弹伤

A 和 B. 前后位和侧位片显示民用枪弹伤伤及胫骨远端内侧；C. 初次钢板内固定置于胫骨内侧；D. 因感染取出内固定，采用皮瓣覆盖创面后的前后位片；E. 畸形愈合、拆除外固定后的前后位片；F. 从外侧截骨、钢板固定和植骨后的前后位片；G. 愈合后的前后位片

（二）后踝

后踝骨折通常意味着后下胫腓韧带断裂。后踝骨折块过大会引起距骨向后半脱位，从而导致踝关节不稳。后方骨折块复位不足会导致软骨边缘负重进而引发踝关节创伤性关节炎。矢状面上，胫骨解剖轴应与距骨外侧突相交。严重的后踝畸形愈合会引起距骨相对于胫骨轴向后移位[60]，这会导致足的相对高度丢失和软组织张力改变，从而破坏足的生物力学活动和正常负重。最好使用 CT 评估后踝关节面的复位情况。矫正后踝畸形愈合，技术上具有挑战性，可能需要采取关节内截骨加上支撑钢板内固定。

（三）内踝

内踝骨折畸形愈合并不常见，切开复位内固定术后的畸形愈合发生率约为 4%[61]。只要三角韧带功能正常，骨折复位不良造成的内踝畸形愈合在临床上患者多能较好耐受。只有畸形愈合破坏了距骨在踝穴中的正常位置，才会引起症状[62]。内踝畸形愈合只需采用简单截骨加内固定治疗即可[60]。

六、下胫腓联合和关节内畸形愈合

（一）下胫腓联合畸形愈合

下胫腓联合损伤若在非解剖位置愈合，会导致关节面长期异常负荷，从而产生慢性疼痛、踝关节不稳和关节炎[63]。下胫腓联合畸形愈合比较难诊断，尤其是存在残留腓骨旋转不良或矢状面畸形的情况下。可以通过投照良好的踝关节片、应力位片或 CT 平扫等检查的异常来确立诊断，通常还需要将患侧与健侧的解剖结构进行对比才能发现问题。矫正时需对下胫腓联合周围软组织进行广泛松解、复位，最后再

将下胫腓联合固定在正确的位置上。由于下胫腓联合与后踝和外踝关系密切，也可能需要同时对后踝和外踝的畸形进行矫正[64, 65]。

（二）关节内畸形愈合

关节内畸形愈合会导致软骨异常负荷和创伤性关节炎[66, 67]（图 14-3）。简单的关节内畸形愈合，如简单的内踝垂直骨折，可通过关节内截骨、复位和内固定处理。复杂的关节内畸形愈合，尤其是存在关节面塌陷，可能需要采取关节融合术或关节置换术才能解决[68-70]（图 14-4）。有些关节内畸形并不存在关节面台

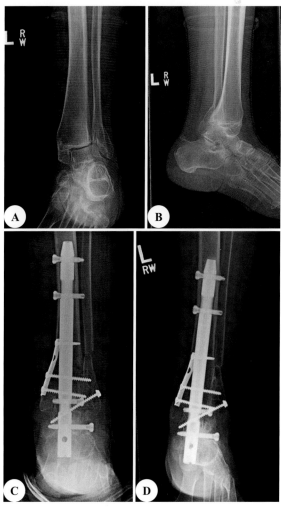

▲ 图 14-3　一名 70 岁患者，陈旧性双踝骨折保守治疗后
A. 正位片；B. 侧位片：双踝畸形愈合伴骨关节炎；C. 前后位片：双踝截骨、矫正力线、融合；D. 最终愈合

阶，但是旋转中心更偏近端，因而畸形更加复杂[71-73]（图 14-5）。矫正这些畸形愈合需要同时解决近端畸形及关节内畸形[26, 74-76]。

七、病例讨论

（一）病例 1

一名 27 岁女性患者，因为踝关节畸形和慢性疼痛前来就诊（图 14-1）。她回忆幼时有过踝关节骨折史，从那时起畸形和疼痛进行性加重。曾行踝关节骨折手术，但细节不详。

X 线平片可见胫骨远端外翻畸形，腓骨短缩（图 14-1A 和 B），踝穴和下胫腓联合基本正常。行双侧扫描片（图 14-1C）对比，评估肢长和力线。胫骨远端内侧长度正常，胫骨远端外侧和腓骨因为生长停滞，所以短缩。

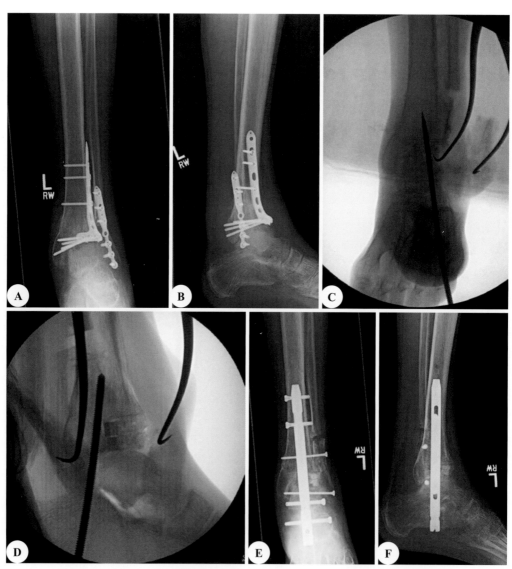

▲ 图 14-4 一名 65 岁男性患者，AO43 分型 C3 型 Pilon 骨折畸形愈合

A 和 B. 正位片（A）和侧位片（B）显示原来不愈合的 Pilon 骨折现已愈合，但是存在干骺端畸形和踝关节炎，后足仍存在活动度；C 和 D. 前后位（C）和侧位（D）显示干骺端截骨恢复力线并行踝关节融合术；E 和 F. 愈合后的正位片（E）和侧位片（F）

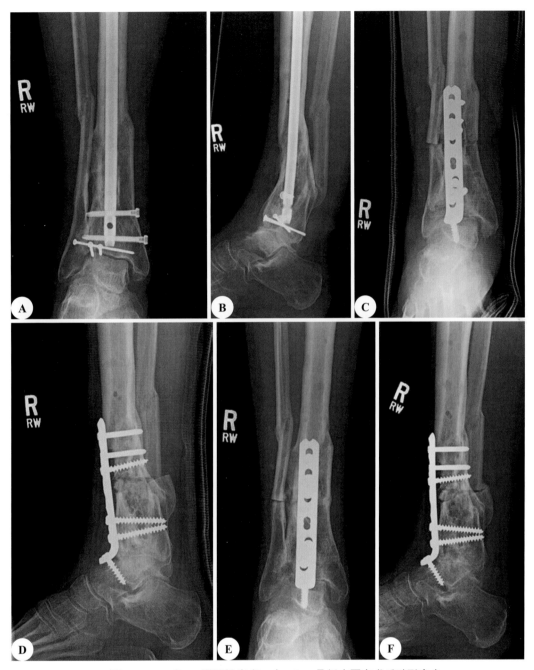

▲ 图 14-5　一名 35 岁男性患者，在 Pilon 骨折内固定术后畸形愈合

A 和 B. 前后位(A) 和侧位(B)X 线显示 AO43 分型 C2 型 Pilon 骨折畸形愈合;C 和 D. 前后位（C）和侧位（D）
X 线显示术中力线纠正、骨缺损区异体骨植骨；E 和 F. 前后位（E）和侧位（F）X 线显示骨折愈合

此病例的畸形中心及 CORA 点位于关节线上。为了获得足够的空间在胫骨远端安装环形外架，截骨位置没有选在 CORA 点，而是另选他处（图 14-1D）。手术计划在图中用铅笔标记。

最后 X 线（图 14-1E 和 F）显示整体力线矫正，同时可见矫正引起胫、腓骨的平移畸形。

此现象证实了截骨规则 2 的表述：如果在远离 CORA 水平处进行截骨，矫正术后将引起平移畸形。在此病例中，为防止胫骨截骨后不愈合，腓骨和胫骨截骨不在同一个水平。这样做好处是，万一发生胫骨不愈合，可以借胫骨截骨处贴近腓骨远端融合来提供支撑。

治疗结束后，患者对其小腿外观和踝关节疼痛改善感到满意。截骨愈合后，虽然患处外侧明显突出，但患者不愿再接受削平处理。

（二）病例 2

一名 30 岁男性患者，左胫骨远端为民用枪弹伤（图 14-2）。图 14-2A 和 B 为首诊医生接诊时拍摄的正侧位 X 线。受伤时，踝关节前外侧存在较小伤口，急诊在手术室进行了简单的伤口处理和外固定。软组织消肿后，患者再入手术室接受切开复位、内固定术，钢板置于内侧（图 14-2C）。

不幸的是，术后伤口裂开，于是取出钢板，进行创面皮瓣覆盖，再次外固定，并静脉使用注射抗生素治疗。第二次外固定拆除后，患者接受转诊进一步治疗（图 14-2E）。

体检时，我们发现胫骨远端内侧的皮肤存在皮下粘连。我们认为，应避免在该部位再次切开以确保更好的软组织愈合结果。术中，采用前外侧入路，骨刀通过胫骨不愈合处置入进行截骨，用椎板撑开器将截骨撑开直至获得满意的力线纠正后再对胫骨和腓骨进行钢板固定，最后在截骨部位植骨促进骨愈合。

遗憾的是，患者依从性较差，没有接受定期随访。几周后随访复查 X 线（图 14-2F），显示截骨处虽已愈合但是内植物断裂。患者自述术后几乎立刻下地负重行走，但是自觉踝关节症状明显改善，对矫形效果感到满意。伤口皮肤也顺利愈合。

（三）病例 3

一名 70 岁女性（图 14-3），双踝骨折史 4 年，未行手术治疗。患者就诊时诉踝关节疼痛、畸形，进行性行走困难。体检发现踝关节活动度基本丢失，伴有距下关节活动痛。

初始 X 线（图 14-3A 和 B）显示双踝骨折畸形愈合，距骨倾斜，向外侧移位，外侧胫距关节面磨损，并伴有踝关节向后轻度半脱位。

患者希望通过一次手术解决畸形和疼痛。鉴于其年龄、骨骼质量和畸形特点等因素，我们进行双踝截骨实现胫距关节良好对位，针对关节炎采用髓内钉行关节融合术（图 14-3C）。

术后早期患者即能下地行走，踝关节外观改善良好，患者对手术结果满意（图 14-3D）。

（四）病例 4

一名 65 岁男性患者，最初因开放性 AO43 分型 C3 型骨折接受治疗（图 14-4）。术后，干骺端愈合缓慢，因此关节面骨折愈合后再次手术行髓内钉固定。遗憾的是，治疗期间干骺端力线逐渐丢失。患者起初对治疗结果比较满意，3 年后再次就诊时主诉踝关节出现畸形、疼痛，但是后足无不适症状（图 14-4A 和 B）。

由于患者后足无活动痛，骨关节炎仅累及胫距关节，因此制订手术方案时我们考虑保留距下关节。于是我们对该患者实施了干骺端截骨矫形，保留距下关节，只进行了踝关节融合（图 14-4C 和 D）。

术后 X 线显示患肢力线矫正良好，踝关节症状基本改善（图 14-4E 和 F）。

（五）病例 5

一名 35 岁男性（图 14-5），因踝关节骨折术后肿胀、疼痛前来就诊。术前 X 线（图 14-5A 和 B）可见 Pilon 骨折已经愈合，但存在外翻畸形并距骨相对于胫骨向前半脱位。

术前 CT 扫描（无法提供）显示胫骨关节面向前、向外倾斜，无法矫正。我们采取的策略是获得正常的胫距关节关系，以及恢复下肢力线。

术中正侧位透视（图 14-5C 和 D）显示力线得到矫正，胫骨前外侧缺损处采用同种异体皮质骨植骨（该种植骨材料经常用于颈椎融合）。

最后复诊时 X 线可见截骨处已融合，肢体力线恢复正常（图 14-5E 和 F）。

八、结论

临床上，胫骨远端和踝关节畸形愈合涉及治疗难易程度不等的诸多问题：从简单的成角畸形，到需要分期处理的关节周围六个平面复杂畸形，不一而论。不论简单还是复杂，基于标准 X 线的全面评估和术前计划是确保获得影像、外观和功能均满意的成功手术必经之路。

参 考 文 献

[1] Chao EY, Neluheni EV, Hsu RW, Paley D. Biomechanics of malalignment. Orthop Clin North Am. 1994;25(3):379–86.

[2] Buijze GA, Richardson S, Jupiter JB. Successful reconstruction for complex malunions and nonunions of the tibia and femur. J Bone Joint Surg Am. 2011;93(5):485–92.

[3] Schatzker J, Axelrod T. The rationale of operative fracture care: with 38 tables. Berlin: Springer; 2005.

[4] Chan DS, Balthrop PM, White B, Glassman D, Sanders RW. Does a staged posterior approach have a negative effect on ota 43c fracture outcomes? J Orthop Trauma. 2017;31(2):90–4.

[5] Patel RA, Wilson RF, Patel PA, Palmer RM. The effect of smoking on bone healing: a systematic review. Bone Jt Res. 2013;2(6):102–11.

[6] Konkel KF, Hussussian CJ. Technique tip: avoiding wound complications after a large opening wedge osteotomy of the distal tibia using a soft-tissue expander. Foot Ankle Int. 2014;35(6):631–5.

[7] Pinzur MS, Sage R, Stuck R, Ketner L, Osterman H. Transcutaneous oxygen as a predictor of wound healing in amputations of the foot and ankle. Foot Ankle. 1992;13(5):271–2.

[8] Feldman DS, Henderson ER, Levine HB, Schrank PL, Koval KJ, Patel RJ, et al. Interobserver and intraobserver reliability in lower-limb deformity correction measurements. J Pediatr Orthop. 2007;27(2):204–8.

[9] Morshed S. Current options for determining fracture union. Adv Med. 2014;2014:1–12.

[10] Shibuya N, Humphers JM, Fluhman BL, Jupiter DC. Factors associated with nonunion, delayed union, and malunion in foot and ankle surgery in diabetic patients. J Foot Ankle Surg. 2013;52(2):207–11.

[11] Liu J, Ludwig T, Ebraheim NA. Effect of the blood HbA1c level on surgical treatment outcomes of diabetics with ankle fractures: HbA1c and diabetic ankle fractures. Orthop Surg. 2013;5(3):203–8.

[12] Paley D. Part 1: corrective osteotomies for lower limb deformities. Curr Orthop. 1994;8(3):182–95.

[13] Lamm BM, Paley D. Deformity correction planning for hindfoot, ankle, and lower limb. Clin Podiatr Med Surg. 2004;21(3):305–26. v

[14] Milner SA, Davis TRC, Muir KR, Greenwood DC, Doherty M. Long-term outcome after tibial shaft fracture: is malunion important? J Bone Joint Surg Am. 2002;84(6):971–80.

[15] Beaman DN, Gellman RE, Trepman E. Deformity correction and distraction arthroplasty for ankle arthritis. Tech Foot Ankle Surg. 2006;5(3):134–43.

[16] Puno RM, Vaughan JJ, von Fraunhofer JA, Stetten ML, Johnson JR. A method of determining the angular malalignments of the knee and ankle joints resulting from a tibial malunion. Clin Orthop. 1987;223:213–9.

[17] Taylor JC. Perioperative planning for two- and three-plane deformities. Foot Ankle Clin. 2008;13(1):69–121. vi

[18] Tetsworth K, Paley D. Malalignment and degenerative arthropathy. Orthop Clin North Am. 1994;25(3):367–77.

[19] Zelle BA, Bhandari M, Espiritu M, Koval KJ, Zlowodzki M, Evidence-Based Orthopaedic Trauma Working Group. Treatment of distal tibia fractures without articular involvement: a systematic review of 1125 fractures. J Orthop Trauma. 2006;20(1):76–9.

[20] Paley D, Herzenberg JE, Tetsworth K, McKie J, Bhave A. Deformity planning for frontal and sagittal plane corrective osteotomies. Orthop Clin North Am. 1994;25(3):425–65.

[21] Puno RM, Vaughan JJ, Stetten ML, Johnson JR. Long-term effects of tibial angular malunion on the knee and ankle joints. J Orthop Trauma. 1991;5(3):247–54.

[22] Paley D, Tetsworth K. Mechanical axis deviation of the lower limbs. Preoperative planning of uniapical angular deformities of the tibia or femur. Clin Orthop. 1992;280:48–64.

[23] Gladbach B, Heijens E, Pfeil J, Paley D. Calculation and correction of secondary translation deformities and secondary length deformities. Orthopedics. 2004;27(7):760–6.

[24] Freedman EL, Johnson EE. Radiographic analysis of tibial fracture malalignment following intramedullary nailing. Clin Orthop. 1995;315:25–33.

[25] Sanders R, Anglen JO, Mark JB. Oblique osteotomy for the correction of tibial malunion. J Bone Joint Surg Am. 1995;77(2):240–6.

[26] Borrelli J, Leduc S, Gregush R, Ricci WM. Tricortical bone grafts for treatment of malaligned tibias and fibulas. Clin Orthop. 2009;467(4):1056–63.

[27] Schoenleber SJ, Hutson JJ. Treatment of hypertrophic distal tibia nonunion and early malunion with callus distraction. Foot Ankle Int. 2015;36(4):400–7.

[28] Alexis F, Herzenberg JE, Nelson SC. Deformity correction in Haiti with the Taylor spatial frame. Orthop Clin North Am. 2015;46(1):9–19.

[29] Henderson DJ, Barron E, Hadland Y, Sharma HK. Functional outcomes after tibial shaft fractures treated using the Taylor spatial frame. J Orthop Trauma. 2015;29(2):e54–9.

[30] Jenkins PJ, Bulkeley MG, Mackenzie SP, Simpson HR. Preventing instability of the Taylor Spatial Frame (TSF) during a strut change. J Orthop Trauma. 2012;26(4):258–60.

[31] Lark RK, Lewis JS, Watters TS, Fitch RD. Radiographic outcomes of ring external fixation for malunion and nonunion. J Surg Orthop Adv. 2013;22(4):316–20.

[32] Paley D, Chaudray M, Pirone AM, Lentz P, Kautz D. Treatment of malunions and mal-nonunions of the femur and tibia by detailed preoperative planning and the Ilizarov techniques. Orthop Clin North Am. 1990;21(4):667–91.

[33] Paley D, Lamm BM, Katsenis D, Bhave A, Herzenberg JE.

Treatment of malunion and nonunion at the site of an ankle fusion with the Ilizarov apparatus. Surgical technique. J Bone Joint Surg Am. 2006;88(Suppl 1, Pt 1):119–34.

[34] Rozbruch SR, Fragomen AT, Ilizarov S. Correction of tibial deformity with use of the Ilizarov-Taylor spatial frame. J Bone Joint Surg Am. 2006;88(Suppl 4):156–74.

[35] Tetsworth KD, Paley D. Accuracy of correction of complex lower-extremity deformities by the Ilizarov method. Clin Orthop. 1994;301:102–10.

[36] Heidari N, Hughes A, Atkins RM. Intra-operative correction of Taylor spatial frame without a computer. J Orthop Trauma. 2013;27(2):e42–4.

[37] Hughes A, Heidari N, Mitchell S, Livingstone J, Jackson M, Atkins R, et al. Computer hexapod-assisted orthopaedic surgery provides a predictable and safe method of femoral deformity correction. Bone Jt J. 2017;99–B(2):283–8.

[38] Hughes A, Parry M, Heidari N, Jackson M, Atkins R, Monsell F. Computer hexapod-assisted orthopaedic surgery for the correction of tibial deformities. J Orthop Trauma. 2016;30(7):e256–61.

[39] Lin H, Birch JG, Samchukov ML, Ashman RB. Computer-assisted surgery planning for lower extremity deformity correction by the Ilizarov method. J Image Guid Surg. 1995;1(2):103–8.

[40] Manggala Y, Angthong C, Primadhi A, Kungwan S. The deformity correction and fixator-assisted treatment using Ilizarov versus Taylor spatial frame in the foot and ankle. Orthop Rev. 2017;9(4):7337.

[41] Rozbruch SR, Segal K, Ilizarov S, Fragomen AT, Ilizarov G. Does the Taylor spatial frame accurately correct tibial deformities? Clin Orthop. 2010;468(5):1352–61.

[42] Ganger R, Radler C, Speigner B, Grill F. Correction of post-traumatic lower limb deformities using the Taylor spatial frame. Int Orthop. 2010;34(5):723–30.

[43] Horn DM, Fragomen AT, Rozbruch SR. Supramalleolar osteotomy using circular external fixation with six-axis deformity correction of the distal tibia. Foot Ankle Int. 2011;32(10):986–93.

[44] Henderson DJ, Rushbrook JL, Harwood PJ, Stewart TD. What are the biomechanical properties of the Taylor spatial frame™ Clin Orthop. 2017;475(5):1472–82.

[45] Katsenis D, Bhave A, Paley D, Herzenberg JE. Treatment of malunion and nonunion at the site of an ankle fusion with the Ilizarov apparatus. J Bone Joint Surg Am. 2005;87(2):302–9.

[46] Elbatrawy Y, Fayed M. Deformity correction with an external fixator: ease of use and accuracy? Orthopedics. 2009;32(2):82.

[47] Feldman DS, Shin SS, Madan S, Koval KJ. Correction of tibial malunion and nonunion with six-axis analysis deformity correction using the Taylor spatial frame. J Orthop Trauma. 2003;17(8):549–54.

[48] Wright J, Sabah SA, Patel S, Spence G. The silhouette technique: improving post-operative radiographs for planning of correction with a hexapod exter- nal fixator. Strateg Trauma Limb Reconstr Online. 2017;12(2):127–31.

[49] Offierski CM, Graham JD, Hall JH, Harris WR, Schatzker JL. Late revision of fibular malunion in ankle fractures. Clin Orthop. 1982;171:145–9.

[50] Yablon IG, Leach RE. Reconstruction of malunited fractures of the lateral malleolus. J Bone Joint Surg Am. 1989;71(4):521–7.

[51] Curtis MJ, Michelson JD, Urquhart MW, Byank RP, Jinnah RH. Tibiotalar contact and fibular malunion in ankle fractures. A cadaver study. Acta Orthop Scand. 1992;63(3):326–9.

[52] Roberts C, Sherman O, Bauer D, Lusskin R. Ankle reconstruction for malunion by fibular osteotomy and lengthening with direct control of the distal fragment: a report of three cases and review

of the literature. Foot Ankle. 1992;13(1):7–13.

[53] Weber D, Friederich NF, Müller W. Lengthening osteotomy of the fibula for post-traumatic malunion. Indications, technique and results. Int Orthop. 1998;22(3):149–52.

[54] Giannini S, Faldini C, Acri F, Leonetti D, Luciani D, Nanni M. Surgical treatment of post-traumatic malalignment of the ankle. Injury. 2010;41(11):1208–11.

[55] Heineck J, Serra A, Haupt C, Rammelt S. Accuracy of corrective osteotomies in fibular malunion: a cadaver model. Foot Ankle Int. 2009;30(8):773–7.

[56] Inori F, Tohyama M, Yasuda H, Konishi S, Waseda A. Reconstructive osteotomy for ankle malunion improves patient satisfaction and function. Case Rep Orthop. 2015;2015:549109.

[57] Chu A, Weiner L. Distal fibula malunions. J Am Acad Orthop Surg. 2009;17(4):220–30.

[58] Egger AC, Berkowitz MJ. Operative treatment of the malunited fibula fracture. Foot Ankle Int. 2018;39(10):1242–52.

[59] El-Rosasy M, Ali T. Realignment-lengthening osteotomy for malunited distal fibular fracture. Int Orthop. 2013;37(7):1285–90.

[60] Weber D, Weber M. Corrective osteotomies for malunited malleolar fractures. Foot Ankle Clin. 2016;21(1):37–48.

[61] Hu J, Zhang C, Zhu K, Zhang L, Wu W, Cai T, et al. Adverse radiographic outcomes following operative treatment of medial malleolar fractures. Foot Ankle Int. 2018;39(11):1301–11.

[62] Guo CJ, Li XC, Hu M, Xu Y, Xu XY. Realignment surgery for malunited ankle fracture. Orthop Surg. 2017;9(1):49–53.

[63] van Wensen RJA, van den Bekerom MPJ, Marti RK, van Heerwaarden RJ. Reconstructive osteotomy of fibular malunion: review of the literature. Strateg Trauma Limb Reconstr Online. 2011;6(2):51–7.

[64] Swords MP, Sands A, Shank JR. Late treatment of syndesmotic injuries. Foot Ankle Clin. 2017;22(1):65–75.

[65] Loder BG, Frascone ST, Wertheimer SJ. Tibiofibular arthrodesis for malunion of the talocrural joint. J Foot Ankle Surg Off Publ Am Coll Foot Ankle Surg. 1995;34(3):283–8.

[66] Fogel GR, Sim FH. Reconstruction of ankle malunion: indications and results. Orthopedics. 1982;5(11):1471–9.

[67] Perera A, Myerson M. Surgical techniques for the reconstruction of malunited ankle fractures. Foot Ankle Clin. 2008;13(4):737–51. ix

[68] Beaman DN, Gellman R. Fracture reduction and primary ankle arthrodesis: a reliable approach for severely comminuted tibial pilon fracture. Clin Orthop. 2014;472(12):3823–34.

[69] Casillas MM, Allen M. Repair of malunions after ankle arthrodesis. Clin Podiatr Med Surg. 2004;21(3):371–83. vi

[70] Pagenstert G, Knupp M, Valderrabano V, Hintermann B. Realignment surgery for valgus ankle osteoarthritis. Oper Orthopadie Traumatol. 2009;21(1):77–87.

[71] Graehl PM, Hersh MR, Heckman JD. Supramalleolar osteotomy for the treatment of symptomatic tibial malunion. J Orthop Trauma. 1987;1(4):281–92.

[72] Hintermann B, Barg A, Knupp M. Corrective supramalleolar osteotomy for malunited pronation-external rotation fractures of the ankle. J Bone Joint Surg Br. 2011;93(10):1367–72.

[73] Stamatis ED, Myerson MS. Supramalleolar osteotomy: indications and technique. Foot Ankle Clin. 2003;8(2):317–33.

[74] Becker AS, Myerson MS. The indications and technique of supramalleolar osteotomy. Foot Ankle Clin. 2009;14(3):549–61.

[75] Chopra V, Stone P, Ng A. Supramalleolar osteotomies. Clin Podiatr Med Surg. 2017;34(4):445–60.

[76] Rammelt S, Zwipp H. Intra-articular osteotomy for correction of malunions and nonunions of the tibial pilon. Foot Ankle Clin. 2016;21(1):63–76.